★★★★★
Healthy Life

孕产育儿圣经

著 ［韩］朴仁书（医学博士，三星第一医院妇产科名誉院长）
　［韩］车光烈（医学博士，抱川中文医科大学校长）
　［韩］朴文日（医学博士，汉阳大学医院妇产科医生）
译　金　哲　崔昌燮　姜善福

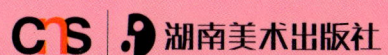

幸福的怀孕、胎教、生产，现在您可以放心了

"祝贺你，快要当妈妈了！"从听到这句话的日子起，孕妇便要和肚子里的孩子一起经历一场9个多月的不平常的旅程。特别是第一次当妈妈的女性，她们在面对崭新的生命旅程时可能有时感到很高兴，有时又感到忐忑不安，总之复杂的心情始终无法平静下来。随着一天天变化的身体和感情，还有周围人看您的眼神等一切前所未有过的经历，展现在您面前的是一种崭新而又未知的新生活，这本书即将带您进入那个未知的世界。

本人在长期从事的妇产科工作中意外发现，现在还有很多女性对男女身体的结构和机能还是不太了解，有关怀孕的过程和胎儿的知识更是缺乏。作为一名妇产科专家，我经常会遇到一些意外的提问。

不久前，通过对韩国孕妇的心理调查发现，绝大部分孕妇，特别是第一次当妈妈的女性，她们总是过分地担忧和不安。

有些孕妇过分担心肚子里的孩子："我会不会难产？是男还是女？千万不能是畸形儿！"……还有些孕妇在不知情的情况下持续服用了可让胎儿致命或对胎儿有副作用的药物后却还苦苦等待胎儿的到来。

会有这些忧虑，这都是因为她们十分缺乏有关怀孕、生产、育婴的常识，同时家里又没有能够正确指导她们的长辈。

在这种背景下，为了让更多的孕妇了解有关怀孕、胎教、生产的知识，我与韩国妇产科领域里的权威人士和专家们共同撰写了这本书。在撰写这本

书的过程中，我们把多年积累的经验和知识做了总结和归纳，并加以编辑，让读者看起来简单易懂。也许您可以从其他医生那里了解到您想知道的信息，但如果有一本更详细而系统的书，或许能让您更加放心。

这本书将正确引导您和您的孩子走向健康之路！

朴仁书

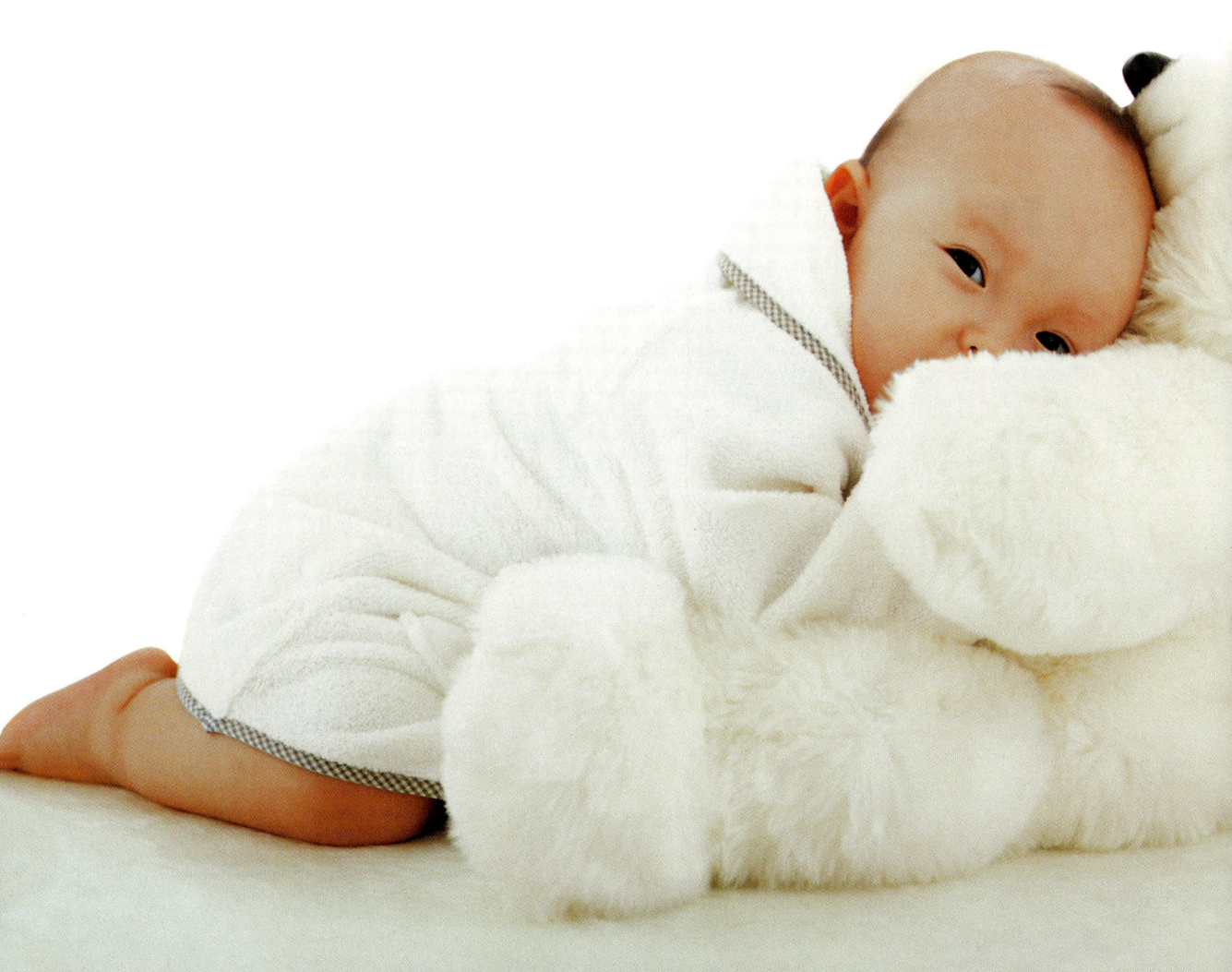

CONTENTS 目录

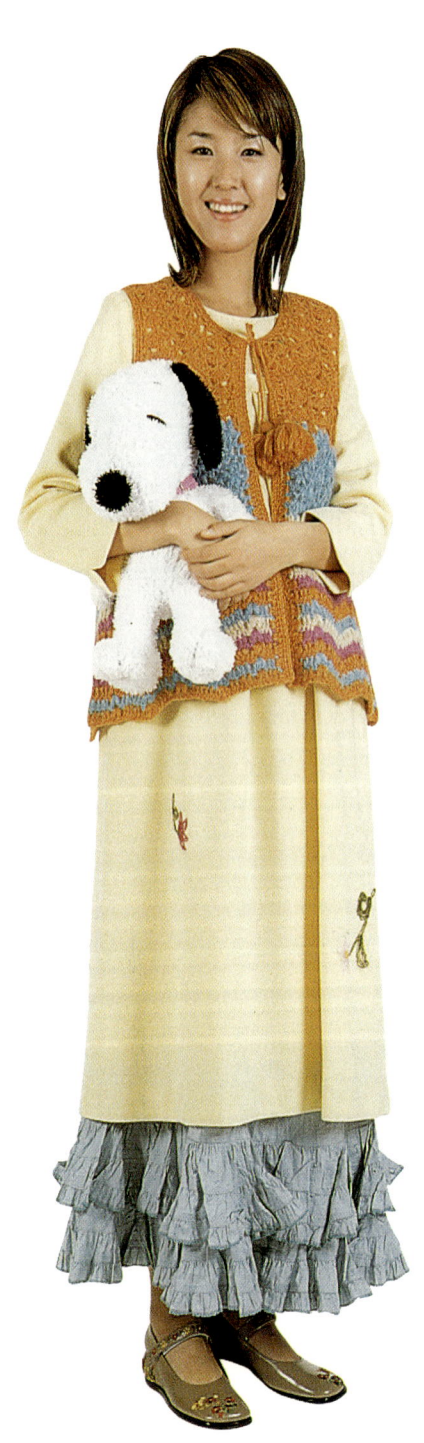

Part 1
怀孕的过程

揭开精子和卵子形成胎儿的神秘面纱 …12
担当怀孕和分娩的女性生殖器 ………18
确认怀孕的月经周期 ……………21
提供精子的男性生殖器 …………24
传给孩子的遗传因子 ……………27
导致不孕的原因和治疗 …………32
◇妇产科专家朴仁书老师的聊天室 ……40

Part 2
怀孕过程中出现的变化

孕妇每个月的身体变化 ……………42
确认怀孕与否和推算预产期 …………46
伴随怀孕出现的乳房的变化 …………49
激素变化引起的孕妇身体上的变化 ……51
通过母亲的血液传递给胎儿的养分 ……54
怀孕过程中的定期检查 ……………56
预防浮肿的方法——运动和休息 ……57
保证胎儿健康的饮食 ……………60
对胎儿有益的孕妇营养餐 …………62
药物对孕妇的影响 ………………66
怀孕过程中安全的性生活技巧 ………68
流产的原因与预防 ………………70
早产的罪魁祸首——妊娠中毒症 ……71
流产、早产后的治疗和调理 …………74

Part3
胎儿的成长过程

- 怀孕中胚胎的成长过程 …………………76
- 准妈妈腹中的胎儿 ………………78
- 胎儿的成长过程 ………………79
- 给胎儿输送营养的胎盘和脐带 …………82
- 形成主要器官的前3个月 …………85
- 胎儿完全发育的4～9月 …………88
- 正常胎儿的体重和位置 …………92
- 判断胎儿正常与否的各种检查 …………94

Part4
怀孕过程中常见的症状

- 瘙痒症 …………………98
- 胀气与打嗝 …………99
- 胃酸与消化不良 …………99
- 肋骨部位的痛症 …………99
- 情绪的变化 …………100
- 突如其来的阴道出血症状 …………100
- 痉挛 …………101
- 高血压 …………101
- 子痫前症（妊娠中毒症） …………101
- 过熟儿 …………102
- 蛋白尿症 …………102
- 糖尿 …………103
- 头痛 …………103
- 味觉及嗅觉的变化 …………103
- 便秘 …………104
- 腹痛 …………104
- 原发性高血压 …………105
- 浮肿 …………105
- 不安症 …………106
- 贫血 …………108
- 尿失禁 …………108
- 视力障碍 …………108
- 产前出血 …………109
- 食欲大增 …………109
- 恶心与呕吐 …………109
- 羊水过少症、羊水过多症 …………110
- 腰痛 …………111
- 流产 …………112
- 子宫残留物的排出及清宫手术 …………114
- 子宫外妊娠 …………114
- 前置胎盘 …………114
- 早期分娩 …………115
- 早期破膜 …………116
- 头晕 …………116

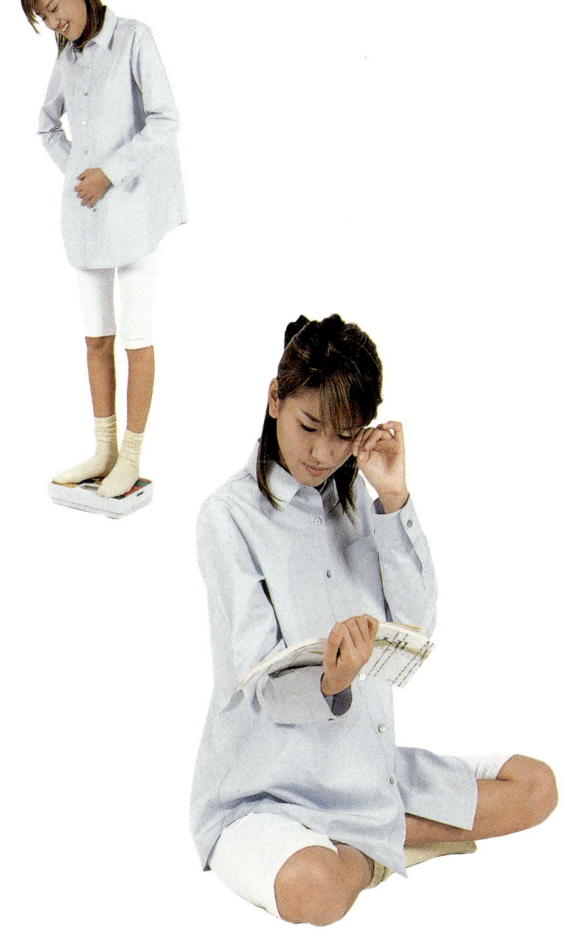

初乳 …………………………………116
牙齿与牙龈问题 ……………………117
痔疮 …………………………………117
大量分泌的唾液 ……………………117
胎儿的发育迟缓 ……………………117

Part5 全家人一起做好分娩准备

分娩前，子宫中出现的两种变化………122
缓解阵痛的休息方法和休息姿势………126
严重阵痛时的三阶段呼吸方法………128
有助于分娩的按摩方法………………135

关心集中！New分娩方法

◇拉美兹分娩 …138
◇水中分娩 ……142
◇Loboyer分娩 …144
◇秋千分娩 …145
◇催眠分娩 ……146
◇球分娩 ………148
◇芳香分娩 …149
◇其他分娩法 …150

Part6 跟丈夫一起经历的分娩过程

子宫收缩的第一个讯号………………154
某夫妇的分娩体验记…………………156

Part7 不能自然分娩的情况

胎儿出现异常症状的情况……………164
需要诱导分娩的情况…………………166

子宫无法正常收缩的情况 …168
双胞胎或臀位姿势的情况 …172
需要器械分娩的情况 ………175
为顺产的八种忠告……………………178

Part8 新生儿的特征与基本检查

新生儿的第一个讯号与健康检查………184
新生儿最初的模样……………………188
新生儿的第一次检查和反射反应………190
未熟儿与过熟儿的异常症状……………195
怀孕双胞胎时的检查与管理……………198

Part9 新生儿的营养

喂母乳的方法和有助于母乳分泌的食品 …………………………………202
喂母乳的正确姿势和有助于母乳分泌的按摩方法 ……………………206
喂母乳时常见的问题和解决方法………211
喂奶粉时的卫生管理和奶粉的选择方法 …………………………………214
冲奶粉的要领和喂奶粉的方法…………219
喂奶粉时常见的问题和解决方法………221

Part10 看护新生儿的方法

形成生活节奏的方法…………………228
给宝宝洗澡的方法……………………237

折叠尿布和换尿布的方法……240
反映婴儿健康状态的排泄物和尿布的处理……243
新生儿用品选购指南……247
有助于大脑发育的婴儿按摩……248

Part11
新生儿常见的症状与治疗方法

结膜炎……254
股关节脱臼……255
高渴症与婴儿肥胖症……255
呕吐……256
尿布发疹……256
头颅血肿……257

最关心的问题

是儿子还是女儿?……31
确定不孕原因的方法……33
流产、早产的原因与症状……72
引起怀孕错觉的泡状物……84
怀孕中的健忘症……90
在怀孕过程中,为什么经常放屁或打嗝?……102
怀孕中后期经常出现的小腿痉挛……108
如何预防静脉瘤……109
确认妊娠后,如果依然出血,就应该怎么办?……113
在妊娠中期和后期,如果阴道出血,应该怎么办?……114
妊娠中的牙齿管理……116
臀位分娩很危险吗?……118
何谓无痛分娩?……134
能进行水中分娩的孕妇和不能进行水中分娩的孕妇……142
催眠分娩的十大优点……147
利用分娩球缓解阵痛的各种姿势……148
妻子出现阵痛时,丈夫应该做的事情……158
怀孕前必须接受的检查……170
剖腹产后遗症……176
一卵性双胞胎与双卵性双胞胎……198
促进母乳分泌的乳房管理……208
婴儿是否充分地吃奶?……210
在哺乳期间,妈妈进食得越多越好吗?……212
出生100天内可饮用的婴儿饮料……216
容易被细菌感染的新生儿……256

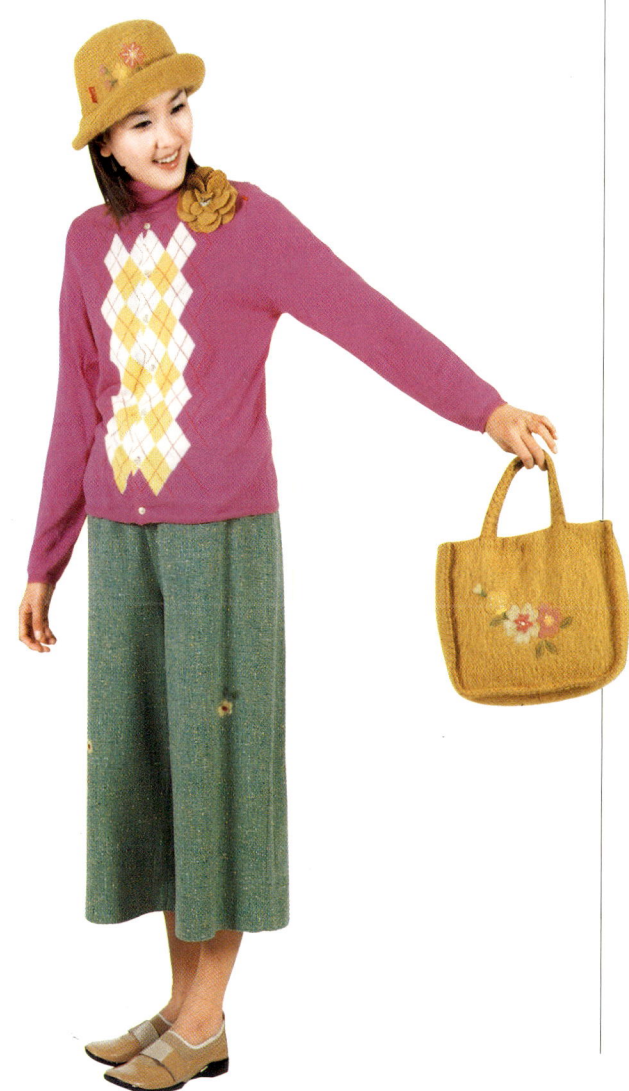

内翻足与外翻足……257	体重减轻………261
头部的左右不对称……257	脂漏性皮炎……261
发热…………258	嘴唇水泡……261
便秘…………258	出血………261
虫牙…………258	呼吸困难………262
贫血…………259	疝气………262
斜视…………259	败血性斑点……262
哭闹…………259	黄疸………262
打喷嚏………260	鹅口疮…………263
拉肚子………260	发困症…………263
肚脐炎症……260	能通过预防疫苗治疗的疾病……264
神经过敏……261	

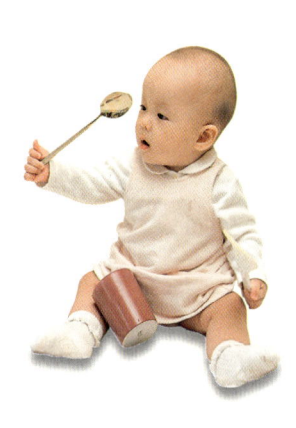

Part 12
培养婴儿正确的饮食习惯

按计划喂断奶食品……………268
婴儿的饮食习惯取决于妈妈的态度……271
不要着急，最好使用不易碎的餐具……272
准备各种断奶食品 ……275
有助于大脑发育的婴儿断奶食品 ……278
利用爸爸、妈妈的食品制作断奶食品的方法 ……282

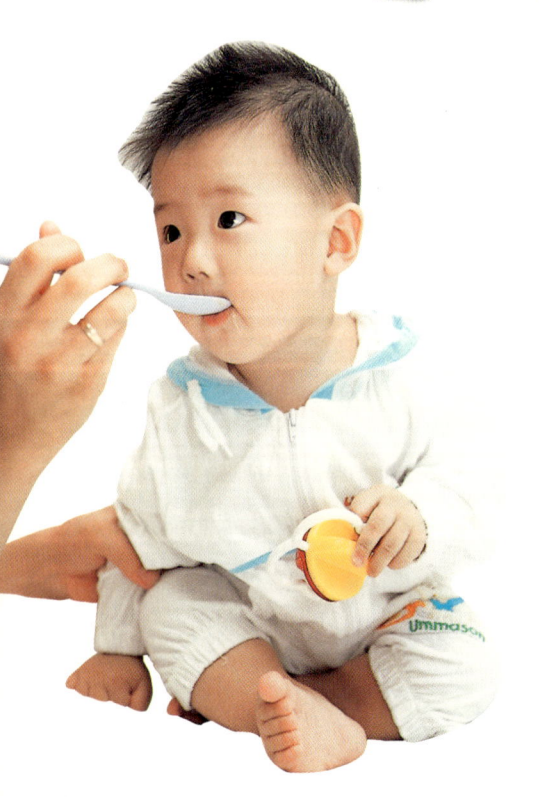

Part 13
针对不同症状的治疗方法

痉挛……………284
咳嗽……………285
头痛……………286

喉咙疼痛 …… 287	便秘 …… 291
腹痛 …… 288	尿液异常 …… 292
拉肚子 …… 289	流鼻涕、鼻血 …… 293
呕吐 …… 290	脸色很差 …… 294
	发烧（高烧、轻微发烧）…… 295
	不停地哭闹 …… 296
	口腔内有异常症状 …… 297
	眼睛异常 …… 298
	婴儿常见的突发事故 …… 299
	关于突发事故的应急治疗方法 …… 306
	◇中医少儿科 …… 311

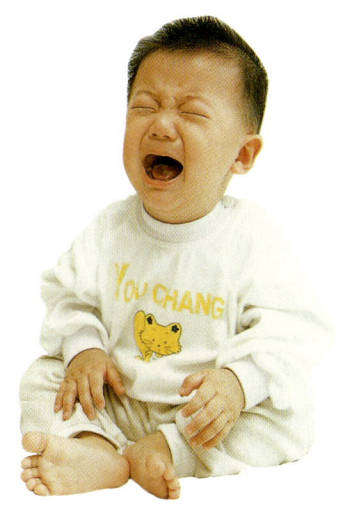

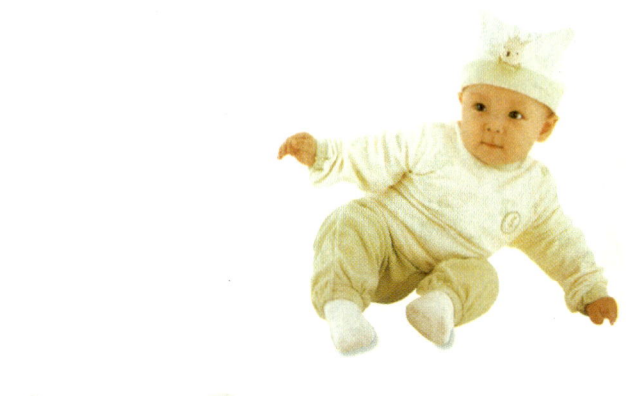

Baby care

出生3～7日内进行的先天性代谢异常检查 …… 193
其他反射反应 …… 194
应该间隔多长时间喂一次母乳？ …… 203
喂奶粉时的注意事项 …… 215
爸爸应该多接触婴儿 …… 218
跟婴儿一起去旅行时，必须携带以下物品！ …… 222
给婴儿穿衣服的方法 …… 232
给婴儿洗澡时所需的沐浴用品 …… 239
睡觉时，如果呼吸不均匀，就可能患有疾病 …… 258
什么时候适合做包茎手术？ …… 261
怎样才能提高抗过敏能力？ …… 263
去医院之前，在家进行的应急措施 …… 305
眼睛里进异物的情况 …… 308
心脏麻痹的情况 …… 309

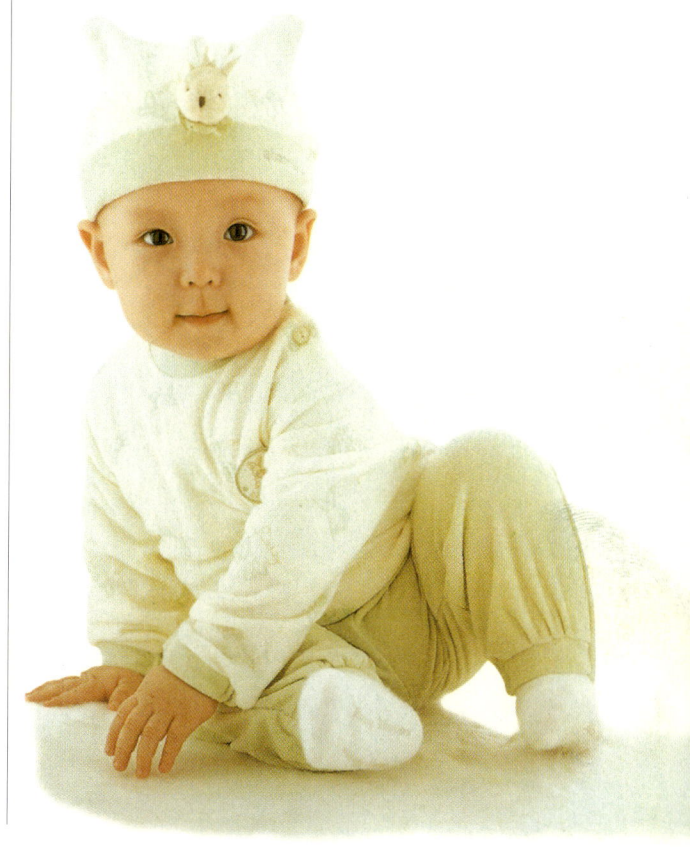

必须掌握的知识

未成年孕妇和高龄孕妇需要特别注意 …20
以最佳状态迎接孩子的家庭计划 ………23
双胞胎的受精过程 ……………………30
导致不孕的因素 ………………………32
日常生活中的注意事项 ………………52
夫妻中只要有一个人的血型是Rh加,那么胎儿就是Rh加 ……………………55
畸形儿的鉴定 …………………………56
对孕妇有害的运动和危险讯号 ………58
妊娠期间的体重增加与妊娠中毒症之间的关系 ………………………………60
怀孕的时候接受的基本检查 …………67
可以避免妊娠中毒症的饮食 …………71
梅毒的危险性 …………………………73
哪些人容易得妊娠中毒症? …………73
怀孕一个月后的首次检查 ……………84
临近分娩的前兆 ………………………91
容易顺产的体型VS容易难产的体型 …101
怀孕的糖尿病患者 ……………………103
必须正确地计算预产期 ………………106
由于遗传原因导致流产的情况 ………111
怀孕后健康地生活的方法 ……………125
孕妇能轻松地享受的运动 ……………133
散步前后的热身体操 …………………134
在怀孕最后一个月必须决定的事项 …155
阵痛第三阶段的症状 …………………165
减轻阵痛的方法 ………………………167
请不要害怕早期破水 …………………169
怀孕最后一个月必须进行的检查 ……171
即使是剖腹产,也不会影响跟婴儿的感情 …………………………………177
只要娩出胎盘,就成为真正的妈妈 …185
爸爸的注意事项 ………………………187
新生儿容易出现的皮肤疾病 …………189
有助于母乳分泌的食品 ………………205
产后减轻乳房痛症的方法 ……………209
如果喂母乳,就能自然地避孕! ……213
母乳是自然界为婴儿准备的礼物 ……217
装饰婴儿房的方法 ……………………235
换纸质尿布的方法和处理方法 ………242
如果缺乏维生素K,就容易导致吐血的"新生儿黑便症" …………………257
婴儿的断奶食品餐具 …………………273
制定营养均衡的断奶食品食谱 ………274
被小狗或蛇咬伤,消毒后马上到医院治疗 …………………………………301
骨折和脱臼时的应急措施 ……………303
突发事故的应急措施 …………………304
应急治疗所需的物品 …………………307
烫伤时的应急措施 ……………………310

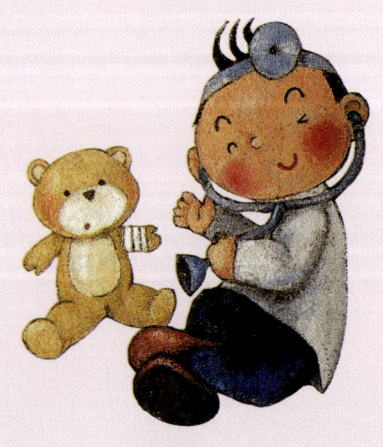

Part 1

怀孕的过程

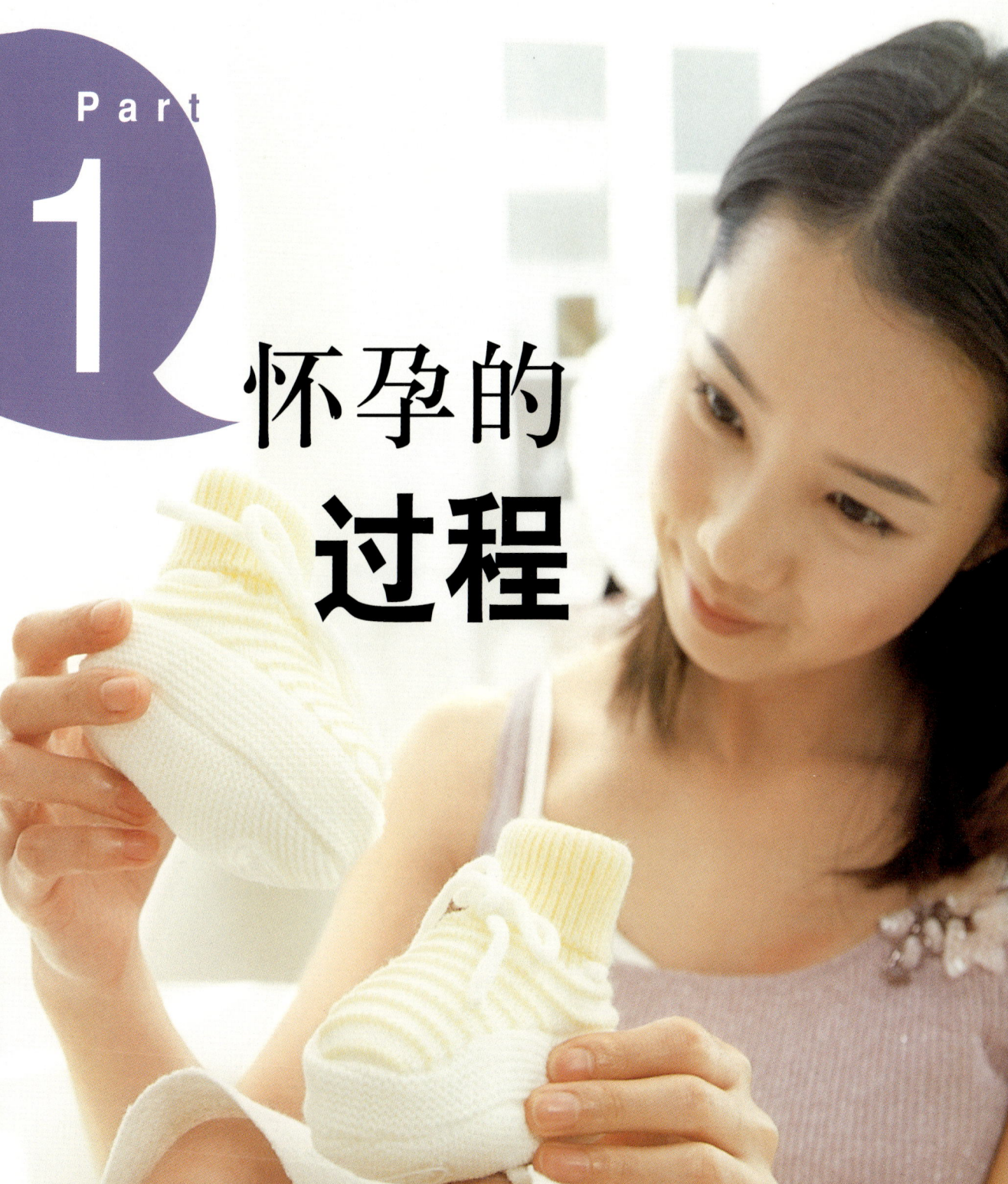

本章对担任怀孕和分娩的女性生殖器和生产精子的男性生殖器的功能，从受精到怀孕的整个过程，女性的月经周期和各种避孕的方法、导致不孕的原因和治疗方法、遗传因子等内容作了详细的介绍。

揭开精子和卵子形成胎儿的神秘面纱

人类的身体结构十分奥妙，其中从怀孕到分娩的过程尤为神奇。当精子和卵子结合形成着床以后，孕妇的身体也会随着腹中胎儿的成长而发生各种变化。以下在对这个变化的过程以每个月为单位仔细观察以后，以图表的形式比较直观地列出怀孕9个月（也可以计算成10个月）期间的变化和分娩时期临近时的孕妇的状态，以及胎儿诞生时所经过的路径。

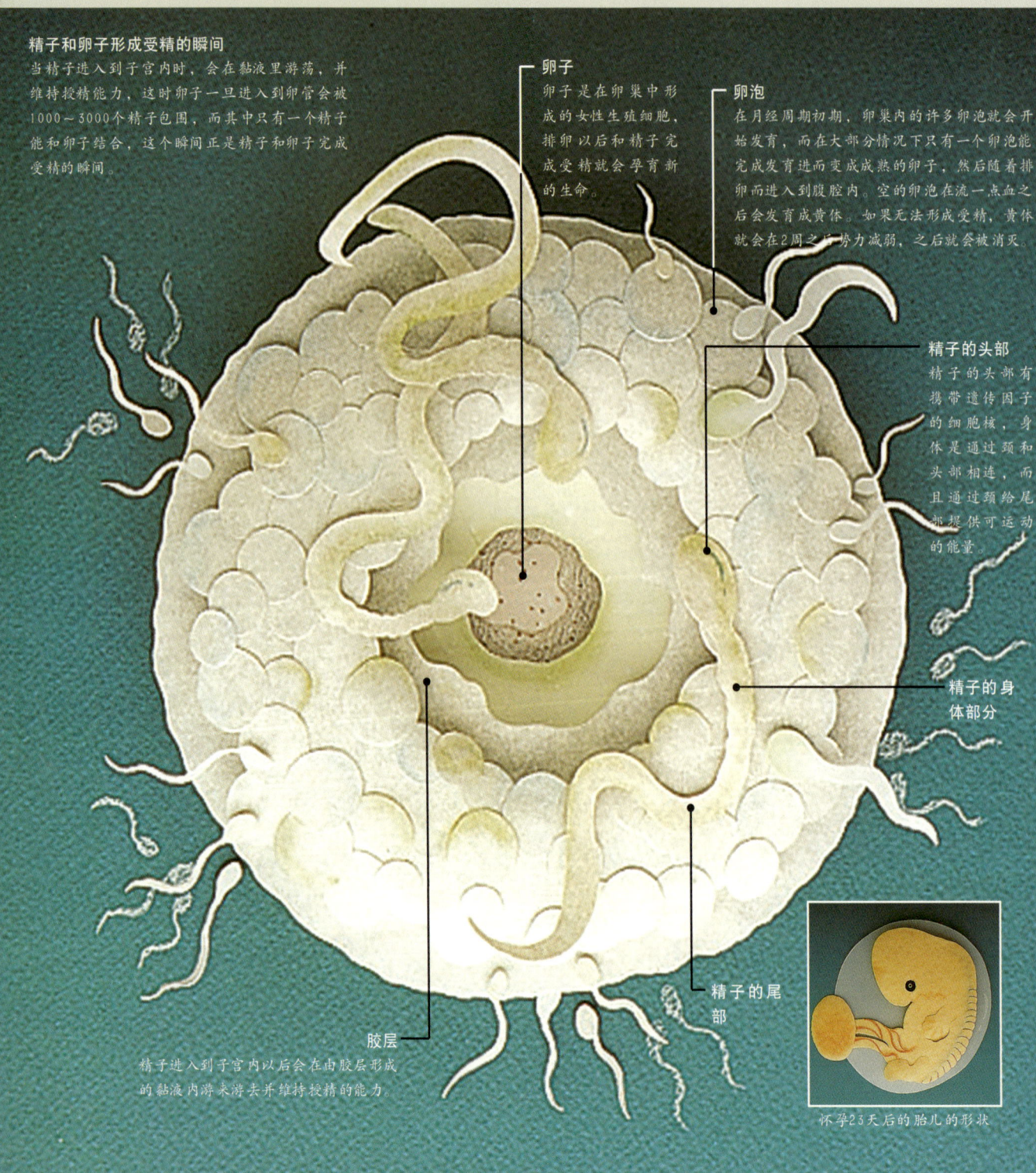

精子和卵子形成受精的瞬间
当精子进入到子宫内时，会在黏液里游荡，并维持授精能力，这时卵子一旦进入到卵管会被1000～3000个精子包围，而其中只有一个精子能和卵子结合，这个瞬间正是精子和卵子完成受精的瞬间。

卵子
卵子是在卵巢中形成的女性生殖细胞，排卵以后和精子完成受精就会孕育新的生命。

卵泡
在月经周期初期，卵巢内的许多卵泡就会开始发育，而在大部分情况下只有一个卵泡能完成发育进而变成成熟的卵子，然后随着排卵而进入到腹腔内。空的卵泡在流一点血之后会发育成黄体。如果无法形成受精，黄体就会在2周之后势力减弱，之后就会被消灭。

精子的头部
精子的头部有携带遗传因子的细胞核，身体是通过颈部和头部相连，而且通过颈给尾部提供可运动的能量。

精子的身体部分

精子的尾部

胶层
精子进入到子宫内以后会在由胶层形成的黏液内游来游去并维持授精的能力

怀孕23天后的胎儿的形状

怀孕一个月（1~6周）

✱ 胎儿的生长过程
- 体重——约4克
- 身高——约2厘米
- 成长——会产生脑细胞，而且神经系统会变得发达、大脑变大，并形成内脏器官。

✱ 孕妇的身体变化
- 乳房——会感觉胀痛，而且会变大。
- 频尿——晚上会经常起来去小便。
- 感情——情绪起伏会变大。
- 疲劳感——稍微走动就会感觉疲劳。

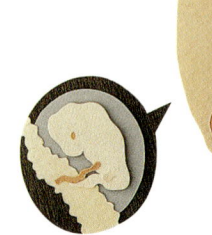
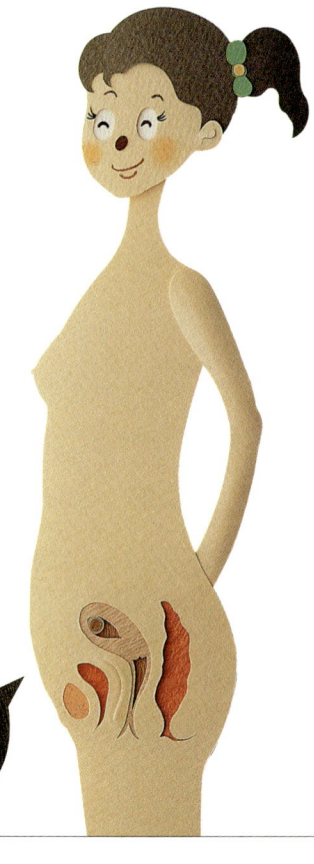

怀孕两个月（7~10周）

✱ 胎儿的生长过程
- 体重——约20克
- 身高——约9厘米
- 成长——心脏完全形成，并长出眼睛。腿和胳膊会区分开，同时还会长出骨头、软骨组织、视网膜的神经细胞和味觉细胞。生殖器初步成型。

✱ 孕妇的身体变化
- 便秘——激素的变化会引发便秘现象。
- 害喜——会觉得恶心或者呕吐。
- 腰部——腰会变粗。

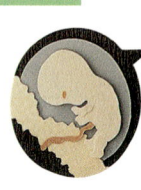
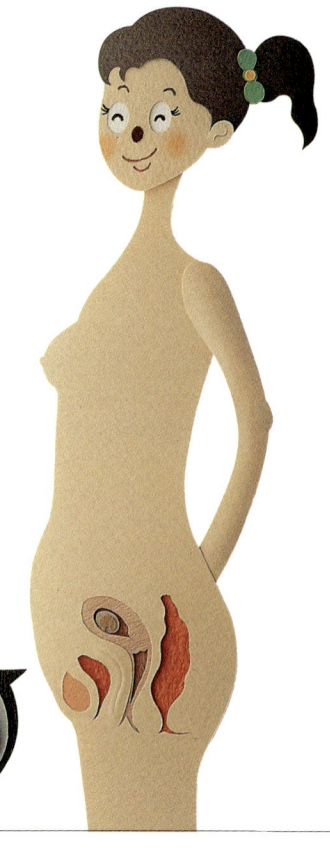

怀孕三个月（11~14周）

✱ 胎儿的生长过程
- 体重——约110克
- 身高——16~18厘米
- 成长——皮肤毛囊形成，肝开始活动，而且这时可以分辨出胎儿的性别。

✱ 孕妇的身体变化
- 乳房——乳头周围颜色发黑。
- 臀部——和乳房一样，臀部也会逐渐变大。
- 晕眩——很容易晕眩，所以每次必须吃少量食物，并且经常吃。
- 害喜——在这个时期前后害喜现象会消失。

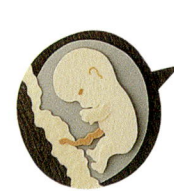
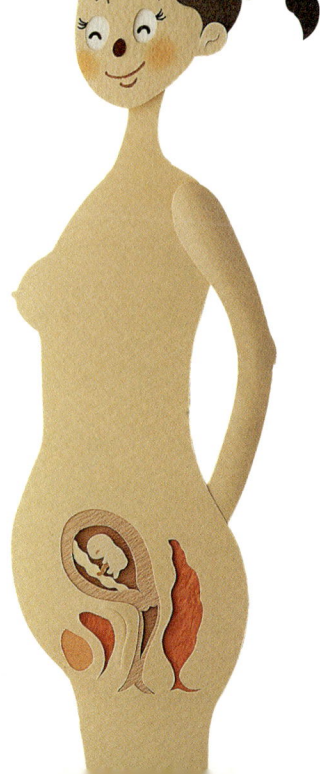

怀孕四个月（15~18周）

✱ 胎儿的生长过程
- 体重——约300克
- 身高——20~25厘米
- 成长——听觉变发达，各个内脏器官构造分化已完成，骨骼变清晰。

✱ 孕妇的身体变化
- 腹部——子宫变大，而且随着韧带的拉长会使腹部和韧带疼痛。
- 乳房——乳晕变大，颜色加深，可能会分泌出乳汁。
- 毛发——毛发生长速度会加快，而且头发会变茂盛。
- 皮肤——脸上会出现一些暗色的斑点，或者痣子和黑痣的颜色会加深。

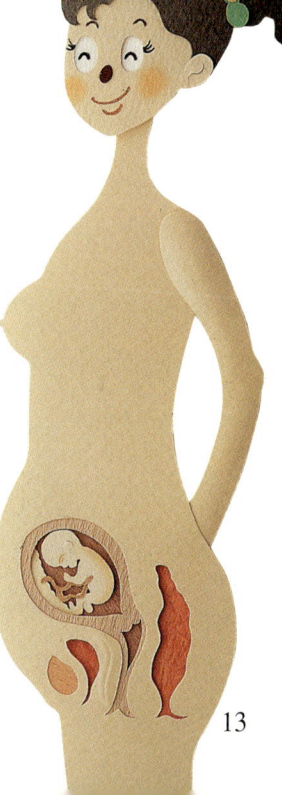

怀孕五个月（19~22周）

✳ **胎儿的生长过程**
- 体重——约650克
- 身高——28~30厘米
- 成长——能感觉到胎动，指甲和眼皮会变发达，而且形成保护皮肤的胎脂。

✳ **孕妇的身体变化**
- 分泌物——阴道会出现乳白色的分泌物。
- 腋臭——随着激素的变化，脂肪的分泌会增加，因此会导致腋臭的现象。
- 皮肤——随着皮肤的干燥，全身或者腹部会出现瘙痒的症状。
- 肚脐——随着肚子变大，肚脐会向外凸出。

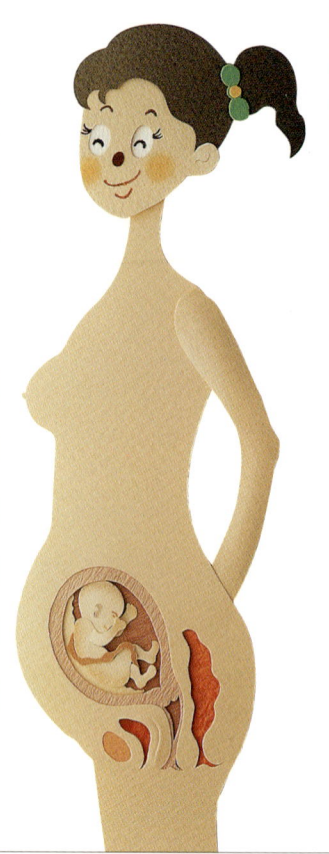

怀孕六个月（23~26周）

✳ **胎儿的生长过程**
- 体重——约1千克
- 身高——约35厘米
- 成长——这时能隐约看到牙齿，肺血管会变发达，身体变胖，并会开始呼吸。

✳ **孕妇的身体变化**
- 胎动——腹中胎儿会有过激的拳打脚踢的现象。
- 体温——体温会上升，而且会比平时多出汗，并容易中暑。
- 晕眩症——由于血压变化过大，坐下后起身时会感觉到头晕目眩。

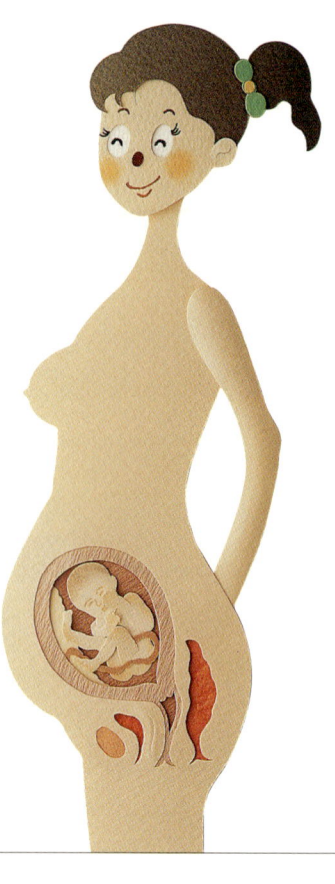

怀孕七个月（27~30周）

✳ **胎儿的生长过程**
- 体重——1.4~1.5千克
- 身高——37~40厘米
- 成长——脑部组织变发达，并能感觉到光明暗的变化。肺和消化器官几乎全部形成。

✳ **孕妇的身体变化**
- 妊娠纹——在胸部、臀部、腹部、大腿内外侧会出现红色的条纹。
- 痛症——由于胎儿在肚子里伸腿会踢到肋骨，因此会觉得疼痛。
- 子宫——到了怀孕后期就会开始进行子宫收缩运动。
- 水肿——胳膊、腿、脸部和脚腕会出现水肿的现象。
- 胃灼热——由于胎儿会压迫肠胃，所以会引发消化不良和胃灼热。

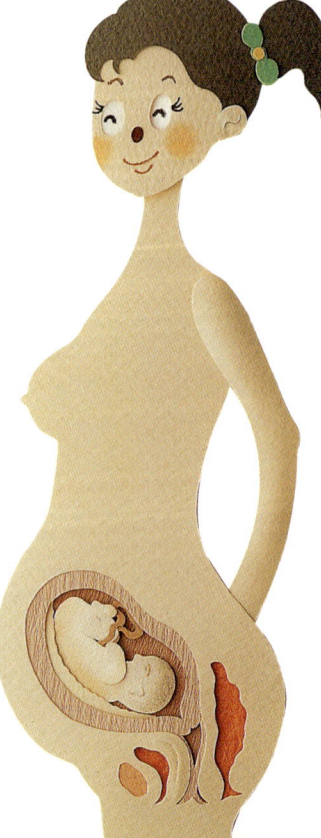

怀孕八个月（31~34周）

✳ **胎儿的生长过程**
- 体重——2.3~2.6千克
- 身高——45~46厘米
- 成长——身体形成一定的均衡，头部骨骼也会变得更坚固。

✳ **孕妇的身体变化**
- 腰痛——由于胎儿的头会压迫脊椎，导致腰部肌肉紧张，所以会出现腰痛的症状。这时硬垫子比柔软的垫子更适用，而且要适当地做一些锻炼腰部肌肉的运动。
- 呼吸急促——由于子宫变大而挤压横膈膜，所以呼吸会变得急促。

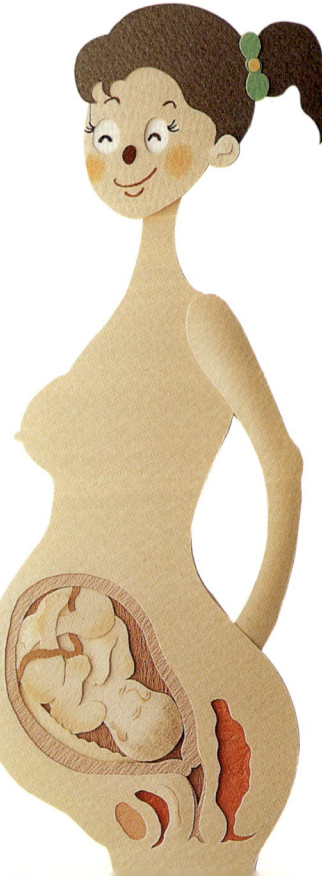

怀孕9~10个月（35~40周）

❋ 胎儿的生长过程

- 体重——2.7~3.6千克
- 身高——40~55厘米
- 成长——肺部发育完全，身上的胎毛会逐渐脱落，以便出生以后调节体温。各器官都已趋于成熟，胎儿也已成形，并做好了独立生存的准备。

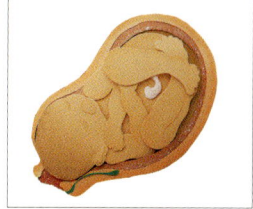

↑ 做好出生的准备以后，头部会伸向子宫口。

❋ 孕妇的身体变化

- 坠感——由于胎儿的头会下降到盆骨，所以腹部会有下坠感。同时挤压肺和胃的压迫感会消失，呼吸变得顺畅，可以安心饮食。相反，会带来行走不便，盆骨附近有麻木或者抽筋的困扰。
- 尿频——由于胎儿压迫膀胱，所以会出现尿频的现象。
- 痔疮——到妊娠末期，会有很多孕妇受到由胎儿下降到盆骨引起的痔疮的困扰。

❋ 孩子来到这个世界的过程

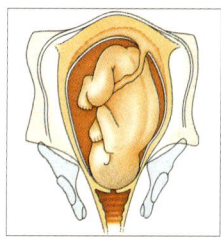

分娩一期 当出现有规律性的腹部阵痛时，就表示子宫收缩即将开始。在初期，子宫收缩会以5~20分钟为间隔出现，每次持续的时间大概是30~60秒。到了活跃期，收缩就会以每2~4分钟为间隔出现，而且会每次会持续60~90秒左右。当每次出现的间隔缩小到2~4分钟左右时，就表示生产的过程已进行了一半以上。

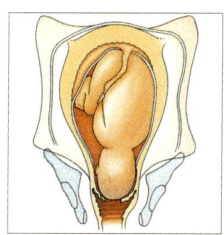

分娩一期即将结束时 随着宫颈口几乎完全敞开，胎儿的头部也会逐渐旋转倒置。当宫颈口完全敞开时，阵痛会以1~2分钟为间隔出现，并持续60~90秒左右。这时伴随着强烈的阵痛胎膜会破裂，进而流出羊水。

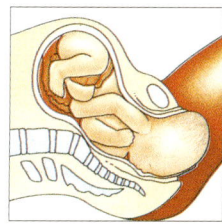

分娩二期 这个时期胎儿的脸部会朝下，头部会被会阴部挤压后缓慢从阴道口隐现，此时阴道口将会扩大。婴儿的头部会因为宫颈的收缩若隐若现地重复几次，之后便会旋转着出来。

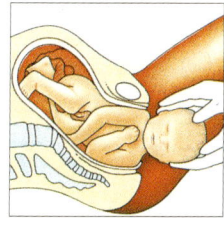

分娩二期结束时 只要头部能够顺利出来，剩下的部分如胳膊、腿、和身体出来时就相对容易得多。当肩出来的时候，头部和肩部呈直角，所以头部要向一旁倾斜之后身体才能出来，这时会伴有大量的羊水流出。

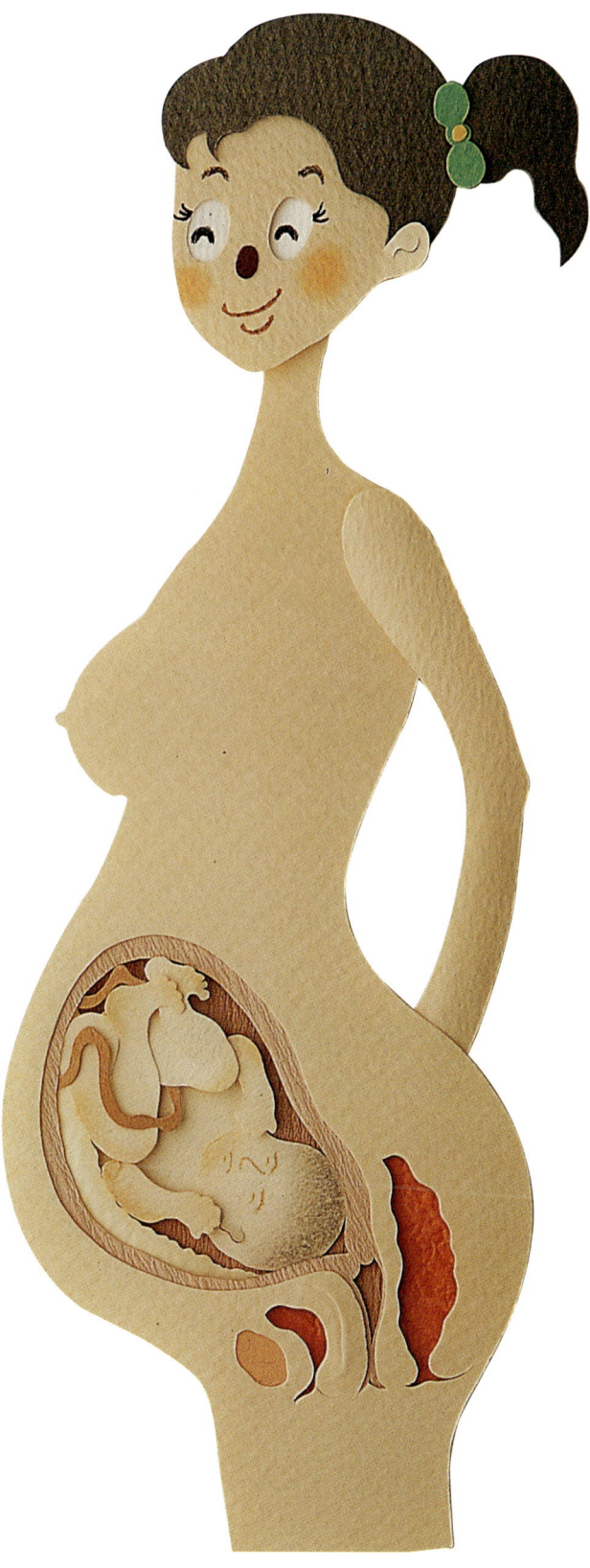

18…担当怀孕和分娩的女性生殖器
21…确认怀孕的月经周期
24…提供精子的男性生殖器
27…传给孩子的遗传因子
32…导致不孕的原因和治疗

男人与女人的身体

人类的身体结构十分奥妙，而最神奇的就是负责繁殖后代的女性和男性的生殖器。虽然早在几百年前就对生殖器的解剖性结构有了一定的了解，但是更具权威的生理性研究成果是近几年才取得的，对于在生殖过程中起重要作用的激素的具体功能也是20世纪初才确认的。

激素和酶都由父母遗传下来的遗传因子所决定，其中酶是在所有细胞中对体内的化学反应起支配作用的细小分子，而激素则发挥促进生殖的作用。

虽然在一百多年前就了解了有关遗传的基本法则，但是男性的精子和女性的卵子含有遗传特征的这一事实是由20世纪的科学家所证实的。所以，决定遗传性状的种类也变得更加广泛。

孩子共有父母的遗传因子

在正常的人体细胞中一共有46条染色体，其中一半是由父亲遗传下来的，另一半是由母亲遗传下来的，所以胎儿共有父母的遗产因子。

如今发展迅速的细胞遗传学和分子遗传学就是研究其基因的新兴的科学，而且此项研究也与分娩有着密切的关系。比如，在染色体的作用中非正常的遗传现象有因染色体缺陷和细胞层的单一酶缺陷所导致的遗传的不正常。根据以上事实，如果父母有一方在遗传因子上存在缺陷，就可以在怀孕之前判断要不要孩子。

另外，在人类史上曾使用过各式各样的避孕方法，但最为常用的就是月经周期法。古代的埃及人用鳄鱼的大便和蜂蜜制成的阴道软膏防止怀孕，而像避孕套一样截断精子通道

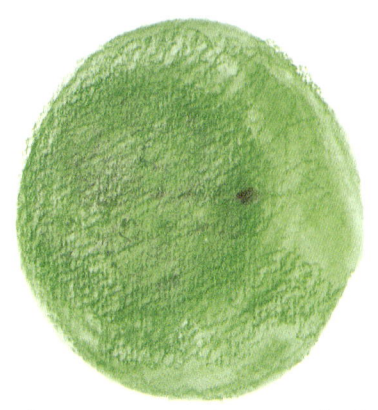

↑ 随着怀孕的瞬间，精子（用圆圈表示）会穿过卵子的壁进入到卵子中。

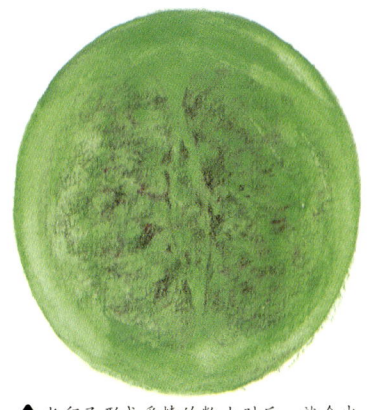

↑ 当卵子形成受精的数小时后，就会出现初级分裂。

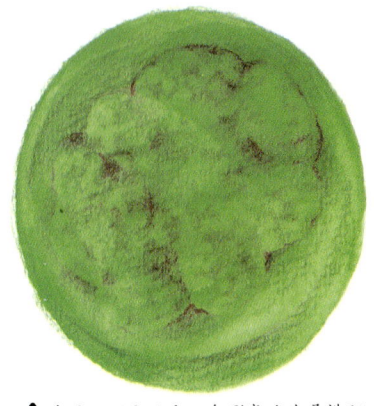

↑ 过了3~4天以后，会形成名为桑椹胚（由分裂球发育而成）的细胞团。

的方法是从四百年前开始使用的，但是这样的避孕方法往往达不到预期的效果。

直到20世纪前半期各种避孕方法才得到了社会上的呼应，并在1950年首次制造了口服的避孕药。在那之后，又导入了由子宫内的装置来达到避孕的新形态，并和口服的避孕药一起被普遍使用。

不孕是可以克服的

但是，无论经过了怎样的不懈努力，在长期使用避孕器具后仍然有可能会引发各种并发症。最近，关于"不孕"的研究备受瞩目，对于使用排卵促进剂来帮助那些因存在排卵障碍而陷入不孕危机的女性进入怀孕阶段，还有对于无法发挥效用的输卵管采用矫正已损伤的输卵管或者"试管授精"等方法来解决。此外，男性的不孕问题也显得日益突出，相应的解决方法也在研究当中。

过度的恐惧或不安也能引发不孕

但是，无论现代的科学技术和医术怎样发达，生殖毕竟是自然法则，只要这个世界存在男人和女人，性行为就会持续下去，这是人类生存的另一个自然样貌。

虽然有很多夫妇因避孕和人工绝育而陷入苦恼当中，但是还有很多夫妇即使并不存在无排卵、无精子的问题却仍不能怀孕。他们身上都存在着共同的问题，就是对不孕的过度恐惧。要知道像这样对不孕的过度恐惧反而有可能会导致终身不孕，所以处于不孕状态下的夫妇必须从不安的阴影中摆脱出来，就是说不能让恐惧和不安妨碍自然的爱的行为和怀孕。

克服由精神上的紧张和恐惧引发的不孕及在肉体上和解剖性的不孕问题迫在眉睫，与此同时，也要通过不断的努力来研究和研发更加安全的避孕方法。

★参考：

胎儿的异常 …………Part3

胎儿的生长 …………Part3

胎盘 …………Part3

怀孕 …………Part2、Part4

Rh疾病 …………Part2

担当怀孕和分娩的女性生殖器

女性的身体结构十分神秘,以下将对子宫和卵巢等担当怀孕和分娩的女性生殖器及对各个器官的作用作一个简单的介绍。

人类的身体十分奥妙,尤其是女性的身体结构非常特别。我们可以通过怀孕和分娩等复杂而又微妙的过程得知,它那狭窄的产道居然能给骨盆提供足以使庞大的婴儿从子宫推出的力量,以及在分娩以后又能恢复如初的既神奇又特别的身体机能。

为胎儿提供通道的
骨盆

骨盆由三块骨头连接而成,在脊椎最下方的骶骨的左右被两个骶骨关节连接到了两个髋骨,这两个髋骨又和前面的耻骨连接在一起。支撑骨盆的骶骨、髋骨、耻骨又与被称为耻骨联合的软骨组织连接着。由于骨盆连接着脊椎和大腿,所以骨与骨之间的关节恰好可以支撑身体结构本身的重量。但是到了怀孕后期,这些关节的连接就会变得柔软,所以产道会略微变宽。

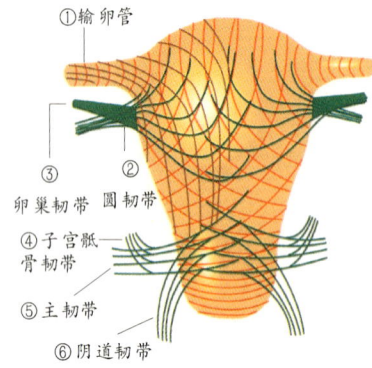

① 输卵管
③ 卵巢韧带　② 圆韧带
④ 子宫骶骨韧带
⑤ 主韧带
⑥ 阴道韧带

↑ 子宫可以说是由许多向各个方向运动的肌纤维形成的肌肉团。这些肌纤维像网状一样交错在一起,血管可以从它们中间穿过。当婴儿出生以后,子宫的各个肌纤维就会收缩到原来的状态,所以会把从它们之间通过的血管捆绑起来,自然地形成止血。

在分娩过程中打开力量之门的
骨盆底部

骨盆底部由尿道、阴道、直肠3个部位连接在一起形成,它们是骨盆的重要器官。

女性生殖器

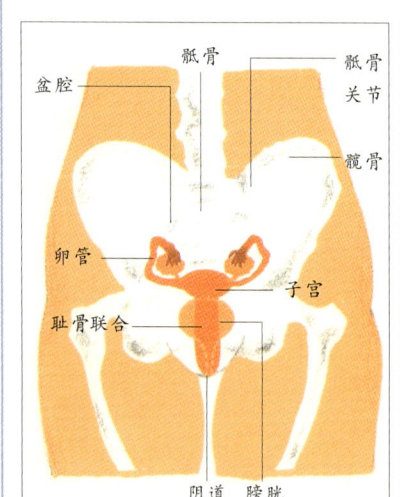

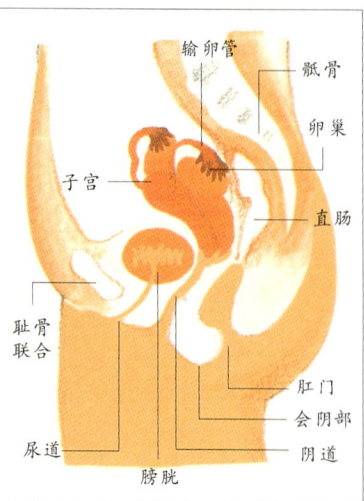

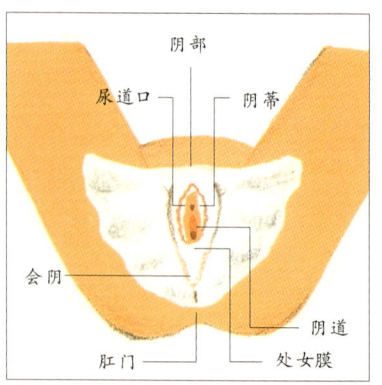

← 骶骨附属器官(膀胱、子宫、直肠等)在前面的耻骨联合和后面的骶骨(由五个大的脊椎融合成的一个呈四角形骨形的腰椎,下方是尾骨,两侧与髋骨连接形成的骶骨的后界线)以及位于其之间的骨盆的内部。胎儿通过产道下来时会呈直角,刚开始时是朝脊椎方向,之后就会逐渐远离脊椎回转。

↑ 骨盆(等同于下肢带)的骨头连接着脊椎和下肢,同时可以提供包括骨盆的附属脏器在内的空间。不仅如此,还会为婴儿的通过提供足够宽敞的空间。

可以从图中看到有关外部生殖器的位置,可是各自的形态以及大小会因人而异。

尤其在分娩的时候,骨盆肌肉在骨盆底部发挥收放力量的重要作用。还有,当分娩结束的时候,肌肉又会收缩并恢复到分娩之前的状态。

在怀孕过程中阻止细菌入侵的外阴和阴道

所谓外阴是指被阴毛覆盖的柔嫩的肌肉到阴道和肛门之间即会阴的部位。它们之间两侧都各有名为大阴唇和小阴唇的两个皮肤层。两侧小阴唇之间的顶端有在女性性反应中起重要作用的性器官阴蒂,这里还有为膀胱起排尿作用的尿道。处女膜则在尿道后面的阴道口。

从阴户通向子宫的通道就是阴道。在怀孕期间,阴道壁的细胞所分泌的酸的浓度会增加,由此能效地抑制病原体和杂菌的繁殖。怀孕之前的子宫大致由子宫腔、子宫体、子宫颈部组成。位于子宫体下面的子宫颈管与阴道连接,从子宫颈管到子宫底称为子宫内口,子宫颈管与阴道连接的部位称为子宫外口。位于子宫腔口附近的各种内分泌腺会分泌出深色的液体来防止杂菌的入侵。

对于大部分女性来说,子宫是呈轻度前倾的,而约20%的女性拥有向后倾的后屈子宫。

子宫内的表面由被称为子宫内膜的黏膜覆盖着,这个黏

子宫的内部结构

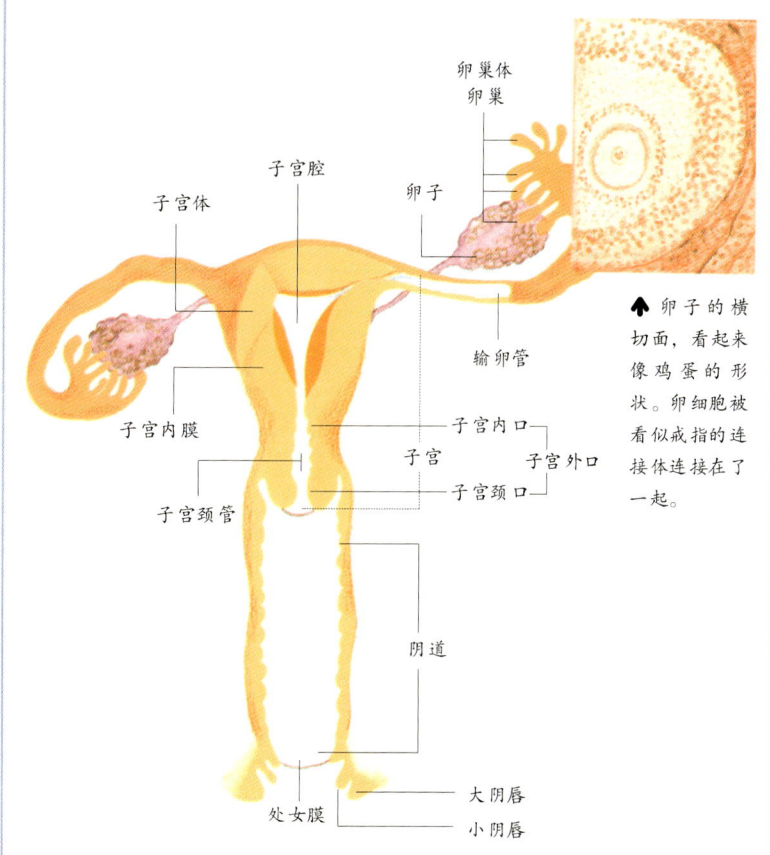

↑ 卵子的横切面,看起来像鸡蛋的形状。卵细胞被看似戒指的连接体连接在了一起。

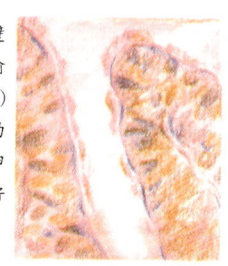

→ 位于输卵管皱壁的纤毛(右图为输卵管内壁的放大图)能调整受精卵移动的速度,在受精卵到达子宫之前做好着床的一切准备。

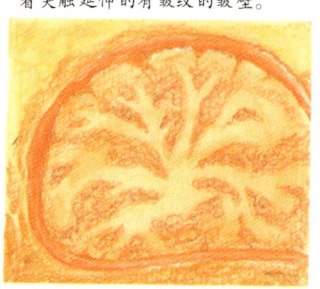

↓ 输卵管由三层组成(下图,为了让读者看起来更清楚,我们做了染色处理),即外壁,位于中间的肌肉层,还有位于最里面并沿着突触延伸的有皱纹的皱壁。

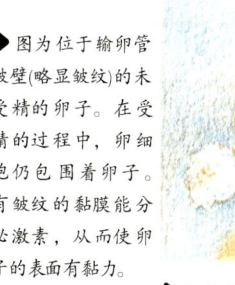

→ 图为位于输卵管皱壁(略显皱纹)的未受精的卵子。在受精的过程中,卵细胞仍包围着卵子。有皱纹的黏膜能分泌激素,从而使卵子的表面有黏力。

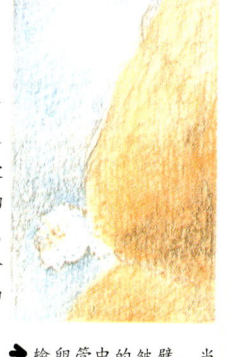

→ 输卵管中的皱壁。当卵巢排卵时输卵管的喇叭形开口紧靠卵巢,准备随时捕捉卵巢排出的卵子。当受精卵从喇叭形开口进入输卵管后,靠输卵管内壁上纤毛的摆动,渐渐向子宫移去。

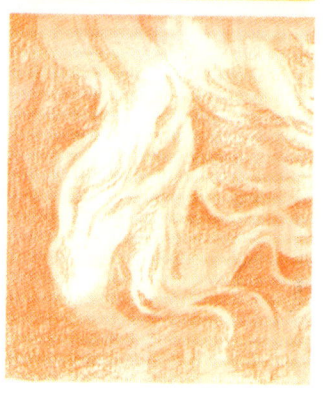

膜的厚度和成分会随着月经周期的变化而发生改变。由于子宫壁大部分是由肌肉构成，所以拥有把胎儿推出子宫外的力量。子宫的重量约为70克左右，容积约是10毫升。子宫虽然如此之小，但到了怀孕末期会扩大成重约1000克，容积也会扩大到5升。

长而弯曲的管道
输卵管

输卵管是从子宫的最顶部开始连接到卵巢的一条长而弯曲的管道。输卵管的内部由许多小小的皱襞形成，并且被纤毛覆盖着，因此卵子是通过输卵管和纤毛的运动从输卵管的一端被输送到子宫方向的。

当精子沿着输卵管进去以后与卵子结合时，输卵管就会释放出分泌物为精子和受精卵提供养分。各输卵管的末端呈漏斗状，而且周缘有很多像手指一样的突起，发挥从卵巢将卵子合起以后输送到输卵管的作用。位于两侧输卵管下方的白色蛋状的器官卵巢在形成卵子和分泌激素来决定月经周期方面起着重要的作用。

卵巢像男性的睾丸一样敏感。其表面是白色，而且非常柔软，所以在排卵时即使只受到轻微的创伤，那个部位也会肿起来。

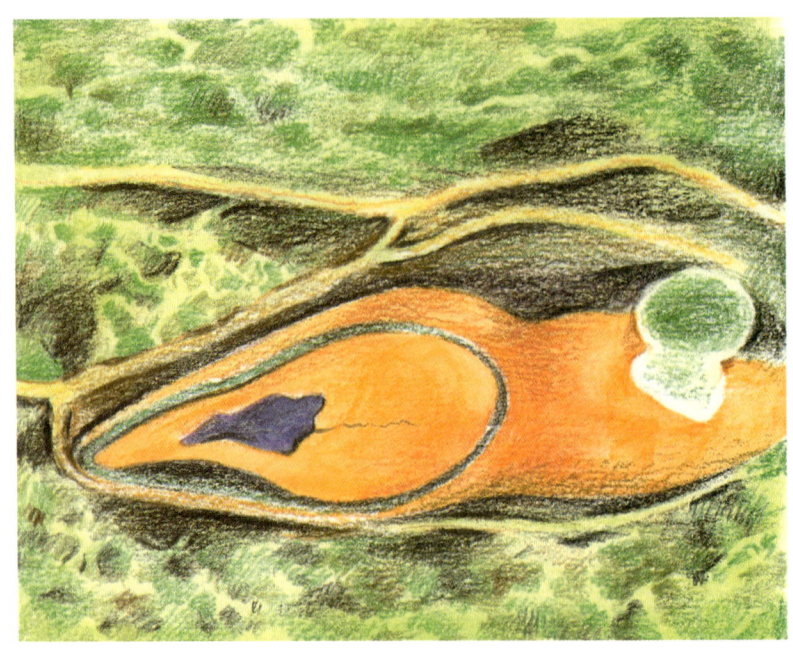

▲ 精子的头部持有遗传因子。在上面的图中用红色标记的精子的头部泛着荧光色，它协助精子穿透卵子的外壳。精子的头部被帽子一样的膜包着，但这个"帽子"会在精子与卵子结合的瞬间通过一定的化学反应被摘掉。

必须掌握的知识

未成年孕妇和高龄孕妇需要特别注意

●20岁以下的怀孕

十几岁的孕妇生育低体重婴儿的几率很高，其缘由大概是想隐瞒自己怀孕的事实，所以想通过减肥来减少体重，或者是明知道怀孕，却不注重吸取营养，也有可能是持续不断地吸烟和喝酒的缘故。低体重婴儿很容易生病，而且死亡率也很高，须十分谨慎。

即使是十几岁的孕妇，也有责任和义务照顾好腹中的胎儿，所以从怀孕初期开始就要定期去医院做检查，还要配合均衡饮食来给胎儿提供充分的营养物质，而且必须要戒掉烟和酒。

●35岁以上的高龄怀孕

并不是说进入高龄时怀孕，生育畸形儿的几率就一定很高，或者会在怀孕和分娩的过程中存在严重的问题，只是说在高龄受孕时无论在怀孕或者分娩过程中都要比年轻的女性倾注更多的关心和注意，因为这时无论是剖腹产手术还是流产之后，引发并发症的几率都要比年轻女性高。

但是最重要的并不是年龄，而是孕妇的健康状态和家族的遗传病例。尤其是当高龄孕妇患有高血压或者糖尿病时，在怀孕期间就倍需呵护。不仅如此，生育唐氏综合症等畸形儿的几率也很高，所以要接受是否是先天性畸形的羊水检查。先天性畸形儿检查、防止早产的药物、阵痛时观察腹中的胎儿等尖端的技术将对生育健康的宝宝有很大帮助。

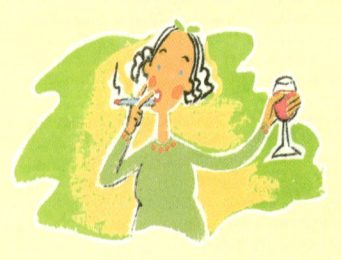

确认怀孕的月经周期

知道月经的周期,就能确认排卵期和月经持续期,还能判断是否怀孕。月经的周期是由卵巢激素周期性的作用引起的,可分为增生期、分泌期、月经前期、月经期4个阶段。

月经周期一般是一个月

当卵巢中的卵子一旦成熟,就会为了和精子结合形成受精卵而被排出,而此时子宫内膜会为受精卵着床做好准备。但在没有形成受精的情况下,子宫内膜就会崩溃脱落之后成为月经。这样的现象每个月都会重复,进而就形成了月经周期。在这个过程的各个阶段,会受到由垂体分泌的两种激素(促卵泡激素,黄体激素)和卵巢分泌的两种激素(雌激素,孕激素)的影响。

月经周期由于受下丘脑(在丘脑的下方与垂体连接的部分;自主神经系的中枢)的刺激,所以与垂体密切相关。月经周期虽然通常是一个月,但也会因人而异,有些人是六周或者拥有不规律的周期。月经周期可能会因为精神上或者心理上的压力而受到影响,而且有时也会随着环境的变化而变化。

月经是受促卵泡激素的影响而开始的

女性体内有数千个未成熟的卵泡,这些卵泡都孕育着未成熟的卵子。每当月经来潮的时候,其中的一些卵泡就会受到从垂体分泌的促卵泡激素的影响而开始发育。但是,一个月只有一个卵子可以发育成熟,其余的都会变质。如果有两个卵子发育成熟,而且都完成受精时就意味着怀上了双胞胎。

随着卵泡的成长,各卵巢就会分泌第二个激素,就是雌激素(又称动情激素)。这个雌激素可以增厚子宫内膜,而且可以通过下丘脑对垂体发挥作用。不仅如此,雌激素还可引起黄体生成素(在卵巢的黄体上生成的激素,发挥抑制发情现象和使子宫壁处于可受孕状态的作用)的急剧上升来促进排卵,然后将卵子排出腹腔。

当卵子被卵巢排出的时候会伴有出血现象,同时也会感到腹痛。但是卵泡又会逐渐恢复到原来的状态,并促进黄体的形成。

黄体有助于雌激素和黄体

↑ 下丘脑是脑的一部分,在月经周期期间调节由垂体分泌的激素。

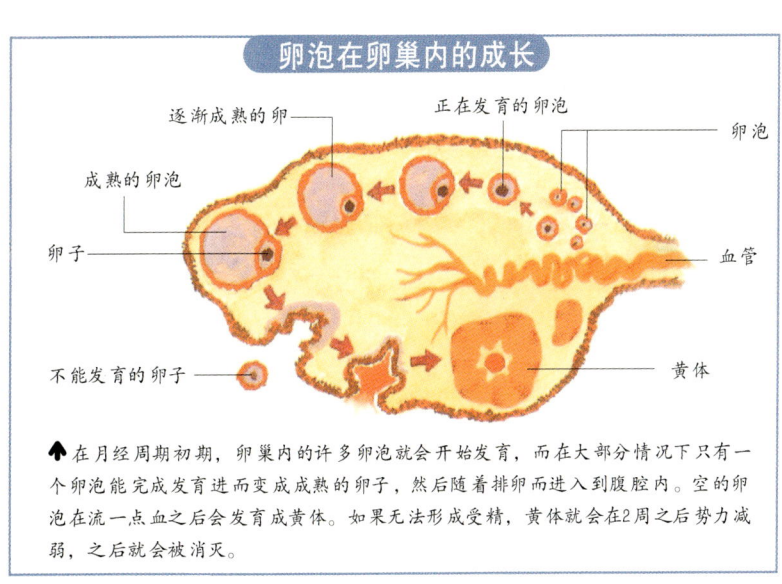

卵泡在卵巢内的成长

↑ 在月经周期初期,卵巢内的许多卵泡就会开始发育,而在大部分情况下只有一个卵泡能完成发育进而变成成熟的卵子,然后随着排卵而进入到腹腔内。空的卵泡在流一点血之后会发育成黄体。如果无法形成受精,黄体就会在2周之后势力减弱,之后就会被消灭。

月经周期

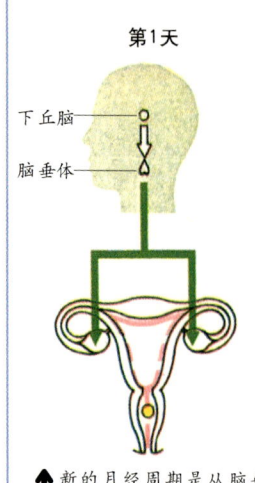

第1天

下丘脑
脑垂体

↑ 新的月经周期是从脑垂体接受到下丘脑的讯号后随着血液分泌促卵巢激素（FSH）开始的。

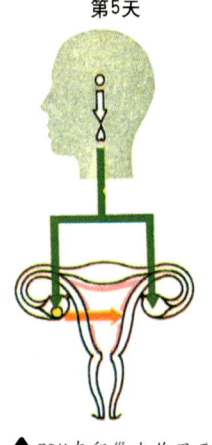

第5天

↑ FSH在卵巢内作用于未成熟的卵泡上，促使卵泡开始发育。通常只有一个卵泡可以发育成熟，其余的都会消失。

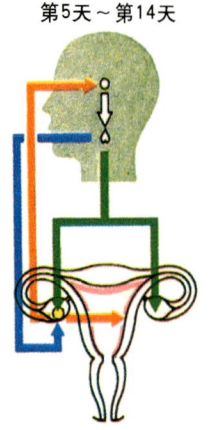

第5天～第14天

↑ 雌激素通过对于下丘脑的正回馈作用来调节FSH的分泌和促进脑垂体分泌LH（黄体生成激素），而且对子宫内膜的增厚也有作用。

被分泌的激素　促卵泡激素（FSH）
雌激素　黄体生成激素（LH）
孕激素　人绒毛膜促性腺激素（HCG）
子宫内膜
卵巢　○ 黄体

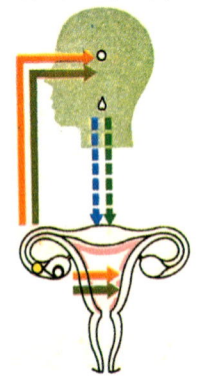

第14天～第21天

↑ 在黄体生成素的作用下，排卵后的卵泡形成黄体，并分泌雌激素和孕激素来为着床做准备。

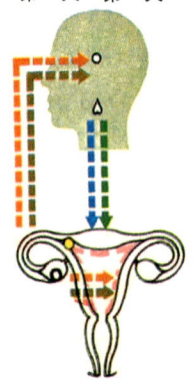

第21天～第28天

↑ 当卵子没能完成受精时，黄体就会逐渐衰退。子宫内膜由于雌激素和孕激素的数量的急剧下降而崩溃出血、脱落形成月经来潮。

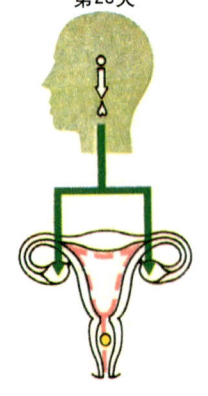

第28天

↑ 下丘脑再一次对脑垂体发送讯号，促使其引发FSH来开始新一轮的月经周期。

怀孕时

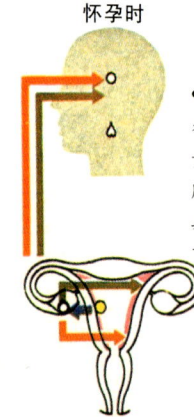

← 当卵子形成受精时，胎盘的滋养层细胞会分泌HCG。HCG有维持黄体的作用，而且在帮助子宫内膜发育的同时也会抑制新月经周期的开始，雌激素和孕激素的发育则照常进行。

口服避孕药时

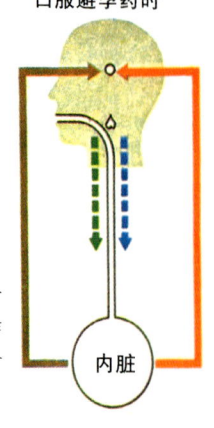

→ 口服避孕药中含有雌激素和孕激素，而且可以通过作用于下丘脑来抑制脑垂体分泌FSH和LH。

生成素的大量分泌。还有，由于受此影响，子宫内膜的成分也会发生变化，这样一来不但能接纳受精卵，而且还能为其提供营养物质。当过了两个星期以后，黄体会对子宫内膜进行分层，并以此来排出月经。与此同时，新的月经周期又将开始。

月经初潮从11～13岁开始

青春期和更年期在女性身上所发生的重要变化都是由促卵泡激素和雌激素产生的影响所致。一般在11岁到13岁的青春期时，由于雌激素的逐渐增加，乳房、子宫、阴道、外部生殖器等都将步入成熟期。与此同时，月经初潮就会来临。由于肾上腺的作用，在女性的体内也会分泌少量的名为雄激素的男性激素，具体表现为长出非正常的阴毛、脸部的毛、腋毛等。

绝经在四十几岁到五十几岁之间形成

女性不能怀孕的时期是卵子结束生产的四十几岁到五十几岁之间。在这个被称为"更年期"的时期，脑垂体分泌的各种激素对卵巢起不了任何作用。

另外，在血液内和各器官内的雌激素含量大大减少的同时，由于促卵泡激素不再受雌激素的控制，因此会呈现出急剧增加的趋势。脸部发烫，皮肤变干燥等更年期的症状都是由这些激素的变化所引起的。

有些女性不经历这种现象也能渡过更年期，摄取雌激素和黄体生成素可以延缓更年期。卵泡在经过更年期后的数年之内仍有可能成长，但是却不能排卵，因此有时还会造成严重的雪崩。这时必须要到医院做检查。有时根据情况的不同，月经停止后也有可能排卵。所以，如果不想要孩子就要在月经停止的后2年继续采取避孕措施。

可以根据月经周期来避孕

通常我们把利用月经周期来避孕的方法称为"奥吉诺（Ogino）避孕法"。在使用"奥吉诺避孕法"之前，先让我们来了解一下调节体内的激素的变化。新的月经周期是从大脑中的下丘脑向脑垂体发送讯号开始的。脑垂体会随着血液分泌促卵泡激素，这就是月经来潮的第一天。

每个人的月经周期都会有所差异，为了方便起见我们就设28天为一个周期。到了月经来潮的第五天时，促卵泡激素会刺激卵巢内的卵泡开始发育，但是一般只有一个细胞可以发育成熟。这时，雌激素会再次抑制垂体分泌促卵泡激素，同时促进黄体生成素的分泌。在黄体生成素的作用下卵泡会释放卵子，这个时期就等于排卵期（14~21天之间）。排卵后的卵泡会分泌雌激素和孕激素来为受精卵的着床做准备。但此时若卵子没能完成受精，黄体就会逐渐衰退，因此也会导致雌激素和孕激素数量的急剧下降。同时，子宫内膜的外层会崩溃脱落，而下丘脑对脑垂体发送讯号后将再次迎接新月经来潮的第一天。这样的周期大概发生在28~30天之间。

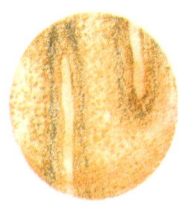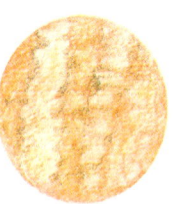

↑左边——在月经周期中，前两周内子宫内膜会急速变厚。这是用显微镜观察的子宫内膜。右边——排卵结束后就会开始排泻期，这时子宫内膜会分泌激素。

利用口服避孕药

大部分的避孕药都含有规定的雌激素和黄体生成素。避孕药可以通过阻碍促卵泡激素和黄体生成素的产生来抑制卵泡的成长和排卵。除此之外，黄体生成素还可以使宫颈黏膜的黏稠度提高，防止精子的通过。

一旦停止口服避孕药，雌激素和黄体生成素的含量就会降低，排卵就可以正常进行。但是根据各人体质的不同，有时可能要过一段时间之后月经才开始来潮。

必须掌握的知识

以最佳状态迎接孩子的家庭计划

●从结婚初期开始进行充分的商量

很多人结婚以后就开始长时间采取避孕措施，但当决定想要孩子的时候却怎么也怀不上。其实怀孕并不像想像中的那么容易。

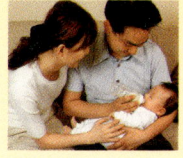

← 最适合第一次当父母的年龄是25~30岁之间。

●父母适合生育的最佳年龄

第一次做父母的年龄与结婚时期也有关联。尤其是女性，并不是任何时候都可以受孕，因此选择怀孕的时期非常重要。只要是在身体上和精神上已完全成熟的女性，年龄越小则越有利。拥有第一个孩子的最佳年龄是25岁，而且能在30岁前后结束家庭计划是最理想的。

男性最好也在身体健康和活跃的时期选择要孩子。

●分娩的间隔最好是两年左右

如果决定要两个以上的孩子，就必须要考虑第一个孩子与第二个孩子的间隔。这时重要的条件就是母亲的健康。即使母亲身体健康，分娩也很顺利，分娩以后照顾孩子的事情无疑是非常吃力的。如果想等到照顾第一个孩子的事情稍微安定下来起码要等一年，可以的话最好是间隔两年。如果在第一次怀孕时留下的后遗症仍未痊愈，那么就要继续等待。

提供精子的男性生殖器

当卵子和精子相遇的瞬间就会形成受精,女性的月经周期也会停止。那么,精子是如何产生的?又是经过了怎样的过程之后和卵子相遇的呢? 以下就让我们解开这些谜团吧。

男性最重要的生殖器是睾丸,它制造精子,作用与女性体内的卵巢相同。睾丸被一对椭圆形腺包在阴囊内,位于阴茎下方。

阴囊可以维持生产精子时所需的最适温度,这个温度稍低于人体正常的体温。当睾丸处于松弛状态的时候,水分会从阴囊内的汗腺蒸发,导致温度降低,阴囊会在低温下收缩。

成人睾丸的长度大概是5厘米,直径是3~5厘米左右,它的表面有一层名为白膜的纤维组织。睾丸大约可以分成300个单位,而各单位都拥有1~3个射精管(制造精液的管),如果把它们全部连接起来的话,足有400米长。

精子在45天后成熟

精子形似蝌蚪,主要借助尾部的摆动而运动,在它的头部有细胞核的遗传物质。精子是在精原细胞发生减数分裂的过程中生成的,这样的细胞分裂被称为减数分裂。

位于睾丸内射精管之间的细胞群会分泌由间质细胞激素刺激生成的雄激素,这个激素的作用与女性体内的雌激素相同,它可以促进身体成长、长胡须和变声等,还会促进生殖器的发育。精子一旦形成,就会随着射精管移动到位于睾丸后面的两个附睾去集合,然后进一步发育成熟。精原细胞从开始分裂到发育成熟必须要消耗45天时间。

在附睾集合的精子会再次沿着输精管移动到储藏少量精子的精囊腺中,然后经过摄护腺到达尿道。精液主要是在摄护腺和精囊腺的作用下分泌的。正常男性每次能射出2~4亿个精子,而其中只有10%左右的精子能到达宫颈。由于精液呈碱性,所以帮助精子进入阴道内时中和酸度,而且精液还含有果糖,可以为精子提供能量。

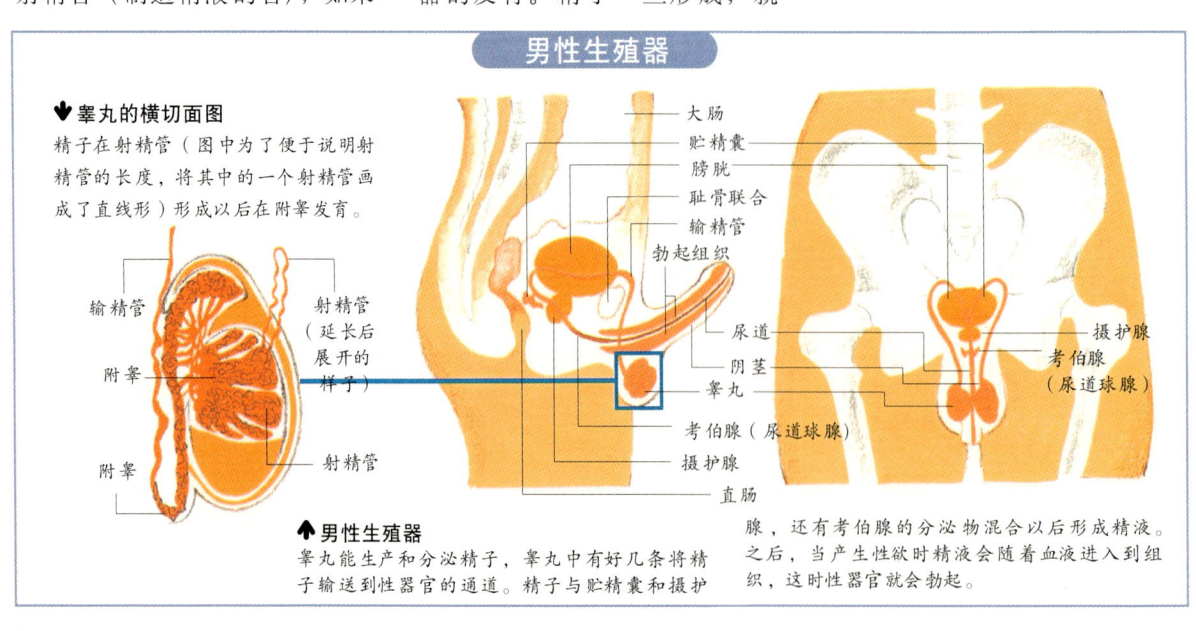

男性生殖器

↙ 睾丸的横切面图
精子在射精管(图中为了便于说明射精管的长度,将其中的一个射精管画成了直线形)形成以后在附睾发育。

↑ 男性生殖器
睾丸能生产和分泌精子,睾丸中有好几条将精子输送到性器官的通道。精子与贮精囊和摄护腺,还有考伯腺的分泌物混合以后形成精液。之后,当产生性欲时精液会随着血液进入到组织,这时性器官就会勃起。

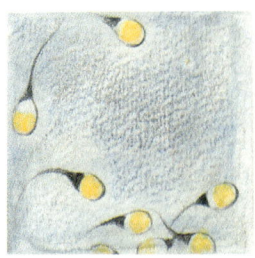
↑ 精子的头部在发光。

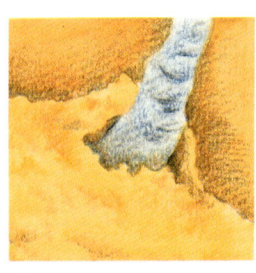
↑ 将卵子萃取以后与经过特殊处理的精液一起置入营养液内观察精子的状态——精子在穿过卵子的壁进入。

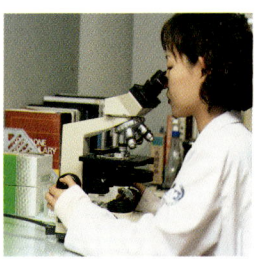
↑ 培养精子来治疗不孕。

揭秘精子和卵子形成受精的过程

平常阴茎主要行使排尿功能。但是一旦受到性刺激，阴茎的大小就会勃发至平时的两倍，这是由阴茎内的勃起组织的血管引起充血而造成的。

当性兴奋达到高潮的时候，储藏在附睾内的精子因受到阴茎海绵体组织周围的收缩作用被射精到尿道。被射到女性阴道内的精子会在阴道深处等待可以渗入到宫颈黏液的机会。到了排卵期，黏液质会变稀，这时便是精子渗入的最佳时机，也就是可以怀孕的时期。

精子一旦进入到子宫，就会在30分钟之内沿着女性生殖道游到输卵管。另外一部分精子会在黏液中自由游泳并维持受精能力达18小时。在精子丧失受精能力之前，如果刚排出的卵子进入到输卵管内或者输卵管内已经有卵子存在，就会立即遭到1~3千个精子的包围，而最后只有一个精子能与卵子结合。

在众多精子中，最快游过去与卵子相遇的精子利用尾部化学物质的作用使卵巢外层的周边崩溃，然后闯入到卵子内。如果一个精子与卵子完成受精，卵子的表面就会形成一种厚厚的保护膜，致使其它的精子无法再进入。当一个获能的精子的头部与卵子的核相遇时便形成受精卵，这样形成的受精卵在输卵管内成长约3天，并通过不断进行细胞分裂来制造像桑树的果实一样的桑椹胚（动物胚胎发育的早期阶段）。之后的3~4天受精卵会继续在子宫内进行分裂，直到生成100个未分化的胚胎细胞为止。在这期间，生成的细胞依靠吸收子宫腺分泌的养分存活。

7~8天后受精卵在子宫壁着床

完成受精过了7~8天以后，未分化的胚胎细胞会在子宫壁着床。这时子宫内膜和血管会变厚，为受精卵的着床做准备。另外，覆盖在未分化胚胎上的一些细胞（称为胚胎滋养层）会在卵子附着在子宫壁以后为其提供营养，而胚胎滋养层则最后会发育成胎盘。着床失败的受精卵会随着月经排出体外。但有时受精卵会在输卵管等子宫外部着床，形成"宫外孕"。宫外孕是十分危险的，需要采取急救手术。但是最近，内科治疗也可以治疗宫外孕。

在子宫内放置的宫内避孕器（LUD）只阻碍着床过程，而并不影响受精。这个避孕器的原理是增强部分输卵管内的运动量，在子宫完成着床准备之前提前诱导桑椹胚到达子宫。以阻碍着床本身来达到避孕目的的宫内避孕器对有些女性，尤其是输卵管有炎症的女性可能会造成宫外孕。因此，使用宫内避孕器时必须准确放置，而且要注意避免引发并发症。

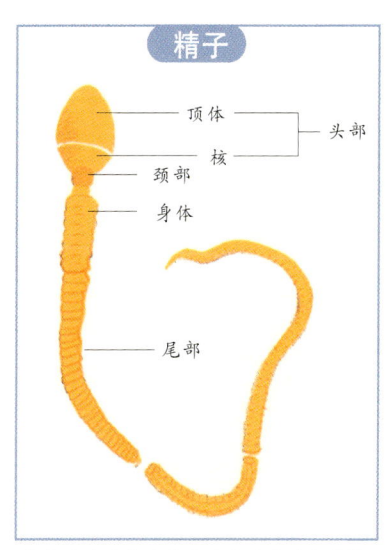
↑ 精子的头部有携带遗传因子的细胞核，身体是通过颈和头部相连，而且通过颈给尾部提供可运动的能量。

卵子的受精过程

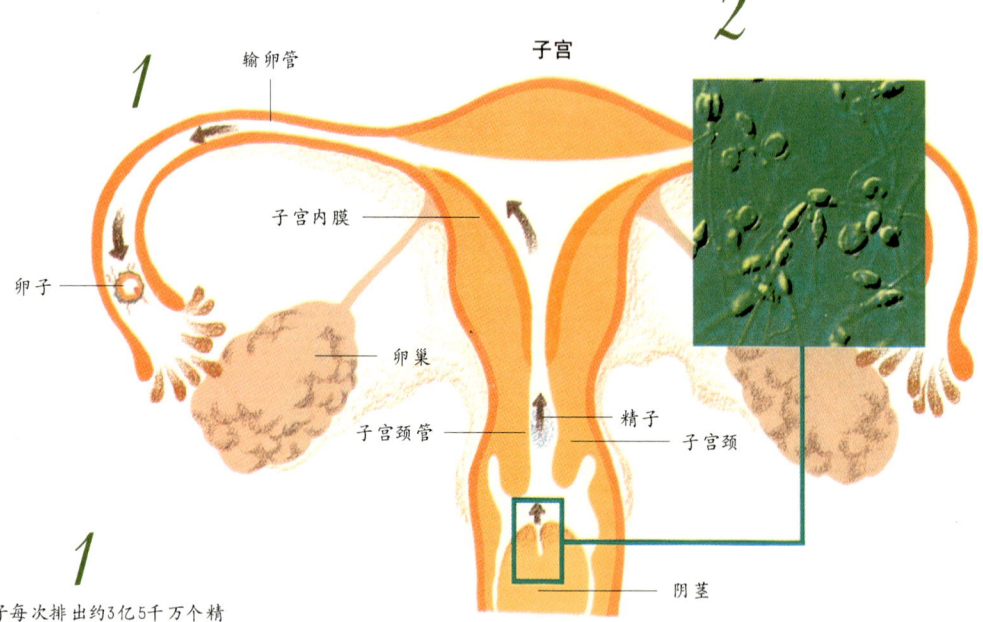

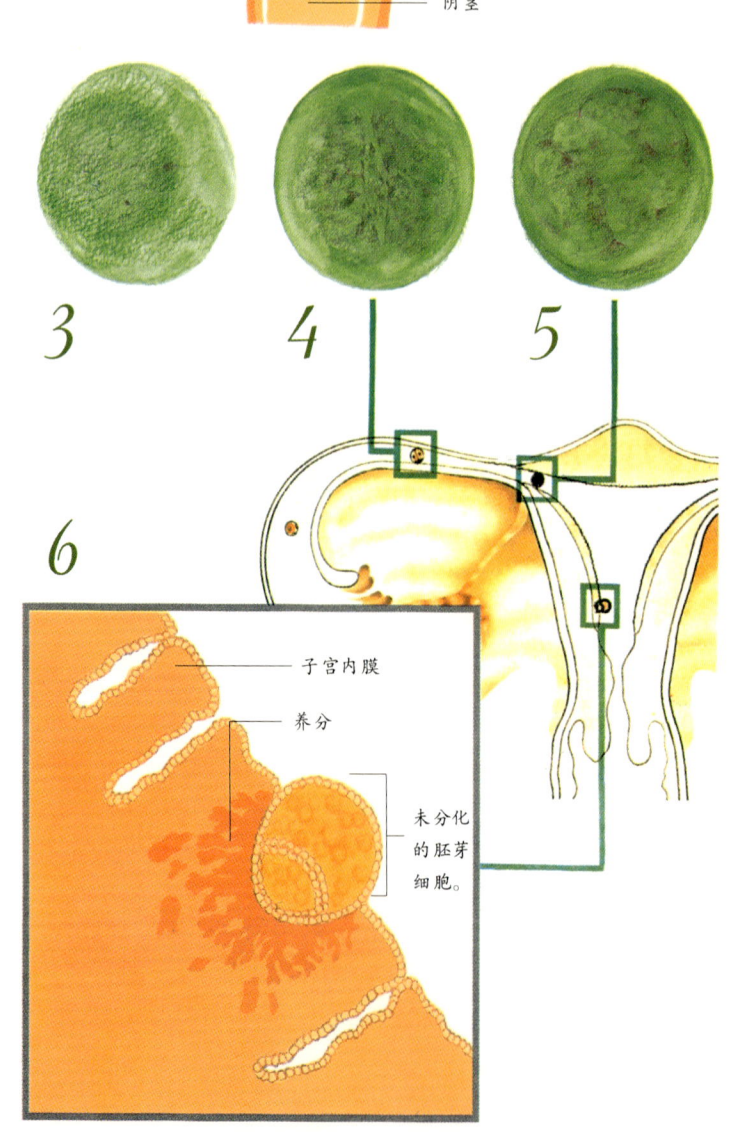

1 男子每次排出约3亿5千万个精子,而其中只有100万个精子能到达子宫,而这100万个精子里也只有3千个精子能进入到输卵管。

2 把精子放大1千倍以后就能用肉眼辨认。

3 图为从排卵结束的时刻开始再经过12小时的卵子。卵子与3千多个精子里的任意一个精子相结合,并受精。精子的细胞核进入到卵子后,将形成一个完成的新细胞——受精卵。在图上可以看见这两个极体。

4 卵子受精后再经过几个小时,受精卵第一次分裂。

5 3~4天后,受精卵到达子宫腔时已发育成为一个具有多个细胞的实体,形状像桑椹,所以称为桑椹胚。在子宫腔内继续细胞分裂。

6 大约在受精后的6~8天内,桑椹胚开始侵入子宫内膜,这个过程叫作着床或种植。桑椹胚着床后就在子宫腔里逐渐发育。

传给孩子的遗传因子

女性的染色体XX和男性的染色体XY结合以后决定孩子的性别,这个细胞携带着父母传下来的遗传因子。由显性基因和隐性基因引起色盲、秃头等遗传。

一个人在精神上和心理上的特性主要受环境和遗传的影响。最初的细胞——受精卵含有所有的遗传因子,并独自准备孕育一个新的生命。身体结构的基本单位——细胞由黏稠透明的细胞质和一个核组成。核中含有染色体,而这些染色体携带数千个遗传因子,负责将特性传递给后代。这个遗传因子(染色体)的主要化学成分是DNA分子,呈双层螺旋结构。

受精后重新成长的细胞

人体内每个细胞都含有46条染色体,并俩俩组合成了23对染色体,其中包括22对常染色体和一对性染色体。性染色体决定人类的性别,含有XX染色体的受精卵发育成女性,而具有XY染色体者则发育成男性。

人类通过有丝分裂来完成细胞增加,在这个过程中核内的各个染色体又会被分成两条染色体。但到了最后,子细胞内仍然会含有46条染色体,而且含有和母细胞相同的遗传因子。

精子和卵子含有的染色体数

精子和卵子的生成与典型的细胞分裂有两个不同之处。第一,每条染色体都是两两配对,各对染色体之间会通过基因的交换过程来交换基因,这样一来,各染色体就会含有既新颖又独特的遗传因子。第二,细胞开始分裂的时候,子细胞含有23条染色体,其中包括22条常染色体和1条性染色体。在卵子中这条性染色体是X,在精子中性染色体是X或者Y。

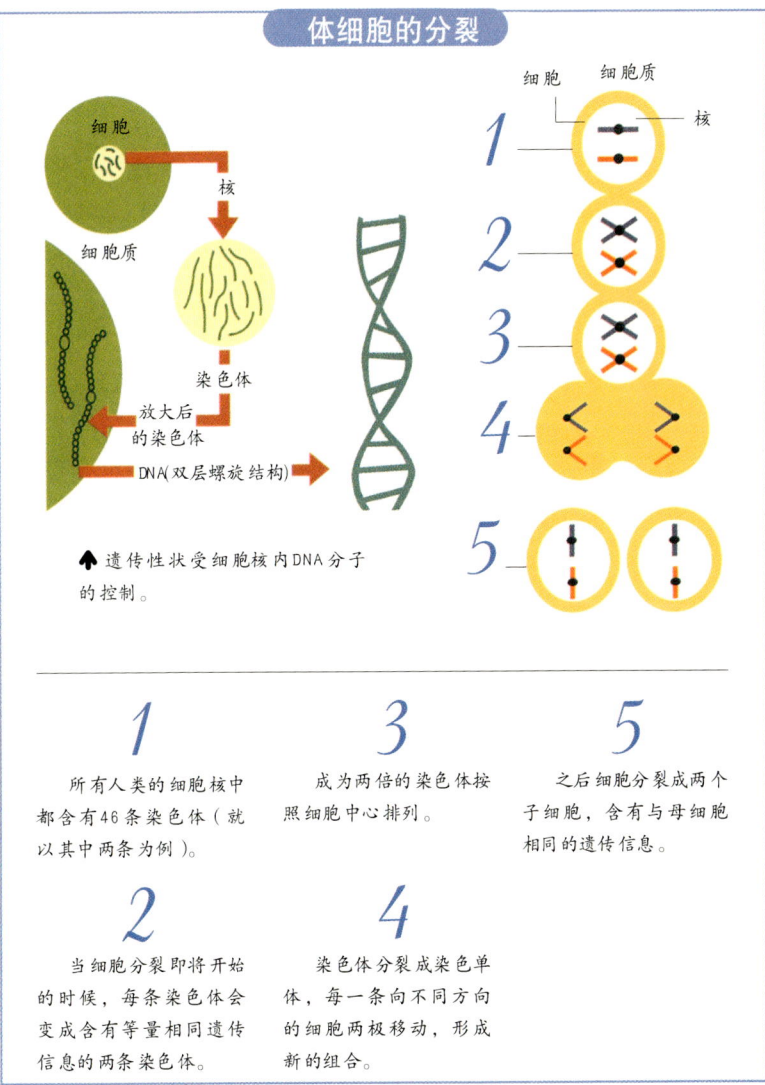

↑ 遗传性状受细胞核内DNA分子的控制。

体细胞的分裂

1 所有人类的细胞核中都含有46条染色体(就以其中两条为例)。

2 当细胞分裂即将开始的时候,每条染色体会变成含有等量相同遗传信息的两条染色体。

3 成为两倍的染色体按照细胞中心排列。

4 染色体分裂成染色单体,每一条向不同方向的细胞两极移动,形成新的组合。

5 之后细胞分裂成两个子细胞,含有与母细胞相同的遗传信息。

当怀孕的时候，由于精子的23条染色体和卵子的23条染色体会结合成46条染色体，因此又形成了一个新的细胞。这个细胞虽含有父母的遗传因子，但这些因子的结合状态随着胎儿的不同而各不相同。在偶然形成受精以后，卵子分裂成两个，并各自成长为两个胎儿时就会生出长相十分相似的单卵双胎。

决定特性的显性和隐性基因

身高或者肤色等特性会根据一些相似因子的结合状态而受影响。就像有时在第一代人身上出现的特性在下一代不出现，而出现在第三代的情况一样，一代接一代的遗传要经历非常复杂的过程。因此，有些遗传因子之间的相互作用到目前为止还是个未能解开的谜。

假设有一个红发女孩，如果她的母亲不是红发，而她的奶奶是红发，那么去探索这个女孩遗传奶奶红发的过程是非常有趣的一件事。

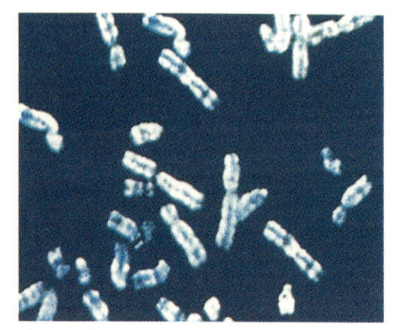

↑基因在放大以后样子清晰可见。

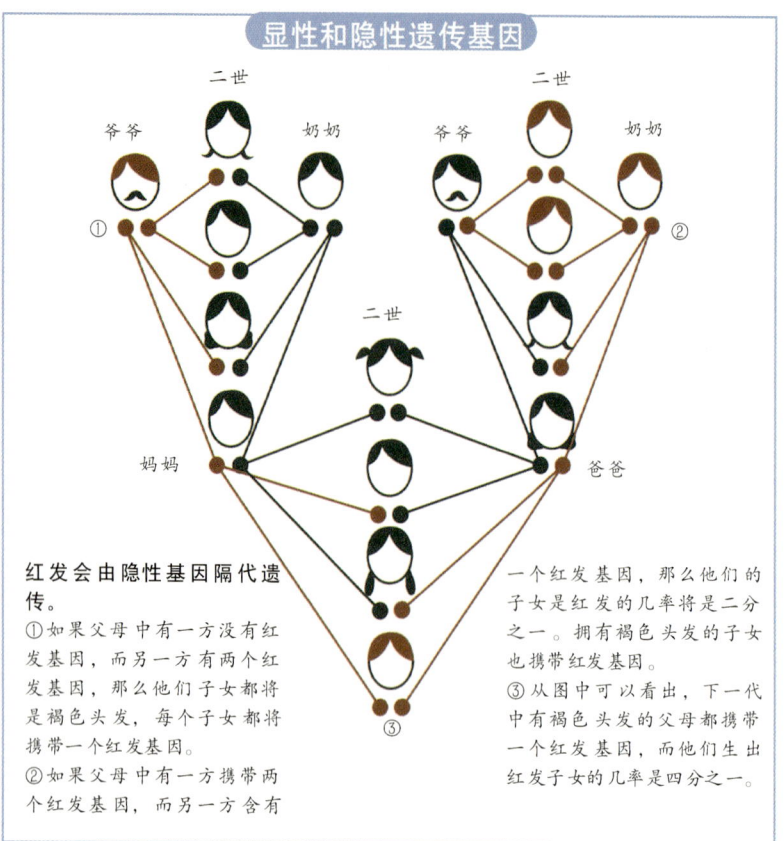

显性和隐性遗传基因

红发会由隐性基因隔代遗传。

①如果父母中有一方没有红发基因，而另一方有两个红发基因，那么他们子女将是褐色头发，每个子女将都携带一个红发基因。

②如果父母中有一方携带两个红发基因，而另一方含有一个红发基因，那么他们的子女是红发的几率将是二分之一。拥有褐色头发的子女也携带红发基因。

③从图中可以看出，下一代中有褐色头发的父母都携带一个红发基因，而他们生出红发子女的几率是四分之一。

遗传特性可以分为显性和隐性。从一方父母身上遗传下来的所有遗传因子与另一方父母遗传下来的因子之间通过相互作用以后才会遗传给下一代。所以，假如继承了显性基因的某种特性，即使是只从一方父母身上继承的基因，子女也会拥有与之相同的特性。相反，隐性基因只有从双亲身上同时继承才能给子女带来影响。

红发受隐性基因的控制。如果双亲虽都是褐色头发，但各自在一对等位基因中携带一个红发基因，他们的子女是红发的几率是四分之一。相反地，如果一方父母携带一对红发基因，而另一方父母没有携带红发基因，那么他们的子女的头发将全都是褐色。

血型也会遗传

血型同其他遗传原生质一样，也会遗传。血型主要有A型、B型、AB型和O型，其中A型和B型由显性基因遗传，而O型由隐性基因遗传。输血的时候必须要输相同血型的血。另外，对想要孩子的父母来说最大的问题是Rh血型。所有的血型不是Rh阳性就是Rh阴性，前者是通过显性基因遗传给后代，而后者通过隐性基因遗传。当Rh阴性的母亲怀上Rh阳性的胎儿时，问题就会出现。

在上述情况下分娩的话，

精子与卵子的形成

初级精母细胞各自含有46条染色体，其中包括两条性染色体X和Y。初级卵母细胞中也有46条染色体，包括两条性染色体X。染色体都是俩俩配对，其中一条是从妈妈身上，另一条是从爸爸身上遗传下来的。在这里，我们以其中两条（一对）染色体来说明。

① 染色体两两配对。

② 配对后的染色体就成了二倍体。

③ 之后会看到交换遗传因子的交叉现象。

④ 随着分裂，它们每个都会携带从双亲身上继承的遗传因子。细胞分裂后形成两个新细胞（男性是两个次级精母细胞，女性是一个次级卵母细胞和一个极体）。此时生成的次级精母细胞（或者次级卵母细胞）都含有23条染色体。单倍体（染色单体）在第二次中会彼此分离，这样一来就会生成含有23条染色体的单倍体配偶各两个。两侧的女性细胞会携带X性染色体，而男性细胞中有一个携带X性染色体，另一个携带Y性染色体。

⑤⑥ 在下一阶段两个子细胞会再次分离。这时进行的分裂与体细胞分裂的方法相同。

⑦ 只有一个卵子会成熟，而其它的细胞（极体）会被消灭。形成的精子一半携带X性染色体，另一半携带Y性染色体。

但是由于交叉现象（③），基因的排列会变得既新颖又独特。

如果卵子与携带Y染色体的精子形成受精，就会怀男孩，如果与X性染色体（像这本书里的一样）形成受精，就会怀女孩。

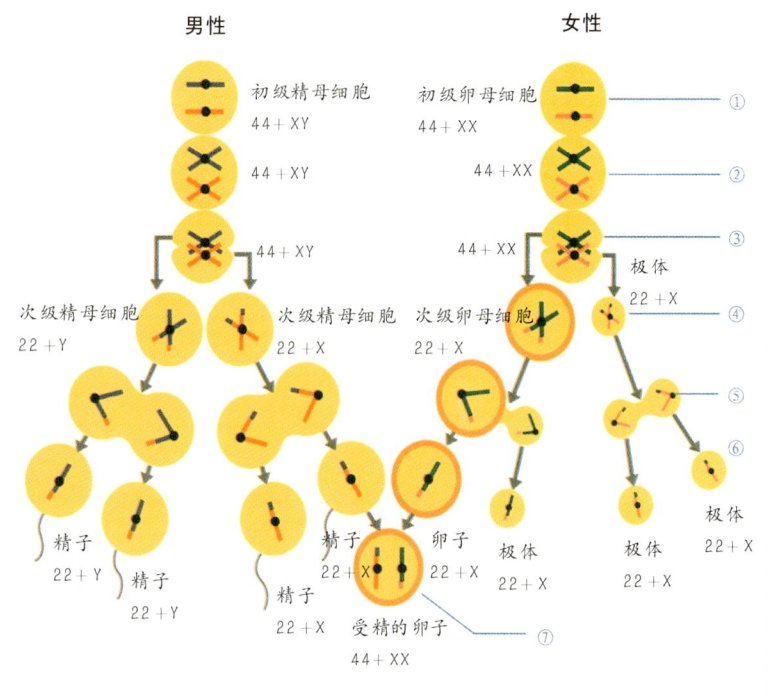

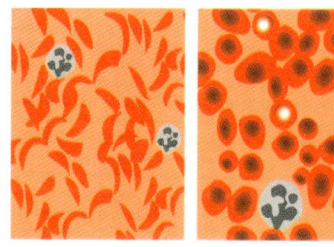

↑正常的血球是圆形（左图），镰刀形红血球贫血症是在每六百个黑人当中就能发现一个的遗传病，像右图一样血球成镰刀形，而且不能输送氧气。

当胎儿与母体的血液混合的时候母亲体内就会产生抗体，它会破坏下一次怀孕的胎儿的血液，使其受到损伤。但值得庆幸的是，在怀孕之后马上接受适当的治疗就能避免这样的事故发生。

此外，还会出现像血友病、色盲、秃头等基因在性染色体身上而引发的有关性的遗传。

血友病由男性的遗传基因遗传给下一代

血友病是由于血液中某些凝血因子的缺乏而导致的严重凝血功能障碍疾病，由X染色体遗传给下一代。因此，男性的XY染色体中只要有一个携带血友病的X基因，就会患上血友病。女性含有的是XX染色体，所以当继承一个携带血友病基因的X染色体时会变成携带者；如果继承两个，就会直接在母体中死掉。所以，女性可以携带却不患病，而男性只要携带就会患病。

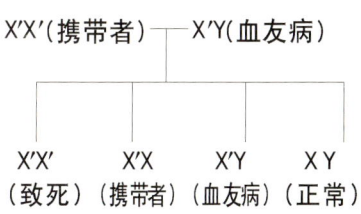

色盲的遗传基因也在X染色体

色盲的遗传基因和血友病一样，也存在于X染色体内，而且对正常的性状是隐性。女性只有在两条X染色体内都携带色盲症的基因时才会患病。

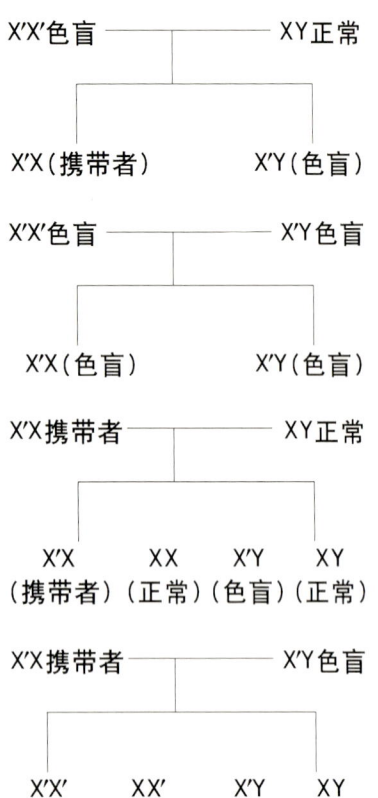

但在只有一条X染色体上携带色盲的遗传基因的情况下就不会患病，而会将病原体遗传给后代。另一面，由于男性只含有一条X染色体，所以只要携带色盲的基因就会患病。

据实际调查的统计结果显示，就男性而言，每25名男性中就会有一名色盲，而女性是每300名中有一名，所以色盲是男性患病率高的伴性遗传。

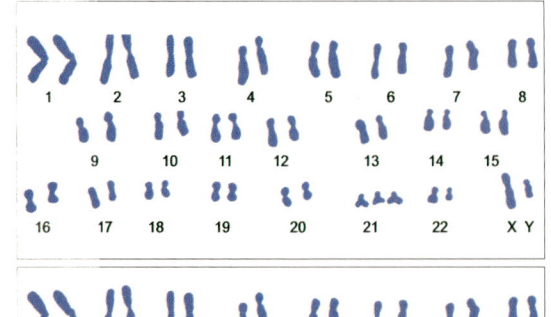

← 唐氏综合症（21三体综合症）是由第21条染色体过剩（这类染色体过剩占全部的95%）导致的，从图中可以看出，第21条染色体有三条。

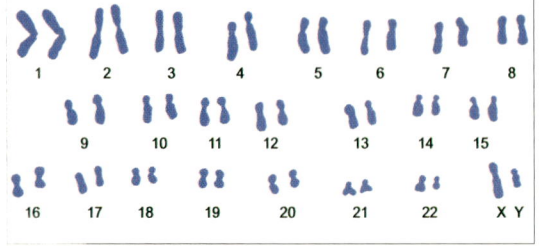

← 在分析人类的染色体的时候，按大小（从大到小）将染色体编号为1到23号排列着，其中第23号决定性别。在这个图中，由于23号染色体是XY组合，所以可以判断是男性。

秃头受性染色体以外的基因控制

一般男性秃头比较多，而女性相对较少。因为秃头受性染色体以外的基因控制，所以对一个性是显性，对另外一个性就是隐性，即对男性而言秃头（B）是显性，对女性来说正常（b）就是显性。

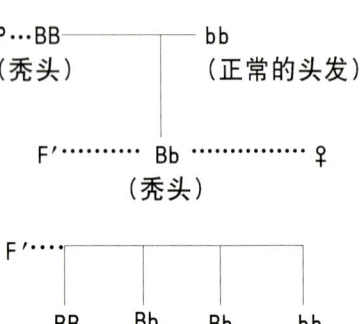

必须掌握的知识

双胞胎的受精过程

怀有双胞胎的孕妇容易引发妊娠中毒症等并发症，所以要比其他的孕妇更加注意。目前，怀孕6～8周就可以通过超音波技术来诊断出怀的是否是双胞胎。

双胞胎的形成可以分为两种，一种是一个精子与一个卵子结合以后分离成两个成长的同卵双胎；另一种是两个卵子同时排出以后，各自单独受精并发育的异卵双胎。同卵双胎要么两个都是男孩，要么两个都是女孩，而异卵双胎有可能是一个女孩和一个男孩。

同卵双生儿是一个卵子与一个精子形成受精以后，在发育初期被分裂成两个胚胎。这样受精的受精卵虽然各自进行分裂，但他们拥有相同的遗传信息，而且共享一个胎盘。三胞胎以上的多胞胎也是经历与双胞胎一样的过程之后诞生的，他们也可能是同卵生或者异卵生。

虽然形成双胞胎的原因不是很明确，但是人工授精或者试管婴儿双胞胎相对较多。

染色体异常也会影响胎儿

正常人体内含有23对染色体，但也有染色体异常的情况。其中最为普遍的就是唐氏综合症（亦称21三体综合症），是由三条常染色体（21号染色体）结合而导致的疾病，将来就有可能会生出白痴或者畸形儿。这在高龄孕妇产下的婴儿身上比较常见，如果过了40岁生孩子的话，有2%左右的婴儿会出现此类症状。

特纳综合症又称生殖腺发育不全，是比较罕见的染色体异常现象，由第2X或者Y染色体缺陷引起的，会生出身材矮小和没有生育能力的女婴。此外，还有一些异常现象是由多余的性染色体出现所致，这样就会生育乳房发育不良和生殖器小的女婴。这个女婴长大以后可能会伴有子宫功能受阻或者月经失调等症。但是，像这样患有先天性染色体异常的女性偶尔也会怀孕。

染色体异常也能导致自然流产

怀孕以后3个月之内发生的自然流产与染色体异常有很大关联。如果在怀孕初期就确认了染色体异常，那么最好去做人流。

由染色体传递的遗传因子有时也会导致异常，这种现象叫突变。在这种情况下，如果认真治疗并细心照顾的话，有可能会生育正常的婴儿，但大部分都会流产。

很多人对遗传引发的异常和疾病都并不陌生，也知道很多情况是可以通过现代医学治愈的。但是只有这些并不够，还需要对遗传问题倾注更多的关心。如果是在有遗传病史的家族中出生的父母想要孩子，就必须提前通过正确的诊断和咨询来预防不幸的发生。染色体异常可以通过检查羊水来诊断。最近，可以通过检查绒毛膜更提早进行诊断。

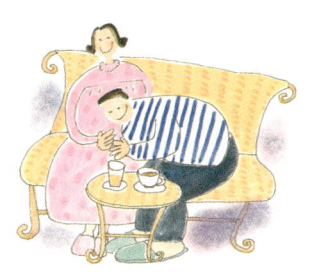

最关心的问题

是儿子还是女儿？

人类的基因含有46条染色体，而在其中决定性别的只有X和Y两条性染色体。卵子内只有X染色体，而精子内既有含X染色体的也有含Y染色体的。当卵子与含有X染色体的精子受精时就会生女儿（XX），当与含有Y染色体的精子结合时就会生儿子（XY）。

据说Y精子一般比X精子运动得更快，但是体积较小，而且寿命也比较短。

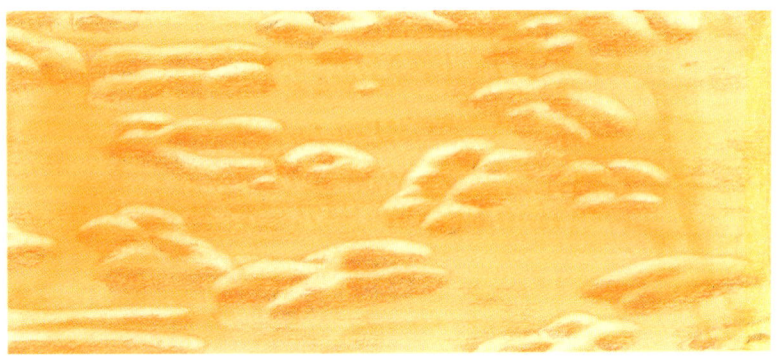

↑ 23对染色体

遗传性状伴随了我们人类数千年之久，而且只要人类存在，它就会一直延续下去。遗传因子包含了一个人从出生到成长过程的全部信息，并随着婴儿的出生开始体现。

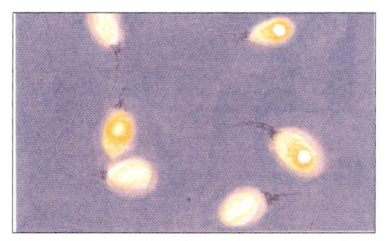

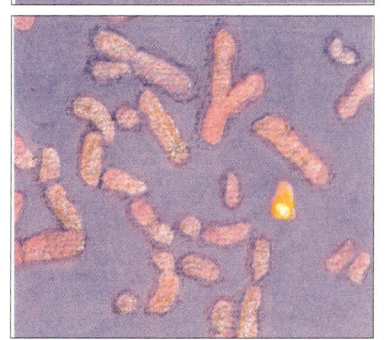

↑ 三个精子内的Y染色体在发光。剩下的精子含有X染色体（上图）。46条染色体当中只有一条含有性染色体的在发光。

导致不孕的原因和治疗

不孕的原因可能在于男性、女性，或者男女双方都有，但是不孕可以通过早期的检查和治疗来治愈，所以要尽早弄清病因以便解决问题。

正常的夫妻一般在婚后六个月至两年之内就会怀孕，但是如果过了这个时期仍不能怀孕，就有必要到妇产科向不孕专家进行咨询。到目前为止，已知的导致不孕的原因有很多种，而且无法治愈的也很多。但需要指出的是，不孕并不只是女性单方面的原因，男性也有可能会引起不孕。

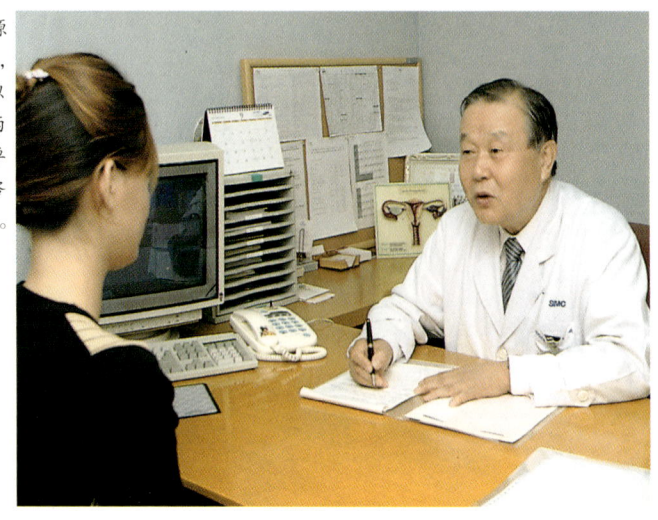

不孕的原因男女都有，如果在结婚以后6个月至两年内不能怀孕的话就要去咨询妇产科医生。

排卵期以外的性生活也能引起不孕

精子只有通过月经周期的排卵期才能与卵子结合，所以排卵期以外的性生活是不可能怀孕的。有些夫妇因不知道有受精率高的排卵期而过度地进行性生活也会导致不孕。

男性生殖器的异常也会导致不孕

对男性而言，性功能障碍、性交时对性行为的不安或者其他心理问题也会造成不孕。如果是上述情况，在得到确诊以后接受适当的治疗就可以怀孕。

当然，睾丸不能正常行使其功能时也会引起不孕，还有睾丸没有位于阴囊内时也无法排出精子。上述状态的睾丸或者做完疝气（脱肠）手术以后引起的供血功能障碍，又或者阴囊内静脉阻塞导致供血困难也是不孕的原因之一。

另外，当流行性腮腺炎引起睾丸发炎时，即使在治愈以后也只能生产少量的精子，因此也有可能会不孕。

一般XXY染色体异常的情况比较罕见，主要是男性拥有非正常睾丸时会引起不孕。

必须掌握的知识

导致不孕的因素

导致不孕的原因有很多种，而且男女双方都有责任。以下将不孕的原因分男女一一罗列出来。

● **夫妻都可能存在的因素**

　忽视排卵期的性行为

● **男方的原因**

　①性功能障碍
　②精子的数量少
　③不健康的精子
　④精液里没有精子
　－睾丸（精巢）不能生产精子
　－附睾内由于某种原因通道堵塞

● **女方的原因**

　①性生活失调
　②宫颈紧闭（宫颈恐惧症）
　③排卵功能障碍
　④输卵管损伤
　⑤黄体功能不全

泌乳素过高会造成不孕

对女性来说，较为普遍的不孕原因是排卵功能障碍。但在可以排卵的情况下，体重减少、甲状腺疾病、早期无月经症以及脑垂体泌乳素过高等原因也会造成不孕。

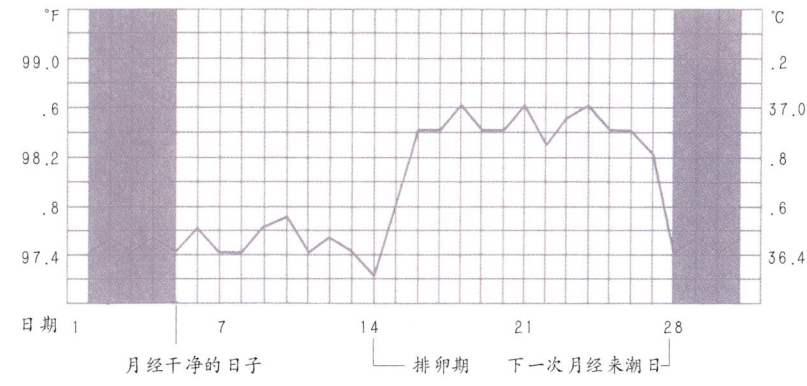

↑ 在月经周期期间，每天早上测量的体温都不同，在排卵过后体温会急剧上升。

长期服用避孕药造成的不孕

长期口服避孕药也会导致不孕。因此，月经周期较长的女性最好不要长时间口服避孕药。

还有，输卵管堵塞也会导致不孕，而引起堵塞的主要原因有输卵管炎症和外部刺激。最常见的外部刺激就是阑尾炎引起的盆腔脓肿。盆腔脓肿会引起黏连现象，使输卵管弯曲或者堵塞，阻碍卵子的通过。

性病或者结核感染也会导致不孕

虽然比较少见，但是由性病或者结核感染引起输卵管堵塞之后也会导致不孕。此外，在分娩、流产、怀孕末期时也有可能会受感染。

黄体功能不健全也会造成不孕

有时即使受精成功，怀孕也会以失败而告终。这是由于黄体功能低下造成促卵泡激素和黄体生成素的急速下降，继而引发月经来潮的缘故，这时受精卵也会一同被排出体外。

导致女性不孕的另一个原因是宫颈的敌对现象，致使宫颈内的黏液阻碍精子的渗入。这种现象主要是促卵泡激素的分泌量过少或者产生精子的抗体造成的。

最关心的问题

确定不孕原因的方法

使用腹腔镜可以获得更多关于不孕的信息。腹腔镜是一种通过在腹壁作一个小切口，然后置入特制的光学窥镜和一些辅助器械来进行检查的内窥镜，它可以让人们直接观察到输卵管和子宫内的状况。

● 女性不孕的最常见的原因就是输卵管阻塞

要想成功治愈输卵管阻塞是非常困难的，而且阻塞的程度愈大，能治愈的可能性就越小。

● 如果输卵管正常，就可以考虑是否是由阑尾炎引起的盆腔黏连

这样的症状是可以成功治愈的。

● 输卵管内部感染可能会引起输卵管内层破裂或者堵塞的现象

比起输卵管附近的感染，输卵管的子宫末端部位的感染更容易治愈。

不孕的原因会随着个体的不同而有所差异，所以一定要做到对症下药。导致不孕的并不只是身体上的原因，还有精神上或过度的不安也会引起不孕。

所以，一旦被确诊自己没有问题的时候，就要对自己有信心。这种自信会增加受孕的可能性，而且也有助于协调夫妻的生活。

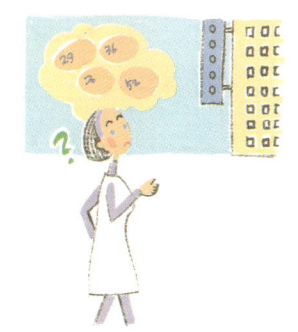

对于不孕的专门研究

出生后马上进行的检查

目前有很多人因婚后不能怀孕而苦恼。虽然导致不孕的原因有很多，但是尽早地接受检查并适当地采取措施的话，不孕是可以克服的。以下将由自国内首次人工受精成功以来在这个领域有突出业绩的专家来详细介绍不孕的原因和治疗的方法，希望能给因不孕不育而苦恼的家庭带来一些帮助。

当排卵存在障碍时实施激素疗法

既然不孕不育的原因有很多，那么相应的治疗方法也是非常多样的。其中，对女性而言最常见的就是排卵障碍。患有排卵障碍的绝大多数女性都会抱怨自己月经失调。对于这样的患者，首先要实施激素检查。如果检测结果显示血液中催乳素的含量为每毫升20毫克以上，这时就可视为存在排卵障碍。

无排卵的原因有很多，如卵巢功能障碍、肾上腺皮质增生症等，若是这样的情况就必须进行精密的检查。此外，如果是多囊性卵巢综合症，会随着黄体激素和促卵泡激素比例的增加伴有雄激素的含量的增加。

如果存在排卵障碍或无排卵时，可以通过使用名为溴隐停的药剂来诱导排卵，还可以通过电疗或镭射来治疗。

阻塞性无精子症需要开辟通道

如果说导致女性不孕的最普遍原因是排卵障碍，那么对男性而言就是精子数量减少以及精子活动性差等原因。精子数量减少的理由之一就是精索静脉曲张，主要是由阴囊内的静脉丛非正常扩张引起的，不过这是最常见的可以通过手术矫正的疾病。然而，当精子的数量急剧减少到每毫升2千万个以下时，手术已无济于事，这时就要实施人工受精。

此外，结核或者性病也会引起睾丸或附睾的炎症，

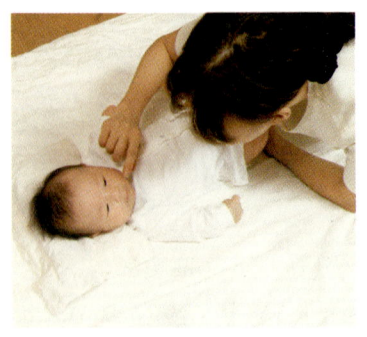
↑ 如果夫妻双方持着积极的态度去接受治疗的话，不孕是可以克服的。

这时虽然能生产精子，但是出来时通道却会受阻，这就是阻塞性无精子症。阻塞性无精子症可以通过为精子开辟通道，或者抽取精子以后移植的方法来治愈。但患有睾丸功能障碍引起的非阻塞性精子症时，怀孕的几率则几乎为零。

在阻塞性无精子症中，如果只有一处阻塞，便可以通过将堵塞的部分切除，之后再连接输精管附睾吻合技术来治疗。倘若有多处堵塞，就要通过显微镜将细管放入附睾内抽取精子以后直接倒入卵子内。

像这样存在排卵障碍或无精症、少精症时可以通过激素疗法或者一连串的手术来治愈，若不然就要施行生殖辅助术。生殖辅助术主要有宫内人工受精、输卵管人工受精、试管婴

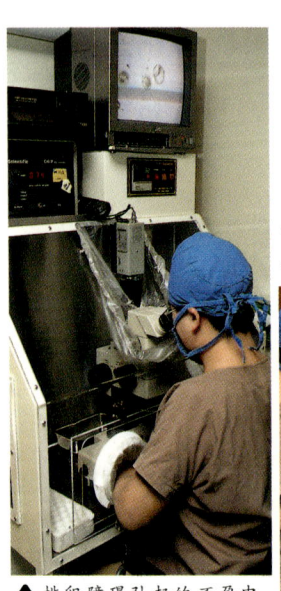
↑ 排卵障碍引起的不孕中，如果是无排卵的情况就必须进行精密的检查。

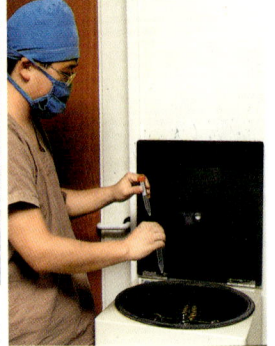
↓ 生殖辅助术主要有人工受精、试管婴儿、冷冻胚胎等。

对于不孕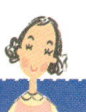的专门研究

儿、体外受精、卵子或精子的捐赠、冷冻胚胎等，其种类真可谓是多种多样。以下介绍的就是其中的一部分。

将健康的精子直接放入到子宫内

这是当精子无法到达宫颈的时候，通过选择健康、活动性强的精子直接放入到子宫内的方式来防止精子消失的方法，一般用在宫颈黏液不足、精子数量少、宫颈不宜接受精子的时候以及不明原因造成的不育方面。实施的过程是先通过超声波推算出正确的排卵期，之后再结合排卵期进行一次或两次人工受精。

把精子和卵子移植到输卵管内受精

由宫颈阻塞或者超排卵引起受精失败的时候，就会采用输卵管人工受精的方法。这是把利用腹腔镜萃取的卵子和事先在试管内处理过的精子移植到输卵管内，并以此来达到受孕目的的方法。这样一来受精过程就会在女性体内完成，而且同正常的怀孕一样，在输卵管受精的胚胎会进入到子宫内着床。但是，实施这项技术的前提条件是至少要有一侧的输卵管是正常的，然而它的缺点就是无法确定其受精能力。

在试管内授精以后移植到子宫

当输卵管存在异常，而且就算手术也不能矫正的时候，或者患有子宫内膜增生、免疫性不孕以及男性不育的情况下就可以实施试管婴儿治疗。

不·孕·治·疗·体·验·记

试管婴儿帮我克服了不孕

在结婚以前我的身材是156厘米的身高和38千克的体重，外加21英寸的腰，是非常消瘦的那种类型，而这也是我为何在相亲的时候不接受长子的原因。因为我的身体本身就很虚弱，所以无法承担在婚后传宗接代的重负。

而值得庆幸的是，我现在的丈夫并不是长子。虽然婆家在婚前极力反对我们在一起，可当我在婚后不久怀孕以后他们的顾虑也随之消失了。但是，都过了三个月，肚子里的孩子却没有一点长大的迹象。经检查才知道是宫外孕。我不得不放弃这个孩子，而且我也因此失去了一侧的输卵管。之后，我的第二个孩子也是不到三个月就自然流产了。这时医生建议我暂时避孕，等把身体调理好以后再考虑要孩子。我按照医生的话悉心调理了半年，可是我的第三个孩子仍然没能保住。

在失败了三次以后我就没有采取避孕，可是却没能怀孕。时间一天天的过去，我开始变得敏感，身体也日益消瘦。我怀疑自己是不是因为患了什么不治之症才不能受孕，于是就开始辗转于医院和中医院之间。

就这样过了几年以后，我觉得这或许是心病所致。之后的几年我渐渐把心放宽，主要精力都放到了调理身体方面。我的身体也因此逐渐恢复了健康。决心想要孩子的我再次心有余悸地找到了医院。医生告诉我说，由于输卵管只剩一侧，因此正常的夫妻生活是无法怀孕的。所以我选择了试管婴儿。在我每次失败以后陷入悲观的时候，是丈夫的鼓励给了我力量。在重试了几次以后，我终于在一年后怀孕了。庆幸的是我的害喜不是很严重，而且孩子也很健康。三个月对我而言就像一道坎，等过了这个坎以后我便开始有了信心，也比以前更注重健康了。就这样过了艰辛的十个月以后，我如愿以偿地生了一个女儿。当时我真的是百感交集，因为我等这一天等了足足十二年。女儿天使般的到来给我和我的家庭带来了无限的欢乐。

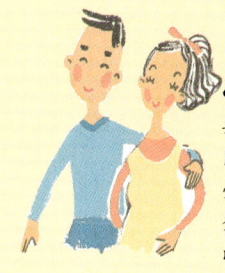

← 试管婴儿要到正规的医疗机构接受仔细的检查之后才可以实施。

在进行试管婴儿治疗之前，首先要测量基础体温，并以此来判断排卵与否和排卵期，然后利用可观察到输卵管的电子装置来确定宫腔内的状态。之后，通过超声波检查、激素检查和腹腔镜

对于不孕 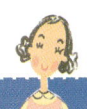 的专门研究

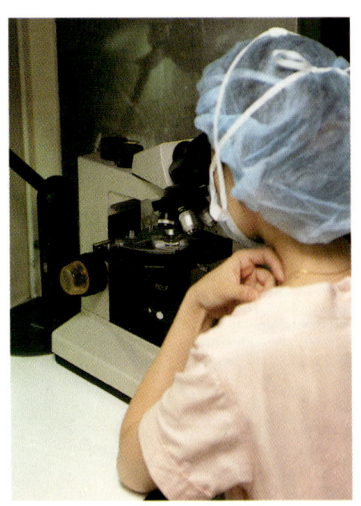
↑当受精失败而导致不孕时，为了将人工受精卵移植到子宫内必须培育受精卵。

诊断来提前了解卵巢和子宫内膜异位症的状态，而且还要进行精液的检查。此外，还要根据生理周期间隔、基础体温表和血液内激素的含量来决定排卵剂的种类、排卵的时间、投药时间及开始治疗的时间，之后便可放入促排卵剂。

放入促排卵剂以后，需要每天测量血液中激素的含量，而且要通过超声波来观察卵泡的成长情况。正常情况下，女性每次只能排出一个卵子。然而，使用促排卵剂就可以一次性排出几个成熟卵子，因此可以多移植几个胚胎来提高受孕率。不过可以放心，这些药剂并不会诱发先天性畸形或者自然流产。

通常促排卵剂要从第三天开始使用，而且要根据卵泡的发育状态使用5~10天。使用完促排卵剂以后，就要注射最后的添加药剂——人绒毛膜促性腺激素。但是考虑到卵子的成熟度，一定要选择最佳时期放入。还有，萃取的卵子需要按照其成熟度追加培养6~24小时以上，然后要在受精前3~4个小时里通过手淫获得精液，并从中萃取健康的精子来尝试与卵子受精，等过了18小时以后观察受精与否。如果完成受精，约过两天以后就能观察到开始分裂的胚胎。如果胚胎发育状况良好，就要把3~5个受精卵移植到子宫内。

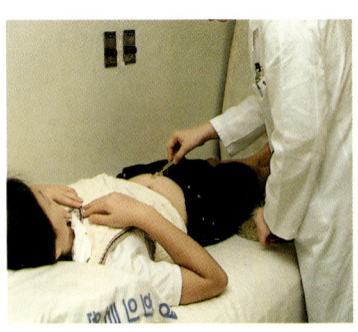
↑怀孕5~6周以后就能通过超声波确认胎囊。

胚胎移植是通过把细管插入到子宫内来完成的，这个过程无需麻醉。移植以后要平躺休息5~6小时，而且移植后两天内要尽量避免剧烈运动。受精卵移植到子宫以后仍需不间断地提供黄体激素。移植约过两个星期以后，就可以通过检查血液中的激素来确定怀孕与否，怀孕5~6周以后就能通过超声波确认胎囊。但是，如果受精卵着床失败的话，就要在3个月以后重新接受治疗。

相反地，如果受孕成功，就要和正常的怀孕一样接受产前护理，可是这时绝对不能大意，因为怀孕3个月之内引发自然流产的几率很高，所以需特别注意。

还有，通过促排卵剂获得的卵子无需一次性全部用完，可以先冷冻后保管起来，然后按照患者自身要求的周期使用。这样一来就可以省掉萃取卵子的一系列复杂的步骤、费用和时间等。

在试管内受精以后移植到输卵管

虽然与试管婴儿一样，要经历排卵的诱导和受精过程，但由于不是移植到子宫而是移植到输卵管内，所以整个过程就显得更加自然。这种方法一般在输卵管或子宫内膜异常，以及男方不育的时候经常使用，但是和输卵管人工受精一样，可以实施的前提条件是至少输卵管的一边是正常且通畅的。

在基础治疗上增加操作来提高受孕率

在体外实施人工受精时不明

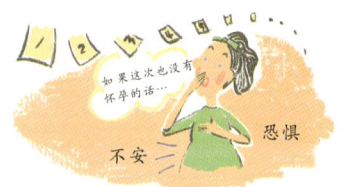
↑过度的不安也会造成不孕，因此要对自己有信心，并稳定自己的情绪，这样才能提高受孕率。

对于不孕的专门研究

原因地不能受精或者受精率低,以及当精液的质量差时,可以实施精子注射来提高受孕率。精子注射的全称是卵细胞浆内单个精子显微授精法,此项技术是将精子直接倒入卵细胞浆内,避免了自然受精过程中精子穿过透明带,与胞浆融合等生物反应。

具体的方法有:人工切开透明带使精子便以通过的透明带切开或穿孔法、在卵子旁名为围卵腔的细胞组织内直接注射精子、直接将精子注射到卵子细胞质内的精子微注射法等。把精子直接注射到卵子内的方法在透明带的结构异常的情况下也同样适用。

此外,男方在患有无精症或者经常出差的情况下希望怀孕,或者需接受输精管手术或放射性治疗的时候,可以通过精子银行获得捐赠,或将之前保管的精子移植到子宫内。与此相反,女方在失去正常的卵巢功能或因为某种原因不能生产卵子的时候,以及体外受精屡遭失败的时候,可以通过借助别人的卵子完成人工受精,之后移植到子宫内。

以上简单介绍了关于不孕的原因以及治疗的方法,可是最重要的还是要有克服不孕的意志和积极接受治疗的态度。

不·孕·治·疗·体·验·记

用食疗法治疗不孕

直到第三次怀孕不到3个月就自然流产时我才恍然大悟,这其中一定出了什么问题。之前只知道胎儿不到3个月时由于胎盘的不成熟,会很容易引起流产。所以我只顾注重健康的管理,却没想到会另有隐情。

直到第三次流产以后我才去了医院。医生给我下的结论是"夫妻的染色体结合不圆满",具体地说就是血型和许多遗传性状很难结合到一起,所以胎儿到了3个月以后会因为无法从母体身上吸收营养而死去。

虽然丈夫嘴上说没有孩子也没关系,可是他是家中的长子,而且婆婆看我的眼神也让我觉得很不是滋味。

就在这时我再度怀孕了,心想这可能是最后的机会也说不定,于是我又一次找到了医院。医生说为了能让胎儿在3个月以后也能吸取到营养,建议采用食疗法。据说这个方法几年前在加拿大应用以后发挥了很好的成效。

可能根据每个人的体质不同,摄取的食物也会有所不同,而我每顿必须要按照拟定好的菜单吃完500克牛肉、两个苹果、5杯牛奶和各种蔬菜。对于平常不爱吃肉的我来说,天天吃牛肉实属一种折磨,而且当时我的害喜也很严重,如果吃完以后吐的话,还要按照原先的量再补一次。

可是,当过了3个月第一次体会到胎动的时候,觉得之前受的所有的苦都值了。在结婚10年以后我终于通过剖腹产生出了我的第一个孩子。虽然刚生出来时体重只有2.8千克,可是没过多久她也变得和其他的孩子一样白白胖胖。看着开始牙牙学说话的可爱的女儿,之前受的苦也消失得无影无踪了。

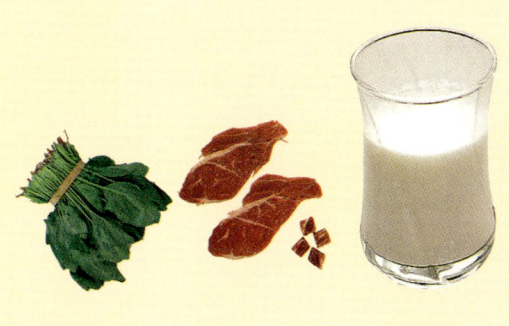

← 虽然体质会有所不同,可是采用牛肉、苹果、牛奶和蔬菜等进行的食疗法也可以克服不孕。

对于不孕的专门研究

寻找出不孕的原因
丈夫和妻子一同接受的不孕检查

第一次去接受不孕检查的时候,最好是夫妻两个人一起去,因为很多情况下不孕的原因会意外地出自男方身上。女性在接受初诊的时候,最好提前半个月先每天测量基础体温,制成一个基础体温表带去,这样易于制定检查的日程表。

[男方需要接受以下的检查]

● 精液检查

丈夫首先要接受的检查就是问诊和精液检查。精液检查是确定精子有无异常的方法。精液异常占男性不孕的80%~90%。通过精液检查可以知道精子数、运动性、畸形率、精液量等。如果每cc精子中活泼的精子占50%以上,其中畸形率占50%以下的时候就是正常,如果达不到这个标准就会被诊断为精子形成障碍。

● 外生殖器检查

这是精子存在异常时接受的检查,具体要检查外生殖器的大小和异常与否、睾丸有没有下到阴囊内及睾丸的大小和形状。另外,还要检查附睾的弹性和有无浮肿、精索静脉曲张现象,以及尿道口或者尿道有没有孔等。

● 睾丸组织检查

通过检查睾丸的组织来判断其功能。首先要检查睾丸细胞,如果是处于可再生状态,就要再次通过激素检查来确定可否采取药物治疗。

● 血液中的激素检查

与睾丸组织的检查一起进行,需要检测血液内的激素含量。

● 输精管造影术

主要是检查输精管畅通状态,一般在患有无精子症时实施。先在尿道口导入细管或在阴囊切个小口后取出输精管,然后倒入造影剂后拍摄X光。

[女方需要接受以下的检查]

● 宫颈造影检查

可以检查宫颈内部的畅通状态及有无子宫内部的黏连、畸形或发育不全的现象,以及输卵管周围的黏连情况。此外,在某种程度上也可以诊断出子宫肌瘤。

● 免疫学检查

调查性交过后精子在宫颈内的活动性。活动性差或者精子不存在时,宫颈黏液的分泌量不足就会导致精子无法到达子宫。这样一来,就会被诊断为精子的数量、运动性不足和女性宫颈黏液与精子不协调的免疫性不孕。

● 输卵管通畅检查

在子宫内倒入一定压力的二氧化碳以后,将输卵管内的气压变化用图形表示,然后以此来观察卵管的输送功能和畅通状态。

● 腹腔镜检查

这是了解输卵管内有无异常的最可靠的方法。在怀疑有输卵管阻塞、卵巢周围黏连、子宫内膜炎、子宫肌瘤时使用。长期不孕或者高龄女性不孕时,最好接受此项检查。

● 子宫内膜检查

主要了解子宫内膜的功能状态。子宫内膜由于受到雌激素和孕激素的影响,会经历周期性的变化。如果孕激素的量不足,子宫内膜就不能充分发育,这样一来就会影响到受精卵的着床。到卵巢周期后半期,用显微镜观察在患者子宫内膜采取的活组织样本的变化。

● 激素检查

通过测量血液或者尿液中含有的催乳素、促性腺激素、雌激素、黄体激素来测定排卵状态和排卵日的一项检查。

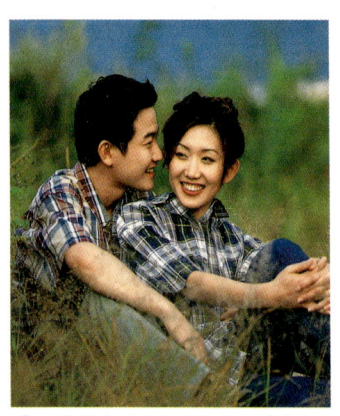

↑ 不孕检查需夫妻两个人一同接受。

用中医来治疗不孕

导致不孕的原因有很多,其治疗方法也是多种多样。在中医中,进行不孕的治疗之前会先进行排除不孕原因的治疗。以下就让我们了解一下治疗男性不育和女性不孕的方法之间的差异和整体进行的过程吧。

[治疗男性不育的中医疗法]

在西医和中医中不孕的原因几乎一致

在中医中提出的不孕不育原因与现代医学指的不孕不育原因几乎是一致的。男性的不孕症主要是由性器官发育不良、畸形或勃起功能障碍、睾丸功能异常导致的生产精子过程出现问题,精子的通道受阻引起的射精时无精,精液成分异常导致精子的受孕能力降低或消失等。

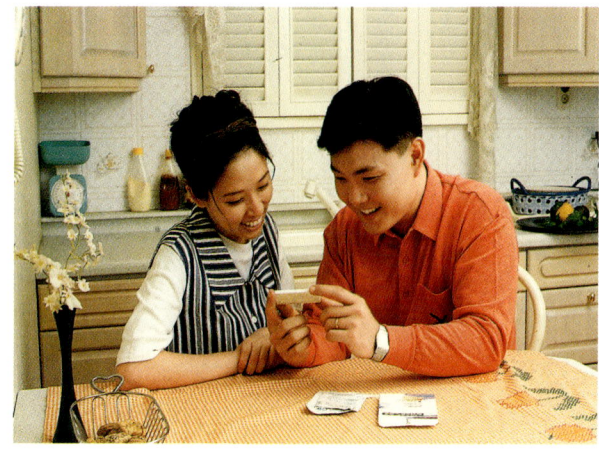

◀ 不孕不育的治疗方法根据性别、体质的不同有所不同。

通过调节饮食习惯、周边环境与内分泌之间的关系来恢复健康

有时会出现虽然检查结果显示没有任何异常,可是却始终不能怀孕的情况。这样的男性在治疗不孕时可以使用全身疗法,就是通过综合地调节饮食习惯、工作生活环境与内分泌之间的关系来恢复健康的方法,具体的处方有十补丸、鹿茸人参丸、六味地黄汤、八味地黄汤、温肾丸、固本健阳丹等。

从小开始气虚的人用十补丸或者鹿茸人参丸来补充气血的话就会变得精力旺盛。

[治疗女性不孕的中医疗法]

对于胖的人、瘦的人、神经敏感的人等根据症状的不同,治疗的方法也会不同。

在中医学当中,女性不孕的原因有很多。想成为孕妇的人过于肥胖或无缘无故变瘦时,就会被认为不易受孕。还有,过于害怕或压力过重,因慢性消耗性疾病变得虚弱和全身冰凉的女性很难怀孕。

有痼疾时流产和早产的危险较大,甚至会导致不孕

子宫肌瘤或卵巢囊肿等性器官肿瘤不仅可以引起不孕,而且即使怀孕以后也有早产、流产或难产的可能。对于治疗此类女性不孕的一般处方为调经种玉汤、温胞种玉汤、胜金丹、加味养荣丸、八珍益母丸、养精种玉汤、当归芍药散等。

当归芍药散有助于顺产和胎儿的发育

对于身体虚弱的女性应使用养精种玉汤和当归芍药散,其中当归芍药散对女性的作用尤为明显。它对身体虚弱、体质差、易感疲劳、晕眩症、手脚发凉等症状和不孕症、习惯性流产、妊娠伴肾炎等症状有显著疗效。不仅如此,还有助于胎儿的发育和分娩。

还有报道称,对于神经敏感、过度疲劳造成不孕的女性来说,在喝调经种玉汤的同时,加上对下腹的任脉经和三阴交的灸治会更加有效。

妇产科专家朴仁书老师的聊天室

想要克服不孕

人工受精和试管婴儿篇

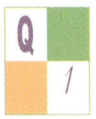

Q1 利用促排卵剂可以克服不孕吗?

不孕的原因大体上可以分为六种,即卵子因素、男性因素、宫颈因素、子宫因素、输卵管因素、腹膜因素。促排卵剂只用于其中的卵子因素(排卵障碍)导致的不孕。自1950年代开始使用的促排卵剂克罗米芬给无数排卵障碍患者带来了希望。

引起排卵障碍的原因非常多样,比如中枢神经系统疾病、全身性疾病、卵巢局部因素等。因此,重要的是要找出真正引起排卵障碍的原因。到了近代,间歇性地放入由下丘脑分泌的促性腺激素释放激素的方法在治疗不孕方面发挥了很好的作用。

尤其想指出的是,很多人为了减肥而过渡地进行运动、有氧运动和节食,这也是引起排卵障碍的原因之一,所以需要特别注意。

Q2 丈夫患有摄护腺炎,这会影响怀孕吗?

当摄护腺引起并发症的时候,如两侧附睾炎及摄护腺分泌功能低下时可能会造成不孕,可是一般这样的并发症很少出现。所以大部分患有摄护腺的男性都具有正常的生育能力。

有些研究表明,摄护腺液中有过多的细菌存在时会阻碍精液的活动,但这个问题可以通过泌尿科的治疗轻松治愈。

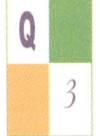

Q3 可能是结婚晚的缘故,现在怎么也怀不上,请问有没有什么好的办法呢?

随着年龄的增长,引发女性自然不孕的大体趋势是20~24岁时是4.0%、25~29岁时是5.5%、33~34岁时是9.4%,而到了35~39岁时增加到了20.0%。可见,年龄愈大,不孕的几率就越高。

女性为了事业或个人原因而结婚较晚或采取避孕时间较长的时候就有可能引发自然不孕。所以最好是结婚以后尽快怀孕。

在不采取避孕措施维持正常的夫妻关系的情况下,婚后第一年内受孕的几率为80%~90%,而之后的6个月内受孕率只增加3%~5%。所以,如果结婚一年以后仍不能怀孕的话,最好到妇产科找出不孕的原因。

Part 2

怀孕过程中出现的**变化**

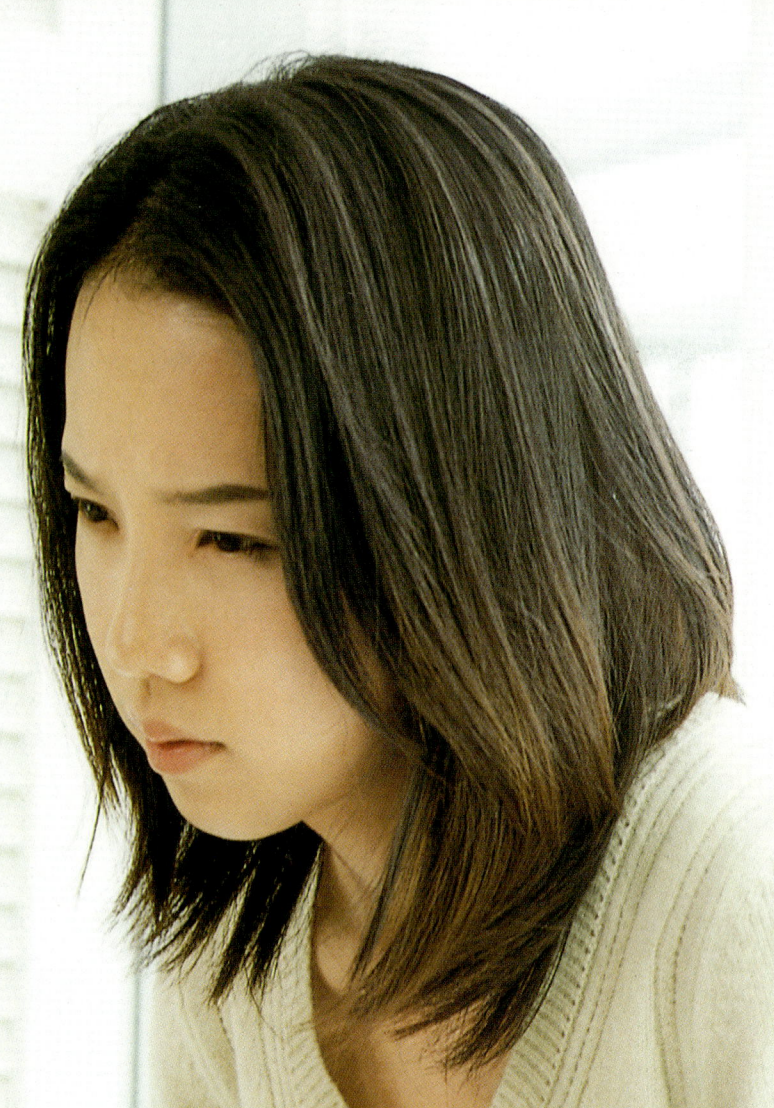

女性怀孕以后，无论是在身体还是在精神上都会出现很多变化。比如乳房增大、肚子变鼓等。不仅如此，还会出现孕吐现象，并因此而引发生活上的一些变化。

孕妇每个月的身体变化

1~2 个月

性激素会引起明显的变化

* **乳房**：乳房开始增大、胀痛。
* **尿频**：一天当中的很多时间要在洗手间度过，而且经常会在半夜起来去小便。
* **情感的变化**：情感的变化会反复无常，时而兴奋，时而怀疑，时而紧张等。
* **疲劳**：会感觉异常疲惫，这时把腿放高休息有助于缓解症状。
* **便秘**：由于体内的激素和铁元素的含量增加，容易引起便秘。
* **孕吐**：出现恶心并伴有腹痛的感觉。柠檬汁或推拿可以发挥一定的治疗作用。
* **阴道分泌物**：会出现稍有异味的乳白色阴道分泌物。

3 个月

到了穿便服太小、孕妇装又偏大的程度

* **乳房**：乳头周围开始发黑，而且能看到乳房周围微蓝的静脉。这时最好是戴能撑起乳房的胸罩。
* **臀部**：臀部变大，不过穿孕妇内衣还为时过早，所以最好穿比平时大一尺码的比基尼式内衣。
* **晕眩症**：这是在妊娠初期经常出现的现象，所以无需太担心。不过饿的时候也会引起晕眩，所以最好要少食、多餐。
* **孕吐症**：孕吐症会逐渐消失。

4 个月

韧带、乳房、头发、皮肤等身体部位变化较明显

* **腹痛**：随着子宫愈来愈大，韧带会被拉长，所以腹部和胯部会感到剧痛。但这只是暂时现象，只要避免剧烈运动就能减轻痛症。
* **鼻血**：怀孕以后会经常出现流鼻血的情况，尤其是在鼻黏膜干燥的冬天更容易出现。但是，也无需太担心。
* **乳房**：乳头周围（乳晕）面积增大，颜色变深，而且乳头可能会分泌出少量黄色和浅白色液体(称为初乳)。但这都属于正常现象。

5 个月

肚子明显变大，阴道分泌物和肚脐的形状改变

* **阴道分泌物**：带有异味的阴道分泌物会增加，但这是身体自身为了防止细菌感染而采取的防御手段，因此无需担心。
* **腋臭**：激素的变化会引起脂肪分泌的增加，这样一来很容易产生腋臭。所以要常喝水，勤洗漱。
* **皮肤瘙痒**：随着皮肤的干燥，会出现全身或腹部瘙痒的症状。
* **肚脐凸出**：随着肚子增大，肚脐会向外凸出。但分娩以后又恢复到原来的状态。
* **胎动**：孕妇能感觉到孩子的胎动。如果到这个时候胎儿还没有动静，就要到医院进行咨询。

6 个月

胎动频繁，体温上升并引起晕眩

❋ **胎动**：腹中胎儿的拳打脚踢次数更频繁，尤其在晚上将要躺下入睡时经常出现。

❋ **体温上升**：出汗比平时多，而且会很怕热。所以孕妇装最好选择吸汗作用强和宽松一点的衣服。

❋ **晕眩**：怀孕期间由于血压变动较大，所以每次站立的时候会有些头晕目眩，但这都属于正常现象，因此不必太担心。但是，当感到晕眩的时候最好是坐下或躺下来休息。

7 个月

会出现妊娠纹、浮肿、消化不良等症状

❋ **妊娠纹**：在腹部皮肤与乳房、大腿上会出现妊娠纹。

❋ **肋骨疼痛**：由于胎儿是头朝下，腿朝上，所以有时伸腿时会踢到肋骨，但这是表明胎位正常的好征兆。

❋ **子宫收缩运动**：到了妊娠后期，子宫会开始进行生理性子宫收缩运动，而且随着妊娠的进展，子宫收缩的频率和强度都会增加。

❋ **浮肿**：胳膊、腿、脸部、脚腕上都会出现浮肿现象，尤其在晚上或炎热的时候症状会加剧。这时需要摄取适当的水分。

❋ **消化不良**：由于胎儿会压到肠胃，因此会导致消化不良。

从确认怀孕的瞬间开始到往后的9个月内，孕妇们会在身体上和精神上经历很多的变化。比如乳房和臀部变大、出现孕吐、轻微的尿痛以及腹痛现象。让我们提前了解一下关于怀孕期间的种种变化，避免将来手足无措。

8 个月

消化不良、静脉曲张和尿痛加剧，而且还会经常出现头痛、晕眩等症状

❋ 由于胎儿的头部压迫脊椎，导致腰部肌肉紧张，所以会出现腰痛的症状。若想减轻尿痛的症状，建议使用硬垫子。

❋ **呼吸短促**：由于子宫增大压迫了下胸呼吸肌，因此会导致孕妇呼吸短促，但这并不会影响胎儿的氧量供给。

9 个月

胎儿进入骨盆后会引起尿频和痔疮，并开始出现假临产

❋ **腹部**：胎儿的头部进到骨盆后会引起腹部的坠感。如果是初产，在阵痛开始的2~4周前就会有感觉。同时，挤压肺和胃的压迫感会消失，继而呼吸恢复顺畅，也可安心进食。而另一方面，由于孩子的头部下降到两腿之间，因此会带来行走的不便。

❋ **尿频**：胎儿进入骨盆以后，会压迫膀胱引起尿频。

❋ **痔疮**：胎儿进入骨盆后容易引起痔疮。在咨询医生以后，可以使用软膏等来缓解疼痛。

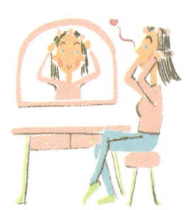

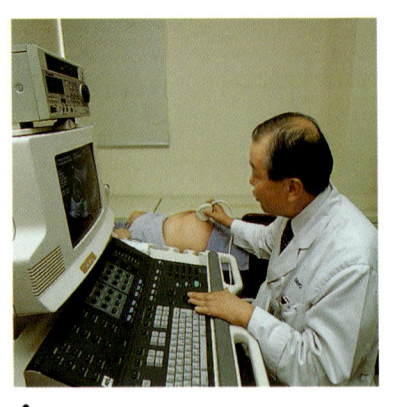

↑ 怀孕期间接受的准确诊断有助于保护胎儿。超声波检查（B超检查）不仅能准确了解胎儿发育情况，而且不会对孕妇和胎儿造成任何伤害。

46…确认怀孕与否和推算预产期	60…保证胎儿健康的饮食
49…伴随怀孕出现的乳房的变化	62…对胎儿有益的孕妇营养餐
51…激素变化引起的孕妇身体上的变化	66…药物对孕妇的影响
54…通过母亲的血液传递给胎儿的养分	68…怀孕过程中安全的性生活技巧
56…怀孕过程中的定期检查	70…流产的原因与预防
57…预防浮肿的方法——运动和休息	71…早产的罪魁祸首——妊娠中毒症
	74…流产、早产后的治疗和调理

预防并发症的发生

近来，很多女性生孩子都会选择设施先进、卫生条件好的医院。但在以前，一般都是在家里生孩子，所以事故发生率也比较高。而如今，产妇的死亡率已明显降低。即使是早产，如果不出意外，新生儿也会安然无恙。例如，怀孕25～30周后就出生的新生儿由于身体的各个器官还尚未成熟，因此能存活下来的几率很低。但是，随着现代医疗技术的发展，只要体重超过1千克以上的婴儿就有希望存活。主要是通过彻底保护新生儿来预防并发症的发生，最低限度地减少了刚出生的婴儿死亡数量。不仅如此，现在还可以通过观察胎儿的状态来预防早产，而且分娩技术的发展也大大减少了新生儿的死亡率。另外，通过风疹的预防接种来改善了Rh血型和先天性畸形给孩子带来的痛苦。

经过10年的努力，所获得的成就之一就是让人们意识到了怀孕的重要性和危险性。最近，很多夫妻都领悟到了有关怀孕方面的知识和产前准备的重要性，所以会主动去找专家进行咨询，这些都是非常好的现象。尤其是那些在妊娠期间携带能引发各种副作用因素的女性，最好是定期接受主治医生的诊断和检查，以确保孕妇自身和胎儿的安全。

吃药的事宜必须要先向医生进行咨询

根据研究结果显示，畸形儿的出生是由风疹、细菌性疾病，还有怀孕初期服用特定的药物引起的。虽然，有些药即使长期服用也不会对胎儿造成任何影响，但是，用药之前最好先咨询一下医生。

正确的诊断有助于保护妊娠初期的胎儿

过去是用照X光线的方法来观查胎儿的发育情况，但是现在可以通过超声波检查，能更加仔细地了解胎儿的发育状况了。接受超声波诊断不仅可以更加细致地了解子宫的状态和妊娠初期胎儿的发育情况，而且不会对孕妇和胎儿造成任何不良影响。

一旦怀孕，就要尽量避免会影响到胎儿的运动。但是，在不会对孕妇造成过度疲劳的范畴内，以及在不会给胎儿造成不良影响的前提下，是可以进行适当的运动的。

其实，适当的运动、休息以及化妆都是有必要的。比如，经常清洗脂肪化的头发或清洁分泌物增多的阴道是非常有必要的。还有，在进行运动之前最好要穿舒适的孕妇装。

在这一章节中，将主要讲解怀孕过程中出现的各种身体上的变化和可以调节体重的一些简单的体操，还有在服用药物时的注意事项。

★参考：

妊娠期间的症状 ………Part4

激素 ………………Part1

产前准备 ……………Part5

胎儿的健康 …………Part3

药物的服用与胎儿之间的

关系 ………………Part3

确认怀孕与否和推算预产期

妊娠可以分为初期、中期、末期,每个时期都会有不同的症状出现。以下就让我们来了解一下,确定怀孕以后在初期应当接受的检查和会出现的症状,以及推算预产期的方法吧。

妊娠三期

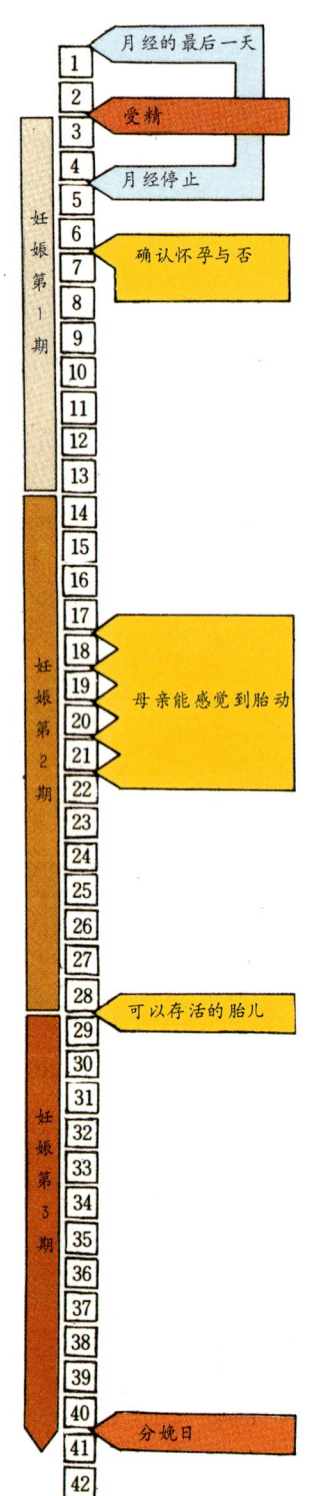

妊娠期通常被分成3期。第1期是胎儿身体的各个部分形成的时期。在第2～第3期里,胎儿的各个器官不断发育,因此身高和体重会不断增加。

初期症状是月经停止

怀孕的第一个症状是由月经停止开始的。这时,有些孕妇会去做进一步确认,而很多孕妇会误以为只是单纯的月经周期来迟,这样想的大部分是月经周期不规律的女性。随着受精卵形成,并在子宫内着床以后,月经周期就会停止。

此外,妊娠初期出现的症状还有干呕、尿频、乳房胀痛、乳头周围变柔软等。孕吐一般出现在早晨,但有时也会持续整整一天。有时一些孕妇会真的呕吐,这时就要找主治医师进行咨询。因孕吐而苦恼的孕妇们最好减少食量或者隔两个小时喝适量的牛奶。妊娠头3个月内出现的孕吐和晕眩都是正常现象,因此不用太担心。尿频是子宫增大后压迫膀胱引起的现象。还有,激素量的变化会使乳房变得异常柔软。

月经延迟两周后接受检测

一旦怀疑自己怀孕,就要及时到医院进行检验。如果是在家里做检查,就要使用专门的测孕试剂,而且选择月经周期延迟1～2周后最为恰当。若在此之前做尿液检查,鉴定结果可能会不够准确,因此选择恰当的时期是非常重要的。

随着妊娠的进行,由子宫内膜分泌的人绒毛膜促性腺激素会进入到尿液当中,测孕就是利用了这个原理。

去医院之前先用测孕试纸进行确认

先用洁净的试管收集尿液(晨尿最佳)以后,与化学药品即和人绒毛膜促性腺激素反应的药品进行混合,若检测结果全部呈现红色或者无色时,就

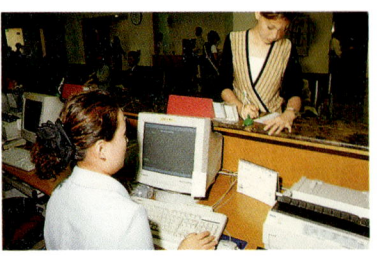

↑妊娠的第一个症状就是月经停止,所以一旦怀疑是妊娠,最好到医院进行咨询。

表示已经怀孕；如果没有任何变化，就证明没有怀孕。

在进行检测以前，必须先详细阅读操作指南，理由是：第一，每个试剂的判定方法都不同。第二，如果操作不规范，就不能获得准确的检测结果。第三，有时就算操作无误，呈现的结果也未必是正确的。会出现这样的情况是因为人绒毛膜促性腺激素还没有上升到可以确认怀孕结果的水平。

虽然通过尿检可以知道受孕情况，但是为了确定阴道或子宫的健康状态和胎儿的健康发育，一旦确认怀孕以后就必须接受医生的诊察。还有，要确定定期检查的日期。

尿检要在早上做

比起家里，大部分女性更愿意去医院做检测。这时，最好事先在清晨准备好用于检测的尿液，然后去医院接受检查。

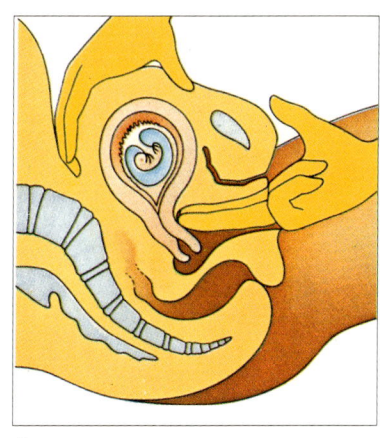

▲怀孕初期，子宫颈上部即子宫下部会变得十分柔软，从而使医生的手可以伸进子宫顶部。最近，可以通过无痛无危险的尿液化验来确认是否怀孕。

通常医生们用肉眼就能判断怀孕的状况，因为怀孕后的女性乳房组织会变得比平时更柔软，而且初次怀孕的女性的乳头会从红色变为褐色。

另外，若是到妇产科接受检查，还可以通过子宫、阴道、腹部的检查来确认怀孕。一旦怀孕，子宫不仅会变得又大又圆，而且会非常柔软。阴道的内侧也会因流向阴道的血液量增加而呈现青色。从最后的经期开始到往后的83天以内，孕妇能亲身体验到这样的症状。

子宫在妊娠第1期内会迅速成长，因此可以根据子宫的大小来推算受孕的时间。妊娠第1期比妊娠后期更能准确地反映子宫的变化。所以，建议孕妇最好是在妊娠初期向医生进行咨询。

妊娠期间子宫的大小会变化，尤其是在初孕的情况下，子宫会变得更大一些。倘若医生

是不是怀孕了？

在家就能做的超简便的测孕

下面将介绍一种即使不去妇产科也能快速确认怀孕的方法，那就是测孕试剂法。这是一种只需将测孕试剂浸入尿液，就能知道怀孕结果的既简捷又方便的方法。但是，如果是在月经来潮之前进行检测，以早晨的第一次尿液为最佳，而如果是在月经预期日之后，任何时间内的尿液均可用于检测。还有，检测在月经预期日4～5天前就能进行。

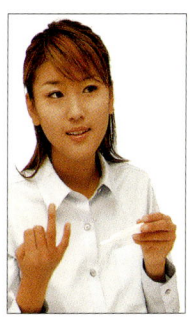

请参照以下方法使用：

1. 准备好以后，取出测孕棒。
2. 把盖子盖在后面（手柄），然后吸尿孔朝下地捏住测孕棒。
3. 对准流出的尿液将吸收孔完全浸湿3秒钟以上，或者先在洁净的容器内接适量的尿液，然后把测孕棒的吸收孔浸入其中3秒钟以上。但是在操作时一定要注意，千万不能让

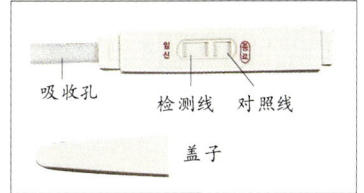

尿液滴到观察窗。

4. 将吸收孔朝下或者把测孕棒放平以后观察3分钟。

测试结果：

● 如果对照线和检测线都呈现紫红色，就表示已经怀孕（阳性）。

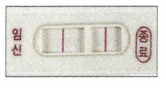

● 如果只出现一条对照线，就表示没有怀孕（阴性）。

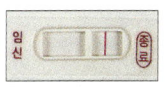

● 观察窗里出现的线条的粗细不会影响结果，但是如果两条线都不出现，就说明检测方法错误或测孕棒已坏，这时就要重新再做一次检测。

✱ 预产期换算表 ✱

末次月经日	1月	1	2	3	4	5	6	7	8	9	10	11	12	13	14	15	16	17	18	19	20	21	22	23	24	25	26	27	28	29	30	31	1月
预产期	10月	8	9	10	11	12	13	14	15	16	17	18	19	20	21	22	23	24	25	26	27	28	29	30	31	1	2	3	4	5	6	7	11月
末次月经日	2月	1	2	3	4	5	6	7	8	9	10	11	12	13	14	15	16	17	18	19	20	21	22	23	24	25	26	27	28	-	-	-	2月
预产期	11月	8	9	10	11	12	13	14	15	16	17	18	19	20	21	22	23	24	25	26	27	28	29	30	1	2	3	4	5	-	-	-	12月
末次月经日	3月	1	2	3	4	5	6	7	8	9	10	11	12	13	14	15	16	17	18	19	20	21	22	23	24	25	26	27	28	29	30	31	3月
预产期	12月	6	7	8	9	10	11	12	13	14	15	16	17	18	19	20	21	22	23	24	25	26	27	28	29	30	31	1	2	3	4	5	1月
末次月经日	4月	1	2	3	4	5	6	7	8	9	10	11	12	13	14	15	16	17	18	19	20	21	22	23	24	25	26	27	28	29	30	-	4月
预产期	1月	6	7	8	9	10	11	12	13	14	15	16	17	18	19	20	21	22	23	24	25	26	27	28	29	30	31	1	2	3	4	5	2月
末次月经日	5月	1	2	3	4	5	6	7	8	9	10	11	12	13	14	15	16	17	18	19	20	21	22	23	24	25	26	27	28	29	30	31	5月
预产期	2月	5	6	7	8	9	10	11	12	13	14	15	16	17	18	19	20	21	22	23	24	25	26	27	28	1	2	3	4	5	6	7	3月
末次月经日	6月	1	2	3	4	5	6	7	8	9	10	11	12	13	14	15	16	17	18	19	20	21	22	23	24	25	26	27	28	29	30	-	6月
预产期	3月	8	9	10	11	12	13	14	15	16	17	18	19	20	21	22	23	24	25	26	27	28	29	30	31	1	2	3	4	5	6	-	4月
末次月经日	7月	1	2	3	4	5	6	7	8	9	10	11	12	13	14	15	16	17	18	19	20	21	22	23	24	25	26	27	28	29	30	31	7月
预产期	4月	7	8	9	10	11	12	13	14	15	16	17	18	19	20	21	22	23	24	25	26	27	28	29	30	1	2	3	4	5	6	7	5月
末次月经日	8月	1	2	3	4	5	6	7	8	9	10	11	12	13	14	15	16	17	18	19	20	21	22	23	24	25	26	27	28	29	30	31	8月
预产期	5月	8	9	10	11	12	13	14	15	16	17	18	19	20	21	22	23	24	25	26	27	28	29	30	31	1	2	3	4	5	6	7	6月
末次月经日	9月	1	2	3	4	5	6	7	8	9	10	11	12	13	14	15	16	17	18	19	20	21	22	23	24	25	26	27	28	29	30	-	9月
预产期	6月	8	9	10	11	12	13	14	15	16	17	18	19	20	21	22	23	24	25	26	27	28	29	30	1	2	3	4	5	6	7	-	7月
末次月经日	10月	1	2	3	4	5	6	7	8	9	10	11	12	13	14	15	16	17	18	19	20	21	22	23	24	25	26	27	28	29	30	31	10月
预产期	7月	8	9	10	11	12	13	14	15	16	17	18	19	20	21	22	23	24	25	26	27	28	29	30	31	1	2	3	4	5	6	7	8月
末次月经日	11月	1	2	3	4	5	6	7	8	9	10	11	12	13	14	15	16	17	18	19	20	21	22	23	24	25	26	27	28	29	30	-	11月
预产期	8月	8	9	10	11	12	13	14	15	16	17	18	19	20	21	22	23	24	25	26	27	28	29	30	31	1	2	3	4	5	6	-	9月
末次月经日	12月	1	2	3	4	5	6	7	8	9	10	11	12	13	14	15	16	17	18	19	20	21	22	23	24	25	26	27	28	29	30	31	12月
预产期	9月	7	8	9	10	11	12	13	14	15	16	17	18	19	20	21	22	23	24	25	26	27	28	29	30	1	2	3	4	5	6	7	10月

※ **预产期换算表的用法**
末次来月经的月份可以在左侧淡绿色的末次月经日栏里找到，末次月经开始的第一天可以在右侧淡绿色的日期栏里找到。与这个日期对应的下面黄色栏里的日期和月份就是胎儿出生的日子。

不能用肉眼判断怀孕状态，那么就可以通过尿检和血检进行检验，此外还可以利用X光或者超声波进行更为细致的检查。

末次月经的开始日期加上281天就是预产期

虽然妊娠的平均持续时间是267天，但是利用末次月经的开始日期来计算预产期的方法并没有得到普及。若正常的月经周期为28天，那么排卵日是第十四天，所以把在末次月经的开始日期加上281天后的日期或直接计算大约40周以后的日期定为预产期。如果月经周期较长，就要在已计算的预产期上再加上2至3天。

虽然不能确定是否是正确的预产期，但是除此之外还有一种算法，那就是末次月经开始的日期加上7以后，从月份上减3的方法。举个例子，倘若末次月经的开始日期为7月23日，那么在日期上加7，月份上减3以后得出的预产期是4月30日。

由于每个月的日期都在变，因此会与281天的预期有所出入。不过，如果使用上述图表，就能准确地知道预产期。

但在孕妇不清楚最后的月经日期或者不记得是从何时开始服用了避孕药，那么就很难算出预产期。在这种情况下，最好到医院去检查胎儿有几个月大。

大部分初产的孕妇的分娩时间会比预产期晚。另外，偶尔会有由于算错了预产期，所以会出现在旅行的途中或其他意外的场所生孩子的情况。

预产期临近的孕妇随时有可能开始阵痛，所以要时刻注意。

伴随怀孕出现的乳房的变化

在怀孕初期的症状中，最大的身体变化就是乳房变大变软。在详细地了解乳房多样的变化以后，就可以解除对母乳的疑惑了。

乳房变大，乳头周边变色

怀孕以后，乳房会为了提供母乳而逐渐变大。其中，属30岁之前分娩的女性的乳房最大。不过，乳房的大小因人而异。事实上，乳房无论大与小都不会妨碍母乳的正常供给。

怀孕初期的症状之一就是乳房变大变软。在怀孕后的数周之内，母乳分泌组织周围会长出肥大而隆起的组织。与此同时，乳晕区域会扩大，而且颜色也会从原来的粉红色变成红褐色。这时，乳头周围会出现第二次色素沉淀，我们称之为第二乳晕皮脂腺或蒙氏结节。

在这里会分泌一种可以润滑和保护乳头的物质，所以过度地冲洗乳头会容易失去光泽，而且保护效果也会下降。

乳房受刺激后会变大

乳房中有偏向腋窝的辅助部分，这个部分在哺乳期的前几天出现得比较明显。乳房组织在皮肤正下方的脂肪层上，处于胸部的肌肉上方。

母乳由名为乳哺的乳汁分泌组织突出部生产，并通过输乳管到达乳头。乳头由肌肉轮包围，勃起乳头表面有15～20个输乳孔，而这些输乳孔连接

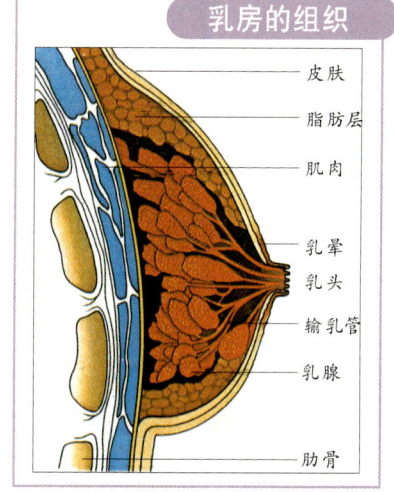

乳房的组织：皮肤、脂肪层、肌肉、乳晕、乳头、输乳管、乳腺、肋骨

在分泌乳汁的乳腺上。乳腺由许多腺小叶组成，并以乳头为中心呈放射状排列，汇集于乳晕。乳汁由腺小叶分泌，并通过输乳管聚集在乳晕的正后方。输乳管的容量在怀孕期和喂奶

孕妇定期检查的日程安排

0周	16周	28周	36周
感到疑惑时，就到妇科进行检查	**每四周进行一次定期检查**	**每两周进行一次定期检查**	**一周一次定期检查，而且要随时做好临产的准备**
●问诊（末次来月经的时间、月经周期、怀孕的经历、其他经历的症状等）。 ●尿液检查（检查妊娠反应） ●测量身高、体重以及血压 ●梅毒血清检查 ●HBs抗原检查 ●风疹、血常规检查 ●之后的定期检查为每四周一次 ●测量体重和血压 ●尿液检查 ●根据需要进行超声波和阴道内的细菌检查	●测量体重、血压 ●胎儿的呻吟 ●尿液检查 ●子宫颈以及腹部周围的检查 ●检查有无浮肿 ●中期进行一次贫血的检查	●测量体重、血压 ●胎儿的呻吟 ●尿液检查 ●子宫颈以及腹部周围的检查 ●检查有无浮肿 ●后期进行一次贫血的检查	●测量体重 ●测量血压 ●尿液检查 ●胎儿的呻吟 ●子宫颈以及腹部周围的检查 ●检查有无浮肿 ●内诊

出生

期增大，婴儿吸奶时的压力能促进乳汁的分泌。

各个乳叶的分离不仅有利于乳腺组织的支撑，而且还能防止乳叶之间的传染，而孕妇乳叶的感染是由细菌通过乳头的小孔或从小孔附近的隙缝浸入而引发的。

乳汁的分泌受催乳素的控制

分娩后，随着促卵泡激素的急剧减少，催乳素开始逐渐增多。同时，垂体分泌的另外一个激素，即催产素能促进乳管周围平滑肌的收缩。婴儿的吸奶或摸奶的行为能刺激腺小叶分泌乳汁，并把乳汁输送到输乳管。这时，在婴儿的嘴和舌头的作用下母乳流出。

当婴儿吸奶时，由于乳头受到婴儿的上颚和牙龈的压力，有一部分乳晕会被婴儿吸到嘴里。

从怀孕的第12周开始形成初乳

怀孕约12周时，乳房开始形成富含蛋白质、钙、钠的初乳。初乳呈无色或淡黄色，直到初乳的激素含量达到正常值为止，仍会向新生儿提供营养。一般从产后的第3天左右开始，便能分泌正常的母乳。

应提前想好喂母乳还是喂奶粉

怀孕时要想好喂母乳还是

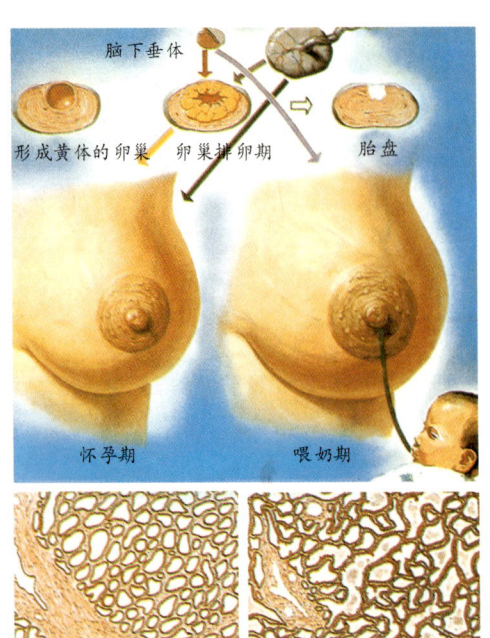

怀孕期　喂奶期

怀孕期乳房组织变化　喂奶期乳房组织变化

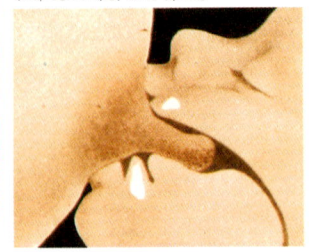

◀ 怀孕后，随着垂体前叶会分泌出大量的催乳素，乳腺细胞和乳汁分泌细胞的数量也逐渐增多。同时，雌性激素和黄体激素会阻碍乳房的变化。

怀孕期中，孕妇的乳房主要受催乳素的影响，从而使乳腺发达，乳房变大，为产后喂乳做准备。但由于乳房还受黄体激素的影响，而黄体激素又能抑制乳汁的分泌，所以怀孕期的女性不会出现乳汁。直到分娩后，随着黄体激素的急剧减少和其他因素（乳汁分泌激素、婴儿吮奶的行为）的作用下，开始出现乳汁。

◀ 当婴儿吸奶时，乳头受到婴儿的嘴唇和牙龈的压力，从而使一部分乳晕进入到婴儿的嘴里。

喂奶粉。这个问题涉及到个人感情，有些人是迫不得已喂母乳，而又有些人怕在公共场合给婴儿喂母乳会引起周围人的注目，从而感到不便。

其实，给婴儿喂母乳是件开心的事情，而且有利于宝宝的健康。另外，如果喂母乳的话，还省去了泡奶粉和消毒奶瓶等很多麻烦。

是否能有效地喂奶，这主要取决于乳头的形状。如果乳头可以碰到婴儿的舌尖的话，那么喂奶的效率就会相对较高，反之亦然。虽然大部分乳头平时也都是突出的，但怀孕时它将更加突出。

有时乳头会贴在乳房组织上，从而变扁或突出不明显。这时可以尝试着在洗澡的时候用大拇指和指尖抚摸乳晕，并

温柔地拉一下乳头，从而给予乳头弹力。

分娩后不久，可根据产妇的身体情况决定是否给婴儿喂母乳。给婴儿喂奶时，最好不要想着乳房会不会失去弹性或下垂之类问题。如果在产后的几周内，一直戴适合胸罩的话，乳房可以恢复原状。

生活中有很多产妇因担心喂母乳会使乳房失去弹性，从而避免喂母乳。但最近，随着对母乳富含的营养价值的认识，喂母乳的人也逐渐增多。在产前护理期间，为了护理乳头而给予抚摸时，有可能会引发它的勃起。

激素变化引起的孕妇身体上的变化

一旦怀孕，激素的变化会引起身体上的很多变化。尤其是黄体激素可以促进子宫成熟，而且可以扩张血管，使血液的供给变得顺畅。

妊娠中的女性身体上会有很多变化，仔细观察这些变化是非常重要的。妊娠是极其自然的自然现象，也是身体对应巨大变化的自动适应现象。在妊娠过程中，最重要的就是由各分泌腺分泌以后存在于血液中的激素的变化。

与怀孕有关的黄体激素由胎盘生产

第一周的时间由一个卵巢分泌的黄体生成激素到了后期就由胎盘生产。黄体生成激素对从子宫、胃和肠的管道、静脉并等处发现的、名为不随意肌的整个肌纤维系统发挥松弛作用。子宫全部由不随意肌构成，黄体生成激素的松弛作用使子宫随着胎儿的发育而逐渐变大，因此减少了早产的危险。

黄体激素会增加孕妇的血液量

黄体生成激素通过扩张血管来帮助孕妇增加身体各处的血液供给量。妊娠过程中血液量会增加40%。

但不幸的是，黄体生成激素有时也会作用于不必要的不随意肌上。从肾脏到膀胱的尿路扩张会增加肾脏的感染率，而且还会影响到血

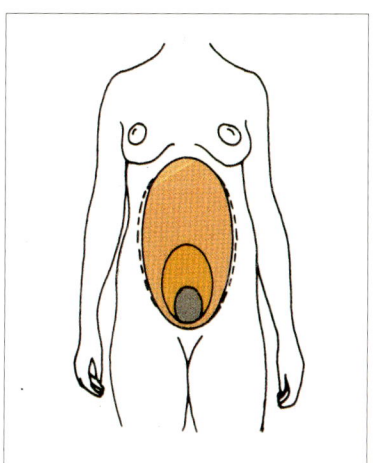

↑子宫的上面部分在怀孕的第12、20、第36周所处的位置都各不相同。虚线表示在临近妊娠末期，当胎儿的头进入到骨盆以后子宫的位置。

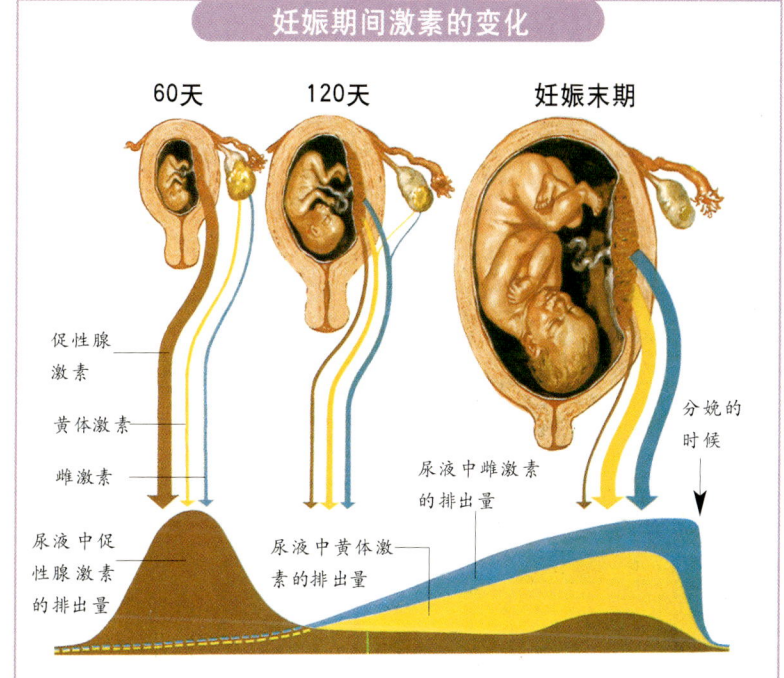

在妊娠初期，主要由卵巢负责分泌黄体激素和雌激素，而胎盘分泌促性腺激素。但从妊娠4个月后开始，胎盘会分泌大部分的激素。胎盘在妊娠期间生产的激素量远远超出了一个女性在一生当中所生产的激素量。

胎盘会随着分娩被排出体外，因此这些激素的含量也会急剧减少。上图表示在整个妊娠期间被排泄到尿液当中的激素代谢物的含量，而且这些激素的排泄量与孕妇血液内激素的浓度成比例。

必须掌握的知识

日常生活中的注意事项

● **想吃的食物要开心地吃**

当觉得饿的时候，孕吐也会加重。还有，要经常吃自己想吃的食物，而且最好是到气氛比较好的餐厅用餐。

● **调节情绪**

不要总是闷在家里，选择天气好的时候去公园等地漫步，这样心情就会变得开朗。

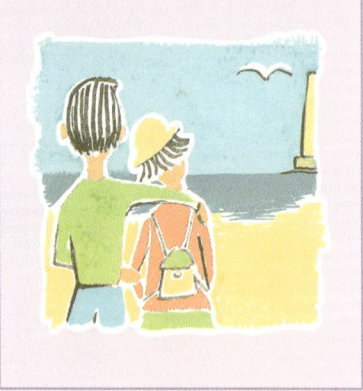

液的循环，成为导致静脉曲张的"罪魁祸首"。

还会引发孕吐和便秘

此外，还会使从食道到胃脏的括约肌松弛，出现呕吐和胃灼烧的现象。不仅如此，还会阻碍食物的移动速度，因此是导致便秘的直接原因。

有助于乳房的发达

促卵泡激素是非常重要的激素，而且与黄体生成激素关系密切。促卵泡激素对胎儿的发育和乳房的发达起着很重要

的作用。

胎盘主要分泌胎盘催乳素，虽然此激素的功能还不够明确，但可以通过检查母体的血液来测定胎盘运动的情况。妊娠期间不可或缺的激素还有催乳素，但它的功能也尚不明确。催乳素主要由脑垂体前叶分泌，不过胎儿和胎盘也会分泌一些。它的含量会在妊娠时期增加，在分娩时达到最高峰，之后便会逐渐减少。而到了婴儿吸吮的时候又会再度增加。

此外，还有由脑垂体分泌的催产素，它在分娩时会刺激子宫收缩。催产素还可以合成化，可以促进中断的分娩活动，对孩子出生后胎盘脱离子宫也有帮助，并且还有助于母乳的分泌。

黄体生成激素促进子宫成熟

妊娠期间，子宫不仅会增大、形状发生改变，而且重量也会逐渐增加，成为母体体重整体增加的原因之一。医生在产前诊断过程中，尤其是在妊娠初期能准确地观察到子宫的成长。在妊娠第1期，子宫会固定在骨盆内，但到了第2期以后就会向上挤压肠胃。妊娠14周时，子宫的位置是腹部，到了20周左右，就会抵达肚脐部位。

整个子宫的大小和位置会因人而异，而且会由于怀孕的次数、肚脐的位置和孕妇的肥胖程度存在差异。此外，羊水的量、双胞胎、腹肌的坚固性等都会影响子宫的大小。因此，这对想通过子宫的位置来判断妊娠时间的医生造成了一定的困难。

子宫只有上半部分会扩张，

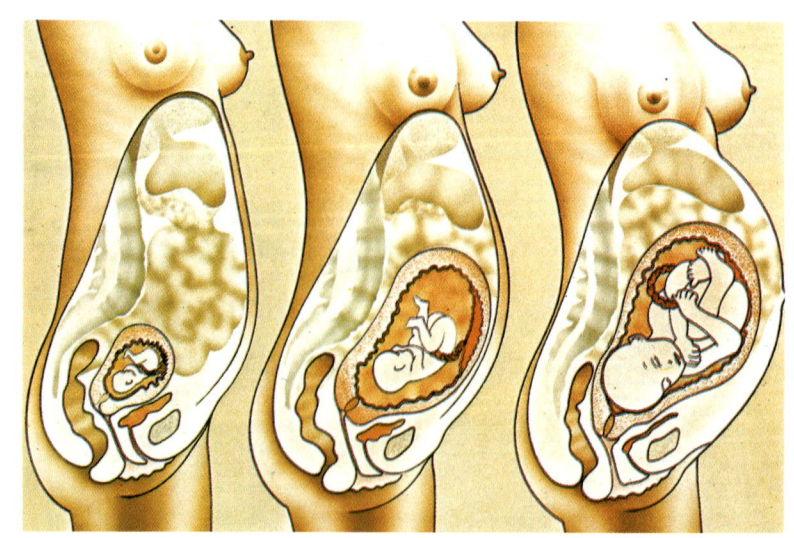

↑妊娠12周以后，子宫会增大到几乎占据整个骨盆的程度，到了20周就会增大至内脏器官变形的程度，而到了36周就会几乎占据整个下腹部。因此，内脏被挤压后会压迫横隔膜，而且还会压迫肠胃，跟着就会出现相应的症状。

下半部分是由肌肉组织形成的宫颈,所以为了能把胎儿保持在子宫内,宫颈呈勒紧状态。

妊娠28周以后,就可以确认胎儿身体的各个部分以及胎儿的位置。在这个时期,胎儿的头部无论是朝上还是朝下都无大碍。因为胎儿通常要到怀孕32～34周的时候才会把头倒置。

在妊娠36周的最后阶段,子宫会占据大部分的腹腔,而且为了拓展空间,会向前推开腹腔壁。这时,肠胃会被挤向腰部或背部,最后位于腹部的最上方即横膈膜正下方。于是,横膈膜受压迫以后会阻碍肺部扩张,导致孕妇呼吸短促。同时,由于胃的重心上升,受到挤压以后会把食物通过括约肌排出,所以会感到胃灼烧。这时,由于括约肌处于松弛状态,呕吐现象会加剧。

如果是初次生产,在妊娠的最后几个星期内胎儿的头部就比较容易下降到骨盆,这样一来横膈膜和肠胃所承受的压力就会减轻许多。此时孕妇能感觉到胎儿的下降,以及骨盆内的压力。

怀孕10个月的生活摘记

怀孕以后,就会有很多需要注意的事项和不能违反的事项,让我们按月记录每个需要注意的事项,以便时刻提醒自己。

第一个月	● 以充分的睡眠和有规律的生活来调整生物钟。 ● 月经开始10天以后,尽量不要接受X光检查。
第二个月	● 选择医院。为了便于定期接受检查,最好选择离单位或者家比较近的医院。 ● 要注意X光和药物的使用。从怀孕4周左右开始,胎儿的大脑和内脏会迅速成长,因此要特别注意。
第三个月	● 这个时期很容易引起流产,所以需要特别谨慎。 ● 接受医生的定期检查。 ● 注意X光和药物,小心感冒。 ● 做血型、梅毒、贫血等检查。 ● 不仅要戒烟,而且要远离烟气。
第四个月	● 孕吐现象消失以后,要注意均衡饮食。 ● 不能过度疲劳,而且尽量不要去兜风等。 ● 正确接受定期检查。 ● 避免性生活过于频繁。 ● 注意不能让身体太凉。
第五个月	● 记住胎动的时间,有助于预产期的推算。 ● 带肚兜。 ● 继续接受定期检查。 ● 开始按摩乳房。
第六个月	● 留意身体的浮肿。 ● 接受牙齿的治疗。 ● 贫血严重者要努力造血。 ● 夫妻一同掌握育婴常识。
第七个月	● 为了应对可能会出现早产的情况,要提前做好充分的准备。 ● 注意便秘。 ● 要注意身体的保暖。 ● 由于胎动严重,因此需要镇定。
第八个月	● 肚子已经很大,要注意保持身体的平衡。还有,洗头、修剪指甲的事情需要丈夫的帮助。 ● 定期检查延长为每两个月一次。 ● 要注意观察体重增加的幅度和浮肿的现象,以免引起妊娠中毒症。 ● 为了避免早产,要避免性生活。
第九个月	● 这是最受累和最寂寞的时期,尤其是心脏不好的人需要镇定。丈夫要帮忙做家务。 ● 体重每周增加500克以上就是危险讯号。 ● 注意早产。 ● 禁止性生活。 ● 准备好婴儿用品。 ● 接受产前休假。
第十个月	● 要随时做好分娩的准备。 ● 要注意个人卫生。 ● 需要充分的休息和睡眠。 ● 如果往下流大量的液体,说明是羊水破了,就要立即去医院。 ● 如果出现大量出血或严重腹痛的现象时,就要立即到医院进行检查。

通过母亲的血液传递给胎儿的养分

对于健康的胎儿来说，血液的供给是不可缺少的要素。血液从肺部获得氧气、从肠胃获得养分以后，通过胎盘提供给胎儿。

血液为胎儿提供氧气和养分

血液通过在母体内循环，会把肺部的氧气和肠胃里的养分传递到胎儿的各个细胞，并吸收由细胞释放的二氧化碳和废物。之后，二氧化碳会通过肺部被排出体外，而废物会通过肾脏以尿的形式被排出体外。

在妊娠期间，孕妇体内的血液会增加40%，这种现象从怀孕8周时出现，以后会一直持续到分娩结束。妊娠初期增加的血液量大部分会被输送到肾脏（每分钟500毫升）。

随着胎儿的成长，子宫内的血液量会增加10倍

在怀孕以前，子宫内的血液量只有50毫升，而怀孕以后就会增加到500毫升。此外，肺部、乳房、末梢微血管等其他部位也会出现血液增加的现象。由于经过微血管的血液大量增加，会导致孕妇的体温上升。像这样，血液供给量的增加不仅可以为胎儿提供其所需的养分，而且还可以帮助孕妇的身体适应孕后的各种变化。

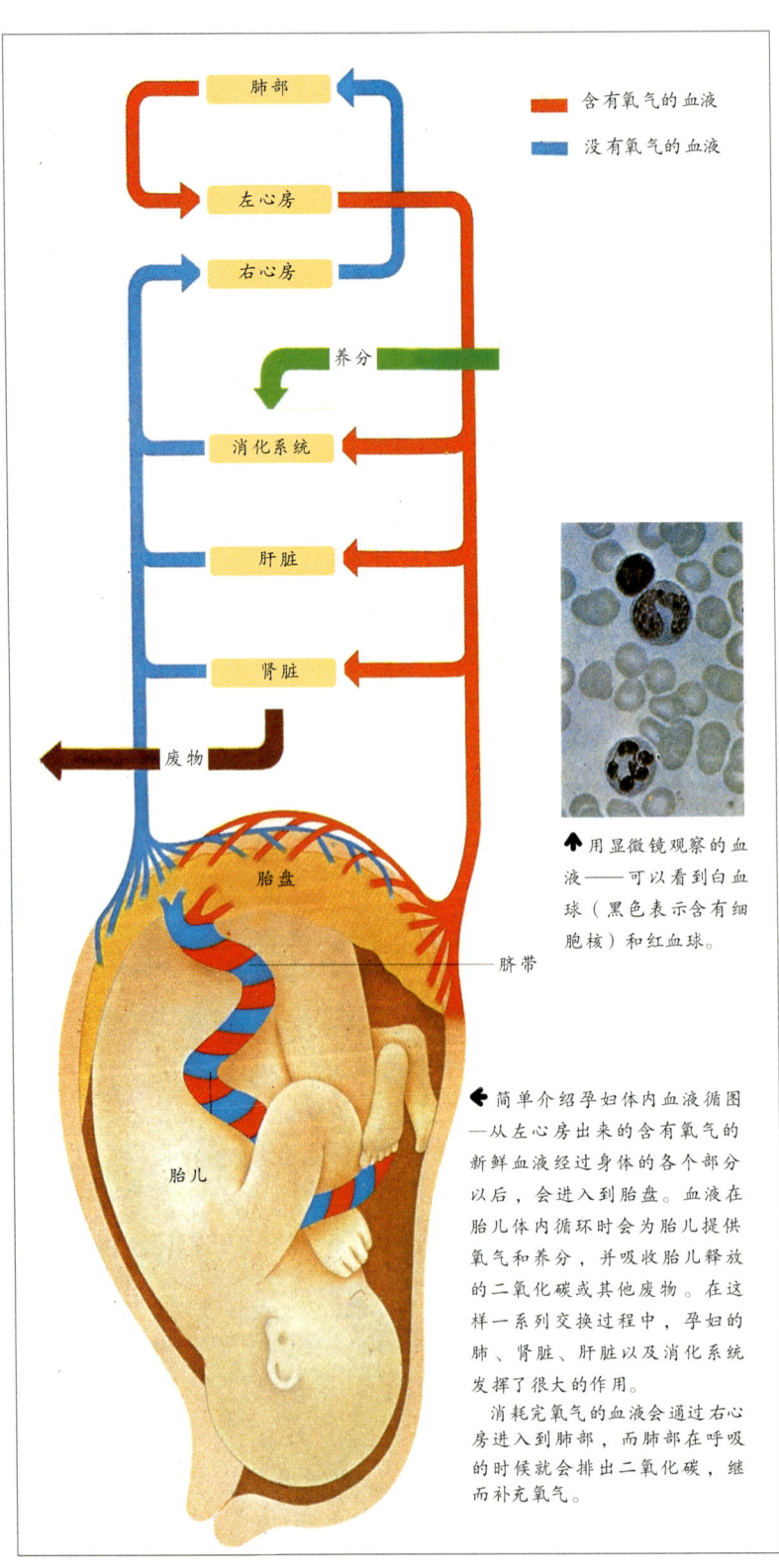

↑ 用显微镜观察的血液——可以看到白血球（黑色表示含有细胞核）和红血球。

← 简单介绍孕妇体内血液循环图——从左心房出来的含有氧气的新鲜血液经过身体的各个部分以后，会进入到胎盘。血液在胎儿体内循环时会为胎儿提供氧气和养分，并吸收胎儿释放的二氧化碳或其他废物。在这样一系列交换过程中，孕妇的肺、肾脏、肝脏以及消化系统发挥了很大的作用。消耗完氧气的血液会通过右心房进入到肺部，而肺部在呼吸的时候就会排出二氧化碳，继而补充氧气。

通过胎盘为胎儿提供养分

妊娠期间血液增加的最重要的意义在于可以尽可能多地为胎儿提供养分。受精卵的周边细胞形成了胎盘，而且到了12周以后就会发展成为一个独立的器官。在这期间，胎儿的血管会进入到母体的血液循环系统内。这两个循环系统即使没有混合，也可以完成彼此间的交换。

胎儿通过胎盘排出废物

胎儿既通过胎盘吸收所需的氧气和所有养分，也通过胎盘向外排出二氧化碳、氮气等。在这过程中，产母的肺、肾脏、肝脏等发挥了很重要的作用。胎盘不仅可以有效地阻止有害物质伤害胎儿，而且还会分娩防止流产的激素。

孕妇贫血会给胎儿造成影响

人类的血液由红血球、白血球以及血小板构成，而且它们都存在于血浆内。红血球是含有血红素的小圆饼状物质，主要发挥运输氧气的作用。当血红素的量减少或者红血球的数量减少时，就会引起贫血。

怀孕的时候要防止贫血现象的发生，因为这样会阻碍向胎儿输送氧气，以及分娩时的血液损失会加重孕妇的贫血现象。在血红蛋白的形成过程中不可或缺的铁元素可以通过正常的饮食来充分地摄取。在妊娠期间，胎儿为了生产自身的血细胞，会从母体身上吸走大量的血液，而且会为了出生后的哺乳期而储存铁元素。由于上述原因，孕妇怀孕以后月经就会中断。虽然能因此而储备少量的铁元素，但在分娩时铁元素仍会不足。所以，在怀孕的时候最好服用含有铁元素的营养剂。治疗贫血的特效药叶酸对血红素的形成也很重要，而且含有铁元素的营养剂大多都包含叶酸。此外，胎儿的血细胞在形成时还需要少量的维生素C。

ABO型和Rh型给怀孕带来的影响

所有的孕妇在怀孕初期都需要确认血型，血型的分类主要有ABO型和Rh型两种。ABO型具体可以分为A、B、AB和O型，而且各个血型与红血球的抗体有关联。Rh类型有Rh加和Rh减，它们是用红血球的类型来区分的。

为了安全地输血，在输ABO型以及Rh型血的时候要避免血型之间的不协调。如果输血时输入不同的血型，就会引起母体形成抗体或者输血的副作用。

Rh减女性和Rh加男性的胎儿会很危险

Rh型有助于防止血液疾病给胎儿带来不良影响，所以对怀孕来说是非常重要的。所有的血型不是Rh加就是Rh减，但前者是显性遗传，后者是隐性遗传。当Rh减型女性怀有Rh加型男性的孩子时会很危险。因为如果胎儿是Rh加，那么就存在胎儿的血液进入Rh减的母体的血液循环的危险。

近来，Rh减的母体在分娩后会立即注射Rh免疫球蛋白或抗Rhγ球蛋白来预防此类危险的发生。

必须掌握的知识

夫妻中只要有一个人的血型是Rh加，那么胎儿就是Rh加

大部分人类的血细胞内都含有Rh基因，我们称其为Rh加，如果体内没有这个基因，就称为Rh减。但是，当Rh减的女性怀上Rh加的孩子时就会有危险，即在分娩的过程中胎儿的红血球有可能会进入到Rh加的孕妇的血液内。这样一来，母体内就会产生抗体，在下次怀孕时会对胎儿的红血球造成影响，继而会引发贫血或者黄疸。

由于Rh是显性遗传，所以只要夫妻中有一个人携带Rh加，那么胎儿就是Rh加。因此，所有的孕妇在怀孕初期都要进行Rh型检查。

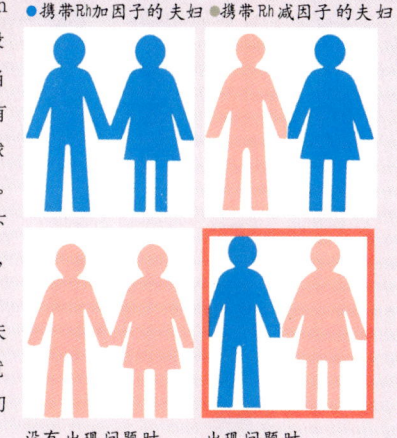

●携带Rh加因子的夫妇　●携带Rh减因子的夫妇

没有出现问题时　　　出现问题时

怀孕过程中的定期检查

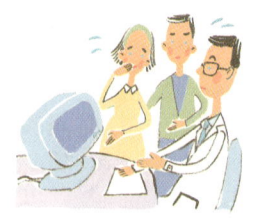

孕妇的定期检查，对于孕妇和胎儿的健康来说至关重要。让我们共同了解一下，怀孕初期要做哪些检查，到了怀孕的中期和末期，又要做哪些检查。

分娩之前最好按计划接受定期检查

怀孕后，要经常与医生商谈。具体的商谈次数是：怀孕的前28周是每月一谈，从29周到36周是两周一谈，从37周至分娩是每周一谈。如果出现阴道出血、血压突然上升和严重的肾脏炎等并发症的话，要及时和医生商谈。

如果选择在医院分娩，分娩前需要和老公一同去医院商谈。这时候医院会把分娩和产后的过程给夫妻看，使孕妇在分娩时有个放松的心态。

怀孕要经历3个阶段

与医生第一次交谈时，医生会介绍关于妇检的常规项目，并对肾脏、体重、血压等进行检查，甚至还会以小便检查来看葡萄糖与蛋白质的含量。这4种检查在每次商谈时都会重复，因为它们的检查结果可以仔细的观察到以肉眼无法看到的症状。

一般来说，第一次商谈时会检查小便是否被感染，有的医生还会采取阴道分泌物检查，看阴道是否有感染。另外，还会抽取血液来检查血型（Rh型或ABO型）或者贫血状况。

除上述检查之外，还会检查是否患上梅毒或是否对风疹有免疫力。以血液为标本来检查是为了看母体内的抗体会不会影响到孩子。

怀孕16周时，应该进行关于胎儿糖蛋白的阿尔法甲胎蛋白血液检查，这个检查有助于探明二分脊椎与畸形儿。同时，最好经常做贫血与抗体性血液检查，假如母亲是Rh减的情况，检查时要特别注意。

如果孕妇有异常的症状或担心某些症状时，可以先把这些记录下来，再与医生商谈。

必须掌握的知识

畸形儿的鉴定

- **基本的检查**：定期检查中的体重、血压、小便、血液检查。
- **血糖筛查**：在怀孕期的第24～28周做检查，为了查看是否患上怀孕性糖尿病。
- **阿尔法胎儿蛋白质筛选试验**：检查类似于二分脊椎或先天性无脑的神经管畸形和类似于唐氏综合症等先天性畸形是在怀孕期的第16～18周。
- **超音波检查（俗称B超）**：怀孕期胎儿在肚子里的成长程度，是不是双胞胎，胎盘的位置，子宫内羊水的量，胎儿的全面健康状态，阴道出血的原因，至14周若听不到胎儿的心跳声，至22周听不到胎动等关于胎儿健康状况的检查，可确认是不是畸形。
- **羊水检查**：抽取微量的羊水来诊断各种先天性畸形。主要在怀孕期的第15～18周内检查，快则在怀孕期的第12周，慢则在怀孕期的第20周进行检查。
- **绒毛膜 绒毛（CVS）检查**：为了确认是否患上先天性畸形的诊断，快则在怀孕期的第9周。
- **胎儿健康状态（NST）检查**：检查胎儿的心跳数和胎动，怀孕后期随时可检查。
- **B菌链球菌（GBS）**：在母体的阴道或肝门附近检查是否有B菌或链球菌朴泰莉娅的诊断。需在怀孕期的第35～37周做检查。
- **脐带检查**：对胎儿血液检查与分析，在怀孕中后期做检查。

预防浮肿的方法——运动和休息

适当的运动和充分的休息对孕妇非常有益。适当的运动可以预防浮肿，使胎儿健康，而且可以培养分娩时所必需的力量和耐力。

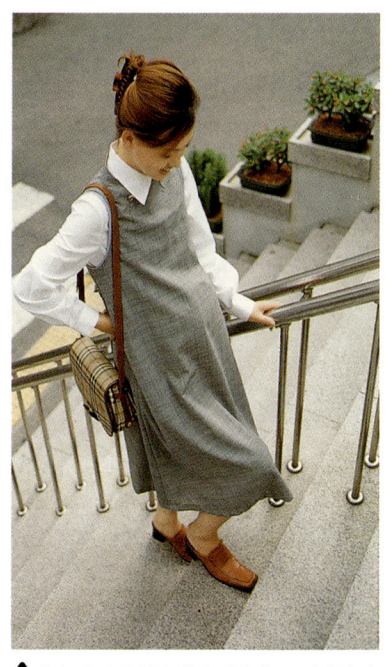

↑孕妇为了保持身体上的平衡，后背会向后仰，所以容易引起背部疲劳。高度适当的鞋跟对减轻疲劳很有效。

怀孕期间孕妇出现两种姿势上的变化，其中一个是由黄体激素引起的变化。即没有怀孕的女性其韧带坚固且由非弹力性组织构成。不过黄体激素会使韧带变软变长，致使关节从以前固定的结构变成流动性组织，特别是脊椎和骨盆的关节变为流动性组织。这时如果不维持正确的姿势或不注意背部肌肉会引起腰痛。

第二个是由于身体重心的变化。即没有怀孕的女性其身体重心在脊椎前的肾脏上面。而孕妇的子宫提升，身体的重心过于向前，使得孕妇难以保持平衡。

因此孕妇会把肩膀往后翻，而这个动作变成习惯，致使背部容易感到疲劳。保持身体平衡的有效做法是挺直腰板，特别是分娩前3个月的时间里不要长时间站立。

穿鞋跟高度为2～5厘米的高跟鞋

皮鞋有助于孕妇维持好的姿势。过高或过低的鞋跟对孕妇有害，稍有高度的鞋跟可以帮助孕妇挺直腰板，故2～5厘米高的鞋跟比较适中。孕妇最好备有2双左右、高度稍有差别的皮鞋。按照以上的做法可以矫正错误的姿势。

孕妇体重增加、肌肉松弛会使脚板变宽，因此怀孕后期穿过的鞋分娩后有可能不合脚。所以怀孕期暂时不要买新鞋。

步行会减轻浮肿

步行会促使腿部静脉的血液流动，有助于消除脚脖子的轻微浮肿和腿部下沉的感觉。孕妇腿部发肿时可以把两腿垫高休息，背部尽量放松。适当的步行对孕妇有益，但是应避免长时间站立。

孕妇可以汽车旅行或自行驾驶，但是硬硬的座位会压迫腿部的静脉，所以旅行或驾本时应多加注意。孕妇长时间旅行后，会出现血液流动不流畅情况，故汽车旅行时应分次停车休息。

旅行时应随身携带能证明你是孕妇的医生诊断书。

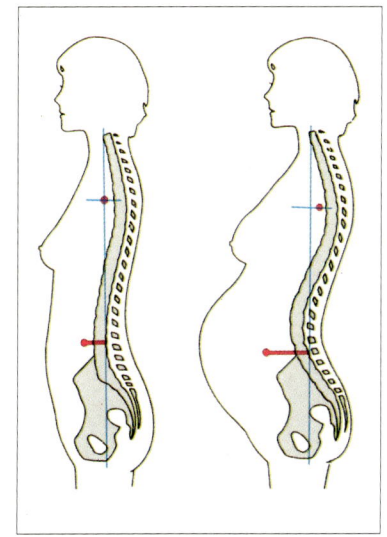

↑怀孕时重心从脊椎稍向前移，由此带来的连锁反应就是肩膀向后翻、驼背。这种姿势会引起腰部或背部疼痛，而且会使孕妇处于紧张状态。所以应伸直腰板，走路或站立时保持腹部肌肉的弹力，避免腹部凸起。

以舒适的姿势休息

怀孕期间适当的休息非常重要。孕妇应规定休息时间,并按照规定休息。休息时最佳的姿势是躺着或直立双腿、背部使劲。

怀孕期间由于新的生活方式和与其相应的变化,很难躺着睡,而且也不易解除紧张感。所以在找到最佳的睡姿前,可以尝试各式各样的姿势。一般,怀孕最后3个月期间侧着躺会比较舒服。

通过散步、坐、躺解除紧张感也是很重要的,我们会在第5章详细介绍。

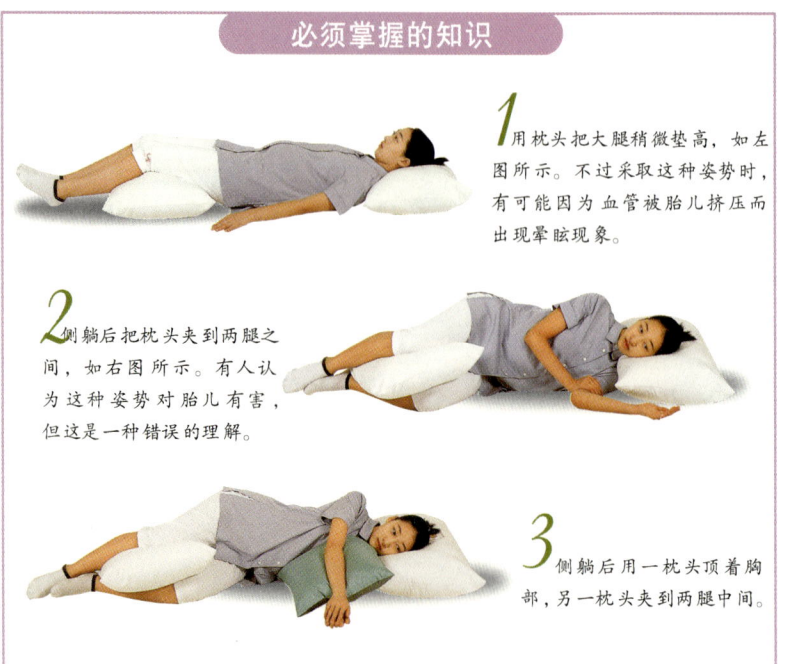

必须掌握的知识

1. 用枕头把大腿稍微垫高,如左图所示。不过采取这种姿势时,有可能因为血管被胎儿挤压而出现晕眩现象。

2. 侧躺后把枕头夹到两腿之间,如右图所示。有人认为这种姿势对胎儿有害,但这是一种错误的理解。

3. 侧躺后用一枕头顶着胸部,另一枕头夹到两腿中间。

适当的运动对胎儿有益

孕妇可以参加无接触性的运动,如不会过于劳累或带来并发症的乒乓球、高尔夫球、游泳等运动对孕妇、对胎儿都有益处。

⬇ 拿起重物或抱孩子时应直立着腰弯下膝盖,抱起后放在桌子等地方。

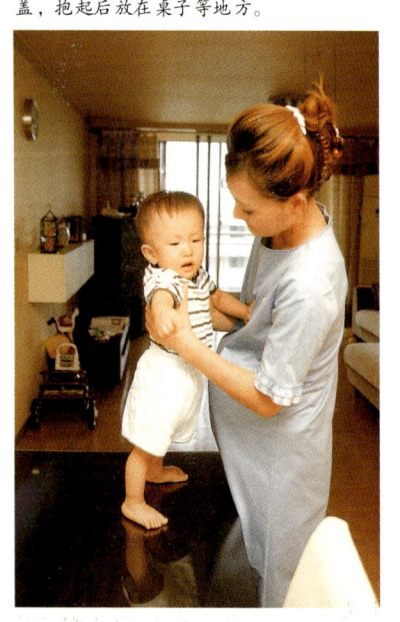

疲劳时应立即休息

上班的孕妇会工作一整天,甚至有些孕妇如果没有危险症状会工作到分娩。但是没有医生的嘱咐,孕妇也要自行判断并决定什么时候应停止工作。

继续工作时,特别是怀孕9个月以上的孕妇,应充分休息,避免劳累。工作结束后每天下午都应休息,并抽出一些闲暇时间。还有,当孕妇自己感觉到疲劳时,应立即停止工作,充分休息。

有过流产历史或怀孕时出血的孕妇应停止工作,这类孕妇相对其他孕妇需要更多的休息时间。

必须掌握的知识

对孕妇有害的运动和危险讯号

怀孕期间做适当的运动会促进血液循环,还可以培养忍受阵痛和分娩时所需的力量和耐力。但是,撞击腹部或使关节过于负重的运动对孕妇对胎儿是有害的,应尽量避免。不适合孕妇做的运动有潜水、滑雪、骑马、激烈的跑步等。还有,运动中如果出血、晕眩、腰部或腹部疼痛等现象,严重时应立即停止运动,并去医院检查。

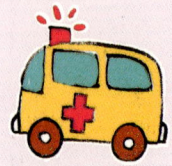

家中休息

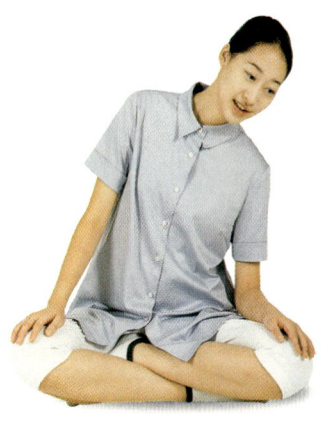 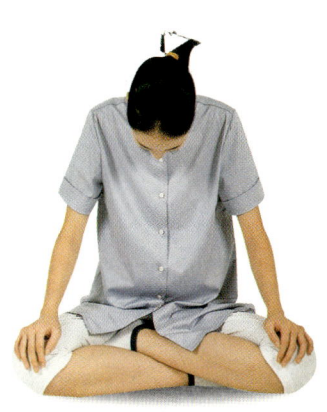 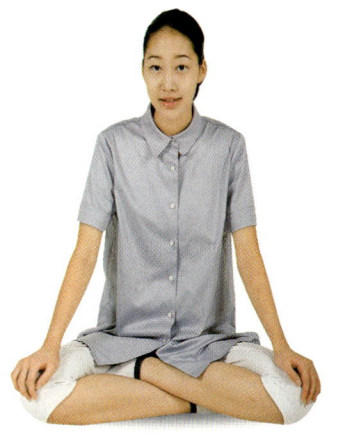

1 盘腿，两手放在膝盖上，伸直腰板，脸朝前方。然后脖子向左向右歪至45度，使其颈部和腰部有紧绷感。

2 以1为基本姿势，背部和头部向前倾，直至接触地板。

3 结束前面两个动作后，伸直腰板，双手不离膝盖。这时调整呼吸，反复地吸气、呼气。

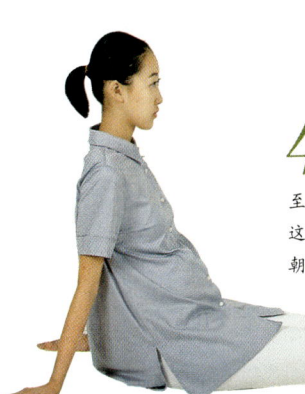 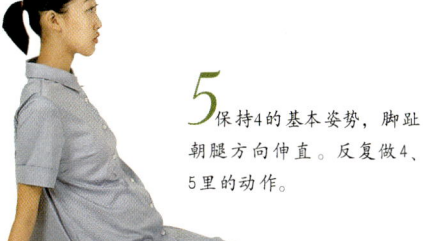

4 双手向后撑地，重心移至双手，两腿并拢伸直。这时伸直背部和颈部，脸朝前方，脚趾使劲往下压。

5 保持4的基本姿势，脚趾朝腿方向伸直。反复做4、5里的动作。

办公室休息

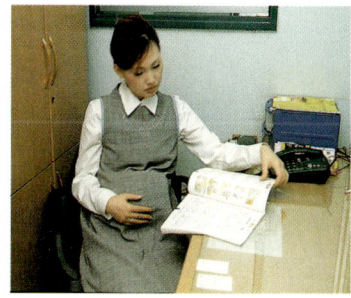 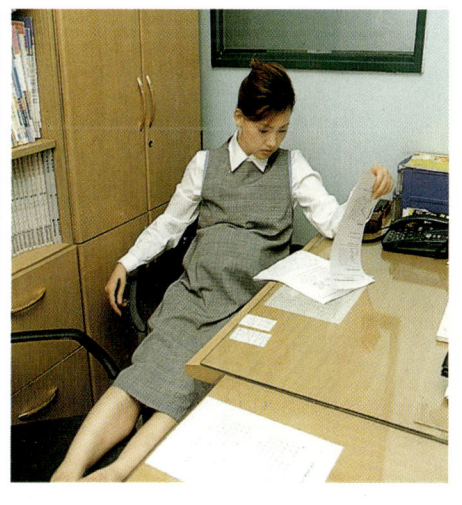

↑ 上班中感觉特别累的时候，应放松身心。

→ 尽可能地把腿抬高。由于急速上升的体重，腿部会特别疲劳。

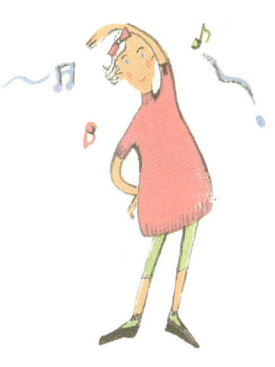

保证胎儿 健康的饮食

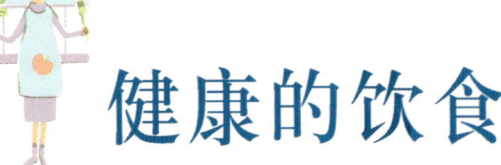

虽然在妊娠期间体重过度增加是个问题，然而体重几乎不变或者减轻却是更严重的问题。通过均衡吸收基础营养素来帮助胎儿发育吧。

要均衡吸收基础营养素

随着妊娠的进行，母体的体重会逐渐增加。这主要是由乳房和子宫的扩张、胎儿的体重、妊娠期间母体发生的变化等原因造成的。孕妇一天需要的热量约为2千5百卡里路，而这并不代表要吃两人份的食物。

孕妇的体重会增加13～15千克

妊娠期间增加的体重最多约为13～15千克，而在前20周内增加的体重不会超过4.5千克。体重过度的增加对母体和胎儿都不利，而且分娩后会很难恢复到正常的体重。

当意识到体重在过度地增加时，就要找医生进行咨询，然后调节饮食。这时最重要的就是均衡饮食，要按照适当的比例吸收蛋白质、碳水化合物、脂肪、维生素、无机物、纤维等基础营养素。

在妊娠中期一定要摄取蛋白质

蛋白质对乳房组织的构成和胎儿、子宫、胎盘的成长及母体的红血球生产等是不可缺少的。因此，在妊娠中期需要摄取更多的蛋白质。虽然肉类和蔬菜类里都含有蛋白质，但是动物性蛋白质更佳。牛肉、海鲜、鸡蛋、牛奶、奶酪里都含有丰富的蛋白质，而且小麦、白米以及其它谷物、菜豆、豆奶、板栗当中也含有少量的蛋白质。

蛋白质的摄取方法之一就是通过豆腐或奶酪，还有早餐里的谷物类或者牛奶等来轻松摄取植物蛋白和动物蛋白。

另外，还可以通过吸收植物性蛋白的混合物来摄取一切所需的蛋白质，这时只要吃包括花生和各种蔬菜在内的含有植物性蛋白的食物即可。

体重减轻不是好征兆

碳水化合物是提供能量的供给源。因此，如果摄取量过少的话就会分解体内的脂肪来提供能量。这就是为什么节食可以减轻体重的原因。如果妊娠期间发生体重减轻的现象，就需要引起特别的注意。面粉、土豆、其它谷物类等含有淀粉的食物和蔬菜里除了其它的养分以外，还含有丰富的碳水化合物。

脂肪是可以通过适当的调节饮食来摄取的浓缩的能量源，因此它可以储备能量。一切脂肪都可以提供能量，而且还含有维生素A和D。

维生素在保持身体的健康方面具有特殊的功能。比如，

必须掌握的知识

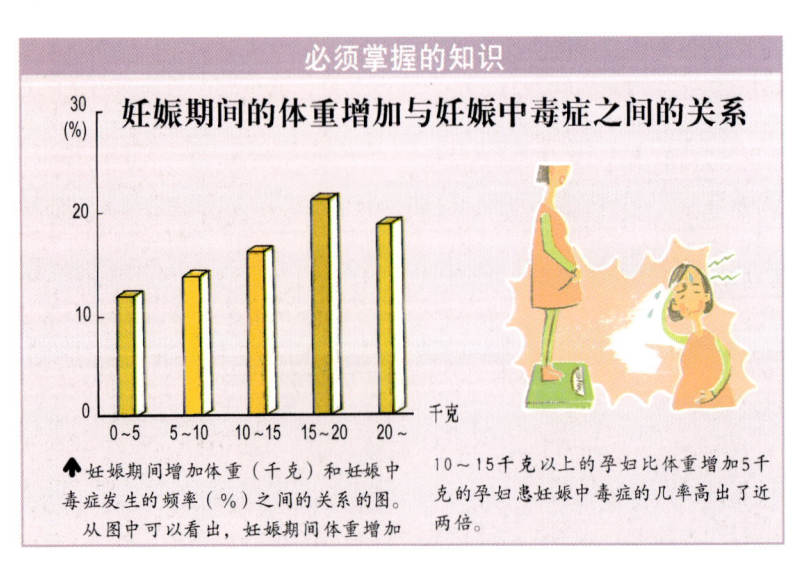

妊娠期间的体重增加与妊娠中毒症之间的关系

↑妊娠期间增加体重（千克）和妊娠中毒症发生的频率（%）之间的关系的图。从图中可以看出，妊娠期间体重增加10～15千克以上的孕妇比体重增加5千克的孕妇患妊娠中毒症的几率高出了近两倍。

维生素A对于除了眼睛、骨骼以外的身体内部器官的组成是不可缺少的成分。

维生素的摄取有助于胎儿的发育

维生素D和钙对骨骼的组成是不可或缺的成分，一旦缺乏，孩子会出现软骨病，而大人就会出现骨质疏松症。通常，可以通过日光浴来吸收大量的维生素D，但如果是在光照少的地方，就只有通过饮食来摄取维生素D。虽然，妊娠期间需要的维生素D比平时更多，但只要不是严格素食主义者，就无需再另外服用维生素D片剂。

维生素D：是身体组织成长时所必需的成分，大部分存在于肉类、面包、鸡蛋、牛奶、绿色蔬菜、豆类等食物中。

叶酸：维生素B群之一的叶酸对红血球的形成尤为重要。它存在于含有铁元素的食物中，但如果是在高温下食用，就很容易被破坏。妊娠期间最好服用包含叶酸的铁元素片剂。

维生素B_{12}：它只存在于牛奶等动物性食物中，因此如果平时不吃肉类，那么最好每天喝1升牛奶。

维生素C：包含于柑橘类、新鲜水果、绿色蔬菜类、西红柿、土豆等食物中，不过做料理时很容易被破坏。

维生素K：是从绿色蔬菜类中发现的，它是血液凝固时不可缺少的元素，而且还可以通过栖息在肠胃里的细菌在身体内部生成。

铁、钙：它们对身体能够发挥正常的功能起了很大的作用。铁是造血时所必需的元素，主要是血红素的成员。

铁：通常存在于肝、肾脏、肉类、蛋黄、干燥后的水果、绿色蔬菜类等食物中。怀孕的时候虽然需要额外服用铁元素，但是铁元素可能会引起便秘、腹泻以及腹痛等肠胃疾病。

钙：是牙齿和骨骼发育所必需的元素，每天只要喝750毫升左右的牛奶就能摄取孕妇一天所需的钙量。不过，牛奶会释放高热量，所以最好每天只喝500毫升的牛奶，剩下的就用酸奶或脂肪较少的乳制品来补充。

摄取纤维质可以预防便秘

纤维质：它的重要性是近几年才得到认可的，缺乏纤维质会引起便秘、痔疮、结肠炎等。所有的蔬菜类和水果类、面包类、谷物类都含有纤维质，孕妇一天的饮食菜单中最好加入含有纤维质的食物。

肠胃在妊娠期间会受到很

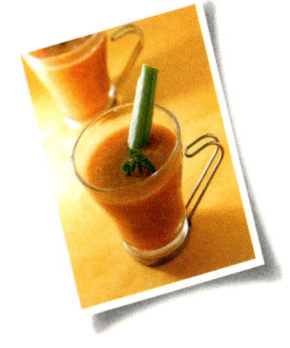
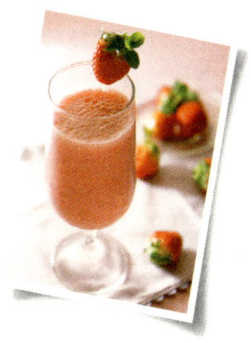

← 怀孕期间，在摄取蛋白质、钙、铁的同时也要摄取大量的各种维生素。新鲜的水果和绿色蔬菜类含有丰富的维生素A和C，所以最好生吃或者榨汁来饮用。

多影响。比如，由于黄体生成激素导致括约肌松弛，肠胃中少量的酸性物质会沿着食道进入，所以会出现胃酸的症状。这时，服用解酸的药物可以缓解症状，而且怀孕后期的胃酸可以通过睡眠来改善。

通过经常改变饮食的方法来减轻孕吐症状

从妊娠两个月开始，就会出现恶心、浑身无力、呕吐或者挑食的症状，而且还会一直处于烦躁的状态，这就是孕吐，但这个会因人而异。

如果因孕吐现象严重而不能进食时，比起按照一天三顿的习惯饮食，不如改为随时随地吃自己想吃的食物。比如，可以边散步边吃三明治，或者把便当分几次来吃等。空腹时孕吐现象会加重，所以要经常改变饮食的方法来改善孕吐。

在孕吐的时期，水分、维生素和无机物等不足的现象会比较明显，所以要多吃些含水分多的水果等。但是，最重要的还是新鲜空气的摄取。

对胎儿有益的
孕妇营养餐

孕妇必需的各种营养素

以下是孕妇所必需的含有各种营养素的食品，怀孕期间要食用含有丰富维生素的各种水果和蔬菜，以及含有丰富蛋白质和钙的食物。

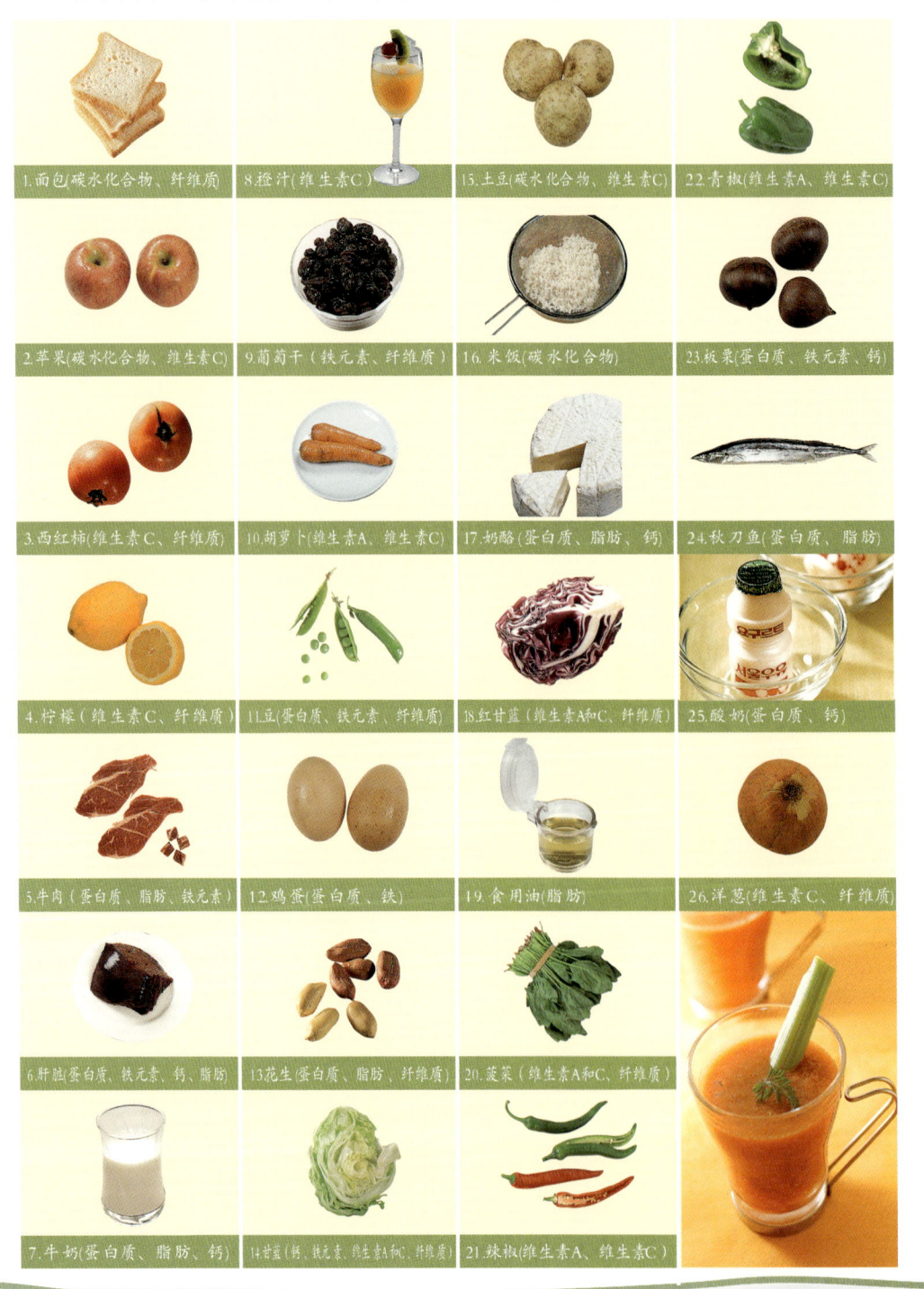

1.面包(碳水化合物、纤维质)　8.橙汁(维生素C)　15.土豆(碳水化合物、维生素C)　22.青椒(维生素A、维生素C)
2.苹果(碳水化合物、维生素C)　9.葡萄干(铁元素、纤维质)　16.米饭(碳水化合物)　23.板栗(蛋白质、铁元素、钙)
3.西红柿(维生素C、纤维质)　10.胡萝卜(维生素A、维生素C)　17.奶酪(蛋白质、脂肪、钙)　24.秋刀鱼(蛋白质、脂肪)
4.柠檬(维生素C、纤维质)　11.豆(蛋白质、铁元素、纤维质)　18.红甘蓝(维生素A和C、纤维质)　25.酸奶(蛋白质、钙)
5.牛肉(蛋白质、脂肪、铁元素)　12.鸡蛋(蛋白质、铁)　19.食用油(脂肪)　26.洋葱(维生素C、纤维质)
6.肝脏(蛋白质、铁元素、钙、脂肪)　13.花生(蛋白质、脂肪、纤维质)　20.菠菜(维生素A和C、纤维质)
7.牛奶(蛋白质、脂肪、钙)　14.甘蓝(铜、铁元素、维生素A和C)　21.辣椒(维生素A、维生素C)

芥末海鲜

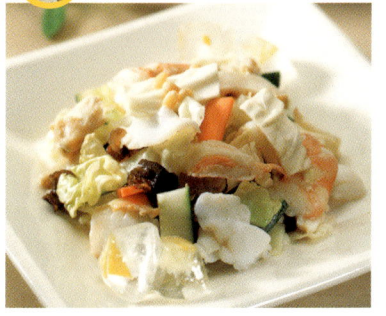

材料（四人份）：

虾50克，海螺2个，鱿鱼1条，包心菜4叶，胡萝卜、黄瓜各50克，木耳20克。

芥末沙司：芥末粉2勺半（大），食用醋1勺（大），白糖2勺（小），水1勺（大），食用盐1勺（小），香油少量。

做法：

①收拾好虾以后，放进蒸笼里面蒸或者放在热水里面煮熟。

②海螺用中火煮熟，之后再掏出黑色的内脏，最后把收拾干净的海螺切成薄片。

③首先把鱿鱼的表皮去掉，并用流水洗净之后再把水分擦干。按竖5毫米的间隔切出一道道平行的花纹，但是注意不要下刀太狠，切到肉厚的四分之三处就可以了。之后再把切好的鱿鱼放入烧开的盐水中烫熟。

④黄瓜要以4厘米的宽度切成块儿状，然后把中间的种子挖掉之后切成方块儿。胡萝卜也切成像黄瓜一样大小的方块，包心菜要切成稍长的形状。

⑤芥子粉放进水里大概放置30分钟左右。若有辣味，放点热水后再放置10分钟左右。

⑥在泡制好的芥末汁里放入食醋、白糖、水、香油、食用盐等做成芥末沙司。

⑦把准备齐全的材料放进大的混合盆中用食用盐与胡椒粉等调味，最后再放进芥末沙司拌匀。

萝卜片卷蔬菜

材料（四人份）：

萝卜 1/2个，牛肉 200克，香菇 4个，胡萝卜 1/3个，红辣椒 2个，金针菇 1包，菊苣5～6叶。

腌泡萝卜的调料：水 1/2杯，食用盐，白糖，少量食用醋。

其它调料：剁好的蒜 1勺（小），食用盐，少量胡椒粉，清酒 1勺（小）。

柠檬沙司：胡萝卜、洋葱、剁好的红辣椒各一勺（小），柠檬汁2勺（大），蛋黄酱2勺（大），少量芥末。

做法：

①把萝卜去皮，然后切成圆形的薄片。

②把切好的萝卜放入大盆里，再加入食用盐、食用醋、白糖、水等放置约30分钟。

③把瘦牛肉切成6厘米的长度，再把剁好的蒜头、清酒、食用盐、胡椒粉放进锅里与牛肉一起炒。

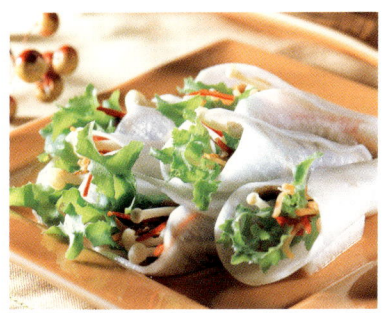

怀孕初期

可以缓解孕吐的食物

怀孕初期会出现孕吐的现象，所以要吃爽口的食物来增加食欲。同时，为了胎儿的组织和骨骼的形成，要充分吸收蛋白质、钙等。

④选择几个直径约4厘米的香菇泡在水里，等到泡开之后吸干水分再切成几块，然后用食用油炒好。胡萝卜也以4厘米的长度切成厚片，红辣椒的籽掏净以后也切成与胡萝卜同样大小的厚片。金针菇与菊苣也做相同的处理。

⑤将腌好的萝卜捞上来沥干水分，然后在萝卜的中间放肉馅、香菇、胡萝卜、芥末、红辣椒以及蔬菜苗卷成扇状。

⑥做好的萝卜卷野菜可沾上放入少量芥末、洋葱、胡萝卜、剁好的红辣椒、柠檬汁、蛋黄酱等做成的柠檬沙司食用。

西红柿沙拉

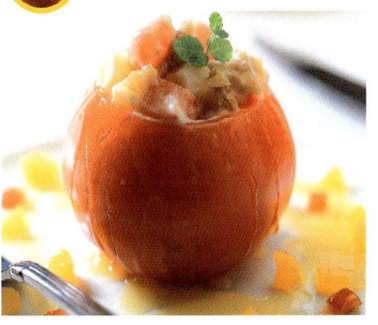

材料（四人份）：

西红柿4个，苹果1个，核桃仁30克，蛋黄酱2勺（大）。

柳橙沙司：橙汁80毫升，蜂蜜1勺（大），淀粉汁 1勺（大）。

做法：

①西红柿的蒂子摘掉用流水洗净，切取上面部分的1/3，再把里面的果肉挖掉。把挖出来的西红柿果肉切成1厘米大小的块状。

②把削好的苹果切成1厘米的块状。

③把核桃泡在温水中，泡开之后再把皮去掉，最后切成小块。

④切成小块的西红柿果肉与苹果、核桃还有蛋黄酱都混在一起拌匀，最后把这些放入掏出果肉的西红柿里面。

⑤把橙汁、蜂蜜和少量的水一起放入平锅里面煮一段时间，然后再放入淀粉汁做成稠沙司。

⑥将西红柿放入盘子里，上面加上橙汁沙司。

酱鸡肉蔬菜卷

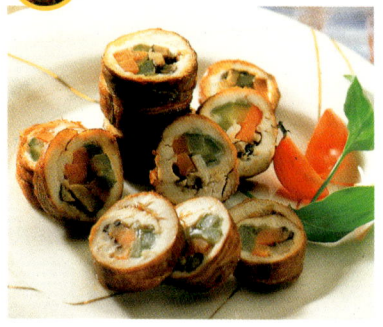

材料（四人份）：

鸡胸肉300克，香菇7个，胡萝卜、黄瓜各1个，淀粉1/2杯，少量食用油。

鸡胸肉调料：清酒1勺（大），生姜汁1勺（小），食用盐，少量胡椒面。

酱汁：酱油1/2杯，海带汤1杯，清酒3勺（大），辣椒面2勺（大）。

做法：

①选出厚度均匀的鸡胸肉，以较宽的间隔切出一道道平行的花纹，但是注意不要下刀太狠，切到肉厚的四分之三处就可以了。

②在收拾好的鸡胸肉里面放点清酒、生姜汁、食用盐、胡椒粉等调料，放置约10分钟。

③把香菇泡在温水中，等香菇泡开后沥干水分，然后把下面的根部切除后切成块状。

④把胡萝卜去皮，然后切成与香菇同样大小的块状。还有，在黄瓜上抹一些食用盐放置一段时间之后洗净，最后将黄瓜切成与胡萝卜同样大小的块状。

⑤在做好底料的鸡胸肉上均匀地撒上淀粉，再把切好的蔬菜各放上3块后卷起来，最后用棉线扎紧。

⑥煎锅里面放入食用油，等到锅开了之后用大火把卷鸡肉翻滚着烤熟。卷鸡肉表面变成黄色就表示已烤熟，然后把锅里的油渍擦净。

⑦平锅里面放入一定分量的酱油、海带汤、清酒和辣椒油做成酱汁。

⑧若鸡肉酱入味，而且颜色也变成稍微润滑的黑色时就可以熄火。等到鸡肉冷却后将棉线拆除并切成圆形放入盘子里。

怀孕中期

补充蛋白质与钙的食物

进入怀孕中期以后，孕妇的孕吐会逐渐消失，并且食欲也会旺盛起来。这时可以尽情的吃自己想吃的食物，但不能吃得过于肥胖，而且要均衡吸收对胎儿成长所必需的营养素。此外，为了预防便秘，还要摄取一定量的纤维。

酱地瓜

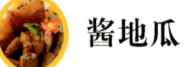

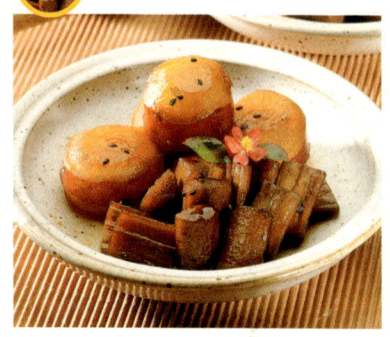

材料（四人份）：

地瓜400克，栀子1个，乌醋3勺（大），白糖1勺（大），香油1勺（大），米酒1勺（大），水3勺（大），黑芝麻2勺（小），少量白矾。

做法：

①把地瓜洗净，之后再切成直径4厘米、厚1.5厘米大小的圆块，再把边缘的皮去掉，最后把切好的地瓜块放入冷水中。

②把栀子打碎，放入冷水中。

③把白矾放在锡纸上烤。

④白矾化开以后，和地瓜一起放入开水中煮熟。

⑤把酱油、白糖、香油、米酒、泡出来的栀子水、水等放在一起煮，等到煮开后再放入地瓜。地瓜有可能会碎掉，因此尽量不要搅拌，把地瓜酱到表皮发出透明的光为止。

⑥最后撒上黑芝麻以后装盘。

鲲鱼炒野菜盖饭

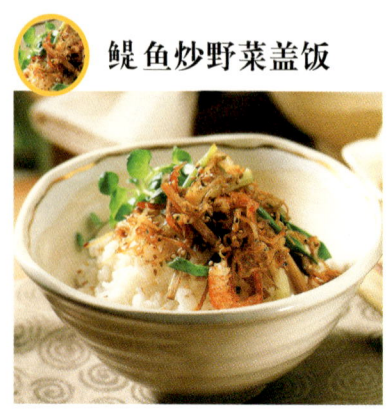

材料（四人份）：

鲲鱼50克，干龙虾30克，牛蒡50克，细葱5颗，切成碎片的生姜1/2勺（小），酱油，芝麻，热饭2碗。

做法：

①先把鲲鱼收拾干净，然后在收拾好的鲲鱼上浇上热水放置。

②把干龙虾收拾干净。

③把牛蒡的皮去掉，然后切成大约4厘米的长度，细葱收拾过后切成4～5厘米的长度，把生姜切成细条。

④平锅里面放入香油，等到锅开了之后先将切好的生姜与细葱炒起来。炒出香味后再把收拾好的鲲鱼与干龙虾、牛蒡放进去一起炒。

⑤材料与食用油调匀后再放入酱油，炒到鲲鱼、干龙虾、牛蒡入味，要边搅拌边炒。放入香油与芝麻调味以后熄火。

⑥碗里放入热饭以后，把炒好的材料盖在米饭上面拌着吃。

西红柿沙司蛋卷

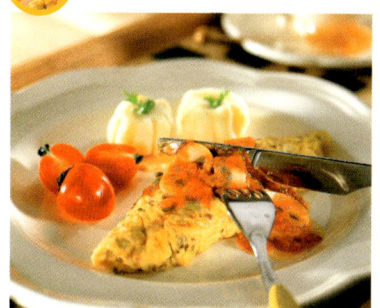

材料（四人份）：

鸡蛋4个，洋葱1/2个，剁好的牛肉70克，牛油3勺（大），少量食用盐、胡椒粉。

意大利面沙司：西红柿沙司100cc，香菇4个，牛油1勺（小），少量食用盐、胡椒粉。

做法：

①把洋葱剁好备用。

②在烤锅里面放入一大勺牛油，等烤锅热了以后再把剁好的洋葱放进去炒，之后再放入剁好的牛肉一起炒，加入食用盐与胡椒粉来调味以后放凉。

③把鸡蛋打入碗里充分搅匀，之后放入炒好的洋葱与牛肉一起搅拌。

④把牛油放进烤锅里面加热，在牛油化开之前把已经准备好的鸡蛋倒一半在烤锅里，把火调大用筷子搅拌着烤到半熟即可。

⑤把火调小，晃动着烤锅把鸡蛋弄成橄榄球状，然后趁热把卷好的鸡蛋从烤锅中拿出来放在食用布里面弄成圆状。

⑥摘掉香菇的根，再把上皮去掉，最后切成薄片。

⑦把切成薄片的香菇与西红柿沙司放进平锅里面煮。

⑧西红柿沙司煮开后在熄火之前放入牛油搅匀，之后再放入食用盐与胡椒粉来调味。

⑨将煎蛋饼放在碟子里，上面浇上沙司。

怀孕后期

富含维生素与铁的食物

怀孕后期的体重过度增加是导致妊娠中毒症的原因之一。这时要以高蛋白、低卡路里为主，限制食用含盐和水分的食物。尤其要充分补充身体容易缺乏的铁元素和维生素。

凉拌豆腐海带

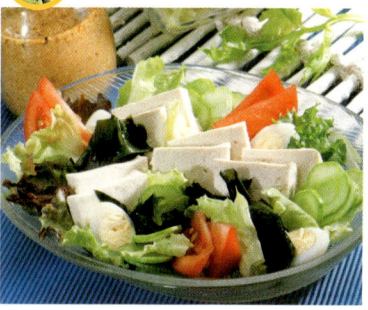

材料（四人份）：

豆腐1块，洋生菜1/2个，黄瓜、西红柿各一个，海带30克。

芝麻酱沙司：芝麻、水各2勺（大），芝麻盐、味噌各1勺（大），白糖1/2勺（大），食醋1勺半（小），食用油1勺（小），豆瓣酱2/3勺（小）。

做法：

①挑选暗绿色且光泽均匀的海带。若是干海带，先要把干海带泡在凉水中放置约10~15分钟，放到海带变软后切成4厘米的长度。

②把豆腐烫好，放进搅拌机里面沥干水分。

③把洋生菜洗净，沥干水分撕成小片。

④把黄瓜切成薄片后放入冷水中浸泡。

⑤一个西红柿切成8块，去皮也无妨。

⑥把芝麻用磨粉机捣到飘出香味为止。

⑦在碗中放进捣碎的芝麻、芝麻盐、味噌等芝麻酱沙司后搅拌均匀。

⑧将豆腐、洋生菜、黄瓜、西红柿、海带和沙司一并放入后均匀搅拌。

煎香菇蔬菜

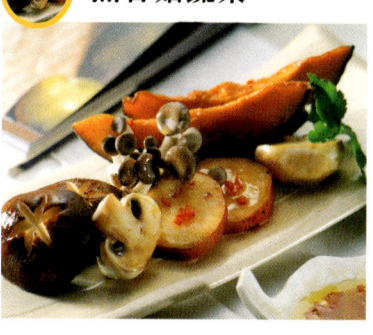

材料（四人份）：

生香菇5个，秀珍菇1块，木耳5个，地瓜2个，南瓜100克。

酱蒜头沙司：酱油3勺（大），橄榄油2勺（大），米酒、柠檬汁、剁好的蒜头少量，剁好的红辣椒1勺（大），化开的蛋黄。

做法：

①把香菇洗净切除根部，之后在香菇的帽子部分用小刀切出花纹。

②把木耳的皮去掉以后切成两半。秀珍菇只需切去根的下部。

③把没有去皮的地瓜洗净，切成厚片。把掏完籽的南瓜连皮带肉一起切成梳齿状待用。

④把红辣椒的籽掏净后与蒜头一并剁成碎片。把酱油、米酒、橄榄油、柠檬汁、剁好的辣椒与蒜头等一并放入碗里做成酱蒜头沙司。

⑤在加热的铁盘上面放一层牛油，把地瓜与南瓜先放进去烤一会儿，然后把先前做好的沙司放进去烤到焦黄。

⑥蘑菇只需稍微烤熟便可，因此在地瓜将要烤熟时再放入蘑菇。

药物对孕妇的影响

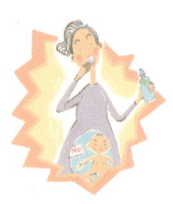

怀孕初期,错服药物会有生育畸形儿的危险。孕妇需要服药的时候,必须要用专家开的处方。

服用药物时必须要用医生开的处方

母体的健康直接影响着胎儿的健康。虽然,均衡饮食对母体和胎儿都有益,但在服用药物时,很多情况下是对母体有益,而对胎儿有害。因为像养分和氧气一样,药物也可以通过胎盘渗透到胎儿的血液里。但并不是说所有的药物都有害,只是一定要按照医生的处方来服药。

大部分用于治疗产妇的药物对胎儿都是安全的,但是这些安全的药物也会对胎儿造成轻微的影响。在这种情况下,要先考虑停止治疗后对母体产生的危险程度,然后再确认对胎儿的危险度。这个必须要由医生来决定。

想要怀孕,月经后一周内千万不要服用药物

想要孩子的女性在月经开始后一周至十天以内最好不要服用药物。如果是在进行药物治疗的途中被确诊为怀孕,就

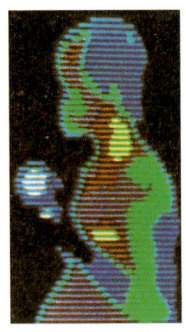

↑ 在热感旋光性图片的温度图中,红色表示身体比较暖和的部分,黄色是较凉的部分,绿色表示非常冰凉的部分。

要立即到妇科向医生讲明药物治疗的过程,经咨询后再决定是否继续接受治疗。

如果在妊娠初期的数周内服用药物,有可能会生育严重的畸形儿。这是因为在妊娠初期,胎儿的各个身体器官还没有完全成形。尤其在可能怀孕的情况下,是绝对不可以使用激素制剂的。妊娠后期服用其它药物或吸烟等虽然会对胎儿的健康有一定影响,但是并不会造成太大的伤害。

禁止使用的药物:有预防疟疾的氯喹。用错的话会造成眼球异常。还有,如果在妊娠期间使用海洛因,会造成孩子

出生后的呼吸障碍。

尤其是吸烟会对胎儿的发育造成很大的影响。即使在确认怀孕以后戒烟,但由于尼古丁的人体积累效果,也无法期待与非吸烟者一样的结果。所以,希望怀孕的女性最好在长期戒烟以后再考虑要孩子,而且如果在吸烟的过程中被确认怀孕,则必须要戒烟。

链霉素、磺胺剂、四环素、香豆素等是要避免使用的药物,它们对胎儿造成的影响很大,可能会引发耳背、贫血、黄牙、骨骼异常、胎儿畸形等。

可以用于基本治疗的药物:主要有治疗静脉血病的抗凝固剂,治疗甲状腺异常的抗甲状腺剂,治疗癫痫的巴比土酸盐、皮质类固醇、胰岛素等。胰岛

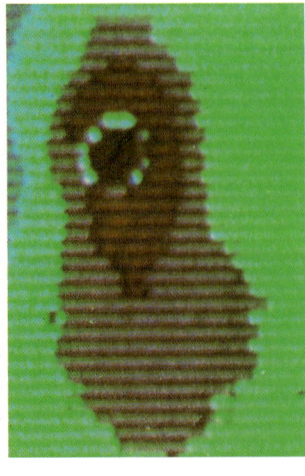

→ 母亲吸烟会造成血管压缩、血液量减少,引起胎盘的养分和氧气的缺乏,最后导致胎盘的温度下降。尼古丁进入循环系统以后,胎儿的心跳就会加快。

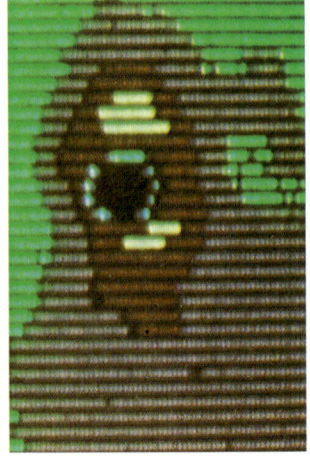

〔妊娠期间能服用或禁止服用的药物〕

● 可以用于基本治疗的药物

药　物	用　途	对胎儿造成的影响	调整的方法
抗凝固剂	静脉血型	胎盘剥离、胎儿出血	适当地调节以后，定期进行观察
抗甲状腺剂	甲状腺中毒症	甲状腺肿	增加甲状腺剂
巴比土酸盐	癫痫、镇定	出生后上瘾	按具体的需要治疗
皮质类固醇	多样化	口盖裂（尚未证实）	出生以后动手术
胰岛素	糖尿病	低血糖症	正确的管理以及调节用量，胎儿血糖的早期检查
孕激素诱导剂	先兆流产	会存在女婴男性化的可能性	出生以后动手术
泻　药	治疗腹泻	早产	最好用植物性浓缩制剂

● 禁止使用的药物

药　物	用　途	对胎儿造成的影响
氯　喹	疟　疾	眼球异常
海洛因	药物滥用	出生后呼吸低下以及上瘾
疫苗（风疹、麻疹等）	免　疫	病毒感染有可能会导致畸形儿出生
吸烟（尼古丁）		胎儿的发育低下，对智力有影响
乙醇（酒）		胎儿畸形、低能儿、发育不良
三甲双酮	癫　痫	胎儿畸形、低能儿、发育障碍
抗癌药物		胎儿畸形
丙戊酸钠		神经系统异常（脊柱裂）

● 避免使用的药物

药　物	用　途	对胎儿造成的影响
链霉素	细菌感染	耳背
磺胺剂	细菌感染	贫血、高胆红素血症
四环素	细菌感染	黄齿、骨骼异常
香豆素		胎儿畸形
B型肝炎预防针	免疫	慢性带菌者

必须掌握的知识

怀孕的时候接受的基本检查

● **贫血检查**——检查血液中的血红素，如果有贫血的倾向，就一定要接受治疗。

● **血型检查**——分娩时可能会出现需要输血的情况，检查ABO型或Rh型。

● **梅毒血清反应**——抽取血液检查有没有梅毒。一旦怀孕，就要马上进行检查，如果感染了梅毒，就需要彻底地治疗。

● **胎儿心率以及子宫收缩的检查**——定期进行检查，预防流产或早产。

● **乳房检查**——如果乳头凹陷，就无法正常进行哺乳。出现乳头过小或凹陷的情况，最好从怀孕的时候开始着手解决。

● **血压、血尿、有无浮肿**——妊娠中毒症的重要的判断依据。

● **测量体重**——定期进行体重的测量，这有助于判断妊娠中毒症、双胞胎以及其他异常。

● **骨盆的大小**——测量从外部到骨盆腔的产道的大小，并以此来调查能否进行正常分娩。

● **胎儿的发育和位置、子宫的大小**——定期检查胎儿的发育和位置、子宫的大小等来判断妊娠过程顺利与否。

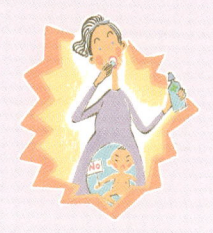

素用来治疗糖尿病时会给胎儿带来轻微的低血糖症。

抗癫痫的苯妥英和先兆流产时使用的孕激素诱导剂等在医生的指导下可以少量使用。但是必须按照医生的指示去操作才安全。

避免X光检查

还有，接近排卵期的时候千万不能进行X光照射，因为这样很容易导致畸形儿的出生。如果必须进行X光检查，就尽量选择怀孕4～5个月以后，可以用铅板挡住胎儿的时候做。

怀孕过程中安全的性生活技巧

妊娠期间可以有性生活，但性生活有可能会引起流产，因此要选择不会对孕妇的身体造成伤害的方法。

在怀孕初期和后期要避免

妊娠期间的性生活需要夫妻之间彼此沟通和理解，继而选择不会对孕妇的身体造成伤害的方法。尤其在之前有过流产或早产经验的孕妇更需要丈夫的体谅和关爱。

在胎盘成形之前的妊娠初期（3～4个月左右）和妊娠后期（8～9左右）时有可能会引发流产或早产，所以在这期间要尽量避免性生活。但并不是说怀孕期间就完全不能有性生活，虽然这时女性的性欲会因怀孕而减退，而且也会害怕伤害到胎儿，但是最重要的是彼此间的理解，所以在比较安全的时期，选择危险性低的体位进行性生活也未尝不可。

但在没有确认是否怀孕的前提下，认为只是单纯的月经来迟，然后就像平时一样长时间持续激烈的性行为很有可能会导致流产。此外，还需注意的是在妊娠期间性器官不宜过深地结合，而且要避免需要激烈运动的体位。还有，在妊娠后期要选择不会压迫孕妇腹部的姿势。

怀孕初期的前3个月

在这个时期应尽量避免性生活。这时女性的性欲会急剧减退，但很快会恢复正常，因此无需太担心。即使过性生活，也要把次数减少到1～2周内一次左右，而且要采取适宜的性交姿势。

不能让孕妇感到疲劳。可能到5个月为止，还不会因为肚子而感到不适，但是从6个月起就会开始觉得很不自在。

怀孕中期的5个月到8个月

这个时期比较安全，而且适当的增加次数也无妨，但是最好不要太激烈。

怀孕3个月内

⭕ 可以采取的体位

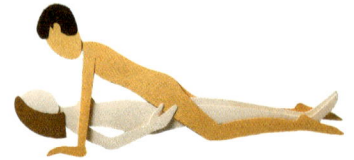

①正常位：由于腹部尚未变大，因此到怀孕初期可以采用正常位，这样既不会压迫腹部，也不会插入太深。

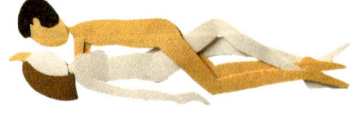

②交叉位：男性稍微侧身以后结合的交叉位也不会插入太深，因此比较适宜。

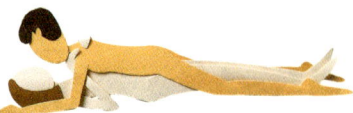

③伸长位：能体会情趣的伸长位是适合怀孕初期的体位，既不会造成腹部的压力，也不会插入太深。

❌ 应避免的体位

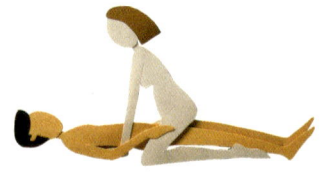

①骑马位：女性跨坐在男性上面的骑马位对阴道过短的女性或怀孕的女性来说是冲击过强的体位。

②背后位：需要女性用双臂支撑身体的背后位会使结合加深，而且会对腹部产生强烈的压迫，所以要尽量避免。

③屈曲位：正常位的变形体位屈曲位也要避免，由于需要女性将大腿和膝盖高抬的这个体位会使结合加深，因而给子宫造成影响。

怀孕5～8个月左右

○ 可以采取的体位

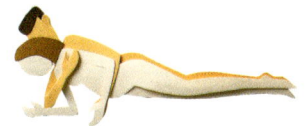
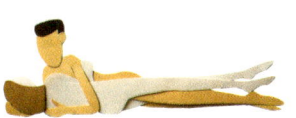
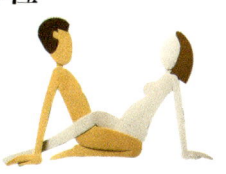
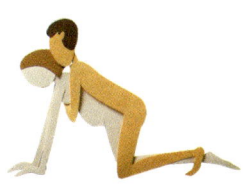

①**后侧位**：男性和女性朝同一方向侧身躺着做的后侧位不会对胎儿带来压力，而且可以根据男性的意愿增减深度，所以是适合中期的体位。这个体位不会损伤阴道或子宫口，也不会引起过敏。还有，可以用其他的辅助动作来代替插入，如爱抚乳房等，这样可以提高满足感。

②**前侧位**：男性和女性面对面地侧身躺着结合的前侧位既不会压迫腹部，也不会结合过深，因此比较适合中期。

③**前坐位**：是女性和男性坐着进行的体位，因此不会对腹部产生压迫，也可以调整结合的深度，是较为安全的体位。

④**后背位**：男性从后方支撑女性上身的后背位不会对女性的身体施加重量，而且还可以随意调整深度。

✕ 应避免的体位

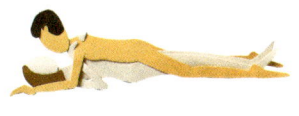
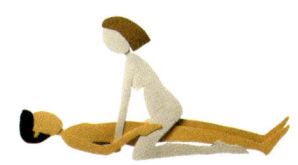
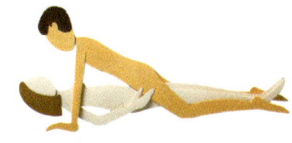
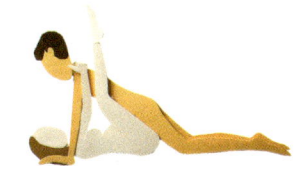

①**伸长位**：需要男女双方把身体伸直以后结合的伸长位会对女性施加过多的压力，因此和正常位一样要从中期开始避免。

②**骑马位**：女性跨坐在男性身上的骑马位会对阴道较短或怀孕中的女性产生过于强烈的冲击，因此要尽量避免。

③**正常位**：在怀孕中期尤其需要避开的就是正常位，肚子鼓起来以后，会对腹部产生压迫，对胎儿带来压力，因此很危险。

④**屈曲位**：是正常位的变形体位屈曲位要尽量避免，需要女性将大腿和膝盖高抬的这个体位会使结合加深，因而给子宫造成影响。

怀孕8个月以后

这时尽量要把次数节制到1个月1～2次左右，而到了第9个月和预产期将至时就要彻底禁止。因为稍不注意就有可能会引发早产。这时要尽量避免性欲的产生，即使产生也只能以爱抚或性器官接触来达到满足。但是，实在无法拒绝丈夫的要求时，就要通过其他的办法来满足对方，这对怀孕期间的性生活很重要。

怀孕后期的8个月

○ 可以采取的体位

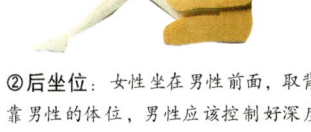

①**后侧位**：取男性从后面抱住女性的后侧位不会对腹部造成压迫。

②**后坐位**：女性坐在男性前面，取背靠男性的体位，男性应该控制好深度和速度，此姿势不会造成较大的刺激。

✕ 应避免的体位

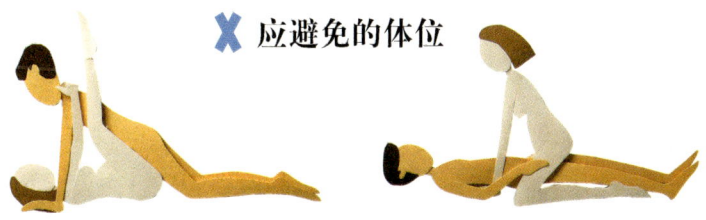

①**屈曲位**：正常位的变形体位，屈曲位要尽量避免，需要女性将大腿和膝盖高抬的这个体位会使结合加深，因而对子宫造成影响。

②**骑马位**：女性跨坐在男性身上的骑马位会对阴道较短或怀孕中的女性产生过于强烈的冲击，因此要尽量避免。

③**后入位**：需女性用两手撑住身体的后入位会对腹部造成强烈的压迫，所以应尽量避免，当女性的后面受到压迫时会对胎儿造成负担。

流产的原因与预防

近几年,因各式各样的原因,流产的人数逐渐增加。绝大部分是因日益增大的生活压力和周围的环境的变化而导致流产。其中,职业女性占很大部分,因此要对职业型孕妇给予足够的重视。

职业女性占很大比重

近年来,职业女性的流产率呈上升趋势,已占流产人数的很大比重。

其原因有很多种。首先,每天通勤时的交通不便。特别是上下班高峰期,时常处于人满为患的状态。这对孕妇无论从肉体上还是精神上,都会造成较大的刺激,从而可能引发孕妇的流产。

其次,办公室或者商店的温度与家里的温度差也是引发流产的重要因素之一。再者,过量的冷气不易于调节体温,这会阻碍人体下半身的血液循环,特别是孕妇更容易受到这种环境的影响,因此孕妇吹冷气时应注意这一点。

此外,若办公室在高楼或家在楼房的情况都带来不少麻烦。上下楼梯时因为怀孕而松软的肌肉或者关节容易产生疼痛感,但是,若经常使用电梯则会容易产生晕眩症。

同时,工作中产生的高度紧张感和处理人际关系时的精神压力与上述因素相结合,从而引发较高的流产率。

明知有危险,但又不可避免的因素

对引起流产的因素进行预防的措施:

✽ 对于经管裂伤进行矫正缝合手术。

✽ 对于子宫后屈症进行位置矫正手术。

✽ 对于筋肿进行切除筋肿结节手术。

✽ 针对梅毒引用驱梅疗法。

✽ 针对子宫发育不全引用激素疗法。

不管是上述哪一种情况,首先都要得到了医生的缜密诊断后再接受治疗。

无形当中造成流产的因素

尽量不要让身体处于疲劳状态。

✽ 不抬重东西。

✽ 不要长时间坐公交车或是火车。

✽ 不要长时间站着做事。

✽ 不要长时间在裁缝机前面持续工作。

✽ 禁止震动肚子或者给肚子造成强烈影响的动作。

✽ 不可骑自行车或者游泳,此外的激烈运动也绝对禁止。

✽ 不可以做使肚子僵硬的事情(意味着子宫萎缩)。

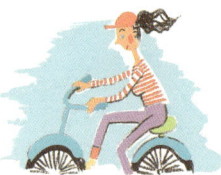

✽ 夫妻之间的性生活会给子宫带来强烈的

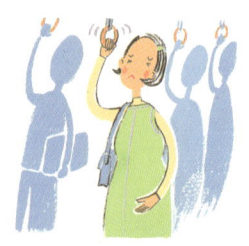

刺激,因此要注意(特别是在怀孕的前2~3个月)。

✽ 预防便秘,但不要使用便秘消炎剂。每天早晨起来喝一杯凉开水或牛奶,对于缓解便秘有良好的效果。

✽ 住在高楼经常需要上下楼梯的孕妇,尽量减少上下楼梯的次数,并尽量避免抬笨重的东西。

✽ 过于神经质可能会得到反效果,但是对自己的身体一定要细心。得到丈夫的协助并以坚强的毅力为生出优秀的宝宝而努力,这会使你在精神上产生强烈的紧张感,反而是一种优秀的预防措施。

✽ 避免身体着凉,一定要使身体处于适当的体温,而且还要注意保持身体的均衡(比平时多穿一件内衣)。

✽ 突然吓一跳对身体也不益。虽然自己是无法防止,但是怀孕期间还是要注意尽量不要去可能受较大刺激的地方。要绝对避免弯腰或是给身体带来较大刺激的动作。休克是对母体造成伤害的最严重的毒药。

早产的罪魁祸首——妊娠中毒症

如果妊娠中毒症严重，可能会导致早产甚至是死产。让我们共同了解一下，通过安定的生活习惯和食物疗法来预防妊娠中毒症的方法。

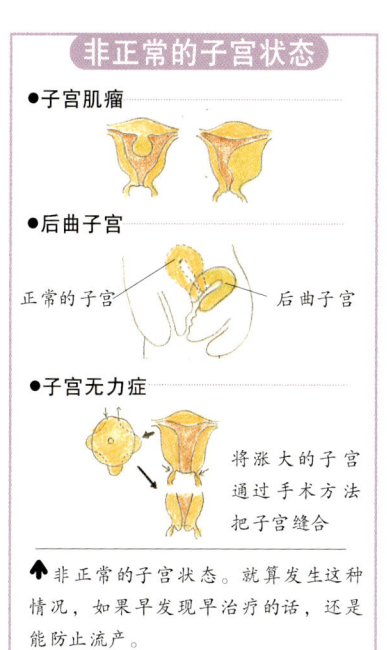

↑非正常的子宫状态。就算发生这种情况，如果早发现早治疗的话，还是能防止流产。

其实，预防早产，原则上与流产一样。只要尽量避免可能引起早产的因素，就能有效地预防早产。

注意妊娠中毒症

如有血压偏高（最高血压140以上）、浮肿现象（注意观察膝盖下方就容易看出）和小便带有蛋白质等症状中的任一症状，我们都称之为妊娠中毒症。大部分患有妊娠中毒症的孕妇，其血压都很高。妊娠中毒症有两种情况，一种是怀孕前期血压就相对高或者肾虚（混合型）等情况，另一种是怀孕以后出现妊娠中毒症症状的情况（单一型）。

如果怀孕之前就有上述症状，那么一般在怀孕前期就会出现妊娠中毒症的临床表现。但如果是怀孕后患上妊娠中毒症的话，其临床表现一般在怀孕8个月以后才会出现。

轻微的妊娠中毒症一般不会给孕妇或是胎儿带来太大的影响，但是较为严重的情况下可能会引发早产，甚至胎儿可能会死在肚子里。更为严重时，还会危及孕妇与胎儿的生命，从而成为可怕的疾病。

虽然以前有很多人死于这种病，但近几年，由于孕妇都会定期到医院接受检查，时刻接受医生的指导与治疗，因此，死于妊娠中毒的人明显减少。

我们经常会听到"夏天的婴儿会浮肿"的话。但是，我们也不能把怀孕之后的浮肿当成是一种正常的症状，应该要采取预防措施。为此，孕妇的生活环境要处于安定状态，并注意饮食。

过安定的生活

妊娠中毒症常见于职业型孕妇和农村孕妇身上。职业型孕妇要面对很多不利因素，例如：通勤、工作压力、长时间站立等。总而言之，她能够支配的自由时间少之又少。在这一方面，无论是农村的孕妇还是经产妇都是一样的。因此，为了胎儿和孕妇自身的健康，

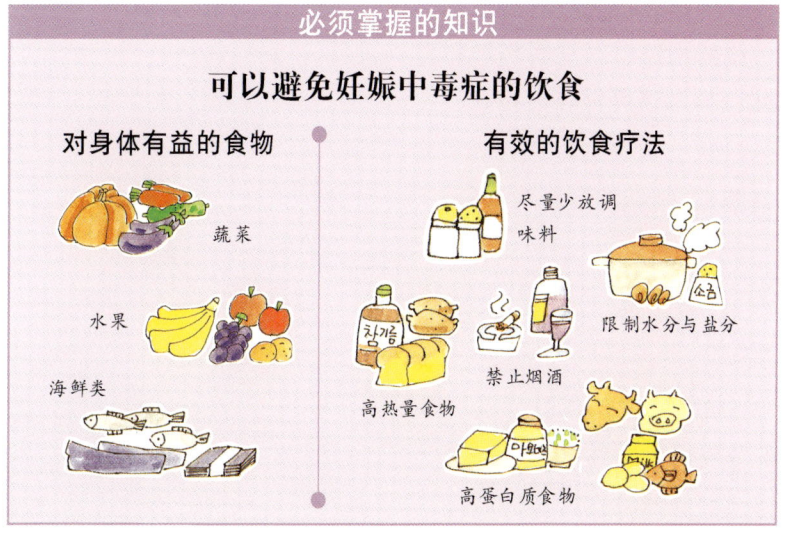

最关心的问题

流产、早产的原因与症状

如有早期痛症或出血现象，应及时查明是否是流产

所谓流产，就是婴儿在还没有充分成长之前从子宫流出来的情况。流产的几率随着孕龄的不同而有所差异，具体为：怀孕到怀孕4周为止占10%，怀孕4～8周占40%，怀孕8～12周占35%，怀孕12周以后占15%

造成流产的因素，主要有两点，即胎儿有问题的情况与母体有问题的情况。一般情况下，怀孕初期因为胎儿有问题而产生流产的原因较多。受精卵有异常或者有严重障碍的情况下，会以流产的形式被自然淘汰。

同时，形成胎盘后和怀孕稳定后的流产，大多是因为母体的原因。其主要原因有，子宫或者是胎盘的异常，孕妇的过于疲劳或者是精神上的打击，腹部受到严重的碰撞或者是压迫等等。

流产时，子宫的萎缩会引起腹部的疼痛，而胎盘脱落会伴随出血。稽留流产是指胎儿死亡而仍稽留于宫腔内者，且孕产物一般多在症状产生后1～2个月内排出。可通过胎儿是否有呼吸，判断是否是稽留流产。除了稽留流产以外的其他情况，若早发现早治疗的话，是可以预防的。

预产期一个月前的痛症是早产的症状

与正常分娩（怀孕37～42周）不同，医学上把满28孕周至37孕周之间的分娩称为早产。早产儿与正常分娩的新生儿不同，他们的体重大概在2.5千克以下，身体的所有功能都未成熟。因此，早产儿一般都会在新生儿集中治疗室（早产儿保育器）中养育。

早产的原因也可以分为胎儿方的原因与母体方的原因。胎儿方的原因有双胞胎、三胞胎以上、臀围分娩等。母体方的原因有子宫颈管无力症、羊水过大症、前置胎盘等，无法支撑增大的婴儿，或者是患有妊娠中毒症等情况。

早产的临床表现为反复出现腹痛、腹胀，还有出血等等。在预产期还剩下一个多月的时候，如果出现上述症状，那么我们就要想到早产，并应该及时去医院住院检查。

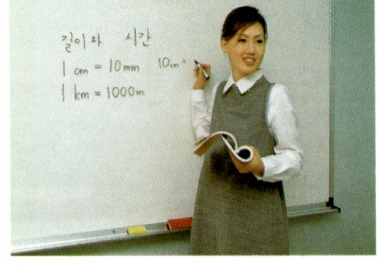

↑长时间站着的职业女性得妊娠中毒症的几率相对较高，应抽空多休息，从而预防妊娠中毒症。

就算没有多与的时间，也应该睡一个小时左右的午觉。

我们可以从早晚的浮肿变化（早上浮肿较轻，而晚上浮肿较重）中看出，充分的休息对治疗浮肿有显著的效果。

有效的饮食习惯是非常必要的

为了预防妊娠中毒症，我们在平时就应该注意饮食习惯。特别是怀孕6个月以后要注意以下事项。

● **限制盐分**

特别是怀孕后期，要养成吃清淡食物的习惯。等到患了妊娠中毒症以后，不仅为时已晚，就算突然吃很清淡的食物也得不到亡羊补牢的效果，而且食欲也会下降。

● **限制水分的摄取**

怀孕后期，尽量要限制摄取包括饮料在内的所有含有较多水分的食物。不时按一下胫骨，若感觉下陷就表示摄取了过量的水分。

● **摄取高热量食物**

怀孕期间，孕妇摄取的卡路里必须要满足母体与胎儿。因此，比起未怀孕的时候要多摄取200～400卡路里的量。但是，若摄取过于油腻的食物，对于身体是有危害的。

● **多吃蛋白质含量高的食物**

怀孕期间要特别注意多吃蛋白质含量高的食物。若孕妇摄取的蛋白质含量不足，可能对妊娠中毒症的预防有影响。

● **适当摄取调料**

迄今为止，人们常认为辣的食物跟咸的食物一样对孕妇有害，从而限制孕妇吃辣的食物。其实没有必要限制辣的食物，适量地吃一些辣的食物，可以增加食欲。因此，孕妇应适量地吃一些辣的食物。

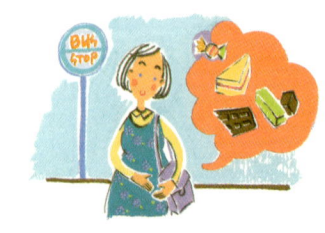

必须掌握的知识

梅毒的危险性

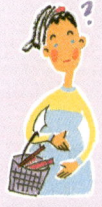

梅毒不是遗传病，而是由细菌的感染引起的疾病。孕妇患有梅毒时，病原体可以通过胎盘渗透到胎儿身上，因此是一种十分可怕的疾病。而且又是需要长期治疗的病，所以要做到早发现，早治疗。

只要接受早期治疗，那么患有先天性梅毒儿的出生率将会大大减少。现在的梅毒大部分都处于隐身状态，并不会出现自觉的症状。但是，通过检查血液可以准确地发现梅毒，因此怀孕的时候一定要接受这项检查。

● 绝对禁止烟酒

虽然少量的酒不会立即给胎儿带来太大的影响，但是酒对于孕妇和胎儿都没有益处，因此禁止酒是一个比较正确的选择。烟对于胎儿的发育也会造成比较大的影响，统计数据显示孕妇抽烟生出早产儿的几率也比较高，因此孕妇要禁止吸烟。

糖尿病能引发早产

若患了糖尿病经常会感觉口干，而且还会容易感到疲劳，小便量也会增多，就算吃得再多体重也会下降。

糖尿病也是引起早产、流产、死产的因素之一。有时，糖尿病还会引起巨胎，从而导致难产。对于糖尿病，一定要早发现早治疗，只有这样才能防止早产。

子宫颈管无力症可能会导致早产

一般情况下，经验丰富的妇产科专家都能诊断出子宫颈管无力症。如有子宫颈管无力症，可通过做手术，把颈管的空间部分的缝合起来，从而防止早产。

子宫的畸形可能导致早产

如果子宫内部的形态只是稍微变形，与正常情况没有明显的差别，那么孕妇仍可以正常怀孕。但如果是子宫处于左右完全分离的状态，这不仅很难怀孕，就算怀孕了，也很可能会出现早产或者流产。同时，由于子宫畸形的孕妇分娩时常常难产，所以还要做剖腹产手术。

如果怀孕的话，不用过于担心，应该让自己平静下来。为了预防早产或流产，孕妇应尽量过安静的生活。

怀多胎也有早产的危险

怀双胞胎的孕妇比普通的孕妇肚子更大，而且她的体重也会急剧增加。另外，怀双胞胎的孕妇在怀孕后期患妊娠中毒症的几率也较高。

每150名孕妇中，就有一名是怀双胞胎的孕妇，所以怀双胞胎并不是什么稀奇的事。要在以前，只有等到怀孕6个月以后，才能通过胎儿的心跳或X射线检查来确认是否是双胞胎。但近年来，随着科技的发达，通过B超检查就能提早确认是否是双胞胎。

一般怀双胞胎时很容易早产（80%为早产），而且也很容易引起妊娠中毒症。由于双胞胎的体重跟早产儿一样偏轻，所以怀双胞胎时要格外注意。应该提早做好准备，并按医生的指导进行分娩。

必须掌握的知识

哪些人容易得妊娠中毒症？

妊娠中毒症是由于肾脏和肝脏等器官无法适应身体怀孕后的微妙变化而引起的症状。

妊娠中毒症的特点是，其发病率会随着孕龄的增大而增加，所以越是往后发病，其症状更为严重。妊娠中毒症具体临床表现为：孕妇的体重突然增加，并伴随着浮肿，或血压偏高，或尿液的蛋白质含量过高等症状。如果孕妇出现上述症状中的任一症状，应引起足够的重视。

容易患妊娠中毒症的5种人

① 高龄初产的人
② 过去曾患过肾病或现在肾虚的人
③ 肥胖的人
④ 怀双胞胎的人
⑤ 职业女性

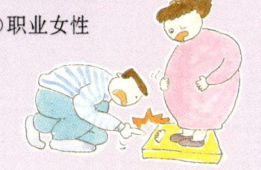

流产、早产后的治疗和调理

与分娩一样，流产或早产过后也要有产褥期。一定要保持心理安定，并按照医生的指示接受治疗。

与产后一样休养

为了产妇的康复，流产或早产过后需要一段充分恢复的时间。特别是手术之后很容易被细菌感染，所以一定要注意。术后一段时间需要遵照医生的指示，并保持绝对的心理安定。

怀孕3个月以内流产的情况

✻ 遵照医生的指示，一定要接受流产后的门诊。

✻ 流产后接下来的几天会有出血或腹痛的现象。但如果是出血、腹痛或发烧等现象超过7天到10天以上，那么可能是因为子宫收缩不好或由于细菌感染引起的子宫或附属器官的炎症，需立即到医院检查。如果不是很严重的话，只需服用1周左右的药就会痊愈。

✻ 流产后的3天需要绝对的安定，而且接下来的2～3周尽量避免过激的运动或旅行。

✻ 出血的时候和经期一样，应注意卫生。

✻ 流产后，如再也没有任何异常时，可在15天左右后同房。

✻ 流产一周后，如没有出血现象，得到医生的许可后，

流产、早产后的注意事项

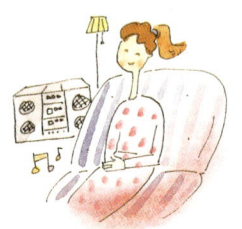

绝对平静
流产后，为了身体和心理上的安定，需要充分的休息。

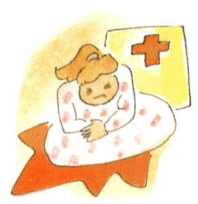

异常现象的早期发现
出现异常的出血、贫血、腹痛等症状时去医院检查。

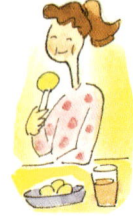

饮食调节
吃些易消化的食物，有过妊娠中毒症的孕妇，应少吃带有水分和盐分的食物，多吃些高蛋白质食品。

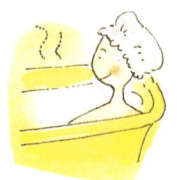

洗澡
怀孕不到3个月流产的可以1周后洗澡，3个月以后的需要2～3周后洗澡。

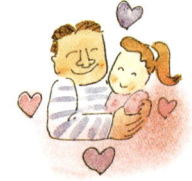

夫妻生活
如没有任何异常时，可在15天后同房。但是怀孕4～5个月后流产、早产的孕妇，需在出血现象消失之后才能同房。

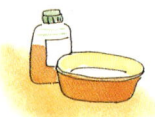

清洗
与经期一样，应注意生理卫生。

方可洗澡。最好是再过2～3天后洗澡。

✻ 身体恢复之前，应吃些比较容易消化的食物。

怀孕4～5个月后流产的情况

✻ 需要住院2～3天或1周左右。

✻ 怀孕的时间越长，子宫恢复正常所花的时间越长。流产、早产后，正常情况下，出血的现象会慢慢消失。但如果出血量增多或持续的时间比较长时，应及时到医院检查。

✻ 2～3周后可以洗澡，如果身体康复得比较好，也没有引起脑贫血，提前几天洗澡也无妨。还有，出血现象消失并可以洗澡时可以同房。

✻ 对出血现象的处理，与怀孕3个月以内流产的情况一样。

✻ 曾有过妊娠中毒症的孕妇需要注意饮食，并定期测血压。

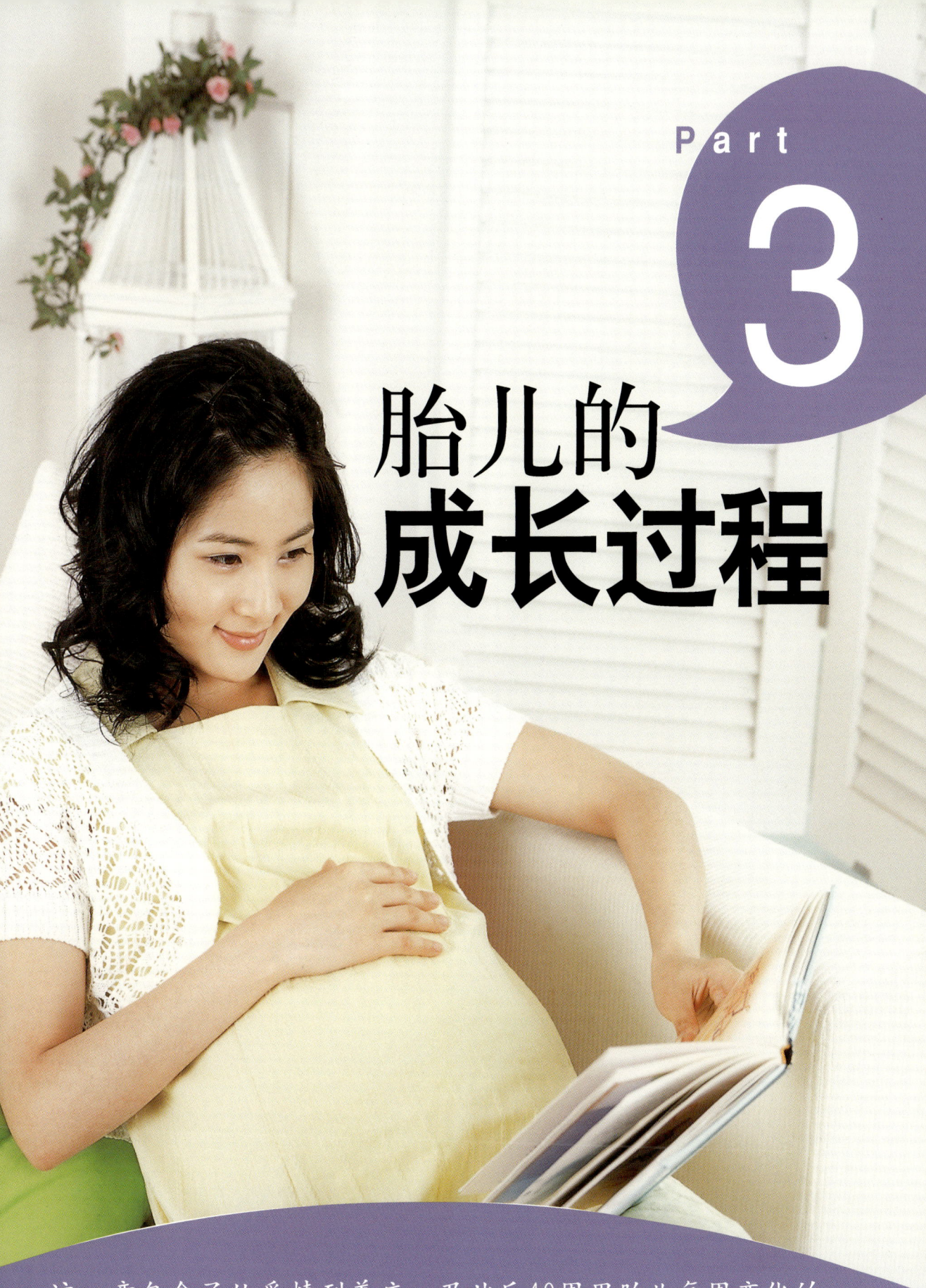

Part 3 胎儿的成长过程

这一章包含了从受精到着床,及此后40周里胎儿每周变化的一切情况,如给胎儿提供营养的脐带和胎盘,保护胎儿的羊水等有关胎儿的全部信息。同时还介绍了预防胎儿的畸形及其检查的方法。

1~5周

脑细胞的生长和神经系统的形成

✽ 第1周：·现在还没有怀孕。
✽ 第2周：·现在仍没有怀孕。
✽ 第3周：·现在才是怀孕期（输卵管排出的卵子与精子相遇并受精）。
✽ 第4周：·受精卵开始着床
✽ 第5周：·从B超中可以确认怀孕的症状
　　　　　·能容易辨认出大脑和腿部
　　　　　·脑细胞开始生成
　　　　　·神经系统开始形成
　　　　　·血管系统开始形成

6周

大脑变大，开始形成内脏

✽ 第6周：·容易辨认大脑、胳膊、尾部形状看似尾巴
　　　　　·眼胞和眼球（水晶体）开始形成
　　　　　·胳膊和腿部的芽体开始形成
　　　　　·肝脏、胰脏、肺、甲状腺、心脏已有了初步的形态
　　　　　·开始血液循环，形成心脏
　　　　　·大脑的左右半球开始变大
　　　　　·胃部的初步脏器开始形成

怀孕中胚胎的成长过程

7周

心脏完全形成并开始形成眼睛

✽ 第7周：·四个纤细的肢芽已发育
　　　　　·脸部开始形成鼻孔，舌头也开始形成
　　　　　·看似黑点的眼睛开始形成
　　　　　·肾脏开始形成
　　　　　·头部变大，眼皮开始形成
　　　　　·胚胎变大，并开始舒展
　　　　　·胚胎中央开始形成盲肠和胰脏
　　　　　·脑部中央开始形成脑垂体
　　　　　·脾脏和肝脏开始形成
　　　　　·内脏器官均已发育，可以看见大脑皮层
　　　　　·胃和食道开始形成

8周

上肢和下肢已形成，骨骼与软骨组织已发育

✽ 第8周：·从腿芽中开始长出腿、脚和脚趾
　　　　　·从臂芽中开始长出腕、手指和臂部
　　　　　·生殖腺和睾丸（卵巢）已发育
　　　　　·软骨组织与骨骼已发育
　　　　　·从臂芽中长出来的手可以触碰到心脏
　　　　　·两只脚能在中心线触碰在一起
　　　　　·眼皮能包住眼球
　　　　　·头部微微抬起，颈部变长
　　　　　·眼睛里形成色素
　　　　　·为嗅觉技能做准备
　　　　　·能分辨出脑干

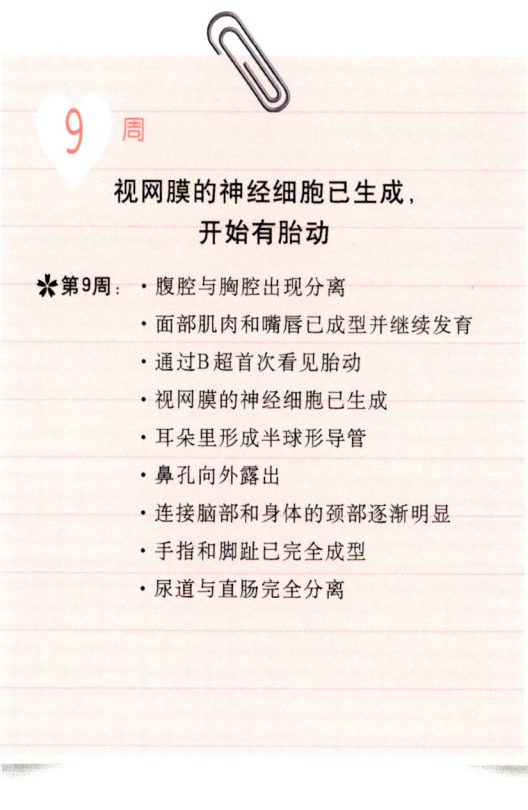

9周
视网膜的神经细胞已生成，开始有胎动

❋第9周：
- 腹腔与胸腔出现分离
- 面部肌肉和嘴唇已成型并继续发育
- 通过B超首次看见胎动
- 视网膜的神经细胞已生成
- 耳朵里形成半球形导管
- 鼻孔向外露出
- 连接脑部和身体的颈部逐渐明显
- 手指和脚趾已完全成型
- 尿道与直肠完全分离

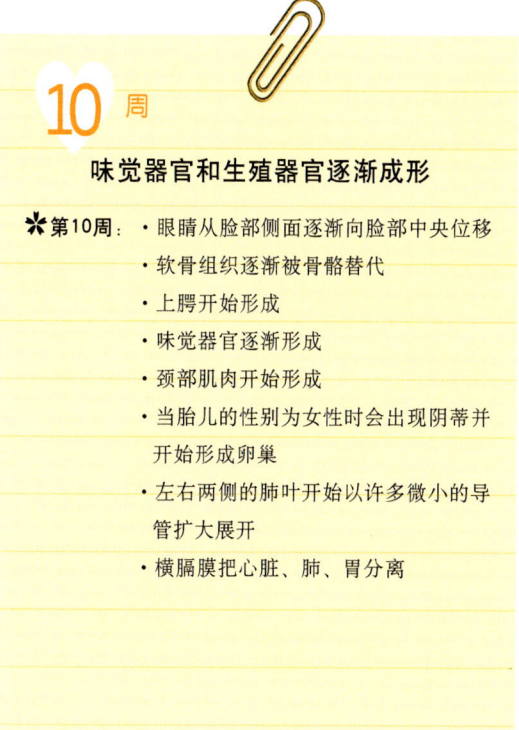

10周
味觉器官和生殖器官逐渐成形

❋第10周：
- 眼睛从脸部侧面逐渐向脸部中央位移
- 软骨组织逐渐被骨骼替代
- 上腭开始形成
- 味觉器官逐渐形成
- 颈部肌肉开始形成
- 当胎儿的性别为女性时会出现阴蒂并开始形成卵巢
- 左右两侧的肺叶开始以许多微小的导管扩大展开
- 横膈膜把心脏、肺、胃分离

每隔一周就观察一下妈妈肚子里的胎儿，观察一下胎儿在妈妈肚子里待的40周里，在第几周形成脑细胞，又在第几周形成内脏器官，骨骼和肌肉又是怎么形成的，视觉、听觉、味觉又是怎样发达的，提前画一下胎儿的成长图。

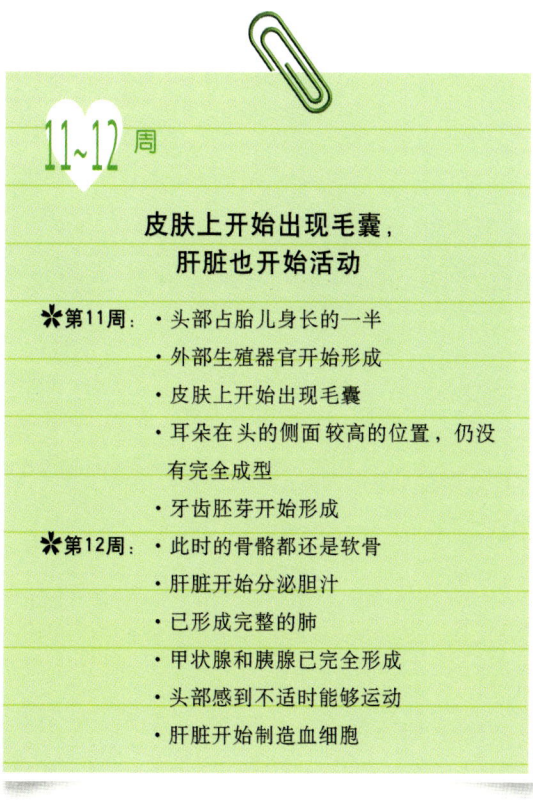

11~12周
皮肤上开始出现毛囊，肝脏也开始活动

❋第11周：
- 头部占胎儿身长的一半
- 外部生殖器官开始形成
- 皮肤上开始出现毛囊
- 耳朵在头的侧面较高的位置，仍没有完全成型
- 牙齿胚芽开始形成

❋第12周：
- 此时的骨骼都还是软骨
- 肝脏开始分泌胆汁
- 已形成完整的肺
- 甲状腺和胰腺已完全形成
- 头部感到不适时能够运动
- 肝脏开始制造血细胞

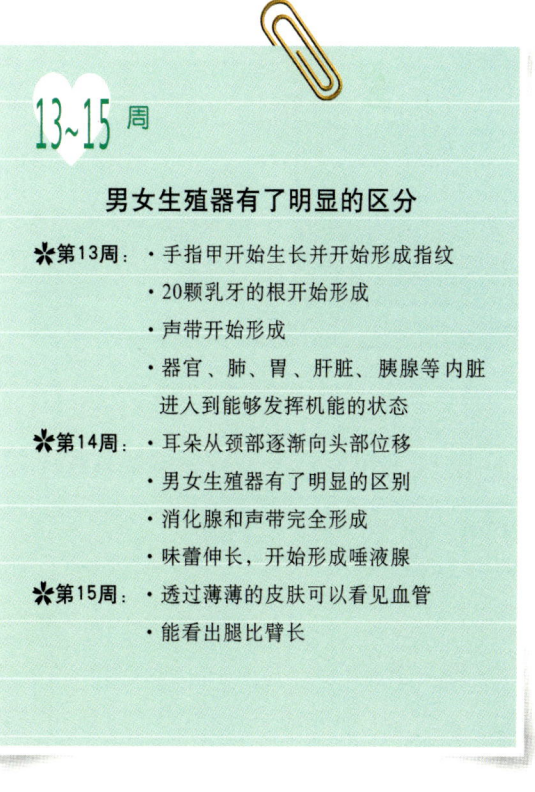

13~15周
男女生殖器有了明显的区分

❋第13周：
- 手指甲开始生长并开始形成指纹
- 20颗乳牙的根开始形成
- 声带开始形成
- 器官、肺、胃、肝脏、胰腺等内脏进入到能够发挥机能的状态

❋第14周：
- 耳朵从颈部逐渐向头部位移
- 男女生殖器有了明显的区别
- 消化腺和声带完全形成
- 味蕾伸长，开始形成唾液腺

❋第15周：
- 透过薄薄的皮肤可以看见血管
- 能看出腿比臂长

16~17周

听觉逐渐形成,内脏器官发挥各自的功能

* 第16周：
  - 胎儿可以握紧拳头,张开嘴唇,咽东西
  - 开始会吸吮自己的手指
  - 头上开始长出绒毛
  - 胃开始分泌消化液
  - 肾脏开始分泌尿液
* 第17周：
  - 开始形成褐色的皮下脂肪
  - 生长速度开始放慢
  - 白色的脂肪质包围脊椎的神经纤维
  - 听觉开始发达

18~19周

骨骼变得明显,胎动逐渐强烈

* 第18周：
  - 通过CT可以明显看出骨骼
  - 耳朵向头部上移
  - 绒毛开始覆盖全身
* 第19周：
  - 腿部与身体其他器官成比例增长
  - 胎儿开始有明显的脚踢和手动
  - 妈妈能感觉到胎儿的手指和脚趾的运动

准妈妈腹中的胎儿

20~24周

胎儿的成长变化明显,血管开始发达

* 第20周：
  - 为了保护皮开始形成胎质
  - 长出纤细的眉毛
* 第21周：
  - 胎儿身体的各个部位、组织、器官仍持续生长
* 第22周：
  - 眼皮开始发达
  - 手指甲开始发达
* 第23周：
  - 睫毛开始形成
  - 嘴唇越加明显
  - 眼睛和眼皮完全形成
  - 肢体外观变化明显
* 第24周：
  - 肺部血管开始发达
  - 头部还是占体积的很大部分

25~27周

胎儿的身体略显微胖,并开始呼吸

* 第25周：
  - 胎儿的身体开始发胖
  - 皮肤开始起褶
  - 开始练习呼吸
  - 味蕾已完全形成
* 第26周：
  - 头部和身体从整体上与新生儿相差无几
  - 肚子里虽然没有空气,但胎儿仍做呼吸的动作
  - 当胎儿受到外界干扰时能够做出反应
* 第27周：
  - 通向耳朵的神经网已完成
  - 胎儿开始呼吸
  - 仍没有形成视网膜

胎儿的成长过程

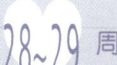 28~29周

脑组织发达，并能感觉到子宫外的光线

- ✱ 第28周：
  - 脑组织继续发达
  - 胎儿开始做梦
  - 开始眨眼睛
  - 胎儿的睡眠开始有规律
  - 虽然胎儿的肺部没有完全发达，但能够制造氧气维持生命
- ✱ 第29周：
  - 当感觉到有光时，面向光
  - 继续形成皮下脂肪
  - 开始形成手指甲

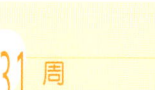 30~31周

肺与消化系统将要完全形成

- ✱ 第30周：
  - 胎儿为男孩时，睾丸从肾脏附近移向阴囊
  - 胎儿为女孩时，阴蒂变大，由于没有形成阴唇，阴蒂露出原貌
- ✱ 第31周：
  - 肺与消化系统基本上已完全形成
  - 胎儿在子宫内有微弱的视力（往孕妇的肚子实施照明时，胎儿移动头部，有时为了触摸光线而伸手）
  - 眉毛和睫毛将完全形成

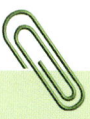 32~34周

胎儿的体型逐渐匀称，头部骨骼变硬

- ✱ 第32周：
  - 继续形成皮下脂肪
  - 相对头部，四肢生长均匀。膀胱输出尿液
  - 由于胎儿的活动空间逐渐变小，胎动也随之减少
- ✱ 第33周：
  - 为了进行肺部运动，胎儿会吸入羊水并练习呼吸
  - 头发可能完全生长，也可能尚未完全生长
  - 胎儿为男孩时，睾丸移向阴囊
- ✱ 第34周：
  - 头部骨骼逐渐变硬
  - 皮肤的皱纹逐渐减少，皮肤为红褐色并加深
  - 脚趾甲开始形成，手指甲长到手指末端

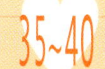 35~40周

胎儿的各个器官均已完全形成，并等待分娩

- ✱ 第35周：
  - 肺部充分发达，假如早产也能治疗成功
- ✱ 第36~37周：
  - 为了出生后调节体温，胎儿身上的绒毛和杂毛开始脱落
  - 胎儿的各个器官均已准备好分娩
  - 肺是最后成熟的器官
- ✱ 第38~40周：
  - 是预计胎儿出生的时间
  - 怀孕到42周仍属正常，但之后则属于晚产

82…给胎儿输送营养的胎盘和脐带

85…形成主要器官的前3个月

88…胎儿完全发育的4～9月

92…正常胎儿的体重和位置

94…判断胎儿正常与否的各种检查

受精后的前8周为危险期

当输卵管受损或输卵管通道变窄时会引起卵子的移动速度变慢,并最后导致卵子在输卵管着床。这种现象并不是正常的子宫内着床,而是子宫外着床。

当受精卵在子宫内着床后,受精卵将会迅速发育。通常把怀孕后即卵子受精后的8周内的受精卵称为"胚"。在这期间,细胞快速分裂,并形成软骨组织和血液等各种人体的重要结构。从此刻开始至以后的3个月期间,子宫已不能完全保护胎儿,所以孕妇要时刻保护好胎儿,从而避免流产。

怀孕的第29周起,胎儿能靠自己生存

怀孕后的两个月,胎儿的大部分重要器官已基本形成。在以后的日子里,已经形成的器官会更加明显和成熟。因此,所谓胎儿是指从怀孕的第8周到分娩之前的孩子。大部分胎儿都能从怀孕的第29周开始靠自己生存。

在这一章节,我们将从胎儿的形成到主要器官的形成与成熟作一个详细的说明。同时我们还将对有关胎儿的营养、保护、成长环境等作出具体说明。

怀孕初期,要每隔4周记录胎儿的成长情况

通过B超、CT、胎镜不仅能观察胎儿的成长过程,还能及时发现胎儿的异常,从而有效预防胎儿的早产、流产、死产。

由于胎儿在怀孕初期迅速成长,所以要每周纪录一次胎儿的发育状况,之后最好是每隔4周纪录一次。B型超声检查,即"B超"是怀孕过程中必要的检查,但不宜多做,在怀孕初

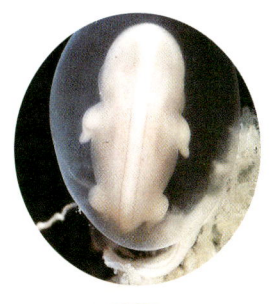

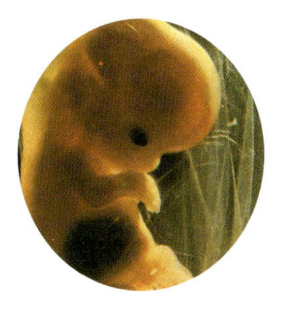

◀ 虽然怀孕6周的胎儿只有15毫米，但仍可以清晰地看到胎儿的脊椎。胎儿在羊膜和脐带的上面，包裹胎儿的卵黄囊看似气球一样飘在上面。

◀ 怀孕8周后的胎儿的形状。这时胎儿的大小虽然只有30毫米，但脸和身体已具人形，同时大部分器官已基本形成。

▶ 以后的发育为单纯的成长与成熟。

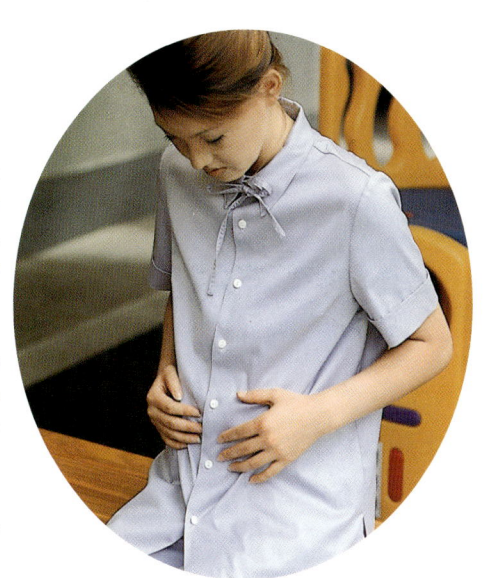

期做一次，怀孕的第20周即怀孕5个月后再做一次，最后在怀孕末期做一次，总共做3次即可。

在怀孕的过程中，连接孕妇和胎儿的器官是胎盘，关于胎盘的功能，我们将在往后的章节中作详细说明。怀孕过程一般分为3期，每期的时间为3个月。

怀孕12～13周后，胎儿具备完整的身体结构

胎儿具备完整的身体结构后，以后的发育为单纯的成长与成熟。此时，胎儿一旦形成了正常的器官，就算以后母体和胎儿受到一定程度的负面影响，胎儿也不会转变为畸形。

因为诸如母体所服用的药等其它外界因素，只会影响处在器官形成阶段的胎儿，而不会影响器官已完全形成的胎儿。

怀孕的前16周里，要特别注意风疹的预防

除了遗传而引起的先天性畸形以外，绝大部分畸形是由于在怀孕的第一阶段受到严重的影响而引起的。因此，要想有效预防胎儿的畸形，就要在怀孕的前16周里避免任何感染，特别是要避免风疹的感染。

大部分胎儿都会在子宫里健康成长，并随着怀孕的天数的推移而持续成长。同时，胎儿成长过程的记录是产前诊断的重要依据。观察胎儿成长过程的方法从传统的测量孕妇肚子到现代的B超检测，有很多种方法。

出生前胎儿的体重受多种因素的影响。如母体摄取的营养、气候等环境因素、性别等遗传因素。同时吸烟、饮酒也会影响胎儿的体重。

很多孕妇生怕自己生畸形儿。畸形儿的形成由多种因素造成，其中既有通过遗传引起的先天性畸形，也有孕妇的年龄过大而造成的后天性畸形。如果怀疑胎儿为畸形儿时，可通过血检、羊水检查、B超检查进行诊断。

★ 参考：

胎儿异常的原因 ………Part1
怀孕中的各种症状 ……Part4
分娩预计日 ……………Part2
染色体与遗传 …………Part1
激素 ……………………Part1
早产婴与晚产婴 ……Part4、Part8
吸烟与服药 ……………Part2
怀孕中的母体 …………Part2

给胎儿输送营养的胎盘和脐带

脐带和胎盘的功能是给胎儿提供营养和保护胎儿：脐带把母体的养分输送给胎儿，胎盘则从外部提供保护。

胎盘是连接母体和胎儿的生命线

着床时的受精卵是呈细胞球状的没有分化的胚胎细胞。着床后的细胞球继续成长为空心状，细胞球的中心部位有很多特殊的细胞群，而这些细胞群将成长为胎儿。

未分化的胚胎细胞的外部细胞被一群称为绒毛膜的像手指一样的突触包围着。这些绒毛侵入到子宫内层，并依附在子宫内的血管里，从而在母体的血管里摄取养分。此时绒毛将中断侵入，转而开始复制，并形成枝条。

形成胎盘基础的就是这些绒毛，而这些绒毛将继续生长到其表面与母体血管有大面积接触为止，并最后形成枝条。就这样，胎盘发挥了连接母体和胎儿的生命线的作用。

随着胎盘的成熟，绒毛将母体的养分传送给胎儿

随着胎盘的成熟，绒毛内会形成血管。周边的血管仍连接在一起，直到血管形成广泛

胎盘的变化过程

a. 当胚胎细胞的外层侵入到子宫壁内部后，胎盘才开始发育。含有血管的胚胎内层开始向外形成许多手指般的突触。

b. 母体中的有些血管被尚未分化的胚胎外层施加的外力所溶解，从而使母体血液流出并形成血泡。这时含有胎儿血管的突触向外部形成枝条，而这些枝条将形成更多的枝条。

c. 尚未分化的胚胎细胞的突触（又称为绒毛膜，也可以称为只有在受精卵发育时期可以看见的胚被膜外层的囊膜）形成枝条，从而形成更多更复杂的血管。就这样，胎盘成为了一个构造体，我们可以在怀孕过程中看见类似的现象。

d. 子宫壁内的血管和胚胎绒毛膜内的血管之间形成了血液循环，而通过血液循环，胎盘具备了十分重要的交换功能。

如图所示，胎儿通过与母体的血液循环，将自身的二氧化碳、排泄物、有毒物质等输出给母体，又从母体里摄取氧气、养分、激素。某些药物可以通过母体输给胎儿。

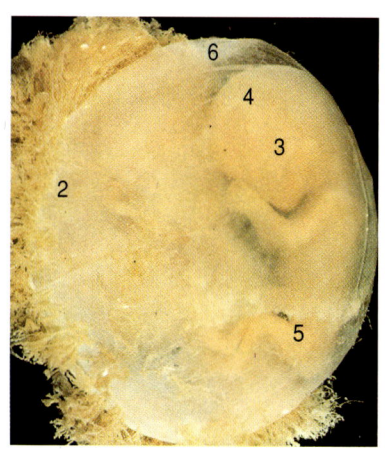

▲9周的胎儿被绒毛裹着的样子

胎盘在胚胎着床的附近形成。胎儿通过脐带接受母体的养分,并漂浮在羊膜内的羊水中,而羊膜被绒毛膜包裹着。

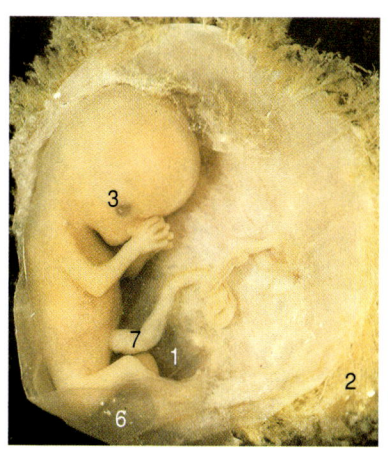

▲除去绒毛膜后只剩下羊膜的胎儿图

1羊膜,2绒毛,3眼睛,4大脑,5腿,6绒毛膜,7脐带。

的体系为止。这些血管被胚胎的细胞层所包围,而到了后一阶段,细胞层会分离母体血管和胎儿,并把氧气和养分从母体传送到胎儿,又把胎儿的毒素等传送到母体。

在绒毛内形成血管时,尚未分化的胚胎细胞内的细胞群(在这个阶段称之为胚)会形成其他血管。同时胚胎中形成三条血管,成为脐带的基础。虽然这时的胚胎还不到1毫米,但胚胎中开始分化出心脏,并从受精后的第5周开始有搏动。

随着时间的推移,胎盘无论是从形状还是从功能上都有显著的变化。这时,绒毛也将继续生长,并形成许多枝条,从而让胚胎更容易附着在子宫内膜上。分离胎儿血液与母体血液的细胞层将逐渐变薄,但在正常的状态下,就是因为有了这层细胞,胎儿的血液和母体的血液才没有混合在一起。

怀孕12周后,胎盘将成为一个独立的器官,并成为胎儿体外的一层膜,从而把发育中的胎儿和羊水包裹在里面。这时,胎盘的重量将达到500克,这是胎儿体重的1/6。

胎盘通过脐带将母体的养分传送给胎儿

胎盘不仅把母体的养分传送给胎儿,同时还把胎儿体内的废物传送给母体,从而在母体和胎儿之间形成循环,而这种循环是在胎盘的绒毛上进行的。随着母体心脏的搏动,含有营养和氧气的母体血液会进入到循环中,同时含有二氧化碳和毒素的胎儿血液也会从胎盘进入到循环中。

随着胎儿心脏的搏动,含有二氧化碳和排泄物的胎儿血液会沿着脐带进入到胎盘中,并通过循环再把含有营养和氧气的母体血液传送给胎儿。

胎盘从外部保护胎儿

当母体服用药物时,某些药物可能会进入到胎儿体内,从而给胎儿造成不良影响。而胎盘就发挥防止这些药物进入胎儿体内的作用。

怀孕期间,有些药物应该禁止服用。到底有多少药物成分能进入胎儿体内,这取决于药物分子的大小,一般来说,分子越小就越容易通过胎盘。

大部分药物的分子都很小,所以很容易通过胎盘。母体血液中的蛋白质和血细胞则比药物分子大一些,所以很难通过胎盘。

通过胎盘进入到胎儿体内的物质中也含有母体的抗体,而这些进入到胎儿体内的抗体能使胎儿对某些疾病具有免疫

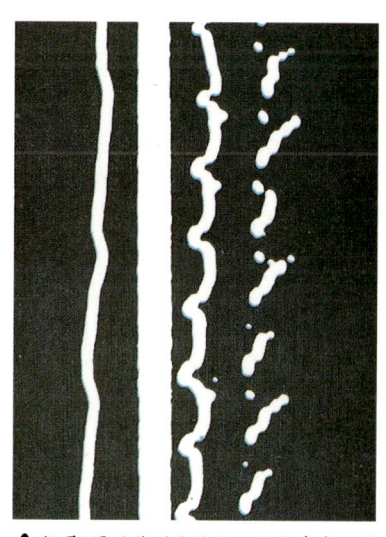

▲怀孕7周后能听见胎儿心跳的声音。胎儿的心跳波形图。

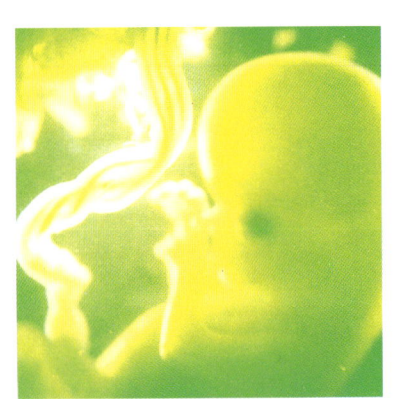
↑ 怀孕的40周里,胎儿一直在羊水中成长。

羊水增加10倍,也会通过很多方式吸收掉多余的羊水。如胎儿、脐带、囊膜等都能吸收多余的羊水。

羊水有多种功能。第一,能维持胎儿正常发育所需的体温,从而给胎儿提供舒适成长的环境。第二,胎儿可以把小便排到羊水中。第三,能抵挡一定程度的外界冲击。第四,羊水有助于器官的成长,能使胎儿进行呼吸运动。最后,羊水能抑制细菌的生长,从而防止胎儿受感染。

能力。这种免疫能力会持续到婴儿出生后的6个月,而此时的婴儿也能靠自身产生抗体。

胎儿和母体分泌的羊水

怀孕期间,胎儿一直待在羊膜内的羊水中。传统医学认为羊水在怀孕期间是没有变化的,但现代医学已证明羊水会不断的变化,而这种变化会持续到分娩之前。

除了母体分泌的一小部分羊水外,绝大部分羊水都是由胎儿分泌的。在怀孕初期,胎儿的皮肤上存在着气孔,羊水就是从气孔通过,并随着胎儿体重的增加而增加。

怀孕16周以后,胎儿皮肤上的气孔会自动消失,进而羊水无法通过气孔排到羊膜内,这时胎儿会排出积累在肾脏的尿液,而这种尿液会在怀孕中期成为羊水的重要成分。到了怀孕的第3阶段,一小部分羊水是由胎儿的肺排出的。

怀孕的12~40周里,就算

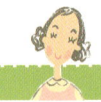
最关心的问题
引起怀孕错觉的泡状物

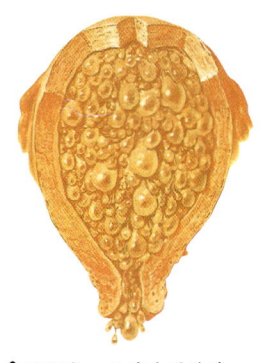
↑ 泡状物:子宫内的肿瘤。

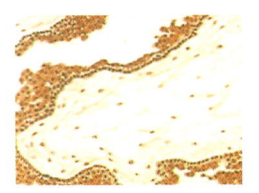
↑ 从显微镜中看到的泡状物的横断面。

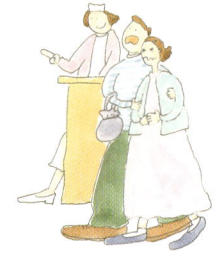

有一位期盼着怀孕的妇人,过了经期仍没见月经到来,就断定自己怀孕。经过一段时间后她肚子有些变大,看似怀孕,这让妇人及其家人感到十分高兴。

几天后,妇人去医院做检查,然而检查结果却出乎所有人的意料。妇人的肚子变大并不是因为怀孕,而是子宫内长了个瘤。这种引起怀孕假像的泡状物,其实是长在子宫内的肿瘤。

必须掌握的知识
怀孕一个月后的首次检查

● 按阴历计算,怀孕时间为10个月。

● 为了记录最基本的信息,要特别重视第一次检查。

● 怀孕的第一月,孕妇会出现乳房肿痛、尿频、疲劳等症状。

● 做完第一次检查后,要寻找一位值得信任的医生,如果对医生感到不满,要及时更换适合自己的医生。

● 分娩预期日只不过是通过简单的数学公式得到的数据。

● 怀孕后的6周内,胎儿将迅速成长。

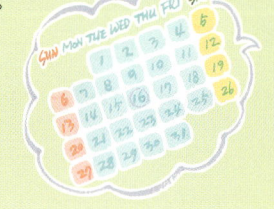

形成主要器官的前3个月

怀孕后的前3个月对胎儿来说是一个形成身体各个器官的十分重要的时期。之后的胎儿虽然体积小，但具有完整的人形。

怀孕的第1期是指怀孕的前13周，在这一期胎儿将发生重大变化，从肉眼无法看见的单细胞将成长为一个肾脏形、长度约75毫米的胚胎，有些器官也将在这一期形成，并一些器官已开始发挥机能。这时期的胎儿的成长过程大致如下。

● **3周时的胎儿**

月经周期平均为28天，而受精发生在前3周的初期，受精的第7天，受精卵在子宫腔着床。一般着床时，阴道内会出2到3滴的血，这种现象称之为"着床出血"。

● **4周时的胎儿**

怀孕4周以后，就能用肉眼确认怀孕。胚胎继续发育，而绒毛膜开始接触母体的血管，

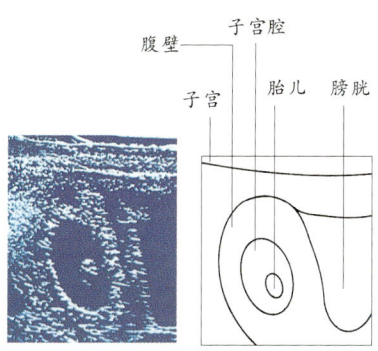

↑ 8周时胎儿的B超图

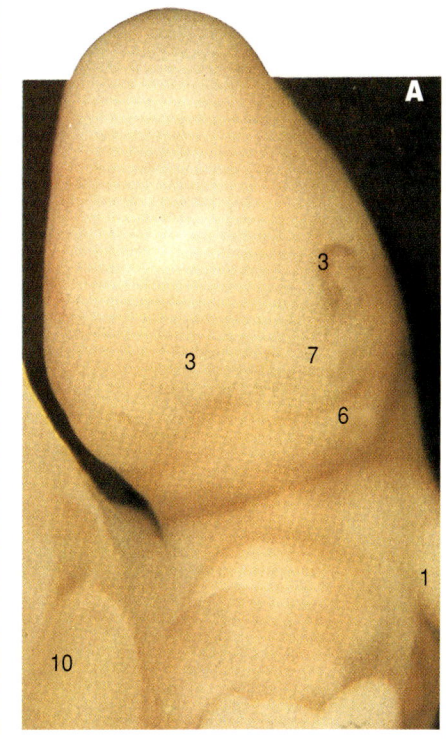

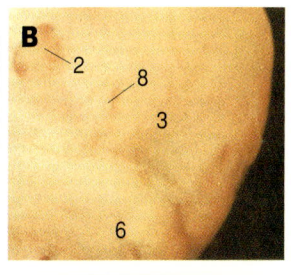

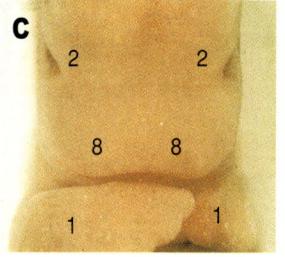

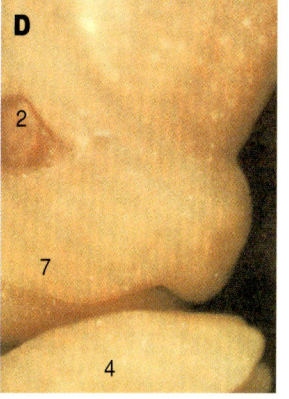

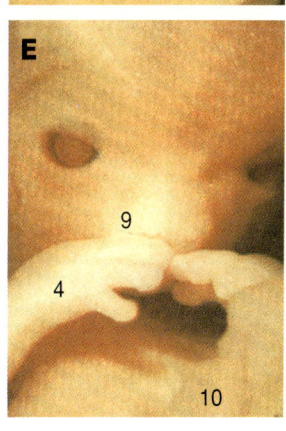

● **A→E：怀孕36～46天，胎儿脸部的变化过程**

怀孕期间，胎儿的形状不断变化。头部两侧出现眼睛；不仅鼻孔大，鼻孔之前的距离也较宽，鼻子较扁；耳朵长在颈部两侧。但随着时间的推移，这些器官的大小和位置将发生变化，眼睛和鼻子移向脸部中心，耳朵移向头部两侧。

★ A、B：怀孕36～38天的胎儿
★ C、D：怀孕38～40天的胎儿
★ E：怀孕41～46天的胎儿

1臂	2眼睛	3形成鼻尖的部位
4手	5腿	6上颚	7下颚
8形成鼻孔的部位	9鼻孔	10脐带

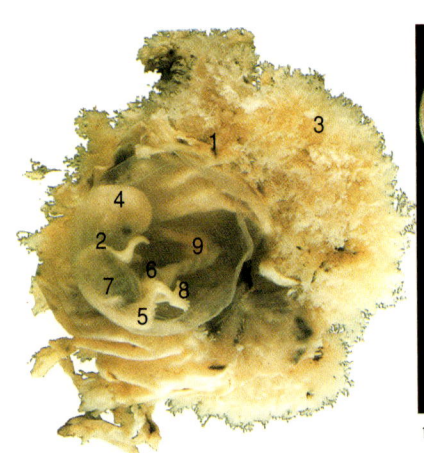

↑ 8周时的胎儿
胎儿的一切器官已基本形成，胆囊和胰脏是最晚形成的器官。10周后，胎儿拥有完整的人形，一切内部器官都各就各位。
1羊膜，2手臂，3绒毛膜，4头部，5腿，6流出脐带的肠（胎儿的肠），7肋骨，8脚趾，9脐带。

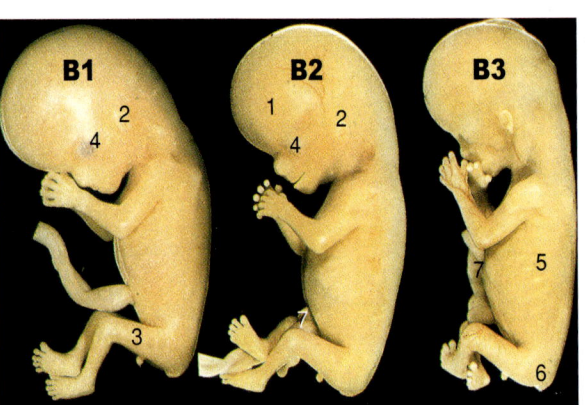

← 9周时的胎儿
B1：胎儿的身高为4.4厘米，头部约为身高的一半。随着头部的增大，靠近胸部的腭逐渐抬高，并形成颈。眼皮开始形成，但仍与皮肤连接在一起。
B2：身高4.6厘米，开始形成手指甲。
B3：身高5厘米，外阴逐渐明显。

1大脑，2耳朵，3尚未分化的外阴，4眼睛，5肋骨，6尾椎，7脐带

并最后发育为胎盘。怀孕初期的胎盘会分泌绒毛性腺激素（是一种中断月经、刺激怀孕的激素）。

● 5周时的胎儿

这时期，从胚的里面形成组织的突触，而这个初期神经组织的大部分组织将成长为大脑神经，少部分组织将成长为脊椎神经。同时，羊膜囊将含有几毫升的流动液体。这时的胚胎大小约为2毫米。

● 6周时的胎儿

胚胎成长为5毫米，形成身体器官。6周末期，将开始形成脊椎、大脑、眼睛、耳朵。最早形成的器官是：胃、肝脏、胰脏、肾脏，而最晚形成的器官是肺，这时只形成肺的组织。

同时，肢芽（以后成长为手臂和腿）也开始形成。

受精后的第28天开始，虽然心脏尚不具有完整形态，但开始有心跳。这时期的孕妇，可以在月经预定日的两周后通过利用小便测试的早孕试纸测出自己是否为怀孕，如果呈现阳性，就说明已怀孕。最近研发出一种新试纸，可把检测时间提前1～2周。

这时期的孕妇会出现乳房肿痛、尿频、呕吐或恶心等怀孕初期症状，并可以通过B超确认怀孕。

● 7周时的胎儿

胚胎的主要器官继续发育，特别是头部变化十分明显，胎儿初具人形。

虽然这时的眼睛被皮肤（以后发育成眼皮）所覆盖着，但实际上已形成。开始出现嘴和腭，鼻子尚未形成，鼻孔还是小黑点。头部向胸部靠近，胚胎从整体上呈C字形。

胚胎继续发育，形成手臂和腿，而手臂和腿的末端出现微弱的裂纹，在以后的时间里这些末端会发育成手指和脚趾。肌肉开始发达，软骨也开始形成。

血管组织更加复杂，肝脏和肾脏虽然已发达，但仍没有开始"工作"。甲状腺、胆囊、胰脏等器官已开始形成。这时期的肺小而坚固，并已形成胸部。

形成卵巢或睾丸的组织已开始发育，但仍然无法鉴别性别。7周末期可通过B超检测出胚胎的心跳约为每分钟160次。

● 8周时的胎儿

胎儿的一切器官已基本形成，胆囊和胰脏是最晚形成的器官。心脏从2周前开始搏动，某些器官虽然未成熟，但已开始"工作"。中耳（控制听力和平衡）明显成长，外耳尚未形成。

相对肾脏，头部明显变大。

头部下面出现小浅窝，而这个小浅窝以后会成为颈。嘴和鼻孔也开始形成。由于头部的迅速成长，脸部比例相对之前明显减小。通过B超可发现胎儿开始有微弱的运动。

8周末期，胚胎的大小为17毫米，体积占子宫的2/3。由于子宫的成长，医生能容易确诊出是否为怀孕。虽然身体的各个部分都已存在，但仍没有完全形成。从此刻到怀孕末期，胎儿将继续成长，与此同时身体的各个器官变得更加复杂更加成熟。

● **9～12周时的胎儿**

怀孕10周后，胎儿的耳朵内部已完全形成，并开始形成耳朵外部，直到12周末期才完全形成。肌肉继续形成，到了12周末期，手臂和腿能开始运动。

怀孕12周后，胎儿的头部占身体的很大部分，此时的身体仍然很小，但还是能用肉眼辨认。虽然手臂和腿容易识别，但手指间和脚趾间仍然连接在一起呈鸭蹼状。由于胎儿的性别从受精时就已决定，所以卵巢或睾丸已完全形成，但胎儿的外阴尚未完全形成。

心脏已完全形成，开始向自身体内和脐带中的两个大动脉输出血液。

● **12周时的胎儿**

虽然头部仍然占身体的很大部分，但胎儿还是能做一些抬头、挺胸的动作。鸭蹼状的手指和脚趾开始各自分离，最后分离出形成手指甲和脚趾甲的部位。这时期的羊水约为100毫升，而这些羊水将有助于胎儿的运动和成长。同时，母体的子宫将扩大到耻骨附近。

虽然胎儿在怀孕的第1期还很小，但已具备了人形，体重是30克，身高是7.5厘米。

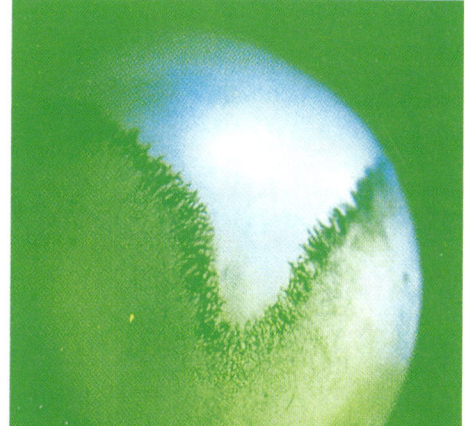

▶ 血管成V字形聚集在头部。

▼ 怀孕8周后，开始分离形成手指和脚趾。而在17周时骨骼呈软骨状。

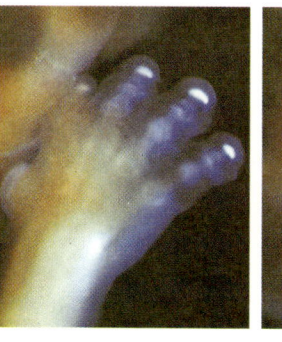 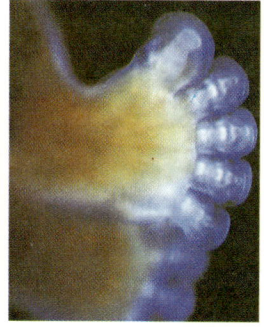 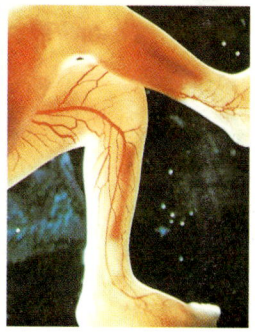

● **手的形态变化**　手指和脚趾在怀孕第1期迅速发育

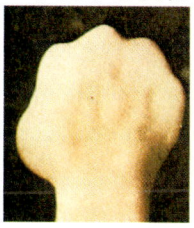 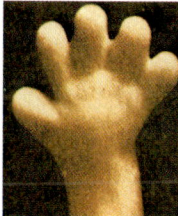 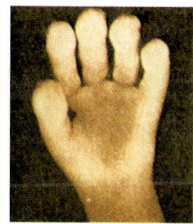 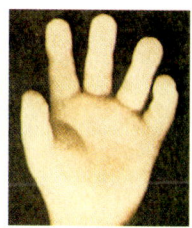

↑6周时的手　　↑7周时手的鼓包　↑8周时开始看见手指　↑13周时类似成人的手指

● **脚的形态变化**

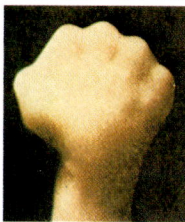 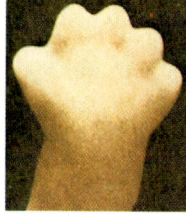 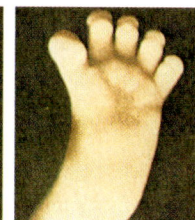 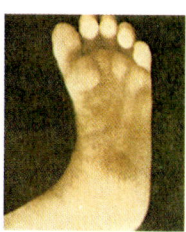

↑7周时的脚趾　↑2天后可看见鼓包　↑9周时可以看见脚踵和脚趾　↑13周时类似成人的脚趾

胎儿完全发育的4～9月

怀孕3个月后，胎儿的各个器官都明显变大，并开始为了产后生活而做分离母体的准备。

这时期胎儿的各个器官都明显变大，更为重要的是胎儿开始为了产后生活而做分离母体的准备。

● **16周时的胎儿**

这时期胎儿的身高为15厘米，体重为120克，透过胎儿半透明的淡红色皮肤可以看见血管。纤细的绒毛开始长满全身，并开始形成睫毛和眉毛。四肢的关节能开始运动，手指和脚趾开始各自分离，手指甲和脚趾甲也开始出现，并形成完整的手和脚。外阴发育到可以辨认性别的程度。

虽然胎儿开始运动，但母体仍不会感觉到这种微弱的胎动。这时的羊水约为150

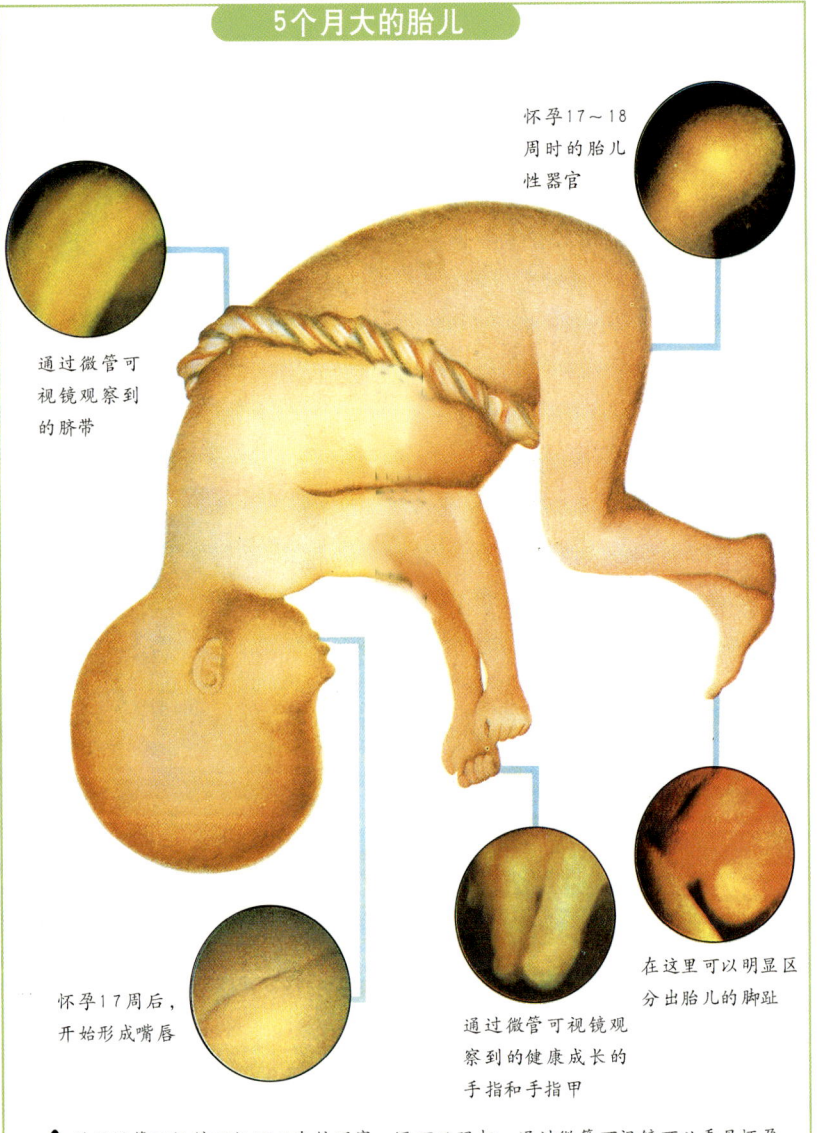

5个月大的胎儿

怀孕17～18周时的胎儿性器官

通过微管可视镜观察到的脐带

怀孕17周后，开始形成嘴唇

通过微管可视镜观察到的健康成长的手指和手指甲

在这里可以明显区分出胎儿的脚趾

↑ 利用微管可视镜不仅可以直接观察，还可以照相。通过微管可视镜可以看见怀孕17～18周的胎儿的血管，还可以看见胎儿的其他部位。如果直接观察的话效果更佳。

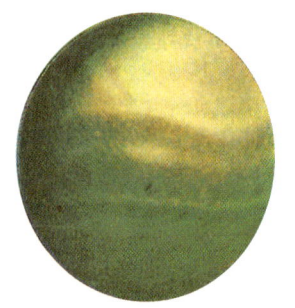

↑ 这是一个通过微管可视镜可直接观察到胎儿的一部分的时期。微管可视镜相当于一个微型口径的望远镜。

毫升。胎儿偶尔还会运动一下肺，如同呼吸一样，而这种运动会逐渐频繁，并带有规律性。至于为什么会出现这种运动，医学上还无法解释。

怀孕18周后，可通过听诊器听见胎儿的心跳。在怀孕的7～8周，也可通过B超检测出胎儿的心跳。

如果是早产，则在怀孕的

19～20周就可以感觉到胎动。如果是惊产，则比早产提前两周感觉到胎动。母体起初感觉到的胎动会因人而异，但绝大部分孕妇都会感觉到胎儿有时会踢自己的腹部，同时这种感觉会随着时间的推移而变得更加明显。

● 20周时的胎儿

怀孕的16～20周，羊水和体重呈2倍增长。胎儿偶尔会吸入羊水，同时肾脏会分泌大量的淡红色尿液，并开始长出头发。

在怀孕的过程中，头部、四肢等各种器官的比例将发生明显变化。这时期，胎儿的头部占身体的33%（怀孕的第1期为50%），腿部占身体的33%。到了分娩期，头部占身体的25%，腿部占身体的40%。

怀孕初期，胎盘要比胎儿大得多，怀孕16周后两者的体重基本相同，但胎儿的成长速度比胎盘快一些。

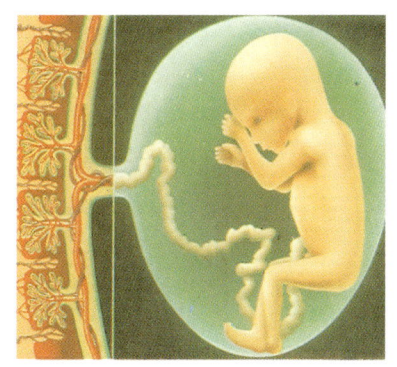
↑ 怀孕16周的胎儿与胎盘的连接图。

● 24周时的胎儿

这时期的胎儿体重约为500克，在美国把这时期的胎儿称作"活体"（liable，即有可能生存的肉体），但是胎儿实际出生的话，存活率是十分渺小的。

虽然胎儿的四肢肌肉已开始发达，但身体仍然很瘦小。由于皮下脂肪仍没有形成，胎儿的皮肤上布满皱纹。眼皮已分离，但仍然合着。胎儿的皮下腺体中会分泌一种类似奶酪的物质，我们称之为"胎脂"。胎脂能使长时间泡在羊水中的胎儿皮肤免受伤害。

母体能感觉到微弱的胎动，子宫稍微移向肚脐的上面。在母体不过于肥大的前提下，有经验的医生能确定胎儿在子宫内的位置。在以后的检查中可以确认胎儿和胎儿心脏的位置，同时胎儿可在羊水中移动，因此胎儿的位置并不是一成不变的。

● 28周时的胎儿

胎儿开始形成皮下脂肪，身体的成长速度相对比大脑快一些。从怀孕的24周开始形成的胎脂，此时会附着在身体的各个部分，胎儿的体重也将增加到约为1千克。如果胎儿这时

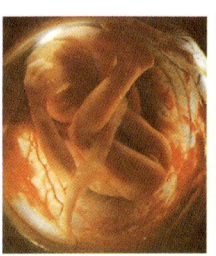 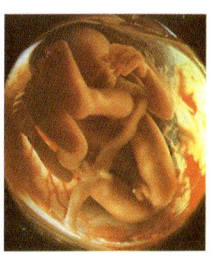
↑ 羊水中的胎儿全貌图。这时已怀孕5个月，胎儿的大小为25厘米。

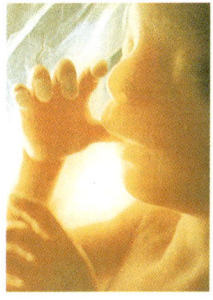 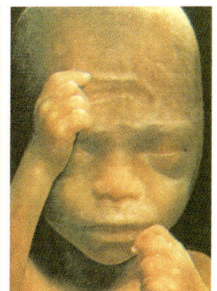
↑ 怀孕18周的胎儿图。这时的胎儿仅有18厘米，胎儿开始吸吮手指，这是为了生存产生的反射。 ↑ 24周时，胎儿的大小为30厘米，会用手去挠皮肤上的胎脂，但由于指甲还很小，所以不会伤到皮肤。

出生的话，存活率仅为60%，因此新生儿需要十分细致的照顾。

母体的腹部偶尔会出现间隔为2～3秒的规律性轻微疼痛。这种轻微的疼痛是因胎儿打嗝引起的。疼痛的持续时间一般都很短，有时也长达30分钟，但这些都是正常的，因此不必担心。

● 32周时的胎儿

胎儿在怀孕的29～32这4个周里迅速成长，就算早产，只要采取适当的措施，也能救活。头部和身体的比例与新生儿基本相同。肺逐渐成熟。胎儿的体重约为1.9千克，胎盘的重量约为450克，羊水的重量约为170克。

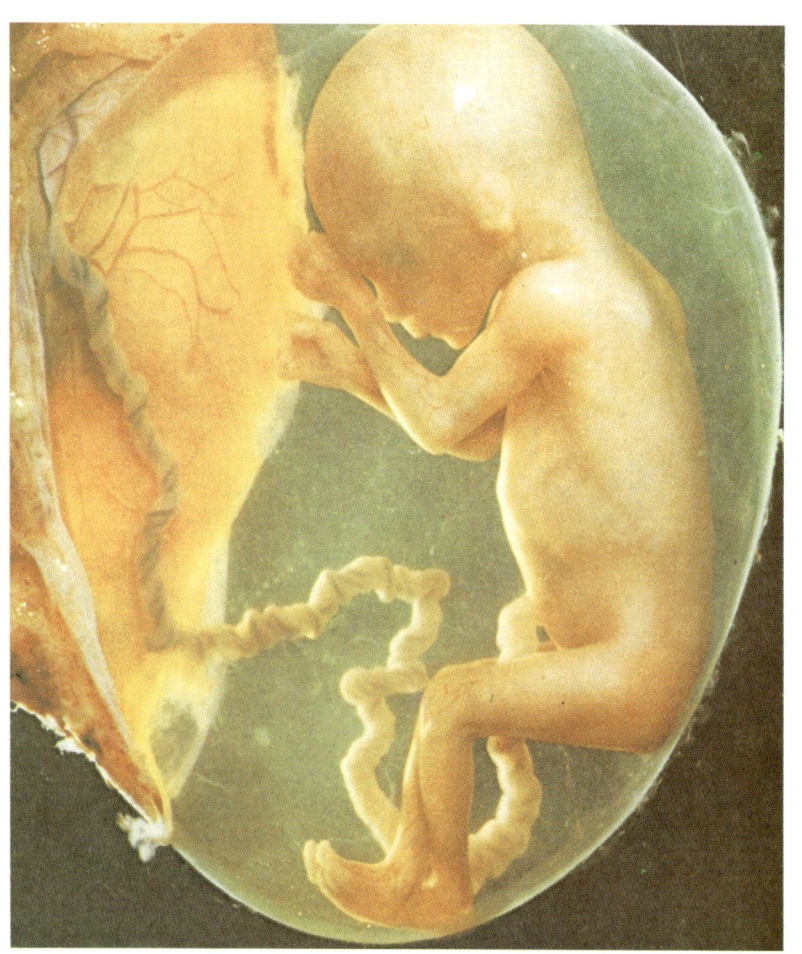

↑ 通过脐带中的两个大动脉，把二氧化碳和毒素等废物输送给胎盘，同时把母体的氧气和养分输送给胎儿（16周时的胎儿）。

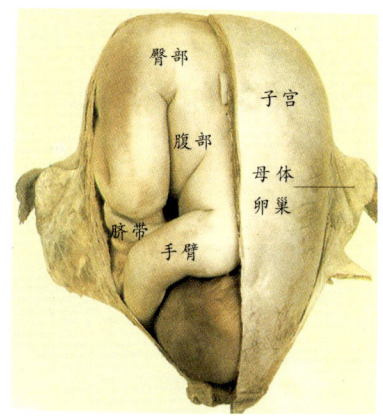

↑ 怀孕38周后的胎儿与子宫

胎儿呈椭圆形，腹部上的绒毛基本消失。皮肤基本被胎脂所包裹，脐带位于腹部的中央。与此同时，胎儿开始进入母体骨盆。

● 36周时的胎儿

头部与身体的比例与新生儿相同，并形成大量的皮下组织。肾脏充分成熟，肝脏开始处理体内的毒素。如果胎儿为男性，则睾丸移向阴囊里。头盖骨比较柔软，这有助于早产的胎儿通过产道。这时期的肺部已充分成熟，新生儿的存活率为95%。

胎儿将充满子宫腔，并采取最佳的姿势，96%的胎儿都把头朝下。早产儿的半数都将在这时期进入骨盆，而其余的都将在2周后进入骨盆。如果是惊产，只有出现阵痛后，胎儿才进入骨盆。

● 40周时的胎儿

随着胎儿的成长、羊水的减少，胎儿可以运动的空间也逐渐变小。胎儿身上的大部分绒毛开始消失，除了背和肩以外。在怀孕的期间，胎儿会形成一层新的皮肤，而胎脂会随着旧皮层一起脱落，但仍有少部分胎脂留在背、腋和胯上。尤其是在分娩的前几周，这种脱皮现象特别明显，而脱落的

最关心的问题

怀孕中的健忘症

孕妇经常会出现这些现象：时常感到坐立不安，头脑混乱，并忘记自己想做什么了，有时连一些重要的约会都忘得干干净净。这些都是因怀孕中的健忘症引起的。

像这样大脑迟钝的现象是因为孕妇把所有的精力都放在了胎儿身上的缘故。但这种现象都属于正常的生理反应，所以孕妇不必过分担心。

"怀孕"可能暂时阻碍孕妇思考，也可能永久性地改变孕妇的大脑，从而提高孕妇的思考能力。通过最新研究发现，怀孕期和喂乳期分泌的激素能改善大脑的有关学习和记忆的部位。因此平时要养成写备忘录的习惯，一次不要做太多的事情，并保证充足的睡眠。

旧皮层和胎脂会使透明的羊水变得浑浊。

一般怀孕的平均时间为280天或40周，但由于胎儿的成长速度的差异，怀孕时间大概为38～42周。到底是身体的哪个组织在引导分娩，我们不得而知，但可以肯定的是，胎儿自身决定着分娩日期。只有当胎儿成熟到可以在子宫外生存时，胎儿才决定分娩。早熟儿的分娩是由胎儿对分娩期的判断错误引起的，但这种现象一般很少，只有7%的胎儿会出现早熟现象。

其它的哺乳动物在分娩时，都是腿部先出来，而人类却是从头部开始出来。胎儿的平均体重约为3.4千克，分娩时胎儿的正常体重范围一般很广，从2.8千克到4千克都属于正常的体重。

毛发的长度一般为2～4毫米，手指甲的长度则没有范围。眼球的前房为淡蓝色，而晶体状的部分为纯白色。这是因为眼睛的色组仍没有完全形成的缘故，在出生的几周内，经过阳光的照射后，眼睛逐渐变色。

在怀孕的第3期，胎儿开始从母体吸取抗体，这种抗体对母体生过的病具有一定的免疫力，从而使胎儿对红疹、流行性腮腺炎、百日咳、风疹等具有一定的免疫能力。但这种免疫能力只是暂时的，在婴儿开始自己制造抗体的6个月内逐渐消失。

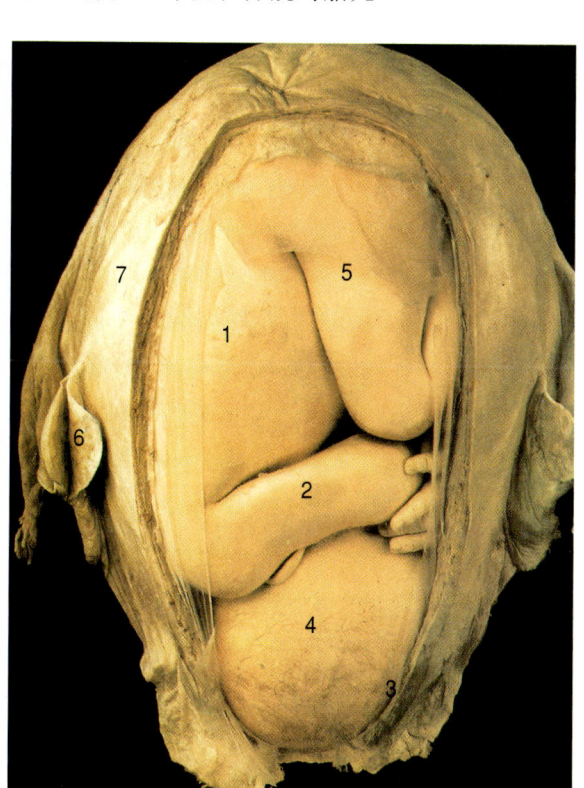

◀ 怀孕末期的胎儿和子宫
一般怀孕的平均时间为40周，但由于胎儿的成长速度的差异，怀孕时间大概为38～42周。随着阵痛的出现，母体的子宫门逐渐打开。

1. 腹
2. 臂
3. 母体的子宫颈管
4. 脑
5. 腿
6. 母体的卵巢
7. 母体的子宫

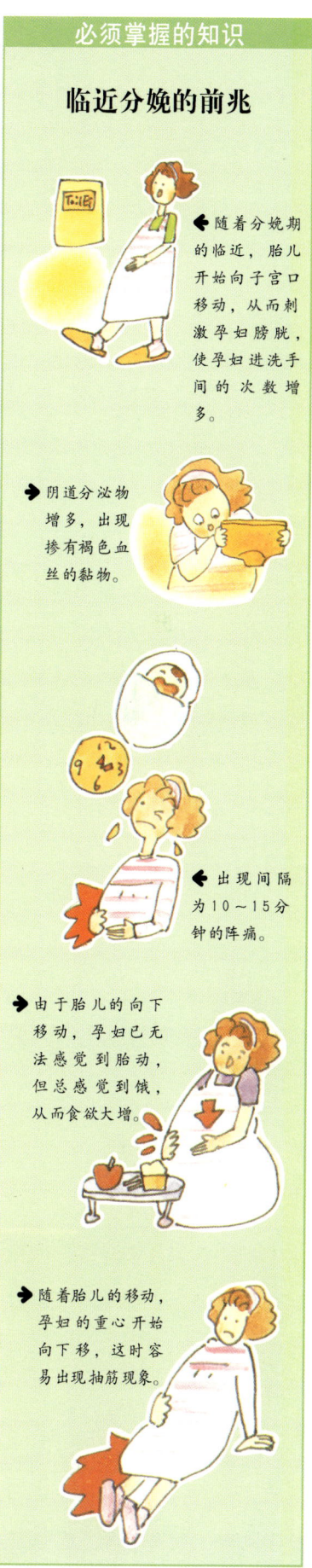

必须掌握的知识

临近分娩的前兆

◀ 随着分娩期的临近，胎儿开始向子宫口移动，从而刺激孕妇膀胱，使孕妇进洗手间的次数增多。

▶ 阴道分泌物增多，出现掺有褐色血丝的黏物。

▶ 出现间隔为10～15分钟的阵痛。

▶ 由于胎儿的向下移动，孕妇已无法感觉到胎动，但总感觉到饿，从而食欲大增。

▶ 随着胎儿的移动，孕妇的重心开始向下移，这时容易出现抽筋现象。

正常胎儿的体重和位置

胎儿的体重不仅与遗传因子有关,同时也受母体体重的影响。让我们共同了解一下,怀孕时影响胎儿体重的各种因素与正常胎儿的位置。

胎儿体重的变化与胎儿的成长状况有着密切的联系。在怀孕初期,胎儿成长得十分迅速,但从分娩期的前几周到分娩后,幼儿的成长速度会相对缓慢下来。假如胎儿按34周时的速度持续成长,那么幼儿刚满1岁时的体重将达到88千克。

虽说胎儿出生时的体重不能决定其以后的健康成长,但也会对其发挥十分重要作用。胎儿出生时的体重受多种因素的影响,而这些因素都不是母体能所控制的。其中一个因素就是父母的遗传因子,遗传因子的载体即染色体决定胎儿的性别,而男婴一般要比女婴重一些。

40周时出生的男婴与女婴的体重平均相差150克,而每个人的遗传因子都各不相同。到现在人们仍不得而知遗传因子到底对胎儿体重起多大的影响。除此之外,母体的健康状况和周围的生活环境也是影响胎儿体重的重要因素。

影响胎儿体重的各种因素

俗话说胖女人能胖小孩,这句话是有根据的,因为母体的身高与体重是影响胎儿体重的最重要的因素。只要在这基础上保证充足的营养和适当的睡眠,还有定期的检查,那么母体就能生一个健康的胎儿。

同时,经产妇所生的婴儿一般比初产妇所生的婴儿重一些;双胞胎婴儿一般比普通婴儿轻一些,双胞胎的体重加起来只有6千克。母体体重的变化量也能影响胎儿体重。孕妇的体重在怀孕过程中平均增加10~13千克,而体重基本不变的母体所生的婴儿相对比体重增加20千克以上的母体所生的婴儿平均轻300~400克。

现在还无法计算出怀孕期母体的饮食习惯到底对胎儿的体重起多大影响。因为,就算母体无法给胎儿提供充足的营养,胎儿也会向母体摄取自己成长所需的营养。

例如,就算母体因缺铁而出现贫血,胎儿也不会出现贫血。因为胎儿不惜影响母体的健康也要从母体摄取自己成长所需的铁元素。但是,母体的健康状况也会影响胎儿的成长。

如果母体过度吸烟,不仅将减少胎儿的体重,还会给胎儿带来精神上和肉体上的负面影响。

除此之外,如果母体患有某些疾病,也能影响胎儿的健康成长。例如,患有糖尿病的

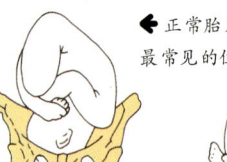

← 正常胎儿分娩前最常见的位置。

→ 臀位胎儿。分娩时,以臀位胎儿出生的几率为2%~3%。

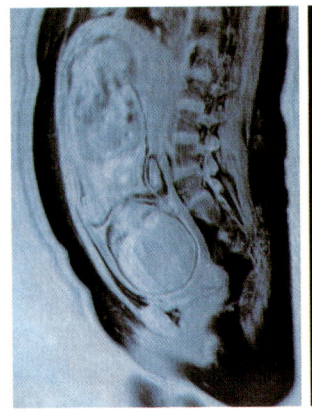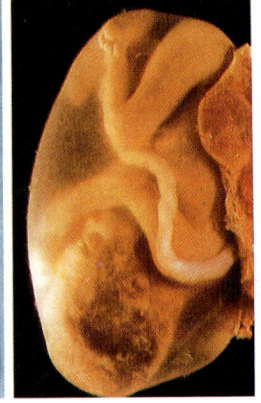

← 胎儿头部朝下的模样(右图为经过特殊处理后得到的照片)。

胎儿头部朝下的姿势

孕妇很可能生出膀胱很大的婴儿；高血压和肾脏炎会阻碍胎盘的功能，从而影响胎儿成长。

正常胎儿的姿势应该是头朝下

处于怀孕第3期的胎儿的脊椎与母体的脊椎成平行状态。这是因为，这时期母体子宫内允许胎儿活动的空间已所剩无几，和母体成平行的姿势对胎儿来说是最舒适的姿势。

在怀孕第3期，大多数胎儿的姿势都是头朝下。其中一个原因是重力，因为头部相对身体的其他部分更重一些。但更为重要的原因是胎儿的臀部和腿部需要更大的空间，而母体的子宫就像船一样下窄上宽。所以胎儿会把臀部和腿部移到空间更大的子宫上部，而把头部移到空间相对较小的子宫下部。

只要胎儿的头部进入到骨盆中，那么自然分娩将不会遇到较大的困难。我们把胎儿头部进入骨盆的这一过程称之为"胎儿头部的骨盆内进"。

在这种情况下，母体子宫整体下垂，从而减轻母体的痛苦及加在横膈膜和肺部上的压力，让母体呼吸起来更舒畅。如果是初产，那么在怀孕的36～38周时会出现上述情况；但如果是经产，那么会随着分娩期的阵痛一起出现。

但不是所有的胎儿都会采取头朝下的姿势。例如，胎盘的错位和腹水型妊娠会引起胎儿头朝上的不正常姿势。在分娩期中，将近有2%～3%的胎儿会出现这种不正常的姿势（在医学上称之为臀位）。

出现这种"臀位分娩"时，胎儿以头朝上臀朝下的姿势出生。这种臀位现象常见于早熟儿和双胞胎中后出生的婴儿身上。

这种臀位分娩会引发严重的问题。假如胎儿头部比母体的骨盆大出很多的话，在臀部

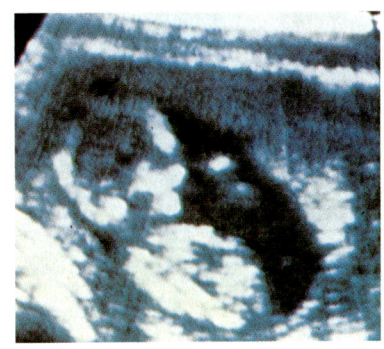

↑ B超图需要专人解读，但普通人也能辨认出头部和身体。

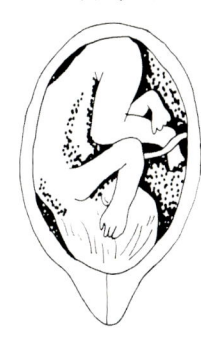

← 胎儿的头部通过盆骨后，开始进入产道。这时胎儿的头顶将抵达坐骨。

分娩之后，头部则无法在骨盆内变化形态，从而造成难产，同时还会伴随缺氧和外伤。

所以臀位分娩时，只有具备了良好的条件，才会选择自然分娩。如果是初产的话，不管条件多好，大多数妇产科大夫都会建议剖腹产。因此，臀位分娩的初产妇大都选择剖腹产。

吸烟与胎儿体重的关系

从图表中可以看出，吸烟孕妇所生的婴儿无论是成长发育还是出生时的体重都不如非吸烟孕妇所生的婴儿。

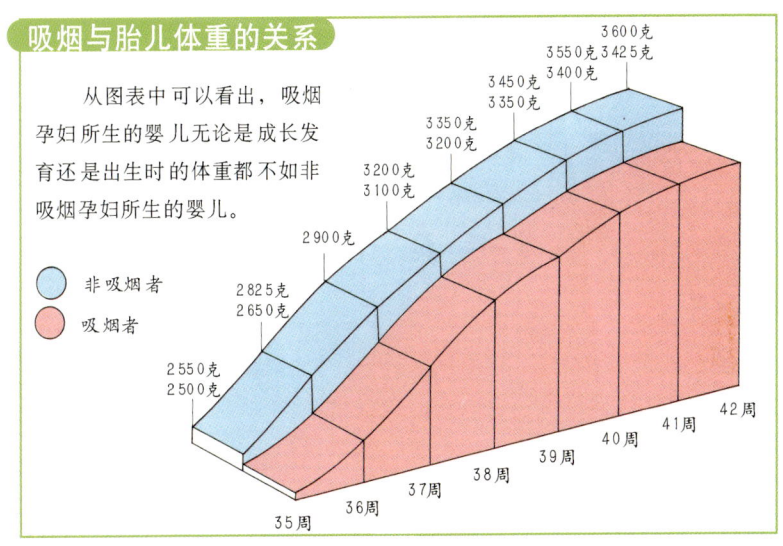

判断胎儿正常与否的各种检查

通过B超就能判断出胎儿正常与否。如果胎儿不正常,要及时与医生沟通并接受相关治疗,从而把问题扼杀在萌芽中。

患有高血压或有吸烟习惯的孕妇所生的婴儿在体重上无法达到其他婴儿的平均值。母体在怀孕第2期的阴道内出血会影响胎儿的健康成长。同时,怀孕期母体体重的减少(除了怀孕末的前两周)或增加量明显少于平均值时也会影响胎儿的健康成长。

胎儿的分娩期检查

分娩期的产妇在医院接受检查时经常测体重。这时应注意每次测体重时所穿的衣服重量要基本相同。经验丰富的医生会根据子宫大小来判断胎儿的成长状况。为了得到准确数据,会利用测径器和卷尺来进行测量。同时,还会用听诊器来测胎儿的心跳。

怀孕的准确时间是十分重要的。以最后一次月经为基准的计算仍不够精确,在无法确定怀孕的准确时间时,可通过B超诊断来确定。

B超检查

B超对胎儿没有任何副作用。做B超时,孕妇要躺到床上,操作员会在孕妇的肚子上抹一种油,这种油能使图像更加清晰。当把扫描仪放到母体的子宫上面时,可根据屏幕显示的图像确定胎儿的大小和位置。B超的优点在于孕妇能看到子宫内的胎儿。

血检与尿检

通过对母体血液和尿液的检查,可以了解胎儿的健康状况。还有一种办法是通过化验母体尿液中的某种特殊的激素。在怀孕的过程中母体内雌三醇含量的减少或不增加都能说明胎儿或胎盘出现了异常。

但是母体的雌三醇含量也受多种因素的影响,所以仅凭雌三醇含量还无法确定胎儿的健康状况。同时,如果想检查胎盘的成长状况,要测出HPL等胎盘激素的值。

胎儿的心跳检查

通过心音检测器,观察胎儿的运动是否促进胎儿的心跳。如果没有出现促进心跳的情况,则需要观察母体对催产素的反映。催产素能促进母体子宫的伸缩,具体方法是:利用催产素让母体子宫在10分钟内伸缩3次,然后再观察胎儿的心跳。如果胎儿的心跳随着母体子宫

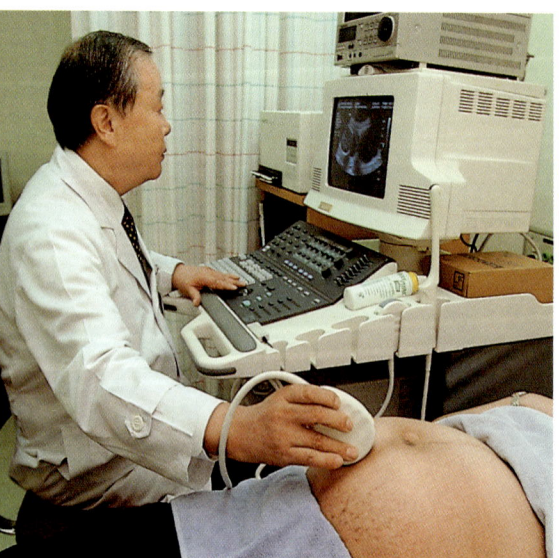
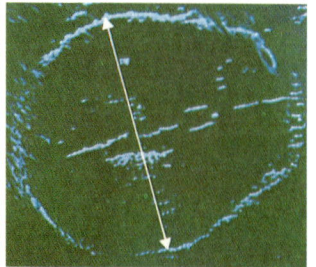

▲根据胎儿头部形状计算出头部直径。而这对计算胎儿怀孕的时间有很大的帮助。

▲虽然B超器械的结构非常复杂,但操作起来非常容易。同时不会给胎儿和母体带来任何痛苦和副作用。操作时,首先在母体腹部抹一种婴儿用奶油,再让扫描仪在腹部上来回地扫描,这时屏幕上就会显示母体子宫内的景象。

的伸缩逐渐变弱的话，说明胎儿处于危险状况。

观察胎儿对音响的反应

通过给胎儿适当的音响刺激，观察胎儿对音响的反应。这种方法称为"音响刺激检查"。

作为最直接的检查方法，通过观察胎儿在一定时间内活动次数来实现。如果是健康的胎儿，那么活动会十分活跃。这种简便的方法被很多医生所应用和流传。

性能优越的超声波检查装置，可在怀孕的第2期、第3期检查出胎儿的呼吸和活动状况。从而确认胎儿的成长状况，并能提早发现胎儿的异常。

只有4%～5%的婴儿是不正常的

"我的小孩正常吗？"这是产妇问得最多的问题。虽说95%

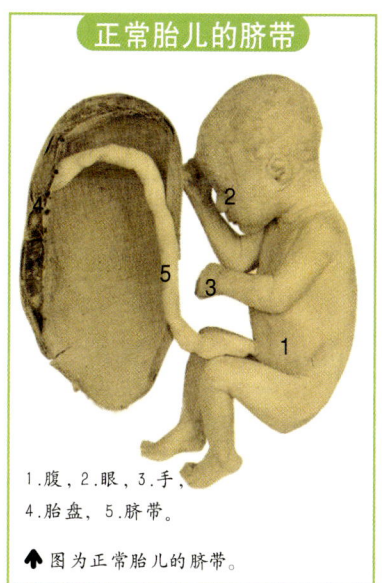

正常胎儿的脐带
1.腹，2.眼，3.手，4.胎盘，5.脐带。

↑ 图为正常胎儿的脐带。

正常胎儿的脐带
➡ 脐带较长，在满足自己能自由活动的前提下，胎儿会把脐带打成结。这种结可能会有好几个，这时胎儿可能会死于窒息。
1.腹
2.眼
3.母体卵巢
4.打结的脐带
5.子宫

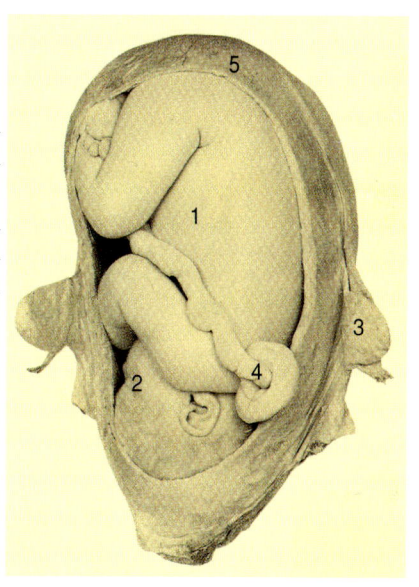

婴儿都是正常的，但仍有极少部分婴儿属于不正常。

由于每个婴儿的个性都各不相同，所以没有什么基准可以用来准确衡量婴儿是否正常。但可以肯定的是，约有4%～5%的婴儿是属于不正常的。在这些不正常的婴儿中，约有一半的胎儿仍可以通过适当的治疗转为正常婴儿。属于上述可治疗范围内的疾病有皮肤上的痣和皱纹、脱肠症、手指和脚趾的畸形、兔唇、肠子和心脏的轻微阻碍等。据统计，大约2%的新生儿患有严重疾病，但危险程度因人而异。

担心基因有问题时要及时向医生请教

胎儿的异常大致可分为两类。其中一类是由遗传因子引起的，这类胎儿大约占异常胎儿的20%。这类胎儿的父母中的一人或两人都可能患有某些遗传疾病，从而还会遗传到第三代。

但是，孩子生下来就是先天性畸形时，原因可能不都在父母身上，也不会遗传给第三代。引起这种畸形的原因很可能是，母体在最容易受到影响的怀孕第1期里受到了某种因素的影响，从而阻碍了胎儿的健康成长。

如果父母双方家庭人员里出现过遗传疾病，那么最好在怀孕之前跟医生商量一下或者咨询遗传学者。但是，大多数畸形儿都不是由遗传引起的。其中已被发现的原因有感染（例如风疹）、药物（例如沙立度胺，镇静剂的一种）、X射线辐射这3种，但这3种只占极少数，还有很多未知因素。

如果孕妇能接受医生的建议，那么会把这些先天性缺陷降到最低。在治疗期间要根据医生的处方服药，切忌没通过医生的允许就自己乱吃药。同时要注意预防传染病，特别是要避免和细菌引起的传染病

（例如流行性感冒）患者接触。

对骨盆和腹部进行X射线检查时，要告诉医生自己怀孕的事实。最好不要在月经刚结束后接受X射线检查。

母体年龄较大时容易引发唐氏综合症

35～45岁的高龄产妇产下畸形儿的几率远远高于年龄相对较小的产妇。虽然45岁的产妇也能产下健康的婴儿，但是产妇的年龄愈大，唐氏综合症发病率也就越高。

唐氏综合症是由21号染色体个数比正常值多而引起的。具体症状为侏儒、畸形眼、弱智。据统计，随着产妇年龄的增大，怀有唐氏综合症胎儿的可能性也就越高，但与父亲的年龄和胎儿的异常没有直接联系。

虽然因染色体变动而引起的其他畸形也与母体年龄有一定的关系，但这种关系不像唐氏综合症那么密切。总之，高龄产妇产下畸形儿的几率相对较高，但这并不意味着高龄妇女就不能生正常的孩子，只要产妇按照医生的指示去做，就有可能生下健康的胎儿。

脊椎裂属于先天性畸形

这是一种神经系统的先天性畸形，称为"神经管缺陷"，

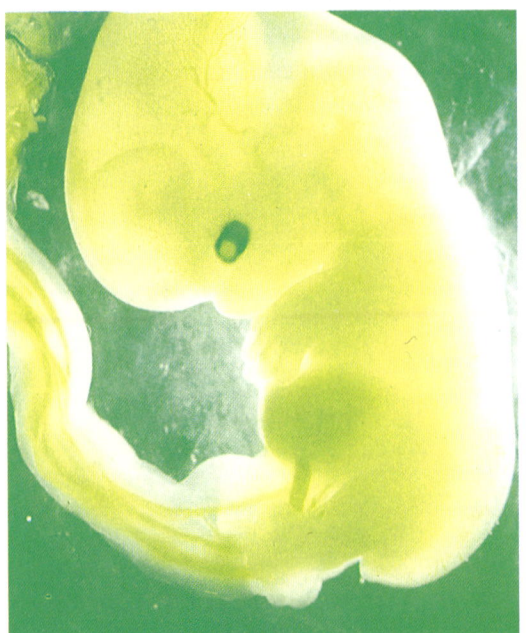

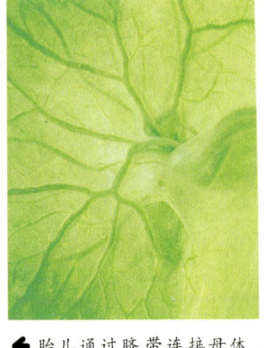

◀ 胎儿通过脐带连接母体，从而摄取养分。胎盘不是单纯地包裹着胎儿，同时还会向胎儿传送养分，并能承受一定程度的外来抗击，从而给胎儿提供保护。

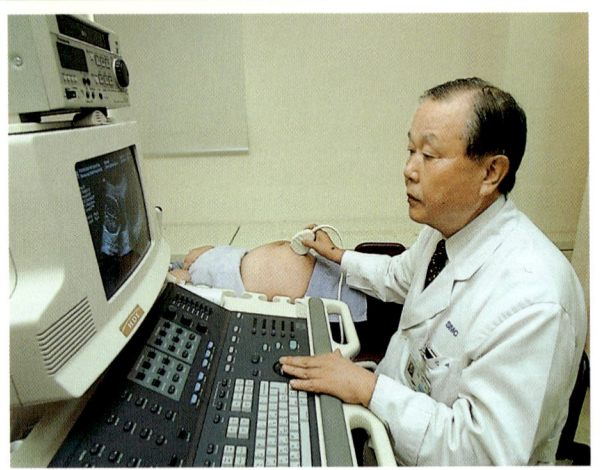

▶ 30岁以后的孕妇产下畸形儿的几率远远高于年龄相对较小的孕妇。大部分畸形儿都是因染色体异常引起的，可通过化验羊水来确认胎儿是否正常。但这种方法可能会对胎儿造成一定程度的危险，所以最好不要使用。最近都是通过B超来确认胎儿是否为正常。

到现在仍无法找出病因。

神经管的1/2有缺陷时，大脑和头盖骨的大部分都无法正常发育，婴儿不久就会死亡。

胎儿的脊椎部位有缺陷时，婴儿虽然有生存的希望，但腰部以下的部位都处于麻痹状态。患有这种缺陷的婴儿中也有正常的，但大部分都患有精神缺陷。这种畸形儿的出生是因国而异，因域而异。虽然我们国家还没有具体的统计，但曾经生过患有脊椎裂胎儿的孕妇再生下畸形儿的几率远高于正常的孕妇。

难以诊断的先天性遗传异常

大部分先天性遗传异常都很难在怀孕期诊断出来，直到分娩后仍难以诊断。就算在怀孕期诊断出病因，也不可能通过治疗把受损的部分恢复到原状态。

因此，患有先天性遗传异常的夫妇所能做的只有选择生或不生。

Part 4

怀孕过程中
常见的症状

如果怀孕，就能体验到未曾经历的各种症状，如呕吐、食欲不振、忧郁症、便秘、腰痛，有时还会出现皮肤发疹、瘙痒等症状，必须正确应对怀孕过程中常见的各种症状。

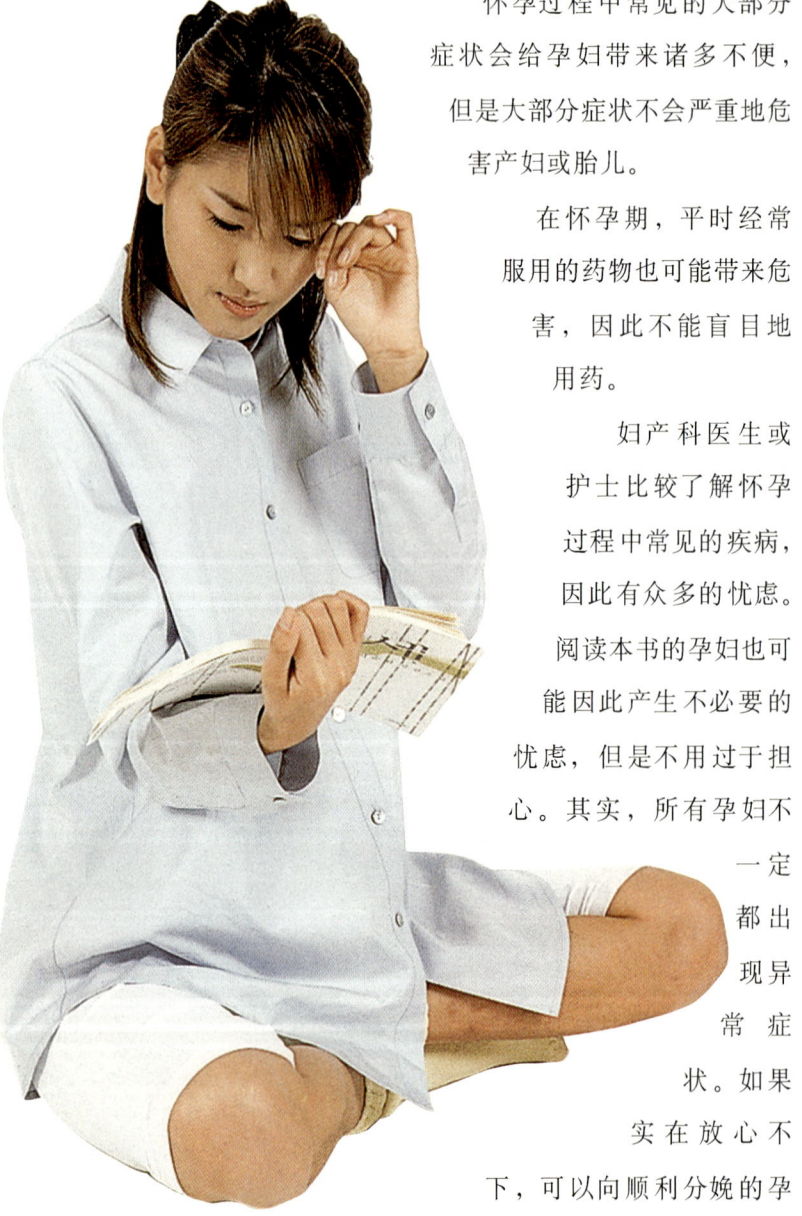

怀孕过程中常见的大部分症状会给孕妇带来诸多不便,但是大部分症状不会严重地危害产妇或胎儿。

在怀孕期,平时经常服用的药物也可能带来危害,因此不能盲目地用药。

妇产科医生或护士比较了解怀孕过程中常见的疾病,因此有众多的忧虑。阅读本书的孕妇也可能因此产生不必要的忧虑,但是不用过于担心。其实,所有孕妇不一定都出现异常症状。如果实在放心不下,可以向顺利分娩的孕妇咨询。

即使是患有疾病的孕妇,只要及时地接受治疗,完全可以防止疾病的恶化。目前医学界已提出对曾经被认为是不治之症的有效治疗方法。

瘙痒症

一般情况下,在妊娠后期容易出现皮肤瘙痒症。皮肤瘙痒症不仅带来诸多不便,严重时还会影响睡眠。由于激素的变化,还会伴随发疹症状。在热天,瘙痒症会更严重,因此最好穿薄衣服。尼龙或毛织内衣会加重瘙痒症,因此最好穿棉料衣服。

皮肤霜或清爽的护肤油能缓解瘙痒症,但是很难根治。瘙痒症容易变化,而且一直伴随到分娩为止。如果症状严重,经医生同意后可服用抗胺剂。

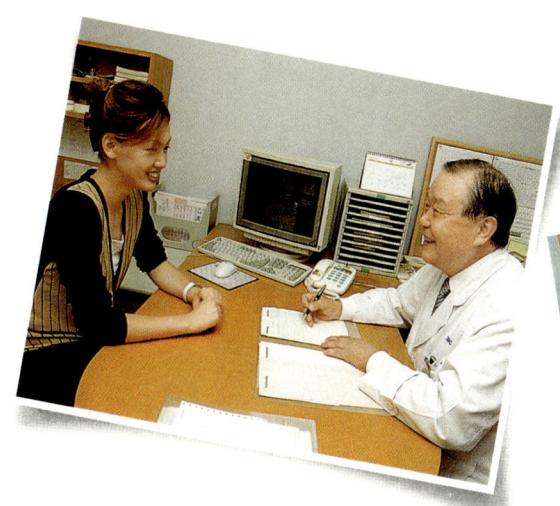

◀ 在怀孕过程中，将体验从未经历的症状。如果有疑问，就应该跟医生商量解决。

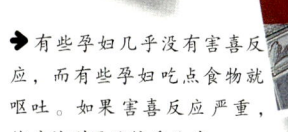

▶ 有些孕妇几乎没有害喜反应，而有些孕妇吃点食物就呕吐。如果害喜反应严重，就应该到医院接受治疗。

胀气与打嗝

在日常生活中，经常看到为胀气烦恼的孕妇。有时胃内充满气体，有时大肠内充满气体，因此经常导致打嗝。另外，腹部周围充满气体时，会导致痉挛等痛症。

大部分气体由吸入的空气产生。一般情况下，进食时无疑中吸入大量的空气，所以无法彻底防止吸入空气。如果慢慢地进食，就能减少吸入的空气量。

大部分人用制酸剂治疗胀气症状，但是效果不明显。胀气时，如果出现便秘，就会加重痛症，因此要注意防止便秘。在妊娠过程中，胀气只是暂时性问题，只要时间一长，就会自然好转。

胃酸与消化不良

在妊娠过程中，经常出现胃酸症状，但是很少出现消化不良症状。一般情况下，在食道下方产生的少量胃酸液导致胃酸症状。在妊娠过程中，食道到胃部的通道角度变大，因此容易出现胃液或胃酸逆流到食道的情况。有时，少量的胃液会逆流到口腔内，因此产生苦涩辛酸的感觉。

在妊娠过程中，子宫逐渐变大，并压迫胃部，而且防止胃液逆流的肌肉有所松弛，因此容易导致胃酸、胸痛等症状。

要想减轻这些症状，必须消除胃部的负担。在日常生活中，尽量避免紧身衣服或弯腰的行为。夜间出现胸痛的情况时，垫高枕头能缓解痛症。

一般情况下，可用制酸剂中和胃液。如果经常使用这种制酸剂，容易导致便秘，甚至恶化症状，因此要慎用制酸剂。另外，用温水稀释1/4小勺中碳酸苏打，并慢慢地饮用，这样也能中和胃液。该治疗方法能消除痛症，但是容易生成大量的气体。

消化不良是在腹部上方产生的病症。如果胃部内积压大量的食物，或者十二指肠内含有过多的胃液，就容易导致消化不良症。一般情况下，可用制酸剂治疗，有时牛奶也能发挥很好的治疗效果。如果对牛奶敏感，就应该服用制酸剂。

肋骨部位的痛症

如果临近妊娠后期，胎儿的头部或下身挤压肋骨，或者胎儿的活动向下推动肋骨，因此容易出现肋骨部位的痛症。有时，胎儿会拉动子宫上方的

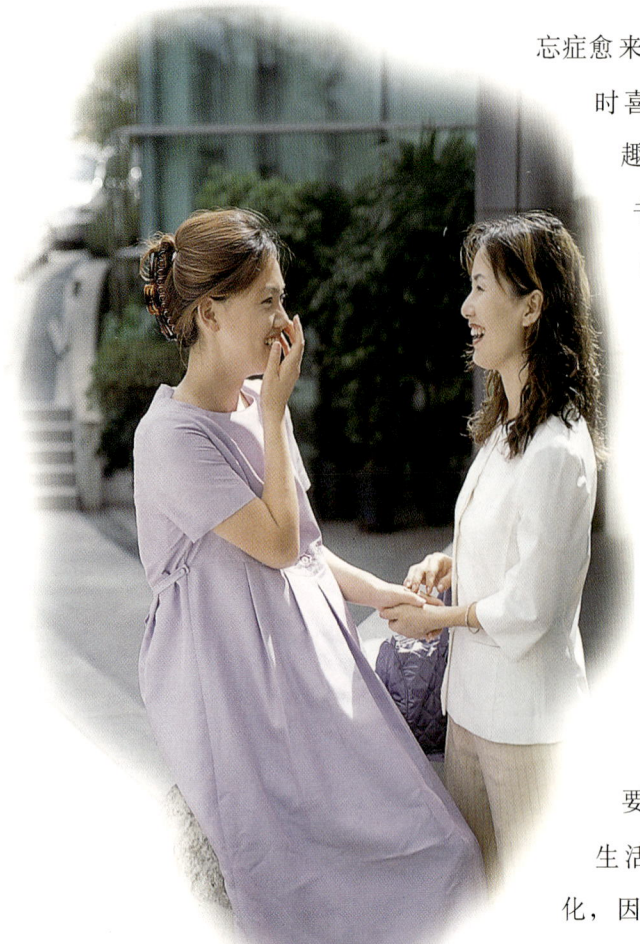

↑ 妊娠期是情绪变化严重的时期，因此喜怒无常。妊娠过程中的情绪变化是很自然的现象，因此不要惊慌。如果经常跟朋友交流，或者换不同的衣服，就能转换情绪。

肋骨肌肉或韧带，因此导致严重的痛症。

怀有双胞胎的情况下，这些症状会更加严重。虽然孕妇很痛苦，但是不会影响胎儿及母体的健康。目前还没有特别有效的治疗方法，但是只要改变身体姿势，就能缓解痛症。

情绪的变化

妊娠期是情绪变化严重的时期，孕妇情绪跟平时截然不同，而且喜怒无常。另外，健忘症愈来愈严重，而且对平时喜欢的事情不感兴趣。有时盲目地相信书中的内容或别人的话，因此出现不必要的忧郁症状。在妊娠过程中，导致情绪变化的原因如下：即将成为妈妈的事实和照看婴儿的压力将成为初产妇情绪变化的主要原因，一想到将来要长期养育孩子，生活方式也将发生变化，因此在不知不觉中形成不安感。

在妊娠过程中，激素的变化也能导致情绪的变化，因此孕妇会无缘无故地开心或忧虑。在妊娠期，情绪的低落或不安是很正常的现象。

有少数孕妇的忧郁症或不安感持续很长时间，因此要及时地到医院接受治疗。在这种情况下，用不影响孕妇健康的镇定剂能稳定情绪。在用药之前，必须告诉医生妊娠的事实。

在妊娠过程中，曾经患过"神经症"的孕妇很容易复发。如果情绪状态不稳定，就应该马上到医院接受治疗。如果及早治疗，就能取得满意的效果。

在妊娠过程中，必须放宽心态，不要总是独自承受妊娠的痛苦。

在丈夫这方面，由于对婴儿的经济负担和望子成龙的竞争心理，也承受着沉重的压力，因此夫妻之间要理解对方的紧张心理，并合理地解决问题。

突如其来的阴道出血症状

由于胎盘的早期剥离，突然出现阴道出血症状。在分娩之前，部分胎盘脱离子宫壁，因此导致产前出血症状。这种症状比较少见，而且至今还未找到主要原因。这种症状会让母体中断给胎儿提供氧气，因此会给胎儿带来致命的打击。

一般情况下，妊娠29周至预产期之间，孕妇下腹部持续出现剧烈的痛症，出现阴道出血症状。阴道的出血量因人而异，但是大部分超过月经量。这种症状严重地危害孕妇和胎儿，因此要马上到医院接受治疗。

有时，少量的血积存在子宫内的胎盘后面，或者慢慢地流出体外，因此孕妇会流失少量的血液。

即使部分胎盘提前脱离子宫壁，只要孕妇及时地接受治疗，虽然会让胎儿因氧气不足受到痛苦，但是不会影响其生命安全。

在这种情况下,如果马上实施剖腹产手术,就能生出健康的宝宝。大部分情况下,胎盘严重受损,因此胎儿生还的可能性很小。此时,最好通过诱导分娩尽量提前分娩。

在分娩过程中,也可能出现大量的出血现象,但是可以通过输血方式应付,因此不用过于担心。如果阴道出现出血的情况,即使出血量很少,也应该马上到医院接受检查。

痉挛

在妊娠后期,腿部经常出现痉挛症状,尤其在夏天或夜间更容易出现痉挛症状。很多人认为,在妊娠过程中,腿部肌肉的钙含量变化了,所以导致了腿部痉挛症状。

为了防止痉挛症状,可尝试增加食盐摄取量的治疗方法,但是食盐方法不利于患有浮肿症状的孕妇。频繁地出现严重的痉挛症状时,松弛肌肉的神经稳定剂也有一定的效果,但是考虑到对胎儿的影响,在妊娠过程中最好避免此类药物。

如果痉挛不严重,且偶尔出现,就不要用药,最好通过运动的方法消除痉挛症状,可柔和地伸直腿部。

高血压

每次上医院时,孕妇都会量血压,这是非常重要的产前管理。妊娠初期的血压类似于妊娠前的正常血压。在妊娠中

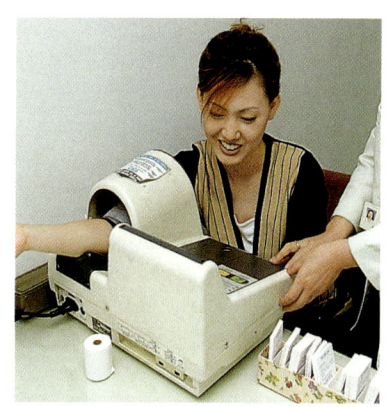
↑量血压和体重,并检测胎儿的呼吸状态是非常重要的产前管理。

期,血压有所下降,但是不会导致特别明显的异常症状。在妊娠后期,血压会恢复正常。

在妊娠期间,有些孕妇的血压逐渐升高,甚至超过正常界线,这种症状称为高血压。轻微的高血压症状会稍微推迟胎儿的成长发育,但是不用过于担心。

子痫前症(妊娠中毒症)

患有高血压的情况下,尿液中的蛋白质量增多,或者身体浮肿,这种症状称为子痫前症,即所谓的妊娠中毒症。即使血压稍微升高,尿液内的蛋白质稍微增多,也不用过于担心。如果患有严重的妊娠中毒症,血压会迅速地升高,而且脸部、手部和嘴唇明显的浮肿。

在症状严重时,如果不及时地接受治疗,在分娩过程中会导致全身痉挛、休克、癫痫等症状。正因为这样,平时要定期检查血压或尿液。

必须掌握的知识

容易顺产的体型VS容易难产的体型

随着腹部的膨胀,由于各种原因,孕妇会愈来愈不安。比如,能否生下健康的婴儿呢?能否顺产呢?传言有些体型容易顺产,因此孕妇的忧虑愈来愈多。那么,哪些体型容易顺产,哪些体型容易难产呢?

如果臀部小,就容易难产?

骨盆大的人容易顺产,这是有科学依据的。如果骨盆小,胎儿就很难经过产道,因此难产的可能性较大,但是臀部的大小和骨盆的大小并不成正比例。有些人认为,只要臀部大骨盆就大,但是有很多大臀部小骨盆的孕妇。

如果过于肥胖,就容易难产?

如果孕妇过于肥胖,就容易分娩巨大儿或未熟儿,而且分娩时间比较长,因此容易难产。在妊娠过程中,应该注意控制孕妇的体重。

如果个子矮,就容易难产?

一般情况下,如果个子矮,骨盆的发育会较差,因此身高低于145厘米的孕妇比较容易难产。但即使个子矮,只要不肥胖,而且妊娠过程中的体重增加正常,也能顺利分娩。

最关心的问题

在怀孕过程中,为什么经常放屁或打嗝?

在妊娠过程中,会不由自主地放屁或打嗝。放屁是由于大肠内充满气体产生的现象,而打嗝是胃部的气体逆流而产生的现象。如果在大庭广众之下出现这种现象,孕妇就恨不得钻进老鼠洞。

一般情况下,如果患有便秘,就容易导致放屁或打嗝的症状,因此要注意防止便秘。在日常生活中,最好避免椰菜、洋葱、大白菜、大豆等容易产生气体的食品。

如果患有轻微的高血压,就应该充分地休息,而且经常检查血压或尿液。有些医生建议住院治疗,而有些医生建议在家疗养,但是每天都要检查尿液。只要注意管理,血压很快就会恢复正常。

如果孕妇的血压继续上升,或者蛋白尿不断增加,就应该马上住院治疗。

在住院过程中,除了上洗手间外,都要躺在病床上。为了充分地休息,可以服用镇定剂。另外,为了消肿要吃少含盐分的食物。有时,还会服用降低血压的降血压剂。

妊娠中毒症会影响胎盘和胎儿的健康,严重时还会妨碍胎儿的成长发育。用24小时以内的尿液测量胎儿激素,或者从血液中测量激素浓度,就能检查胎盘的状态。

为了正确地判断胎儿的成长程度,普遍使用超声波诊断法。如果孕妇的血压严重地影响孕妇或胎儿,最好通过诱导分娩提前分娩婴儿。

一般情况下,分娩几小时

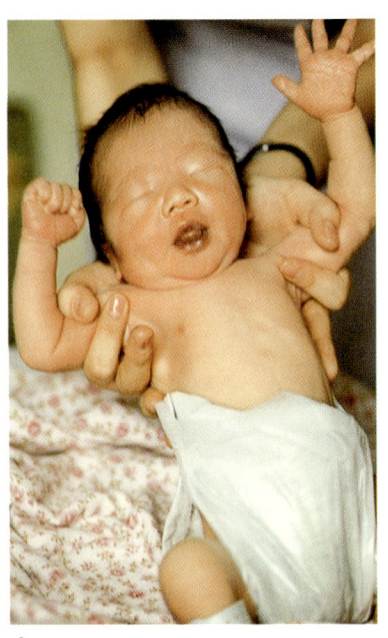

↑从妊娠40周开始,胎儿就做好出生的准备。如果妊娠40周以后还没有出现阵痛,就容易称为过熟儿,但是只要顺利分娩,就不会有太大问题的。

或几天后血压就能恢复正常。在哺母乳之前,最好用牛奶补充婴儿所需的营养。

过熟儿

大部分情况下,妊娠40周的胎儿基本成熟,而且随着阵痛做好出生的准备。在分娩过程中,胎盘不受阵痛的影响,继续给胎儿提供营养和氧气。妊娠42周后,胎儿继续成长,但是胎盘无法提供胎儿所需的营养,因此导致胎盘不全症状。

在正常妊娠的情况下,妊娠42周之前,胎盘能充分地活动,但是患有高血压等综合症时,只要超过妊娠40周,胎盘就处于胎盘不全状态。在这种情况下,如果不及时分娩,就会影响胎儿。

一般情况下,妊娠40周以上的胎儿称为过熟儿。只有正确地计算预产期,才能诊断过熟儿。如果胎儿受到影响,就应该通过诱导分娩提前分娩。一般情况下,过熟儿具有比正常婴儿更干燥的皮肤和更长的指甲,但是只要顺利分娩,婴儿的健康不会有太大问题的。

蛋白尿症

被称为albuminuria的蛋白尿是含有蛋白质的尿液。在产前检查中,经常检查尿液。在正常妊娠中,也可能出现少量的蛋白尿。如果阴道分泌物进入尿液,或者尿道感染,或者患有妊娠中毒症,就容易导致蛋白尿。

一般情况下,很容易区分以上三种情况。如果在排尿过程中采集尿液试样,就能避免尿液中进入阴道分泌物。另外,如果患有尿道感染,在尿液试样中能检查出细菌。

对于阴道分泌物、尿道感染、妊娠中毒症引起的蛋白尿，将采取不同的治疗方法。

🩺 糖尿

在产前检查中，还会检查糖尿。只要出现糖尿，大部分孕妇都会很紧张，但糖尿是很常见的症状，因此不用过于担心。在妊娠过程中，防止尿液中进入糖分的功能减弱，因此容易出现糖尿症状。

一般情况下，妊娠32周容易出现糖尿症状。此时，糖尿量很少，因此发现一两次糖尿，也不用担心。如果每次检查中都能检测到糖尿，就应该引起注意。

为了进一步诊断糖尿，先服用葡萄糖，然后实施血糖的糖负荷检查。如果在糖负荷检查中一切正常，就可以放心。

❤ 目前还没有发现治疗头痛症的有效方法，但是痛症严重时，可以服用镇痛剂。在妊娠过程中，含有麦角胺（Ergotamine）的偏头痛药或头痛药会导致不必要的子宫收缩，因此跟医生商议后才能用药。

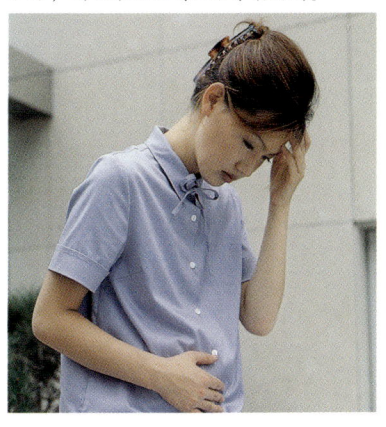

在糖负荷检查中，如果出现较高的血糖值，就应该接受治疗。一般情况下采用饮食疗法治疗，有时还会打针。如果在妊娠中出现高血糖，就会加快胎儿的成长速度，因此容易导致难产。分娩后，如果进行血糖和尿液检查，大部分都能恢复正常。在妊娠过程中，经常出现糖尿症状，但是不要混淆糖尿和糖尿病。如果患有糖尿病，就应该按照医生的指示降低血糖。

🩺 头痛

有些人经常出现头痛或偏头痛症状。在妊娠以后，有些人的头痛症状会好转，而有些人的头痛症状会恶化。在妊娠过程中，平时没有头痛症状的孕妇也会出现头痛症状。一般情况下，妊娠3个月内容易出现头痛症状，只要顺利地度过这个时期，头痛症状就会消失。有时还会出现妊娠后期头痛症状的情况。如果在妊娠后期出现严重的头痛症状，就容易导致高血压，因此要马上接受治疗。

🩺 味觉及嗅觉的变化

在妊娠初期嗅觉比较敏感，因此能闻到从未闻到过的气味，而且有些气味特别难闻。即能闻到平时喜欢的气味，也可能闻到平时讨厌的气味。在妊娠过程中，嗅觉的变化可能持续很长时间，但是妊娠前半期后，就会自然地好转。味觉与嗅觉有密切的关系，因此孕

必须掌握的知识

怀孕的糖尿病患者

腹中的胎儿会吸收糖尿病患者的高血糖，因此糖尿病患者的胎儿会快速成长，严重时很难自然分娩。在妊娠过程中，必须彻底地检查糖尿病患者的血糖值。另外，必须告诉主治医生糖尿病的事实，并接受相应的治疗。目前，糖尿病患者也能分娩健康的婴儿，但是成功与否取决于孕妇的合作态度。患有糖尿病的孕妇应该注意以下事项。

● **饮食疗法**——尽量限制糖分和脂肪的摄取量，多摄取富含纤维质的食品。

● **体重**——坚持营养平衡的饮食习惯，而且在医生规定的范围内保持体重。

● **运动**——为了保持身体健康，在分娩之前应该坚持运动。糖尿病患者为了调节血糖，必须坚持运动。一般情况下，跟医生商议后再决定具体的运动项目。

● **药品**——如果无法用饮食疗法控制血糖，就应该服用胰岛素。如果从妊娠之前开始服用胰岛素，就应该适当地调节服用量。

● **血糖值**——每天检测一次血糖。一般情况下，可根据每天检测的血糖值来调节饮食疗法、运动项目和药物的服用量。

妇在怀孕期味觉也会有较大变化。由于嗅觉的变化，有可能感受到奇怪味道。在这种情况下，最好到牙科接受治疗。在没有虫牙的情况下，如果依然感觉到奇怪的味道，只好经常漱口或喝茶。跟嗅觉的变化一样，在妊娠后半期，味觉也能恢复正常。

便秘

在妊娠过程中，经常出现便秘症状。每天不一定都要排便，排便时也不能过于用力。

由于黄体激素的作用，肠的张弛变慢，因此导致便秘症

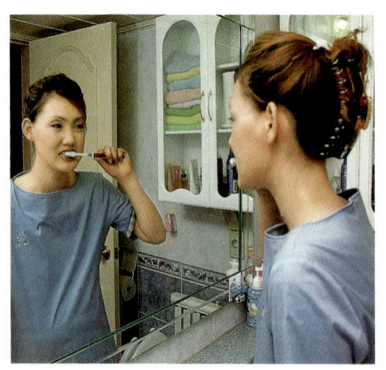

↑ 如果饮食习惯的调节失败，只好使用缓和剂。尤其是长期使用缓和剂的孕妇只能继续服用。但是所有缓和剂都不利于妊娠，因此要按照医生的处方用药。

状。另外，在妊娠初期，子宫与骨盆之间的直肠受到压迫，或者在妊娠后期，胎儿与骨盆之间的直肠受到挤压，因此导致便秘症状。

一般情况下使用缓和剂治疗便秘，但是最好调节饮食习惯。在日常生活中，应该充分地摄取富含纤维素的食品，比如水果或蔬菜。有时，治疗贫血症的药中的铁粉也会加剧便秘，因此要使用其他铁粉剂。

腹痛

腹痛跟妊娠无关。在日常生活中，导致腹痛的原因很多。即消化不良等症状也会导致腹痛。在什么时候应该到医院接受治疗呢？

① 就像月经一样，出现轻微的腹痛，或者间隔15分钟周期性地疼痛时，应该到医院接受治疗。尤其是阴道出血或流出黏液时，必须马上到医院就诊。在妊娠中期，随时都有可能出现这种症状。此时，应该正确地区分假阵痛和腹痛。

② 持续出血或流出黏液，并伴随痛症的情况。

③ 发烧、呕吐、腹泻的同时，出现腹部或后背疼痛的情况。

④ 出现严重的腹痛症状。

⑤ 痛症持续一小时以上。

⑥ 腹痛的同时胸口疼痛的情况。

有时腹痛比较轻微，因此能忍受到诊察为止。比如，患有膀胱炎、消化不良和胃酸的情况。

在任何情况下，都不能服用未经医生许可的镇痛药。通过医生的诊断，大部分都能找出导致腹痛的原因。特殊情况下，还需要住院治疗，因此，正确地诊断后才能确定治疗方法。

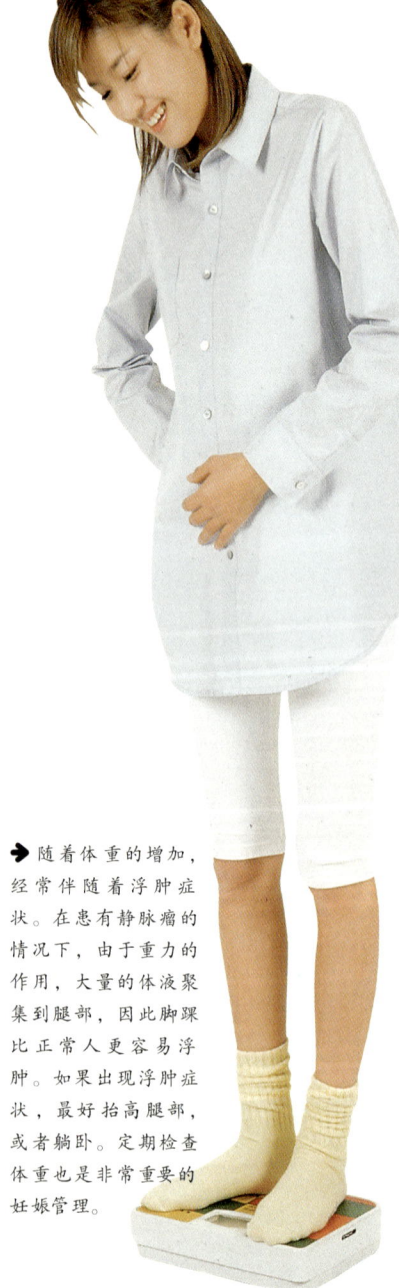

→ 随着体重的增加，经常伴随着浮肿症状。在患有静脉瘤的情况下，由于重力的作用，大量的体液聚集到腿部，因此脚踝比正常人更容易浮肿。如果出现浮肿症状，最好抬高腿部，或者躺卧。定期检查体重也是非常重要的妊娠管理。

原发性高血压

有些孕妇在妊娠初期出现高血压症状,但是症状并不明显,因此大部分孕妇不知道自己的血压超过平均值,这种状态称为原发性高血压。

如果患有原发性高血压的人怀孕,在妊娠中期血压会有所下降,但是在妊娠后期会重新升高。如果不认真测量妊娠初期的血压,就容易把原发性高血压当成因妊娠导致的高血压。在分娩后,患有原发性高血压的孕妇不能恢复正常的血压,只能回到妊娠前的血压状态。一般情况下,原发性高血压和妊娠中高血压的治疗方法大同小异。

浮肿

如果体内的体液过多,就容易导致浮肿症状。一般情况下,脚部或脚踝等部位容易浮肿。在妊娠后期或天气酷热时,更容易出现浮肿症状。

如果体重增加,经常会伴随着浮肿。在患有静脉瘤的情况下,脚踝比正常人更容易浮肿。指压腿部下方20秒,如果留下按压痕迹,就说明患有浮肿症状。由于重力的作用,大量的体液聚集到腿部,因此脚部容易浮肿,但是脸部、手部和上身也会出现浮肿症状。

消除紧张的肩部按摩

如果怀孕了,大部分孕妇会欣喜若狂,但是很快就遇到各种异常的症状或变化,因此感到不安。如果不及时消除不安感,身体就容易疲倦。在这种情况下,如果做轻微的按摩,就能消除不安的心理。

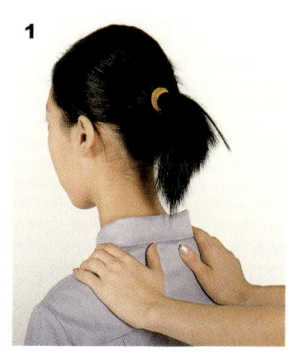
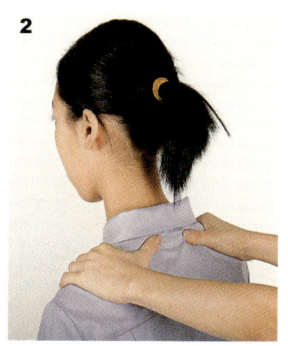

1. 丈夫把双手轻轻地放在妻子的肩膀上面。
2. 用大拇指轻轻地按压后背脊椎,同时向下推拿。

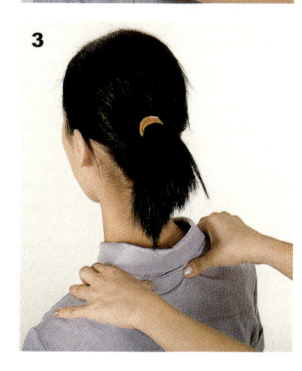
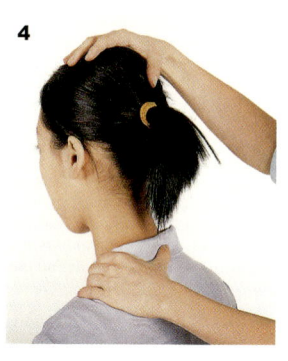

3. 寻找能让妻子轻快的穴位,然后轻轻地指压。
4. 在妊娠过程中,出现头痛症状的孕妇较多。在这种情况下,沿着后背脊椎按摩到头部,就能缓解头痛症状。

在妊娠过程中,经常出现轻微的浮肿症状。舒适的睡眠时,很少出现浮肿,但是经常走动或活动,就会出现轻微的浮肿症状。如果手脚浮肿,最好到医院接受检查。

浮肿是大部分孕妇都出现的轻微症状,但是偶尔伴随高血压或妊娠中毒症,因此需要特殊的治疗。

治疗浮肿的方法很简单。尽量抬高浮肿的腿部,或者平躺在床上,这样就能缓解浮肿。即使是上班族孕妇,也应该抽空充分地休息。在夜间,如果抬高腿部,就能消除浮肿症状。

另外,尽量避免含有大量盐分的食品。食盐具有保留体液的特性,因此少吃含盐的食品有助于消除浮肿。如果出现浮肿症状,食品中应该少放食盐,而且尽量少吃富含盐分的食品。

如果这些治疗方法无效,而且伴随着手脚发麻的症状,就应该到医院接受治疗。浮肿是由于体内积存大量的水分引起的现象,为了减少体内的水分,可使用利尿剂。但据最近的研究结果表明,利尿剂不利于孕妇,因此最好不要使用利尿剂。

必须正确地计算预产期

孕妇出现异常症状时,如果知道正确的预产期,就容易采取相应的分娩方法。在妊娠过程中,应该正确地计算预产期。

● **从最后月经日期开始,280天是平均妊娠期**

长期以来,人们以为妊娠期是9个月。正确地讲,从最后月经日期开始,280天是平均妊娠期,即平均妊娠期为40周。这仅仅是平均妊娠期,有时比平均妊娠期短,有时比平均妊娠期长。预产期的前后1周为正常范围,而且可以等到预产期后2周。在计算预产期时,必须提供正确的月经日期。

一般情况下,正常预产期加上一周为最后预产期,或者从最后月经第一天开始往前推3个月为最后预产期。

● **必须正确地掌握妊娠时间和预产期**

孕妇必须了解自己的妊娠进行过程,因此要正确地掌握妊娠时间和预产期。

胎儿是否正常成长,胎儿是否过大或过小?在判断胎儿的成长状态时,妊娠时间将提供重要的依据。一般情况下,以周为单位计算时间。

● **只有掌握胎儿的妊娠月数,才能保护好胎儿**

只有正确地掌握胎儿的妊娠月数,才能决定分娩方法。比如,在患有高血压、胎盘不振症的情况下,如果推迟分娩或提前分娩,都可能影响胎儿。正因为这样,必须正确地纪录最后月经日期。

● **如果最后月经日期不准确,预产期就不可靠**

有些孕妇不知道最后月经日期,即使知道最后月经日期,也无法正确地计算预产期。有时是忘记最后月经日期,有时是生完第一胎后马上妊娠,因此没有月经。

如果月经不规律,或者由于使用避孕药几个月都没有月经,就很难计算最后月经日期。在这种情况下,如果使用普通的计算方法,预产期就不可靠。

● **通过内诊或第一次胎动计算预产期**

如果月经日期不准确,为了正确地计算胎儿的成长和预产期,应该使用其他方法。在妊娠3个月之前,可以通过内诊计算预产期。另外,通过妊娠18周出现的第一次胎动计算预产期。

还可以通过超声波检查计算妊娠月数。一般情况下,在妊娠第15~30周,实施一两次超声波检查,这样就能测量胎儿的大小和成长状态。

● **通过羊水检查计算预产期**

在妊娠后期,通过羊水检查判断胎儿的肺部成熟情况,并计算预产期。由于妊娠中毒症或Rh血液不适应等症状,不得不停止妊娠的情况下,才能使用羊水检查方法。随着胎儿的成长,肺部内的物质量不断提高。在羊水检查中,通过对这些物质量的检测,判断胎儿的成熟程度。

至少有1/3的孕妇不知道正确的预产期,因此要经常到医院接受检查。

▼ 只有正确地掌握预产期,才能确认胎儿的成长和孕妇的健康状态。

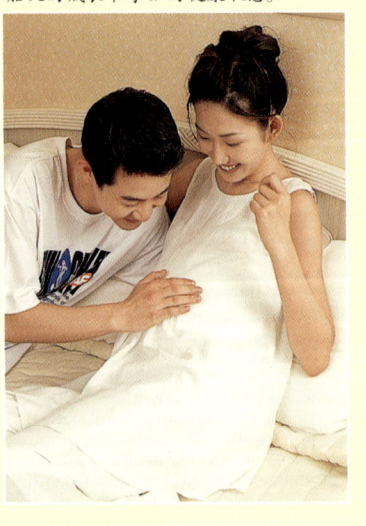

不安症

对于怀孕,大部分孕妇都会非常高兴,但是很快会遇到各种异常症状,因此容易感到不安。

● **对育儿的恐惧心理**

大部分孕妇情愿怀孕,但是如果经济条件不允许,有些孕妇就对育儿产生恐惧心理,因此会考虑流产。

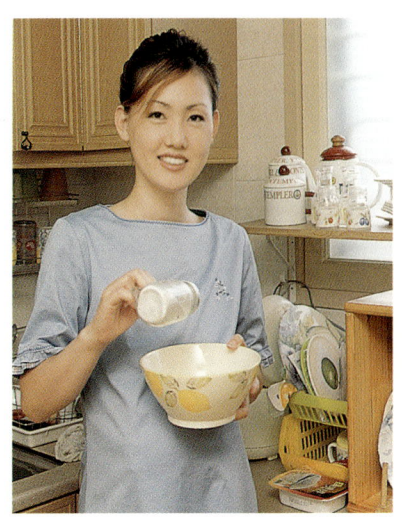
↑ 在妊娠过程中，不要抑制食欲，但是最好避免酸性食品或富含盐分的食品。

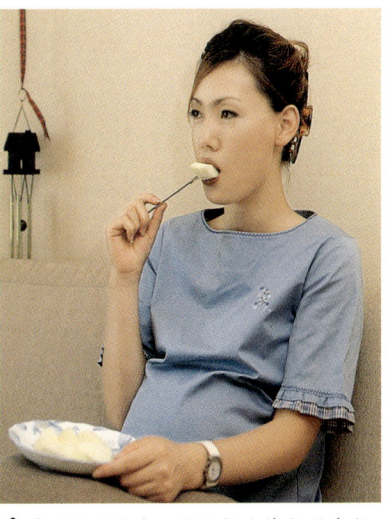
↑ 在妊娠过程中，突然想吃特定的食物，或者不喜欢妊娠前喜欢的食品。

● 对流产的恐惧心理

在多年盼望妊娠的情况下，在妊娠初期自然会欣喜若狂，但是很快会为流产感到不安。

在妊娠初期，几乎所有的孕妇都会担心流产，但是在妊娠中期，流产的可能性很小，因此可以放心。从妊娠中期开始，孕妇的妊娠反应会好转，而且能熟睡，因此情绪也会好转。

一般情况下，从妊娠中期开始就能感受到胎动。这些胎动表明一切都很顺利，因此孕妇会更加高兴。从妊娠9个月开始，胎儿就比较安全，但是不能长时间做劳累的工作。这个阶段是大部分孕妇陪即将出生的宝宝度过的时间。

● 对分娩时阵痛的恐惧心理

在妊娠过程中，大部分孕妇会担心分娩时的阵痛，怕自己不能独自承受阵痛。在这种情况下，最好向医生咨询能缓解阵痛的方法。在日常生活中，练习有助于分娩的精神预防法，这样对减轻阵痛会有所帮助。

● 对畸形儿的恐惧心理

很多孕妇担心怀有畸形儿。如果怀有非正常婴儿，妊娠3个月时就会流产，只有极少数胎儿成为畸形儿。在妊娠中期，即妊娠16周时，通过羊膜穿刺方法判断正常儿和非正常儿。在这个时期，还可以进行人工流产。这种畸形包括唐氏综合症等染色体异常和二分脊椎及其他罕见疾病。

如果担心特定的畸形，跟医生商议后，可以实施羊膜穿刺术。

家人中有唐氏综合症患者或二分脊椎患者，或者孕妇年龄超过35岁的情况下，最好接受畸形儿检查。在其他情况下，虽也可能出现畸形儿，但是大部分胎儿都很正常。

● 对死产的恐惧心理

有死产经历的情况下，孕妇特别担心死产。在美国，一千个婴儿中有15个死产，韩国则为30～40名死产。一般情况下，一切正常的健康孕妇很难出现死产现象，但是妊娠综合症会提高胎儿的死亡率。如果具有死产经历，必须找出相应的原因，以免下次再出现同样的事故。

● 对死亡的恐惧心理

在分娩过程中，有些孕妇还会担心自己会不会死亡，但是在现代分娩管理下，只要孕妇定期接受检查，服从医生的安排，就不用担心自己的生命安全。

不接受产前检查，或者不及时治疗妊娠综合症，或者患有心脏病等严重疾病的情况下，容易导致产妇的死亡。

如果患有疾病，就应该向医生咨询危险性。只要决定要孩子，在妊娠初期必须接受产前检查，并根据病症住院治疗。

通过合理的产前管理，患有疾病的很多孕妇都能安全地分娩。

• 对育儿的负担心理

在妊娠过程中，很多孕妇担心将来的育儿问题。有些孕妇担心自己能否顺利地育儿，有些孕妇担心责任感或生活条件，有些孕妇还担心跟丈夫的关系。

在现实生活中，很多孕妇不知道该如何养育宝宝，因此对育儿有着沉重的负担。

其实，就目前来说很容易收集到各种育儿信息。在育儿过程中，还可以得到父母、亲戚、朋友的帮助，也可以向儿科医生咨询。

贫血

任何孕妇都会出现轻微的贫血症状。如果服用铁粉或叶酸制剂，就能预防贫血，但是最好在妊娠反应消失后服用这些药物。服用贫血药后，有些孕妇会出现便秘症状。在这种情况下，应该更换适合自己的药物。

妊娠前患有贫血症的孕妇或妊娠中出过血的孕妇很容易出现贫血症状。在贫血症状严重的情况下，可用肌肉针或静脉针倒入铁粉。静脉注射后，可能出现副作用，因此要在医院观察一段时间。

尿失禁

在妊娠后期，由于膀胱入口的位置变化，或者子宫受到压力，因此严重地咳嗽或紧张时，容易出现尿失禁现象。在妊娠过程中，必须把尿失禁跟早期破水区分开来。为了区分羊水和尿液，必须到医院接受检查。

如果尿失禁的症状严重，就应该经常排尿，以免膀胱内充满尿液。从卫生角度考虑，最好用生理带防止异味，并保持清洁。在分娩后，这种症状会消失。如果分娩后做健美操或运动，就能加快恢复速度。

视力障碍

在妊娠过程中，大部分孕妇会出现视觉模糊的症状。平时视力正常的孕妇也可能出现视力障碍，甚至要戴上眼镜。有时，视力障碍伴随着浮肿症状。

↑ 一般情况下，在妊娠24周之前，有些孕妇就无缘无故地流产。调查结果表明，10%～20%的孕妇曾经流产过。

最关心 的问题

怀孕中后期经常出现的小腿痉挛

在夜间，如果突然出现小腿痉挛症状，就非常痛苦。一般情况下，在妊娠中期和妊娠后期经常出现这种症状。如果缺乏钙和镁成分，就容易导致痉挛症状。在日常生活中，应该积极地摄取富含钙、镁成分的食品或营养品。

肌肉痉挛时，首先向后弯曲脚踝，使脚尖朝向脸部，然后柔和地按摩肌肉。另外，在距离墙壁30厘米的地方，双脚分开30厘米左右的距离，然后伸直双臂，用手掌撑墙壁，同时弯曲手臂，把脸部贴近墙壁，最后慢慢地伸直手臂。用同样的方法，反复运动5～10次。

如果经常出现小腿痉挛症状，就应该抬高腿部，而且利用孕妇专用高弹力内裤长袜促进血液循环，然后旋转脚踝和腿部，尽量活动小腿肌肉。

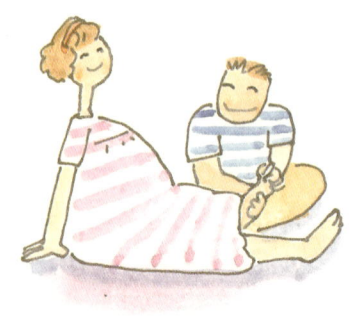

患有高血压和妊娠中毒症的情况下，视力障碍会更加严重。有时看到两个重影，有时很难聚焦，有时只看到部分事物。由于高血压的影响，这种视力障碍还会导致严重的头痛症状。在这种情况下，应该尽快治疗高血压。如果血压下降，视力障碍就能恢复正常。分娩后，妊娠中发生的高血压就会自然地消失。

产前出血

一般情况下，妊娠28周或分娩之前，容易出现子宫出血现象。有时出血很少，有时像月经一样大量地出血。虽然很少见，但是在比较严重情况下，还需要输血。在妊娠过程中，如果出现出血现象，最好到医院接受检查。

导致产前出血的原因很多。在妊娠过程中，子宫颈部的供血量增多，因此性交后容易出现出血现象。另外，前置胎盘或胎盘早期剥离也会导致产前出血症状。

有时，还会无缘无故地出血。大部分产前出血来自母体，很少由胎儿引起。如果出现产前出血症状，就应该马上到医院接受检查。

食欲大增

在妊娠期间，孕妇的食欲会大增。孕妇突然想吃特定的食物，或者不喜欢妊娠前喜欢的食品。目前还不知道导致这种现象的确切理由。在妊娠期间，人体对特定食品的需求量会增加。比如，对盐分的需求提高。另外，妊娠中出现的嗅

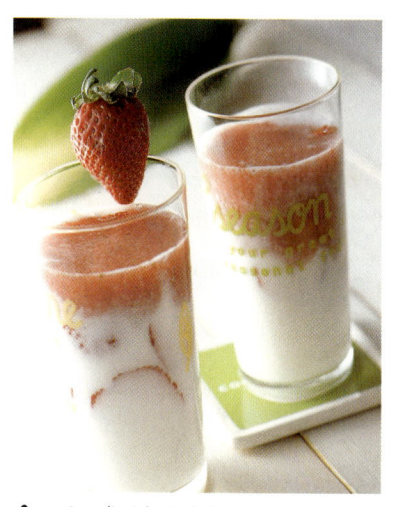

↑ 如果经常喝各种蔬菜汁，不仅能补充维生素，而且能缓解呕吐症状。

觉变化也会刺激食欲。

酸性食品或富含盐分的食品容易刺激食欲，但是富含脂肪的食品容易导致肥胖症，因此要注意控制。

有些孕妇还想吃粉笔、煤炭、纸糊、黏土等古怪事物。

恶心与呕吐

一般情况下，清晨容易出现呕吐症状，但是在其他任何时刻也都可能出现。在妊娠过程中，胎盘组织生成的女性激素不断增多，因此导致这种现象。

有些孕妇几乎没有恶心症状，而有些孕妇比较严重，甚至要呕吐。在这个时期，孕妇的嗅觉非常敏感，因此很难承受平常的气味，进而加剧呕吐症状。

最关心的问题

如何预防静脉瘤

在妊娠过程中，如果过于肥胖，或者长时间站立或稳坐，就容易导致静脉瘤。静脉瘤受遗传的影响。如果血管壁过渡膨胀，就不能正常地关闭血管，因此血液聚集在一起形成静脉瘤。

在妊娠期间，血液会增多，而且子宫的重量影响血液循环，因此腿部的静脉容易鼓起。除了腿部外，外阴部也会出现这种症状。

在日常生活中，应该避免跷二郎腿，而且防止椅子挤压大腿。另外，不能长时间站立或稳坐。

在早上，如果浮肿消失，最好穿高弹力内裤长袜，这样就能预防静脉瘤。

稍等
向左侧侧卧的姿势是最有利于血液循环的姿势，因此能缓解浮肿、腰痛等症状。

如果肚子饿,就容易加剧恶心症状,因此早上起床后,最好马上吃饼干或喝茶。在白天,可以用零食缓解恶心症状,但是呕吐症状严重时,最好暂时躺卧,或者服用抑制剂。此时,必须按照医生的处方用药。在这个时期,胎儿很容易受到药物的影响。另外,如果服用呕吐抑制剂,就容易发困,因此最好在睡觉前服用。

一般情况下,妊娠12周后恶心症状会逐渐好转,但是有些人会持续到妊娠中期或妊娠后期。

妊娠中的呕吐症状比恶心症状更为严重。如果每周呕吐两三次左右,就可以跟恶心症状一样,用食物、休息、药物来进行治疗。一般情况下,很少出现每天呕吐或一天呕吐几次的情况。此时,如果食物的摄取不充分,就会降低体重,容易口渴,而且全身状态恶化。

如果频繁地呕吐,就应该到医院接受治疗。如果处于饥饿状态,在尿液检查中能发现酮症酸,这就意味着症状非常严重,必须马上到医院接受治疗。

出现呕吐症状时,必须充分地休息,这样就能缓解呕吐症状。有时还要打营养针1~2日。目前,只要适当地治疗,即使出现严重的呕吐症状,也能预防对胎儿的影响。

9. 羊水过少症、羊水过多症

羊水过少症是指羊水少于正常值的症状,而羊水过多症是指羊水多于正常值的症状。如果羊水超过2000毫升,就称为羊水过多症。

如果子宫远远大于或小于预想值,就说明羊水值不正常。目前,还不能直接测量羊水量,但是能粗略地计算。

如果在子宫壁周围感受到胎儿,就可能患有羊水过少症。如果子宫绷紧,或者无法用手

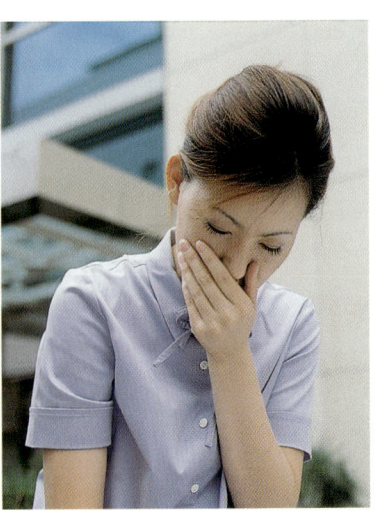

▲ 在妊娠初期,随着妊娠反应,出现味觉和嗅觉的变化。虽然没有特别的治疗方法,但是妊娠初期后,就能逐渐好转。

摸到子宫内的胎儿,或者胎儿在漂浮,就可能患有羊水过多症。另外,通过超声波诊断法能正确地判断羊水的量。

在正常怀孕的最后2~3周内,容易出现羊水过少症。如果患有羊水过少症,羊水会逐渐减少,因此孕妇的体重也逐渐减少。这种羊水减少症状容易导致低体重儿或胎盘不振症。

另外,由于早期破水,部分羊水流出体外,因此导致羊水过少症。虽然很少见,但是胎儿的肾脏不能正常地生成尿液时,也会导致羊水过少症。

在妊娠中期,有可能出现羊水过多症。从表面上看来,羊水量类似于正常妊娠,因此没有特别症状。

一般情况下,胎儿或母体的各种异常症状导致羊水过多症。比如,第一个胎儿畸形的

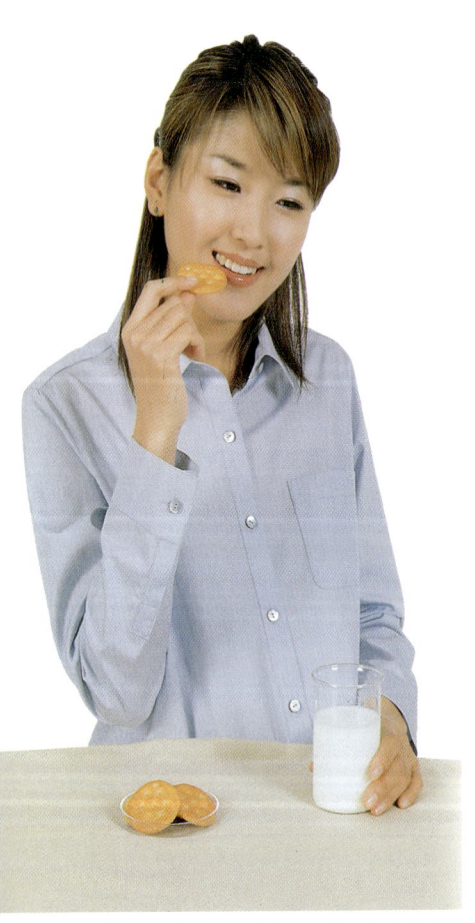

▲ 一般情况下,早晨睡醒后,在空腹下容易感到恶心。在这种情况下,如果吃清淡的饼干或饮用茶、牛奶,就能缓解妊娠反应。

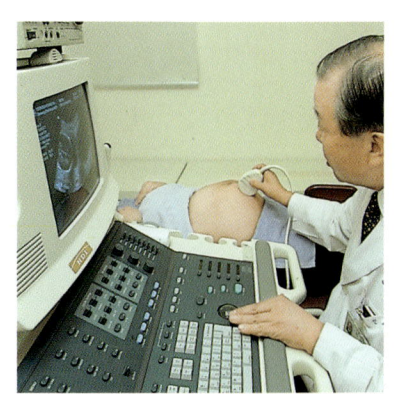

↑ 羊水少于正常值的症状称为羊水过少症，羊水多于正常值的症状称为羊水过多症。一般情况下，羊水超过2000毫升的情况称为羊水过多症。

情况，尤其是脑髓系统异常时容易出现羊水过多症。另外，患有半胎儿、无脑症、脊椎二分症时，也容易导致羊水过多症。如果孕妇患有心脏病、肾病、梅毒和糖尿病，或者RH不合适，就容易导致羊水过多症。此外，如果胎儿吸收的羊水量过少，也容易导致羊水过多症。

一般情况下，羊水过多症算不上严重的疾病，但是给孕妇带来诸多不便。由于严重的羊水过多症会导致子宫剧烈地疼痛，而且严重地膨胀，如果呼吸困难，应该到医院接受治疗。

通过超声波诊断、尿液检查、血液检查、X光检查，可以诊断羊水过多症。如果双胞胎的血液循环在胎盘的某一部分聚集，或者形成畸形儿，就容易导致严重的羊水过多症。

随着病因的不同，所采用的治疗方法也不同。如果胎儿正常，孕妇就不要活动身体，尽量保持稳定。如果由于羊水过多，孕妇出现呼吸困难、腹部膨胀等症状时，可通过羊水穿刺术抽出部分羊水。

如果胎儿完全成熟，就应该马上分娩。如果子宫严重地膨胀，就应该提前实施诱导分娩。如果胎儿异常，就应该尽快实施诱导分娩。

腰痛

腰痛是在妊娠过程中常见的症状。妊娠之前患有腰痛症时，会加重痛症。在妊娠或分娩后，原先正常的孕妇也会出现腰痛症状。

在妊娠过程中，后背和骨盆的关节变软，因此容易活动。为了顺利分娩，做好扩大骨盆腔的准备。在妊娠过程中，孕妇的腹部逐渐变大。为了保持身体平衡，必须向后倾斜上身，因此容易导致腰痛症状。

在日常生活中，尽量少穿给腰部增加负担的高跟鞋。

在妊娠过程中，有很多缓解腰痛的方法。即穿平跟鞋，做强化腰部关节肌肉的运动。

大部分人睡眠的时间为8小时左右，而睡眠是保护腰部的重要时间。如果使用过于松软的床垫，身体中间就容易下沉，因此导致腰痛症状。在妊娠期间，最好在火炕或稍微硬的床垫上睡觉，必要时还可以在床垫下面铺一层大木板，使孕妇在8小时睡眠过程中，腰部一直都能保持正确的姿势。

如果患过腰间盘突出症，

必须掌握的知识

由于遗传原因导致流产的情况

重复地自然流产三次以上的情况称为习惯性流产。反复流产的原因很多，下面了解一下由于遗传导致的习惯性流产。

染色体异常时，必须向专家咨询遗传问题

在父母双方中，只要有一方的染色体异常，而且遗传给胎儿，胎儿就携带非正常染色体，因此容易导致流产。如果父母的染色体数量异常，父母本身很难怀孕。在异常状态下，可能分娩正常的婴儿，也可能分娩畸形儿，因此在妊娠之前，必须向专家咨询遗传问题。

由于遗传原因导致流产的几率为4%~12%

由于遗传原因导致习惯性流产的几率为4%~12%。一般情况下，要对父母双方的血液分别进行染色体分析。只有在专业门诊或综合医院才能进行染色体分析。如果在私家医院就诊，可采集血液后，送到专门机构进行分析。

就会产生严重的腰痛症状。在这种情况下,最好实施内科治疗。脊椎X光不利于胎儿,因此在妊娠初期,不要拍X光照片。

患有严重的腰痛症状时,直到腰痛彻底消失或开始阵痛为止,在硬床垫下面铺硬木板。如果这些方法无效,而且胎儿已成熟,就应该实施诱导分娩。

流产

● 自然流产

流产是在妊娠20周之前失去胎儿的现象。一般情况下,妊娠3个月内会出现自然流产症状。自然流产是在没有外部要因的情况下流产的现象。调查结果表明,10%~20%的孕妇有过流产的经验。初产妇流产的几率为30%。流产往往给期盼宝宝的人带来巨大的失望。有些孕妇还反复流产,因此又称为习惯性流产。如果出现习惯性流产,就应该接受精密的检查。

早期流产的大部分胎儿处于非正常状态,因此流产是防止非正常儿出生的自然行为。流产的痛苦固然很大,但是分娩正常儿更为重要,因此要努力怀上正常儿。如果流产,阴道内会出血,这种情况又称为切迫流产。

● 切迫流产

如果在妊娠20周之前阴道出血,必须接受精密的检查。阴道出血有可能是流产的征兆,也可能很正常。大部分情况下,出血量少于月经量,但是也有出现大量流出血块的情况。出血量愈大,流产的可能性越高。

正常月经后,由于月经延迟,几周或几天内一直出现少量的出血现象。一般情况下,很难区分妊娠初期的出血症状和由于月经的延迟导致的出血症状。由于不规则的出血症状,很难正确地判断妊娠时间。

大部分医生建议妊娠初期出血的孕妇充分地休息。充分地休息是指尽量长时间躺在床上休息。家里如果还有其他孩子,最好雇佣保姆照看其他孩子。充分地休息几天后,如果能停止出血,那么会逐渐恢复正常。

如果出血严重,或者痛症持续很长时间,经过检查后应该住院治疗。有流产经历的孕妇,只要出现出血现象,就应该住院治疗。

● 妊娠中期的流产

妊娠3个月(妊娠13周至28周)时,流产的几率较低。一般情况下,由于子宫颈管开启,腹中物体(胎儿、卵膜、羊水、脐带等胎儿生存所需的所有附属品)无法停留在子宫内,因此导致流产。这种现象又称为子宫颈管无力症。人工流产过的孕妇或子宫颈管受伤的孕妇容易出现这种症状。如果患有子宫颈管无力症,在出血之前会先流出羊水。

如果有过妊娠中期流产的经历,或者在诊察过程中子宫颈管开启,就应该在子宫周围实施缝合手术。如果子宫颈管正常地关闭,就可以继续妊娠。一般情况下,在妊娠14周以后,

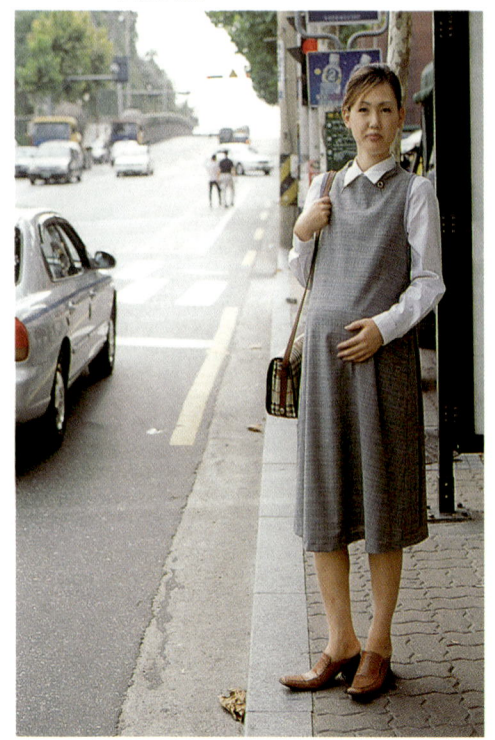

↓自然流产的情况下,大部分胎儿属于非正常胎儿。各种公害、精神压力是导致流产的主要原因。有流产经历的孕妇更应该注意防范。

可通过全身麻醉实施子宫颈管缝合手术（在妊娠初期的流产中，这种方法无效）。

在如下的特殊情况下，不能实施子宫颈管缝合手术。即，曾经实施过这种手术，但失败过一次以上；由于子宫颈管疾病，实施过妇产科手术；由于子宫颈部的损伤过于严重，无法实施这种手术。

对于以上患者，在妊娠过程中，可以实施从腹中缝合子宫颈部的"腹式子宫颈部圆周缝合术"。这种手术的成功率很高，但是需要很高的专业性，因此必须找专家做手术。

如果临近预产期，或者出现阵痛，就可以拆除缝合线。

● 反复流产

胎儿出现意外情况，或者

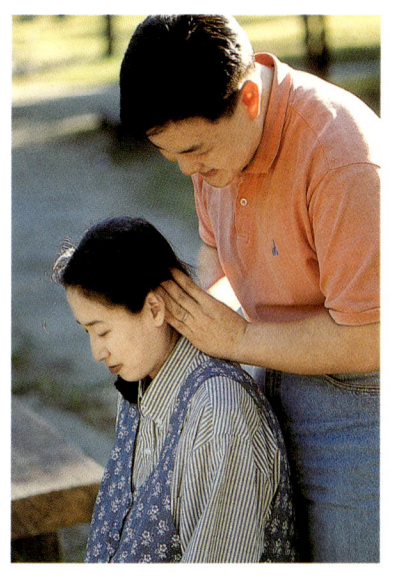

胎盘生成的激素不足，就容易造成反复流产，但是也可能出现不知原因的流产。

为了防止习惯性流产，必须充分地休息，或者服用激素，但是不能保证确切的效果。在妊娠12周之前，有些医生建议孕妇停止性生活，但是这种方法也未得到验证，因此还不清楚具体的防流产效果。

如果没有流产经验，就不一定要服用激素，也不用停止性生活或者成天休息。统计资料表明，在曾经流产的情况下，只要没有特别症状，80%～90%的孕妇都能正常地分娩健康的宝宝。

● 不可避免的流产

这种流产的第一种症状是出血，第二种症状是间歇性痛症。这种间歇性痛症非常类似于周期性痛症。这是因子宫颈管开启引起的现象，因此无法避免流产。

一般情况下，通过内诊能知道子宫颈部的开启情况，但是很多孕妇对内诊有所误解。即，内诊会导致流产。当然，最好找可靠的医生进行内诊，但是柔和的内诊不会导致流产。

内诊后，积存在子宫内部和阴道上部的不必要的血液会流出体外，因此出现出血症状，但不用过于担心。

如果不得不流产，就应该在最短时间内清除子宫内的胎儿。通过清宫手术预防严重的出血现象，而且彻底地清除死胎及附属品。

在没有出血或痛症的情况下，也能导致流产。在这种情况下，应该马上给医生看分泌物，并确认流产与否。此时，

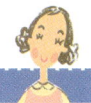 最关心 的问题

确认妊娠后，如果依然出血，就应该怎么办？

在妊娠初期，导致阴道出血的原因很多。在着床过程中出现轻微的出血症状，或者因激素的变化出现暂时性出血症状时，可以不用担心，但是要注意防止子宫外妊娠。

腹痛的同时伴随严重的出血症状，或者阴道内流出灰色或粉红色物质时，有可能导致流产。在这种情况下，必须马上到医院接受检查。

子宫外妊娠的情况下，容易出现腹痛症状或褐色阴道分泌物，或者轻微的出血症状。子宫外妊娠中，受精卵在子宫外着床，而且无法继续成长，因此必须进行手术。

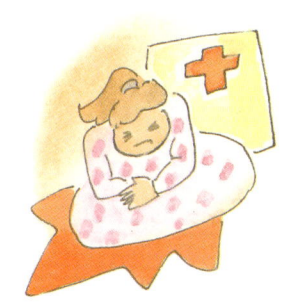

应该彻底地清除子宫内的物体。如果附属品残留在子宫内，就容易导致不规律的子宫出血、败血症等其他妇科疾病。

- 稽留流产

由于阴道出血，胎儿已经死亡，但是没有流产的情况称为稽留流产。一般情况下，在妊娠反应检查中呈阴性，而且通过超声波诊断能确认胎儿已经停止成长。

不完全流产包括稽留流产和流产后不彻底清除分泌物的情况。在这种情况下，必须通过"子宫内分泌物的清除"手术，彻底地清除子宫内残留的胎盘等附属品。如果不清除残留物，就容易导致大出血，严重地影响了母体的健康。

子宫残留物的排出及清宫手术

这是清除子宫内残留物的简单手术。一般情况下，在稽留流产或不完全流产中实施清宫手术。全身麻醉后，通过阴道向子宫内插入小吸管，然后吸出子宫内的残留物。通过清宫手术，能清除子宫内的残留物，而且能缓解因流产导致的出血症状。

最关心 的问题

在妊娠中期和后期，如果阴道出血，应该怎么办？

在妊娠中期和后期，内诊或暂时性现象是导致轻微阴道出血的主要原因，因此不用过于担心，但是也可能是胎盘出现问题，也可能导致流产或出现阵痛，因此要谨慎处理。

- 胎盘出现异常的情况

如果胎盘错位，或者提前脱离子宫壁，就会导致出血现象。随着出血量和痛症不同，问题的严重性也不同。

- 流产的情况

间歇性地流出少量的褐色分泌物时，可以迅速地采取措施，但是同时出现腹痛和出血症状时，无法避免流产。

- 阵痛的情况

腹痛、腰痛的同时，出现严重的出血症状，这是开始阵痛的讯号。如果在妊娠中期出现这些症状，就应该马上到医院采取相应的措施。

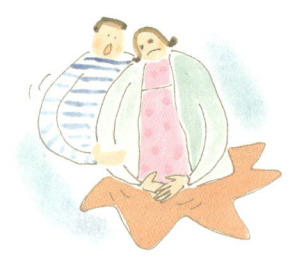

子宫外妊娠

子宫外妊娠是常见的妇科疾病。如果受精卵在子宫外输卵管上着床，就导致子宫外妊娠。子宫外妊娠容易导致输卵管破裂。在子宫外妊娠的情况下，停经1~2周后下腹部会出现剧烈的痛症，而且阴道出现少量的出血现象。如果腹中积存大量的血液，就容易休克或昏迷不醒。在这种情况下，必须马上到医院输血，而且要实施应急手术。最近不需要剖腹，利用骨盆内视镜也能完成应急手术。

前置胎盘

前置胎盘是指胎盘位于子宫颈部附近，或者覆盖子宫颈部的情况。一般情况下，100~200名孕妇中会出现一名前置胎盘孕妇。

胎盘位于下方时，大部分的孕妇在妊娠8个月后容易出现出血症状。出血时没有痛症，这是前置胎盘的主要特征。一般情况下，只要休息几个小时就会停止流血。严重时，必须到医院输血。如果有因前置胎盘出血的经历，就容易复发，因此在分娩之前，应该在医院保持稳定。

在医院，通过超声波诊断法拍摄胎盘，然后判断前置胎盘。

前置胎盘会妨碍胎儿的头部下移到骨盆内，因此很难正常分娩。在这种情况下，必须实施剖腹产手术。一般情况下，妊娠38周时实施剖腹产手术。如果拖到预产期，就容易导致大量的阴道出血。

怀疑自己是前置胎盘这种情况，但无法确定的情况下，在妊娠38周时，通过内诊进行诊断。如果胎盘覆盖子宫颈管，就应该实施剖腹产手术。在妊娠38周之前，内诊容易导致出血，因此不轻易实施内诊。

有时会出现胎盘的边缘位于子宫颈管周围的情况。此时，如果出现阵痛，胎盘就上移，因此能正常分娩。在阵痛过程中，如果大量地出血，就应该实施剖腹产手术。

早期分娩

早期分娩是指从妊娠20周开始到预产期，在胎儿正常成熟之前分娩的情况。妊娠37周之前出生的婴儿属于早产儿，因此需要特殊的看护。

即使是正常妊娠，如果子宫的收缩不规律，就会导致轻微的痛症，这种现象称为假阵痛。随着妊娠过程的进行，经常出现强烈的子宫收缩现象，但是跟子宫颈部的开启或切迫流产无关。早期分娩的收缩比假阵痛有规律、更强烈、更频繁，而且开启子宫颈部。在妊娠后期，如果出现强烈的规律性收缩，

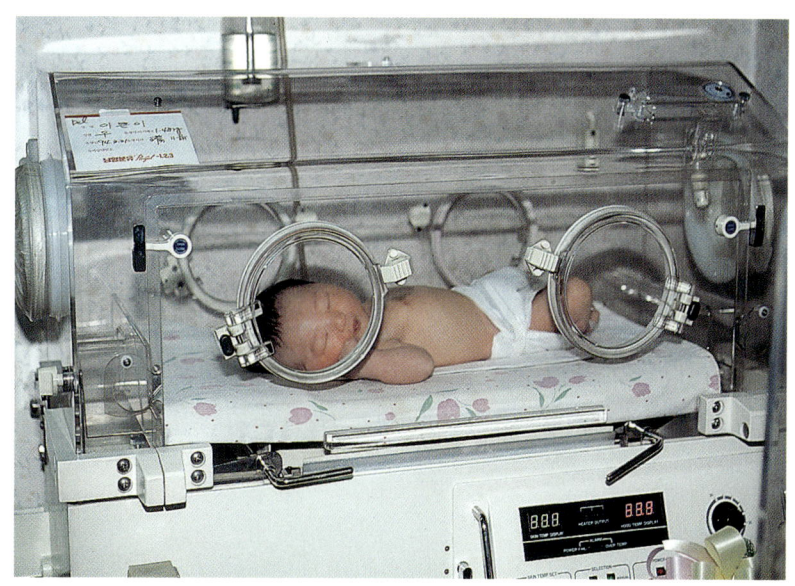

▲ 在妊娠37周之前出生的婴儿称为早产儿，必须特别看护。一般情况下，子宫颈管的无力症导致早期分娩。有时无缘无故地提前开始阵痛，有时羊膜破裂后才出现阵痛。在孵化器内，早产儿能像母体内一样正常生活，因此不用过于担心。

就应该马上到医院检查。

一般情况下，子宫颈管无力症导致早期分娩。如果有早期分娩的经验，在下一次妊娠初期，实施缝合子宫颈管的手术，这样就能顺利地妊娠。

偶尔出现早期分娩的收缩现象，但是几个小时后停止收缩，因此妊娠恢复正常。如果阵痛持续很长时间，就容易分娩早产儿。早产儿可在孵化器等新生儿集中治疗器内正常成长，因此不用过于担心。

在现实生活中，很多早产儿都能正常地成长。也有会极少数的早产儿出现呼吸困难、哺乳困难、黄疸、低体温等症状。如果事先发现早期分娩的征兆，为了预防早期分娩，医生会采取措施，使胎儿在子宫内继续成长。在早期分娩中，

通过给孕妇静脉注射或服用药物的方法抑制子宫收缩。如果这种治疗有效，就能避免早期分娩，或者推迟分娩时间，因此能顺利地产下婴儿。

对刚出生的婴儿来说，最重要的变化就是呼吸。为了呼吸，必须拥有成熟的肺部。一般情况下，肺部是在妊娠后期发育成熟的，因此早产儿的最大问题是呼吸困难。早产儿的肝脏、肠胃等器官发育也不充分。

目前，医学界已经研究出了能减少呼吸困难的各种方法。如果给孕妇提供特定的激素，就能提高早产儿的肺部功能。在给孕妇注入激素以后，只要推迟分娩时间48小时，等激素在胎儿的肺部起了作用，就能减轻胎儿呼吸困难。

出生后，有些早产儿必须

在孵化器内适应外部环境。

早期破膜

在正常情况下，出现阵痛之前，由羊膜保护子宫内的胎儿，但是偶尔会无缘无故地提前破裂。早期破膜的唯一症状是向下流出羊水。在这种情况下，即使流出少量的羊水，也应该马上到医院接受检查。

在妊娠过程中，偶尔出现尿失禁症状，因此要注意区分尿液和羊水。羊水与尿液的气味完全不同，因此很容易区分。在妊娠期间，阴道内分泌物逐渐增多，因此也要区分清楚。

经过住院治疗，羊膜会自然地恢复正常，而且由胎儿和羊膜快速补充流失的羊水。在妊娠后期，破水症状有可能复发，但是大多数能维持到预产期。

如果羊膜破裂，就容易导致两种综合症，那就是流产（或早产）和感染。如果有早产的征兆，只要没有感染症状，就应该尽量抑制阵痛。早产时，为了防止胎儿呼吸困难，可给孕妇注入激素。如果羊水被感染，孕妇的体温会上升。在这种情况下，如果有早产征兆，就应该马上分娩，然后给婴儿注入抗生剂。

另外，子宫颈管无力症也是导致早期破膜的主要原因。在这种情况下，为了防止再次出现早产症状，最好实施缝合子宫颈管的手术。

头晕

在妊娠初期，由于血管内血液浓度的变化和体内的血液分布变化，因此血液循环的量会增加。如果出现这种变化，头部的血液量会暂时减少，因此孕妇就容易出现头晕症状。

在混杂的房间内，或者在不通风的房间内长时间站立时，或者受惊、疲劳时，更容易出现头晕症状。

出现头晕症状时，最好打开窗户换气，然后躺在舒适的地方充分地休息。在日常生活中，最好避免容易导致头晕症状的环境。

在妊娠后期，如果仰卧几分钟，就容易出现头晕或恶心等症状，这种状态又称为体位性低血压。由于下方的大静脉和膨胀的子宫妨碍血液流动，因此导致头晕症状。另外，心脏无力、血压降低也会导致头晕症状。其实，治疗头晕症状的方法很简单，只要改变躺卧姿势或坐姿，在1～2分钟内就能见效。

在妊娠过程中，如果经常出现头晕等症状，就应该到医院接受检查。

初乳

在妊娠后期，会分泌出被称为初乳的不透明液体。早上

最关心的问题

妊娠中的牙齿管理

在妊娠中期可以治牙

为了形成骨骼和牙齿，腹中的胎儿会消耗大量的钙。如果缺乏营养，胎儿就从母体补充不足的钙。正因为这样，在妊娠、分娩后，很多孕妇出现蛀牙或牙龈炎症。

在日常生活中，牙齿管理非常重要。尤其在妊娠过程中，更应该注意牙齿管理。进食后，如果口腔内留有糖分，在几分钟内就能产生酸，因此导致蛀牙。在食用甜食后，必须用牙膏刷牙。

对蛀牙和牙龈疾病来说，预防比治疗更重要。如果在牙龈炎或牙周炎的状态下怀孕，会加重牙龈浮肿或炎症症状。平时刷牙时，如果牙龈出血，就应该到医院治疗。

治疗牙齿时，只要不需要麻醉，在妊娠过程中随时都能治疗。在妊娠初期，妊娠反应和流产的可能性较大，因此最好在身心稳定的妊娠中期进行治疗。

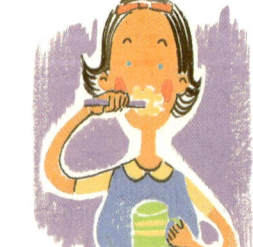

起床时，偶尔发现内衣上沾有白色液体。这是非常正常的现象，表明母体在积极地做产乳的准备。

即使看到白色分泌物，也不用大惊小怪，但是必须清洗乳头，而且经常换洗被初乳弄脏的内衣，以免损伤乳头。

牙齿与牙龈问题

常言道，生一个孩子掉一颗牙。这就表明，在妊娠和哺乳的过程中，经常出现蛀牙和牙龈疾病。如果牙龈浮肿或经常出血，口腔内残留的细菌就会使蛀牙的情况加剧，因此要注意预防虫牙。

在妊娠过程中，大部分治疗都很安全，但是最好在妊娠3个月后拍摄X光照片。有些抗生剂会影响胎儿的牙齿，因此禁止服用（比如金霉素）。跟妊娠中的其他治疗一样，治疗牙齿时，也应该告诉医生怀孕的事实。

痔疮

痔疮是指直肠的静脉变宽的状态。一般情况下，在妊娠初期容易出现痔疮。如果在妊娠之前患过痔疮，在妊娠中会加重病症。如果患有痔疮，肛门周围会痒痛。如果肛门膨胀，偶尔会出现少量的出血症状。只要注意防止便秘，用坐药或膏药治疗痒痛症，就能局部预防这些症状。如果出血，就应该记录，然后区分阴道出血和肛门出血。

大量分泌的唾液

有些孕妇大量地分泌唾液，因此不停地吞咽唾液，或者吐出唾液。这种症状容易导致恶心症状。唾液的分泌增多时，最好不要用药，如果症状严重，可以服用减轻恶心的药物。

胎儿的发育迟缓

及时地发现胎儿的发育缓缓是件非常重要的事情，也是很难的事情。如果妊娠时间准确，就比较容易。一般情况下，通过有规律的产前管理测量子宫大小，然后推测胎儿的发育情况。如果胎儿的发育缓慢，产妇的体重增加速度会变慢，甚至体重下降。生育过发育缓慢的婴儿，或者死产，或者35岁后生第一胎，或者患有妊娠中毒症的孕妇，较容易产下发育缓慢的婴儿。

如果患有胎盘不振症，就不能充分地提供胎儿所需的营养，因此刚开始胎儿的成长很正常，但是在妊娠后期，胎儿的成长明显变慢。

如果担心胎儿的发育缓慢，就应该进行胎盘功能检查。只要胎盘功能正常，即使胎儿的发育缓慢，也不会影响胎儿的健康。如果检查结果异常，就应该以舒适的姿势充分地休息，这样就能提高胎盘功能，促进胎儿的成长。根据胎盘不振症的严重程度不同，孕妇的休息也应有所不同。严重时，还需要住院治疗。

如果症状不严重，在胎盘功能检查中很难检查出胎盘不振症。在这种情况下，胎儿肝脏内储存的营养很少，因此出生后食欲旺盛。

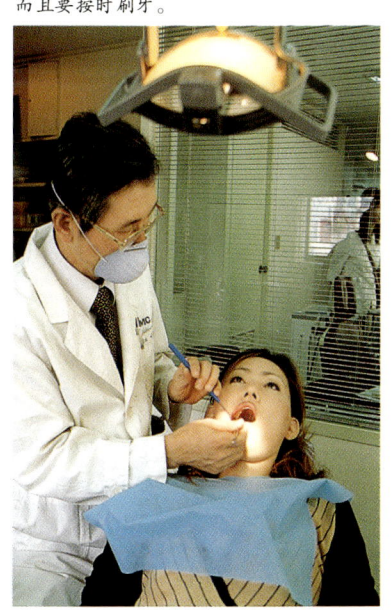

▼妊娠中的牙科治疗很安全，但是妊娠3个月后才能拍摄X光照片。在妊娠过程中，应该注意预防虫牙。睡觉前不能吃甜食，而且要按时刷牙。

最关心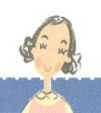的问题

臀位分娩很危险吗？

● **何谓臀位分娩？**

胎儿的前进部位是指位于子宫颈部上方的部分，也是分娩时最先离开母体的部分。在子宫内，胎儿的臀部朝下，头部朝上的姿势称为臀位。大部分情况下，胎儿的头部朝下，这种姿势称为头位。一般情况下，用超声波可诊断臀位或头位。在妊娠初期，胎儿会自然地恢复正常姿势，因此不用担心。

● **如果骨盆小，最好实施剖腹产手术**

如果骨盆过小，或者胎儿的头部过大，最好实施剖腹产手术。只要胎儿的头部能顺利地经过骨盆，也可以正常进行臀位分娩。

如果孕妇患有高血压等综合症，或者怀有低体重儿（相对于妊娠时间，胎儿的体重偏低的情况），臀位分娩的危险性比较高。在这种情况下，医生会建议实施比较安全的剖腹产手术。

随着麻醉技术和输血技术的发展，剖腹产手术是比较安全的分娩方法之一。

● **在妊娠中期之前，胎儿经常改变位置**

在妊娠过程中，只要子宫内有多余空间，胎儿就经常改变位置。在妊娠中期之前，大部分胎儿都处于臀位状态，但是在几周后，大部分胎儿会采取头部朝下的头位姿势。一般情况下，早产儿处于臀位状态，但是正常婴儿处于头位状态。

● **早产儿处于臀位的可能性较高，因此容易导致综合症**

臀位分娩比头位分娩难，而且伴随着各种综合症。很多早产儿处于臀位状态，但是早产儿比较小，因此比较容易分娩。另外，早产儿容易导致各种综合症。

臀位分娩中，最后分娩出直径最大的头部，因此骨盆容易卡住胎儿的头部，有时会导致分娩延长很长时间。

● **臀位的情况下，必须测量孕妇的骨盆大小**

为了避免危险的延迟分娩，应该事先了解孕妇的骨盆大小。胎儿处于臀位状态时，在出现阵痛之前拍摄骨盆X光照片，并测定骨盆的大小。另外，用超声波诊断法测量胎儿的头部大小。

● **在妊娠后期，还可以进行外回转术**

臀位分娩比较危险，因此在妊娠后期可以实施改变胎儿姿势的外回转术。在实施外回转术的过程中，可能出现缠绕脐带、胎盘提前脱离等现象。在妊娠32周之前，容易改变胎儿的位置，因此不需要实施外回转术。

从妊娠32周到出现阵痛之前，也有不少胎儿独自改变姿势，但是事先很难知道哪些胎儿能独自改变姿势。

妊娠32周后，该不该对所有臀位胎儿都实施外回转术呢？关于这个问题，目前有很多不同意见。只要胎儿周围有很多羊水，而且孕妇的腹部肌肉充分地松弛，就容易实施外回转术。

首先把双手放在孕妇的腹部上面，然后轻轻地按压腹部，同时用一只手推动腹部，并慢慢地向上抬起臀部，然后用另一只手，向骨盆方向推动胎儿的头部。

如果外回转术比较困难，或者孕妇感到疼痛，就应该马上停止回转。如果盲目地实施外回转术，就容易损伤胎盘，因此影响胎儿的健康。

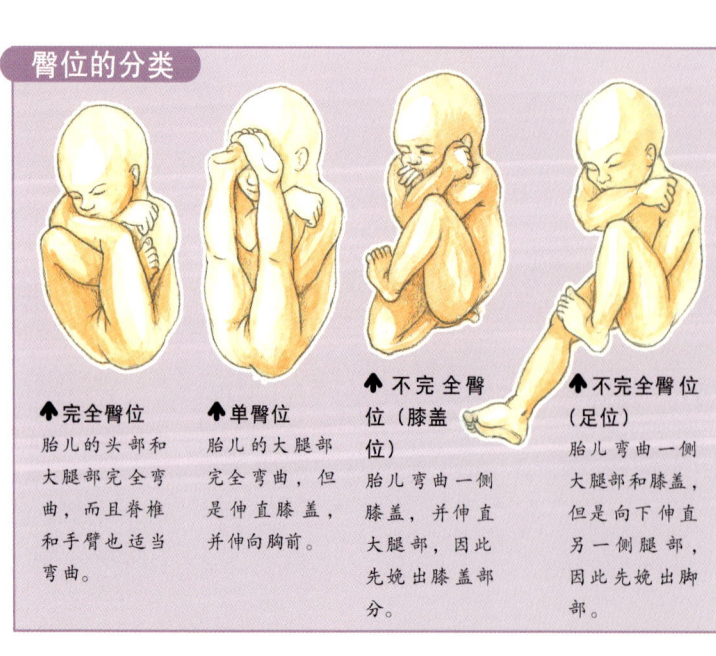

臀位的分类

↑ **完全臀位**
胎儿的头部和大腿部完全弯曲，而且脊椎和手臂也适当弯曲。

↑ **单臀位**
胎儿的大腿部完全弯曲，但是伸直膝盖，并伸向胸前。

↑ **不完全臀位（膝盖位）**
胎儿弯曲一侧膝盖，并伸直大腿部，因此先娩出膝盖部分。

↑ **不完全臀位（足位）**
胎儿弯曲一侧大腿部和膝盖，但是向下伸直另一侧腿部，因此先娩出脚部。

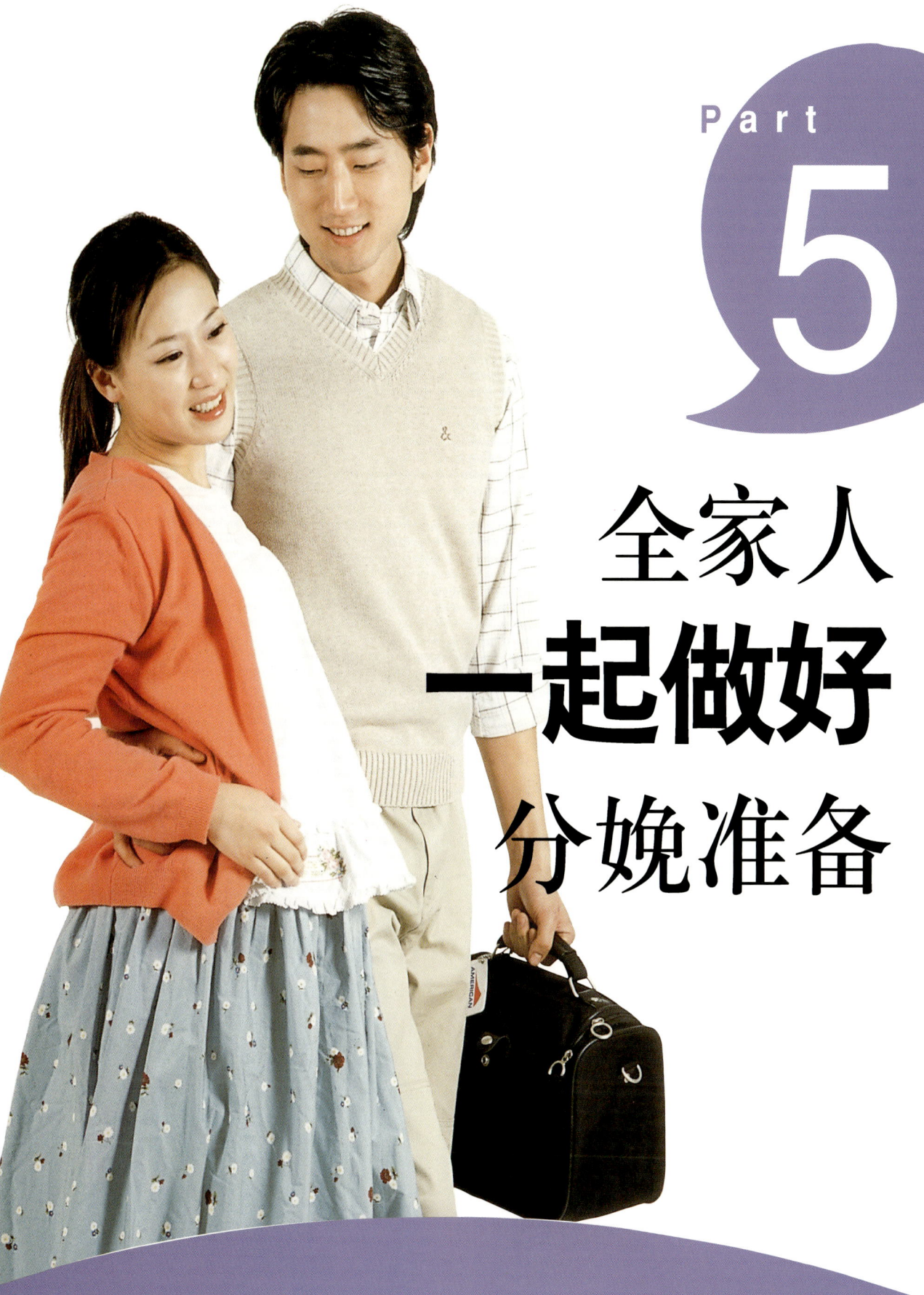

Part 5

全家人一起做好分娩准备

所有孕妇最恐惧的就是分娩阵痛。本章节中将介绍缓解分娩阵痛的呼吸法、体操、按摩等方法。另外，详细地介绍分娩前子宫的变化情况，而且按照分娩一期、分娩二期、分娩三期介绍胎儿的出生过程。

122…分娩前，子宫中出现的两种变化
126…缓解阵痛的休息方法和休息姿势
128…严重阵痛时的三阶段呼吸方法
135…有助于分娩的按摩方法

有分娩经验时，分娩阵痛会比较轻

分娩阵痛是为开启子宫颈部而进行的子宫收缩运动。在收缩间隙不会出现阵痛，但是在收缩过程中，会伴随不同程度的阵痛症状。

在开启子宫颈管的时间比较短（比如4~6小时）的情况下，虽然分娩阵痛比较强烈，但是大部分孕妇都能忍受。在实际分娩过程中，还无法预测阵痛的持续时间。

一般情况下，跟子宫的收缩强度相比，由子宫的收缩时间决定阵痛程度。

对胎儿的母爱能减轻分娩的痛苦

在分娩第一期（阵痛正常开始到子宫颈部开启10厘米以上的时期）能感受到阵痛，第二次分娩时的阵痛时间会比第一次缩短一些，而且痛症也会减轻很多。

对分娩痛症来说，孕妇的心态非常重要。在子宫收缩时，只要孕妇不在乎痛症，只是把阵痛当成为宝宝作出的一点付出，就能发挥很好的抑制阵痛的效果。

长期从事研究分娩阵痛的Dick Reed博士认为，阵痛是由恐惧、紧张、痛苦等综合症引起的症状。一般情况下，对阵痛的恐惧通过病理紧张等媒介给孕妇传递真正的痛苦。换句话说，如果孕妇能减轻恐惧或紧张，就能减轻阵痛。因此，不要把分娩当成痛苦的事情，应该当成自然行为，这样就能缓解分娩阵痛。

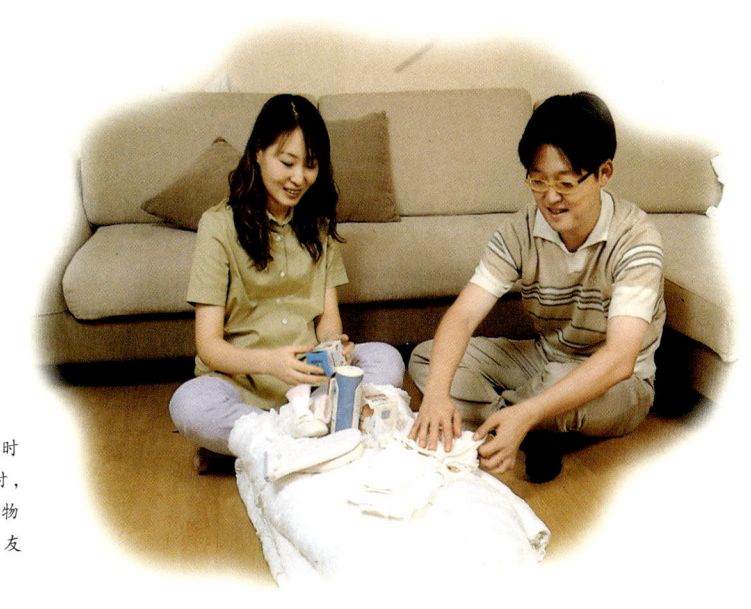

▶ 最好在妊娠8个月时准备分娩用品。此时,最好购买不可缺少的物品,而且可以借用朋友或亲戚用过的物品。

通过呼吸方法可以缓解分娩阵痛

在俄罗斯,比较流行基于身体状态反应的精神预防方法。法国医生拉美兹(Lamaze)和belei向欧洲和美国传播了这种方法,这是孕妇利用特殊的呼吸方法和各种技术主动、积极地应对分娩阵痛的方法。

有些人认为,分娩阵痛会给孕妇带来不安感,因此经常隐瞒分娩过程中的痛苦,但是应该正确地告诉孕妇或家人分娩阵痛的程度,并使孕妇事先学习克服阵痛的方法。

分娩阵痛是分娩的一个过程

只要用积极的态度接受分娩时的痛苦,孕妇就能承受分娩阵痛。孕妇应该充分地了解分娩过程中发生的变化,也应该了解在痛苦和休息交替的分娩过程中的休息方法。有时麻醉效果并不理想,有时还会出现麻醉效果突然消失的情况。在这种情况下,应该应用呼吸休息方法。

只要子宫颈管开启,孕妇就会向子宫下方用力,想方设法向体外挤出胎儿。只要努力向外挤出胎儿,就感觉不到阵痛,因此能轻松地分娩出爱情的结晶(当然,有些人还会伴随腹痛症状)。

全家人一起做好孕妇的分娩准备

本章节中,将重点介绍全家人一起做的孕妇的分娩准备,而且将详细地介绍分娩前的子宫变化和通过基本呼吸方法缓解阵痛的方法。另外,还要介绍爸爸或其他家人一起做的分娩辅助动作。希望本章节的内容能帮助孕妇顺利地克服分娩时产生的阵痛。

★参考:

产前管理	…………Part2
妊娠阶段	…………Part2
女性的性器官	………Part1
激素	……………Part1
妊娠中的疾病	………Part4
阵痛与分娩	…………Part6
综合症的预防	………Part7
妊娠中的休息	………Part2

分娩前，子宫中出现的两种变化

在宝宝出生之前，孕妇的子宫会发生很大的变化。比如，子宫收缩开启，胎儿经过骨盆移动到子宫下方。在这个过程中，孕妇会感觉到阵痛。

在宝宝出生之前，孕妇的子宫会发生两种重要的变化。第一，子宫颈部（子宫颈管）逐渐变薄，而且颈管缩短，同时完全开启子宫。第二，胎儿经过骨盆和肌肉底部移动到子宫下方。一般情况下，会同时完成这两种过程。子宫颈管由形状可变化的物质组成。在子宫颈部变薄之前，子宫颈部位于胎儿的头部下方，因此能分离胎儿和阴道。一般情况下，子宫颈部的长度为2.5厘米，直径为2~3毫米，而且由较厚的黏膜层堵住子宫颈部入口。在子宫颈部变薄的同时，子宫颈管逐渐变柔软，同时完全开启子宫。

大部分孕妇，尤其是初产妇，在妊娠最后一个月，胎儿的头部将进入骨盆内。除此之外，在分娩初期也会出现这种过程。

子宫颈管开启10厘米，就进入分娩第一期

分娩第一期是指出现正常的阵痛开始，到子宫颈管完全开启的时期。子宫颈管完全开启的程度有所差异，但是子宫颈管开启10厘米左右就认为子宫颈管已经完全开启。在这个时期，帮助孕妇分娩的医生或护士将通过内诊测量孕妇的子宫颈管开启的状态。此时，通过开启的子宫颈管能感受到胎儿的头部。刚开始，子宫颈管的开启速度非常缓慢，但是第一期即将结束时会快速开启。

初产妇完全开启子宫需要8小时左右，经产妇完全开启子宫的时间会短些，一般需要5小时左右。

子宫肌肉的收缩会开启子宫颈部，这也是女性的身体中最强劲的肌肉。子宫肌肉从子宫的上部开始扩散收缩，但是到达下部时，子宫的收缩力量

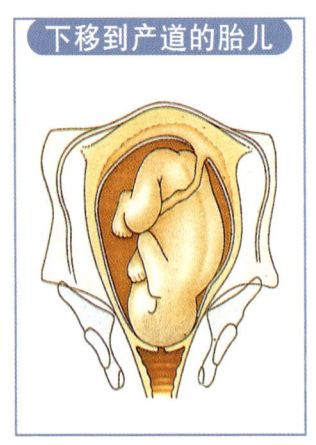

下移到产道的胎儿

↑ 经过两个阶段进行的子宫收缩将把胎儿送到子宫下方。在第一期，子宫颈部逐渐变薄，并完全开启，在第二期，胎儿就会下移到产道。

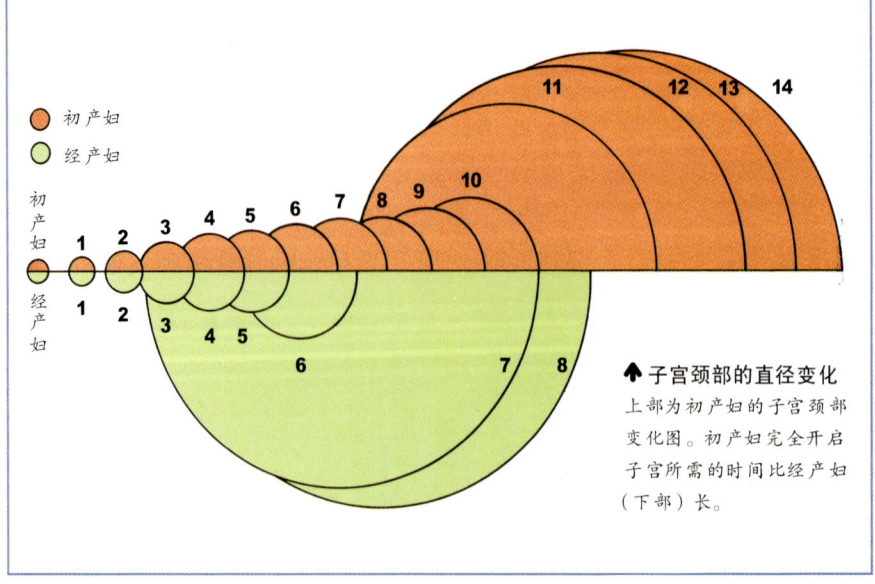

↑ 子宫颈部的直径变化
上部为初产妇的子宫颈部变化图。初产妇完全开启子宫所需的时间比经产妇（下部）长。

会比较弱。随着子宫收缩，子宫就会变短，而且紧张、柔和的子宫颈部和下部会逐渐变宽。子宫上部和下部（子宫颈管部）会出现完全相反的现象。即，即使子宫肌肉结束收缩也不会恢复原来的长度，因此上部保持收缩的状态，而下部保持松弛的状态。随着子宫的持续收缩，子宫上部逐渐变窄，子宫颈管逐渐开启。

随着以上过程的持续进行，胎儿的头部逐渐下移到子宫下方，而且子宫颈管逐渐开启，因此结束第一期，这时子宫颈管已完全开启。大部分羊水膜在此时破裂，而且少量的清洁液体流出阴道外。为了频繁地诱发强烈的子宫收缩，加快分娩过程，有些医生还会在分娩第一期人为地弄破羊水膜。

子宫收缩因人而异

一般情况下，子宫收缩有一定的规律性。在收缩过程中，间隔逐渐频繁，持续时间增长，而且愈来愈强烈。刚开始间隔15～20分钟收缩一次，但是分娩第一期结束时，收缩间隔缩短为2～2.5分钟，但是子宫的收缩因人而异。对孕妇来说，子宫收缩就像阵痛的波浪一样绵绵不绝。在收缩的开始阶段和结束阶段，基本上感觉不到阵痛，而且阵痛本身就像痉挛一样缓慢地开始。阵痛的程度和感觉阵痛的时机取决于孕妇对阵痛的反应程度。一般情况下，在收缩中间会有一定的休息时间。对胎儿或孕妇来说，下一次收缩来临之前的放松状态非常重要。在子宫收缩过程中，进入胎儿与孕妇体内的血液被子宫肌切断，因此孕妇和胎儿就利用放松时机补充氧气和营养。

胎儿下移到产道的分娩第二期

分娩第二期是指，子宫颈管开启10厘米以上的状态下，胎儿离开母体的过程。初产妇这个过程平均需要50分钟时间，而经产妇平均需要20分钟时间。

只要孕妇合理地用力，就能缩短分娩第二期的时间。

在这一过程中，孕妇会本能地向下方用力，因此子宫的

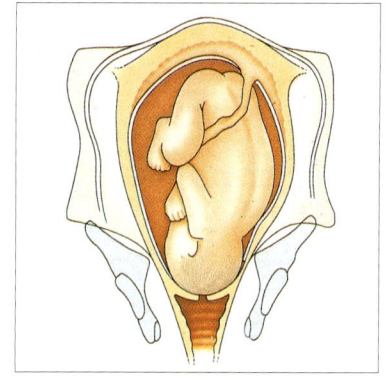

▲ 分娩第一期结束时，子宫颈部完全开启，而且胎儿的头部下移并同时旋转。

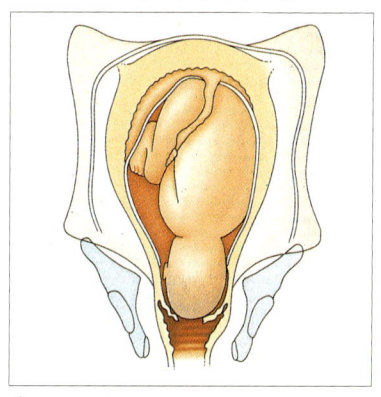

▲ 通过曲线可以反映出分娩初期的子宫收缩形状。

收缩强度逐渐强烈，收缩次数逐渐减少。在这种情况下，胎儿能得到足够的血液，孕妇也能充分地得到休息。此时，医生或护士会继续检测子宫收缩前后的胎儿心跳声，或者利用电子监测装置不断地记录胎儿和孕妇的状态。当然，也要记录和检查孕妇的脉搏。随着子宫的收缩，胎儿的头部将下移到骨盆里面。

由于女性的骨盆形状，胎儿的头部向下移动的同时慢慢地旋转。骨盆下部呈钻石形状，因此胎儿的头部进入骨盆时会旋转90度。大部分情况下，胎儿的头部会位于孕妇的子宫后方。

为了使胎儿顺利地经过产

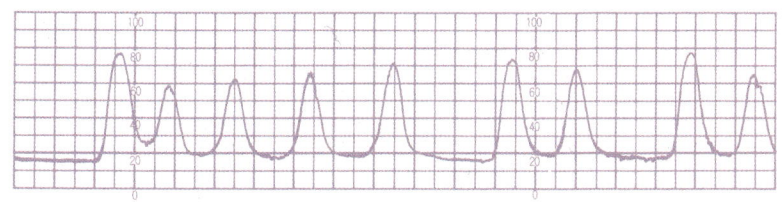

▲ 在分娩初期，子宫收缩会伴随像波浪一样的阵痛。

头部的旋转形状

胎儿的头部纵长横短，因此刚开始经过产道时（产道入口横长，而出口纵长），头部的长轴与横径（骨盆入口）一致，而在出口与纵径一致。另外，天灵骨的内侧柔和凹陷，因此在下移过程中，胎儿的头部就不断地旋转。一般情况下，胎儿的脸部朝向产妇的后背方向。如果胎儿的头部到达产妇的阴门，胎儿就停止旋转。头部离开产道后，肩部和头部的轴垂直，因此头部很快转向侧方，使身体顺利地经过产道。

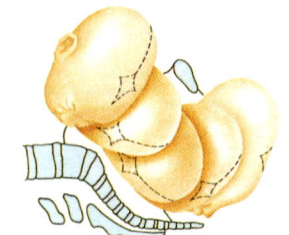

分娩出胎盘的分娩第三期

分娩第三期是指分娩胎儿后，分娩出胎盘、脐带等附属品的过程。不管是初产妇还是经产妇，分娩第三期需要5分钟左右的时间。如果20分钟后还没有分娩胎盘，就应该采取相应的措施。分娩胎儿后，子宫会继续收缩。胎盘并没有肌肉，因此不会跟子宫一起收缩，因此会随着子宫的收缩被排出体外。

胎盘由两个膜组成，即内侧的羊膜（包裹胎儿的膜）和外侧的绒毛膜。一般情况下，胎盘会经过阴道自然地排出体外。当然，还会伴随少量的出血现象。如果胎盘黏接在阴道内部，就应该小心翼翼地拉出。此时，不会有特别的痛症。

这时医生会仔细地检查胎盘状态。胎盘剥离后，为了切断血流，子宫内的血管周围的肌肉纤维就快速收缩。当肌肉纤维完全收缩时，下腹部能感受到像葡萄一样的球体。

分娩出胎盘后，为了减少出血现象，医生会采取几种措

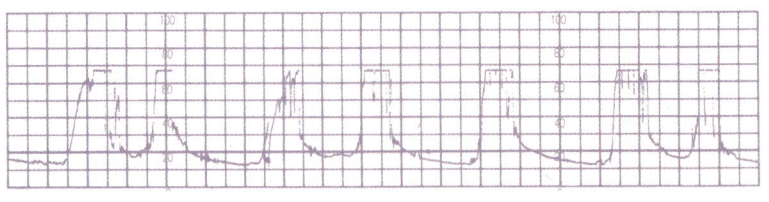

↑ 从分娩第一期到第二期之间的子宫收缩变化情况。子宫的收缩间隔时间为2～3分钟，而且持续收缩2分钟左右。

道，有时还会实施会阴部切剖手术。会阴部切剖手术是在局部麻醉状态下稍微切开会阴部的手术，不仅能防止阴道口的裂伤，还能防止不必要的肌肉拉伸。该部位很容易愈合。

头部经过阴道的过程中，胎儿的肩部会继续努力经过骨盆，最后顺利地经过骨盆外侧。在骨盆外侧，胎儿的肩部就采取舒适的姿势。此时（即肩部旋转时），头部也向外侧旋转一次。随着持续的子宫收缩，胎儿的一只肩膀会离开母体，紧接着出来另一只肩膀。之后胎儿的其他身体部位就会比较容易经过产道。

除在正常分娩中常见的头位分娩外，臀位分娩中先出来胎儿的脚。大部分情况下，妊娠后期会把胎儿的位置调整到正常位置。如果胎儿的身体先离开产道，胎儿的头部就容易被卡在产道里面，因此臀位分娩比头位分娩危险。

↓ 在分娩第二期过程中，胎儿的身体不断地旋转。头部离开产道后，身体就旋转90°左右，因此从外侧来看，呈侧卧状态。

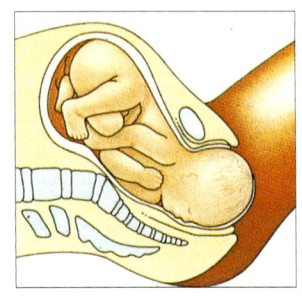 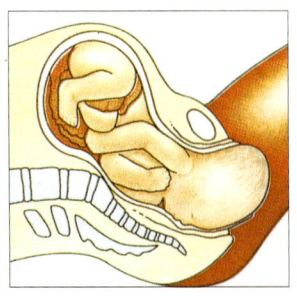 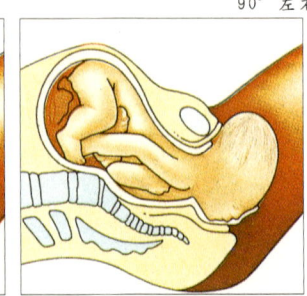 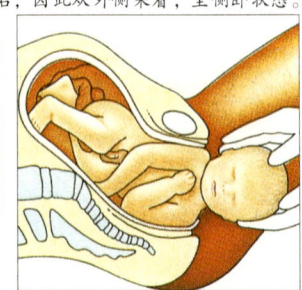

分娩后胎盘分离的状态

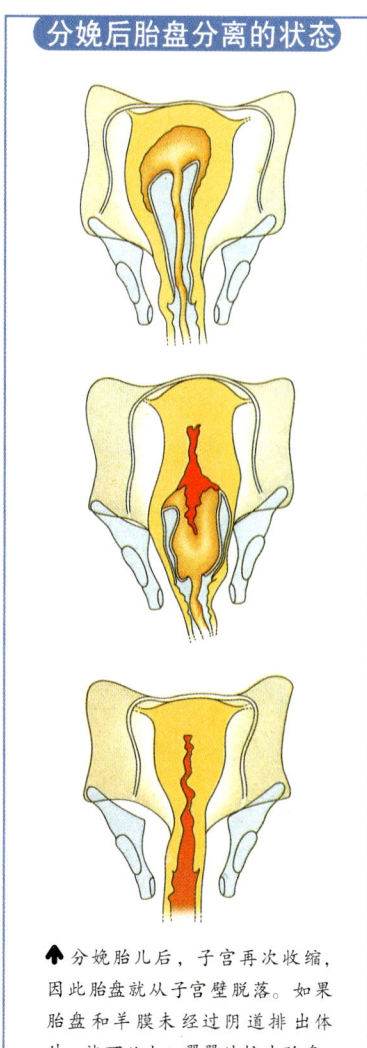

↑ 分娩胎儿后,子宫再次收缩,因此胎盘就从子宫壁脱落。如果胎盘和羊膜未经过阴道排出体外,就可以小心翼翼地拉出胎盘。

施。但是这种措施会诱发子宫的收缩,因此产妇就会感到更强烈的间歇性痛症。当无法自然地娩出胎盘时,为了防止大量的出血,必须用人工的方法剥离胎盘。在人工剥离胎盘时,为了减少出血,需服用药物或者麻醉身体。

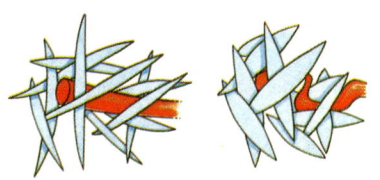

↑ 胎盘剥离时,为了防止大量的出血,肌肉纤维会完全收缩,因此发挥止血作用。

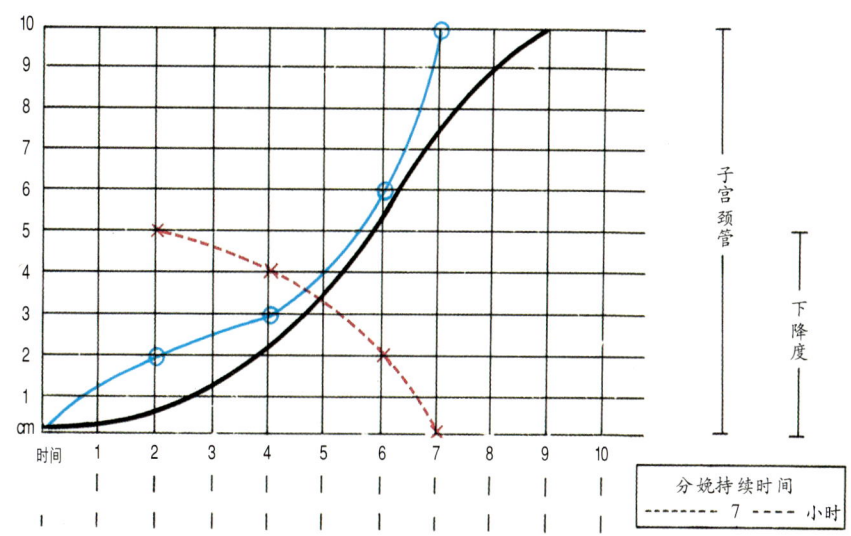

↑ 记录分娩过程的曲线。黑线表示子宫颈部的开启情况,蓝线表示初诊时开启2厘米的子宫颈管在最后诊察时开启10厘米所需的时间,虚线表示经过骨盆的胎儿的头部下降的程度。

必须掌握的知识

怀孕后健康地生活的方法

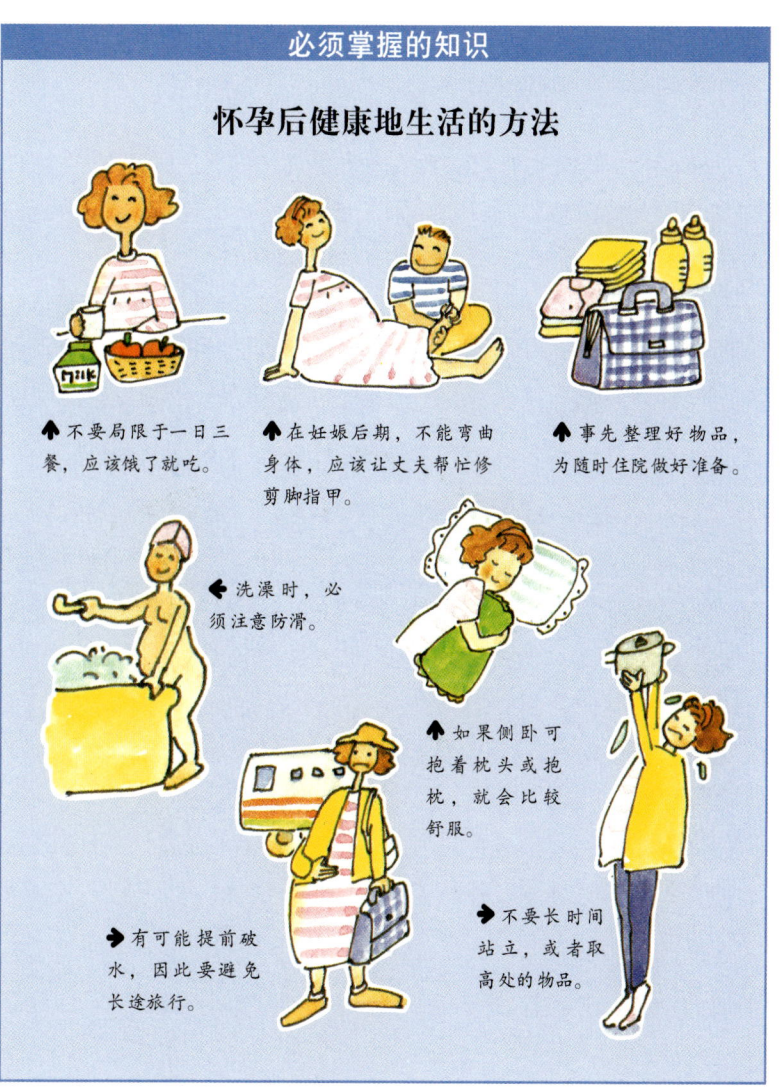

↑ 不要局限于一日三餐,应该饿了就吃。

↑ 在妊娠后期,不能弯曲身体,应该让丈夫帮忙修剪脚指甲。

↑ 事先整理好物品,为随时住院做好准备。

← 洗澡时,必须注意防滑。

↑ 如果侧卧可抱着枕头或抱枕,就会比较舒服。

→ 有可能提前破水,因此要避免长途旅行。

→ 不要长时间站立,或者取高处的物品。

缓解阵痛的休息方法和休息姿势

在分娩时，休息能减轻孕妇的阵痛。目前，有很多种休息方法，但是必须选择适合孕妇的精神状态和身体状态的休息方法。

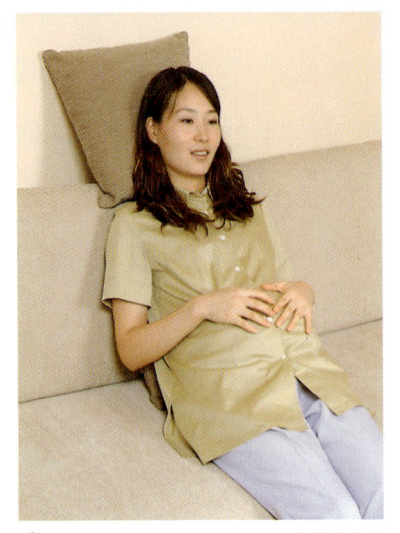

↑通过休息能积存能量，而且精神稳定有助于缓解痛苦。为了充分地休息，应该采取舒适的坐姿。

妊娠中利用休息和呼吸方法能缓解痛症，这是克服阵痛的有效的方法之一。休息不仅仅能促进分娩，而且能减缓阵痛的节奏。另外，休息有利于分娩，而且有助于精神、身体稳定。

如果用力，自然会消耗体力。如果精神紧张，身体也容易紧张。紧张感容易使肌肉僵硬，因此大量地消耗体力，同时产生疲倦感。通过休息，人体能积存力量，而精神稳定有助于减轻由于各种精神压力导致的痛苦。一般情况下，只有在躺卧时才能完全休息，但是采取舒适的姿势也能节省大量的能量。

合理地利用体力

所有活动都需要能量。休息的秘诀就在于合理地利用体力。此时，可以采用舒适的姿势，也可以采用紧张的姿势。为了便于理解这一点，请大家伸直双腿，然后肩部、颈部和手腕用力。另外，放松膝盖和肩部，同时放松颈部和手腕。此时，如果能感受到特殊肌肉的紧张或松弛状态，就能容易把握消除紧张的方法。疲倦和紧张只能加重分娩中的痛苦，而且严重地降低孕妇的控制能力。精神和肉体有密切的关系，因此身体越放松，精神就越能得到更多的休息。

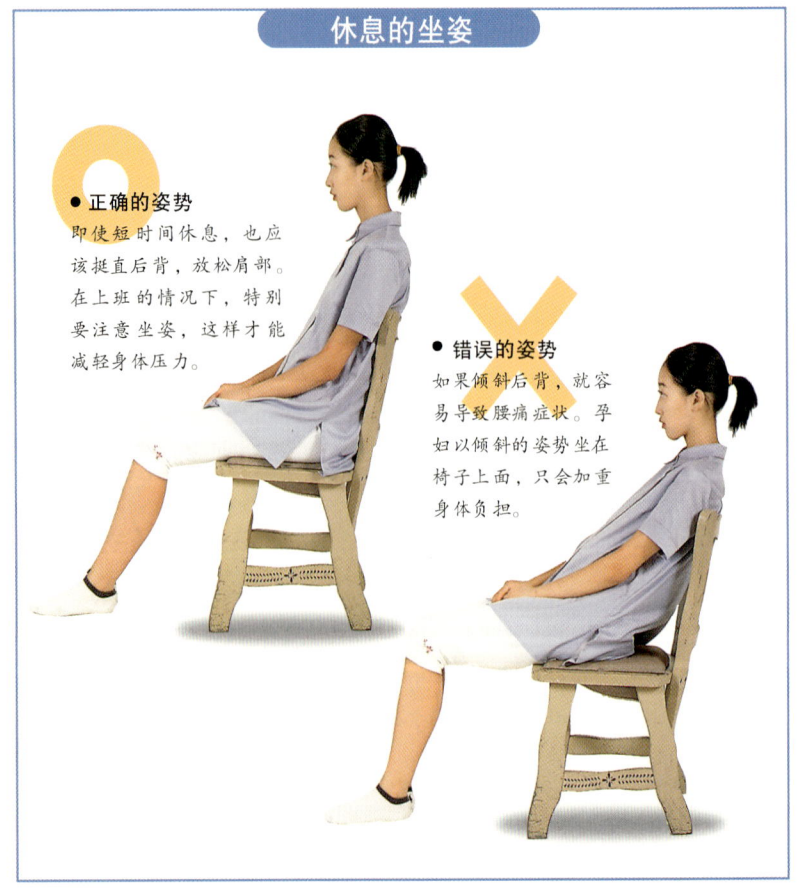

休息的坐姿

● **正确的姿势**
即使短时间休息，也应该挺直后背，放松肩部。在上班的情况下，特别要注意坐姿，这样才能减轻身体压力。

● **错误的姿势**
如果倾斜后背，就容易导致腰痛症状。孕妇以倾斜的姿势坐在椅子上面，只会加重身体负担。

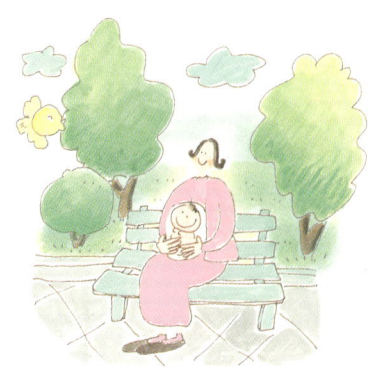

休息的效果取决于个人的决心

关于休息方法，很多人提出了各种方法，但最重要的是自己的精神状态。

不能把休息当成懒惰或浪费时间的行为，休息是为了能顺利分娩。躺卧时，有些人喜欢用枕头垫后腰，或在腰痛时，有些人认为应该向没有痛症的方向侧卧，然后利用枕头，其实这些休息方法都是不对的。

下面介绍便于休息的一种方法。以特殊肌肉为例，使二头肌一定程度地紧张起来，然后观察肌肉和跟腱随紧张度的变化情况。另外，放松肌肉，然后观察肌肉的松弛程度和拉伸情况。在其他部位肌肉中，也可以使用这种方法。

肌肉的紧张或松弛活动能减轻分娩时的痛症

分离是指使部分肌肉紧张，而小心翼翼地放松其他肌肉，并使这些肌肉得到休息的过程。

一般情况下，如果收缩一个肌肉，其他肌肉也会跟着收缩。当孕妇休息未紧张的身体其他部位时，丈夫就掐住孕妇的大腿，使局部肌肉充分地紧张。

通过反复的练习，就能自然地形成这些反应。下面介绍孕妇能独自进行的训练方法。在站立状态下全身用力，然后反复地紧张或松弛身体肌肉。只要反复地练习紧张和放松的过程，就能有效地缓解分娩时的痛症。在训练时，必须保持正确的姿势。如果姿势错误，反而会导致身体疲劳。

放松身体和精神的状态能缓解阵痛，而且休息和呼吸方法能给孕妇带来克服阵痛的智慧，因此必须熟练地掌握合理的利用体力、自然的收缩或松弛肌肉的休息方法。另外，家人也应该帮助孕妇营造出利于休息的环境。

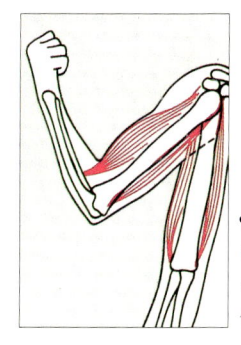

◀ 最好通过肌肉的收缩或松弛活动，熟练地掌握休息方法。

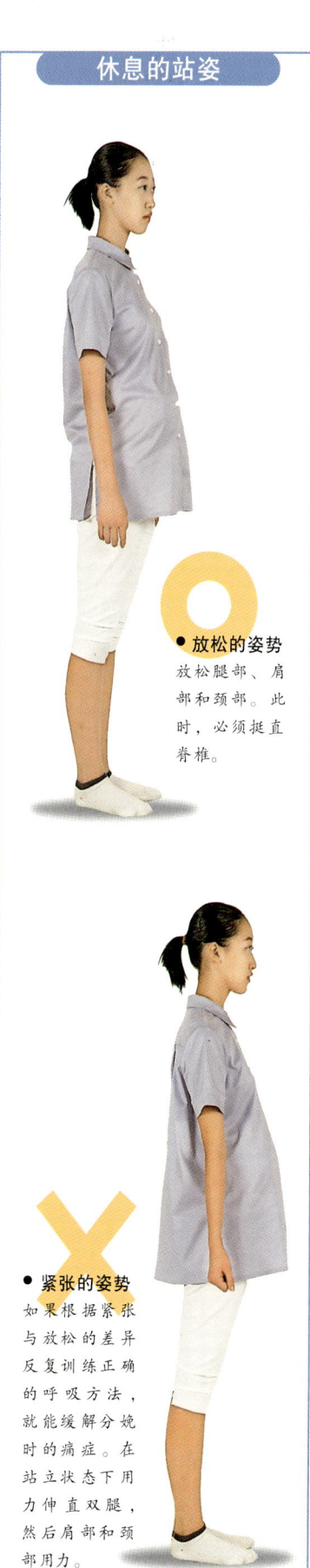

休息的站姿

● **放松的姿势**
放松腿部、肩部和颈部。此时，必须挺直脊椎。

● **紧张的姿势**
如果根据紧张与放松的差异反复训练正确的呼吸方法，就能缓解分娩时的痛症。在站立状态下用力伸直双腿，然后肩部和颈部用力。

严重阵痛时的三阶段呼吸方法

如果有效利用呼吸方法,就能缓解分娩时的阵痛。基本呼吸方法可分为三种。各阶段的呼吸方法各不相同,因此要事先认真地练习。

减轻分娩阵痛的方法很多,而且非常复杂,但是呼吸方法便于掌握,而且在子宫收缩时能集中精神,因此轻松地摆脱剧烈的阵痛。为了成功地掌握这种技巧,必须把阵痛当成为诞生宝宝的重要过程。当然,呼吸方法不一定能彻底消除分娩时的痛症,只是提高忍痛的承受力,使孕妇顺利地克服分娩时的痛苦而已。另外,正确的呼吸方法能减轻孕妇的紧张感。

只要消除紧张情绪,静静地呼吸,在强烈的刺激下,孕妇也能做出非常沉着的反应。如果孕妇过于紧张,就不能正常地发挥功能,因此会影响子宫的收缩。

基本呼吸方法有三种

在实施呼吸法时,有些孕妇喜欢闭上眼睛全神贯注,或者慢慢地数数。在这种情况下,如果把注意力转移到屋内的物品,有助于呼吸法的练习。

下面分三个阶段详细地介绍基本呼吸方法,而这些呼吸方法与阵痛的程度有密切关系。

阵痛程度具有一定的主观性,因此要选择适合自己的呼吸程度和时间。

如果初期的子宫收缩没有严重的痛症,就只需要第一阶段的呼吸方法。随着分娩第一期的结束,逐渐进入第二阶段和第三阶段的呼吸方法。

● 缓解阵痛的三阶段呼吸方法

● 第一阶段呼吸方法

在分娩初期,如果子宫收缩频繁,而且收缩间隔特别长,或者收缩程度较弱,大部分孕妇只需要第一阶段的呼吸方法。

稍微张开嘴,然后通过嘴和鼻子呼吸(不能张大嘴,只用嘴呼吸,也不能合嘴只用鼻

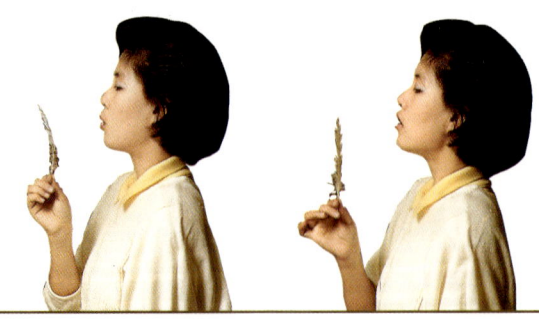

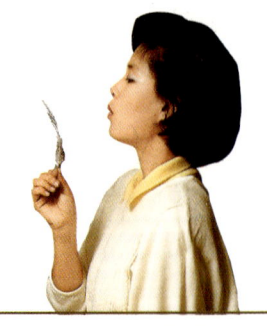 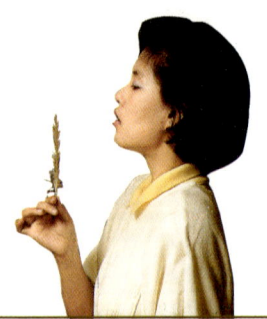

● 第一阶段呼吸方法

非常柔和地呼气,并勉强地吹动羽毛。请不要有意识地吸羽毛,应该自然地吸气。吸气时,羽毛不能偏向脸部。

● 第二阶段呼吸方法

短暂地呼气,使羽毛稍微弯曲。吸气时,应该使羽毛自然地回到原位,但是不能弯向脸部。

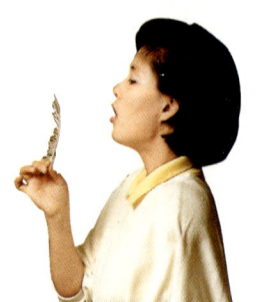 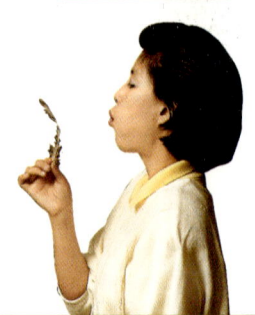

● 第三阶段呼吸方法

更强烈、短暂地呼气。呼哧呼哧的方式呼吸两次(左图),然后把嘴型变成"O"字型,并深呼吸两次(右图)。

子呼吸）。这种呼吸方法不需要大量的呼吸量，因此容易持续呼吸。在吸气时，应该稍微加大力量，这样空气就能自然地进入肺部。如果吸气过强，吸入的空气就会很强。另外，如果呼哧呼哧地呼吸，就容易给子宫收缩产生紧张感。

孕妇最好利用腹部上方，即下肋骨周围有规律地、柔和地呼吸。

● **第二阶段呼吸方法**

子宫的收缩逐渐强烈时，适合使用第二阶段呼吸方法。此时，必须按照收缩节奏控制呼吸速度。随着收缩节奏的加快，应该适当地加快呼吸速度，并逐渐摆脱第一阶段呼吸方法。如果子宫收缩消失，就应该慢慢地、深深地呼吸。第二阶段呼吸方法能帮助孕妇顺利地度过不同的收缩期。

● **第三阶段呼吸 方法**

第三阶段呼吸方法是强烈、短暂地呼吸。在这个阶段，子宫的收缩很强烈，收缩时间较长，而且非常痛苦，因此最好使用第三阶段呼吸方法。该呼吸方法是第二阶段呼吸方法的改进型，适当地提高了呼吸强度。首先轻轻地呼吸两次，然后快速、强烈地呼吸两次，这样空气就能柔和地进入肺部。换句话说，轻轻地呼吸两次后，再快速地呼吸两次。

分娩第一期

如果是初产妇，会伴随更强烈的阵痛

即使子宫开始收缩，也应该保持正常活动。一般情况下，

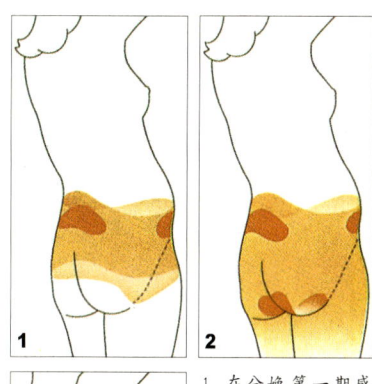

1. 在分娩第一期感受阵痛的身体部位。
2. 从分娩第一期转换成第二期时感受阵痛的身体部位。
3. 在分娩第二期和分娩时感受阵痛的部位。

注：颜色越深，感受到的痛症越强烈。

分娩第一期比较长，尤其是初产妇的分娩第一期很长。另外，子宫刚开始收缩时，不要总躺在床上，最好多走动。

如果采取站立姿势，由于重力的作用，胎儿就容易下移到子宫颈管下方。在阵痛初期，有时还要到医院接受治疗。比如，提前破水时，必须马上到医院接受治疗。

如果阵痛波浪一样的加剧，就应该采用第一阶段呼吸方法

第一次出现轻微收缩时，不一定需要呼吸方法，但是收缩程度强烈时，最好使用第一阶段呼吸方法。随着子宫的收缩，伴随像波浪一样的阵痛。即痛症逐渐地达到极点，然后

● **胎儿心音图（正常情况下）**

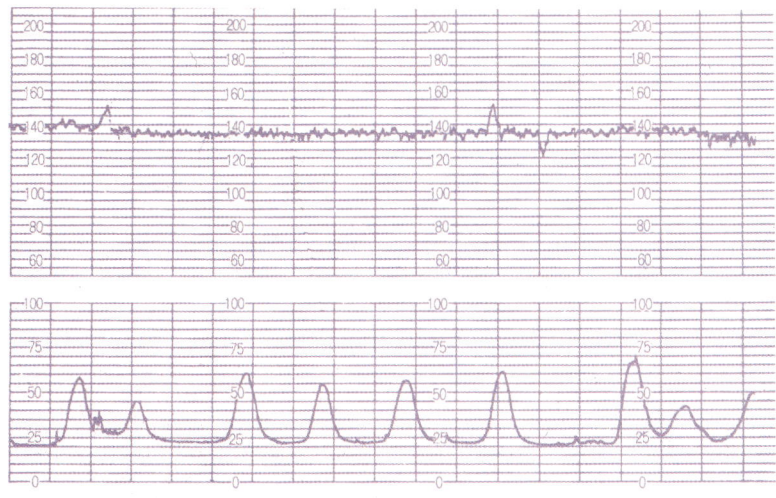

↑ 上图表示心跳曲线，下图表示子宫收缩情况。在正常情况下，子宫收缩时，胎儿的心跳比较稳定。

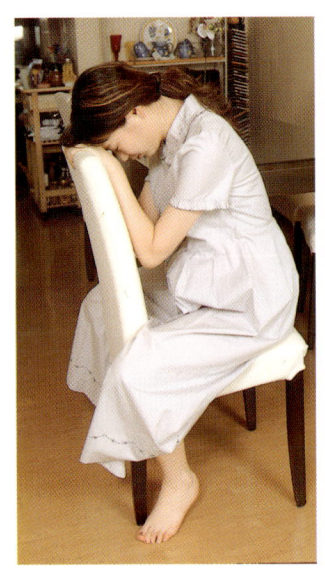
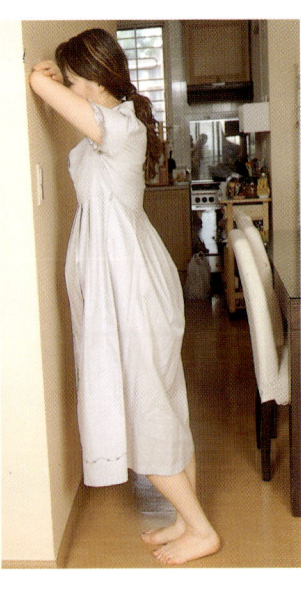

◀ 如果子宫开始收缩，就应该马上休息。比如，分腿坐在椅子上，并把头放在双臂上面，或者在站立状态下靠墙休息。

缓慢地消失。

随着胎儿位置的不同，由于子宫收缩产生的痛苦也就因人而异。有些人的阵痛出现在下腹部，有些人的阵痛出现在下腹部和下腰的连接部位，有些人的阵痛只出现在腰部或腿部。

一般情况下，分娩第一期阵痛的波动不强烈，因此感觉不到强烈的阵痛。随着第一期的进行，波浪一样的阵痛愈来愈强烈，而且阵痛间隔也愈来愈短。在分娩第一期，大部分孕妇只需采用第一阶段呼吸方法。

但是分娩的类型千差万别，而且每个孕妇承受的痛症极限也各不相同，因此在分娩第一期也可以使用第二阶段呼吸方法或第三阶段呼吸方法。

离行期

子宫的收缩逐渐加剧，而且不断地把胎儿推向子宫下方

离行期是指第一期结束至第二期之间，也是子宫颈管完全开启之前的阶段。在这个时期，孕妇总想快速地把胎儿推向子宫下方。

在这个时期，子宫的收缩非常频繁，而且持续很长时间（间隔2分钟左右收缩一次，而且持续1小时30分钟左右）。第一次收缩和下一次收缩基本融合在一起，因此孕妇会感到剧烈的痛症。此时，如果下腰部用力，就能缓解痛症。在这个时期，胎儿的头部严重地挤压直肠，因此大部分孕妇都想尽快把胎儿推向子宫下方，而这种冲动类似于强制的肠胃运动。

不管这种急迫感（急迫地把胎儿推向子宫下方的冲动）如何强烈，都应该及时地告诉医生，使医生仔细地检查子宫颈管的开启情况。

在子宫颈管完全开启之前不能用力

在这个阶段，孕妇容易受到严重的挫折感，甚至无法承受向下的力量。子宫收缩时，孕妇就容易无意识地屏住呼吸，

• **胎儿的心音图——非正常的情况**

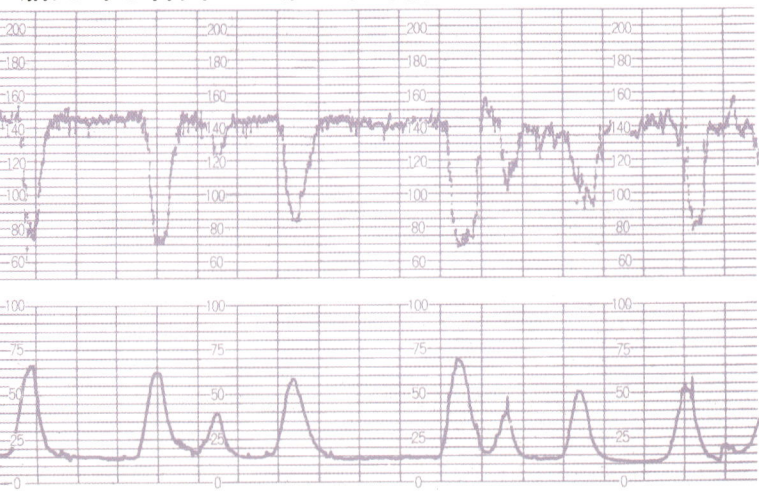

↑ 该图表明胎儿有些异常。在子宫收缩时（上图），胎儿的心脏跳动虚弱，而且恢复时间较长。如果胎儿的状态恶化，就应该马上分娩。

因此第三阶段呼吸方法不仅能防止这种现象，还能防止孕妇盲目地用力。更重要的是，从这个时刻开始，孕妇又向分娩目标迈近一步。

分娩第二期

分娩第二期是形成分娩的最重要时机

分娩第二期是子宫颈管完全开启至胎儿完全分娩为止。在分娩过程中，孕妇会非常痛苦，但是所有努力和付出都会得到充分的认可。在形成分娩之前，为了帮助胎儿的头部下移，应该子宫收缩的同时适当地向下用力。

初产妇分娩第二期平均需要50分钟左右，经产妇分娩第二期会比较短。

在分娩前，有助于胎儿下移的姿势是弯曲45度后用枕头或抱枕支撑后背的姿势，而且这种姿势比平躺姿势更有效。

在床上，孕妇最好弯曲双膝，然后保持舒适的姿势。每次子宫收缩时，应该抓住大腿下方，然后慢慢地向下拉动，并立起双膝。深深地吸气，并向后弯曲肩部，然后向下拉动下巴，同时向下用力。如果向两侧弯曲双臂，就能自然地向后弯曲肩部。另外，尽量大幅度地张开双腿，这样就能减轻骨盆底部的负担。

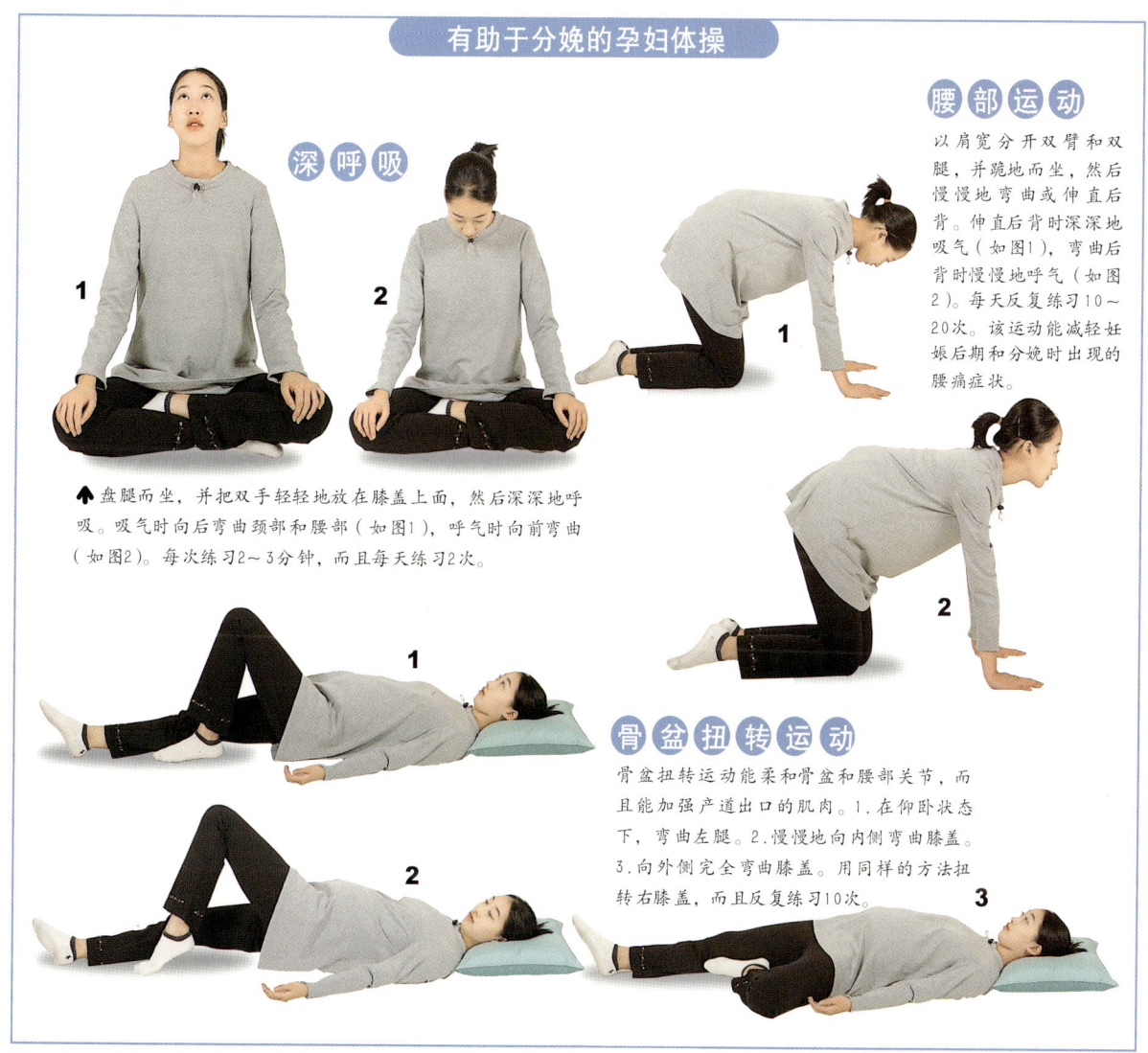

有助于分娩的孕妇体操

深呼吸

↑ 盘腿而坐，并把双手轻轻地放在膝盖上面，然后深深地呼吸。吸气时向后弯曲颈部和腰部（如图1），呼气时向前弯曲（如图2）。每次练习2~3分钟，而且每天练习2次。

腰部运动

以肩宽分开双臂和双腿，并跪地而坐，然后慢慢地弯曲或伸直后背。伸直后背时深深地吸气（如图1），弯曲后背时慢慢地呼气（如图2）。每天反复练习10~20次。该运动能减轻妊娠后期和分娩时出现的腰痛症状。

骨盆扭转运动

骨盆扭转运动能柔和骨盆和腰部关节，而且能加强产道出口的肌肉。1.在仰卧状态下，弯曲左腿。2.慢慢地向内侧弯曲膝盖。3.向外侧完全弯曲膝盖。用同样的方法扭转右膝盖，而且反复练习10次。

即使出现剧烈的痛症，也应该持续用力2秒钟以上

在这里再次强调孕妇心态的重要性。分娩过程不是痛苦地把胎儿推向子宫下方的过程，而是为新生儿的出生承受痛苦的过程。不管伴随多么剧烈的痛症，也应该持续用力2秒钟以上。

如果子宫持续收缩，就应该再呼吸一次，并向下拉下巴，然后再次向下用力。从子宫开始收缩到结束，必须多次长时间用力。

在子宫收缩的过程中，一两名护士会帮助孕妇抬腿。即使孕妇能独自抬腿，也最好让周围的人帮忙。

丈夫应该不断地鼓励孕妇

每次子宫收缩时，丈夫就应该在身边抱住孕妇的肩膀和手臂鼓励孕妇用力。子宫收缩结束后，为了下一次收缩必须舒适地休息，同时要深呼吸。此时，丈夫要用湿毛巾给孕妇擦脸。

看到胎儿的头部2～3厘米时，应该把孕妇转移到分娩室

在分娩第二期，为了使胎儿的头部顺利经过狭窄的产道，必须在骨盆内旋转胎儿。从外面看到胎儿的头部之前，应该鼓励孕妇继续用力。如果看到胎儿的头部2～3厘米，就应该把孕妇转移到分娩室。

如果是经产妇，即使看不到胎儿的头部，只要子宫颈管开启7～8厘米时，就应该把孕妇转移到分娩室。在分娩室，医生会把孕妇的双腿绑在分娩台上面，进入分娩的最后准备期。

丈夫参与分娩过程，能加深对婴儿的了解

最近，有很多丈夫参加了妻子的分娩过程。如果丈夫站在妻子的身后，不仅能帮助妻子顺利地分娩可爱的宝宝，还能跟妻子一起共度难关，因此能加深夫妻关系。

过去大部分丈夫都不喜欢进分娩室，但是经历过阵痛到分娩的全过程，丈夫能更深刻地了解到分娩的痛苦，因此更

↑第一次子宫收缩时，最后压住后背下方。在脊骨部位选放双手，然后靠墙而站。

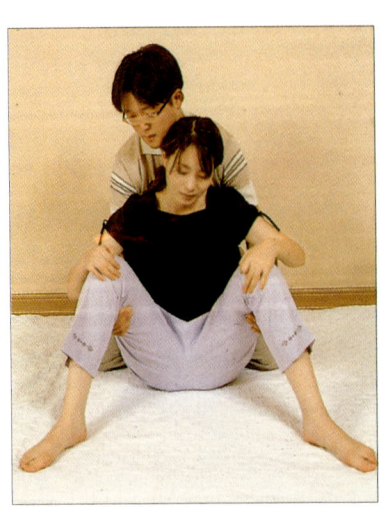

↑跟丈夫一起练习便于分娩的姿势。

加珍惜妻子和宝宝。

在韩国,有些医院允许丈夫一直陪伴分娩的全过程,有些医院只让丈夫参加剪切脐带的过程。

只要胎儿的头部经过骨盆,头部就会露在阴道入口。如果子宫再收缩几次,胎儿的头部会完全离开母体(Crown),也就说明胎儿的最宽部位已经通过了孕妇的阴道入口。此时,如果过快地挤出头部,就会影响胎儿,因此医生会告诉孕妇不要继续用力,最好暂时休息。

胎儿的位置不正常,或者胎儿过大时,孕妇就很难顺利地产下婴儿。在这种情况下,医生会使用妇产科专用钳子。另外,根据分娩的各种情况,还会使用特殊设备。

通过呼吸练习应对分娩

在妊娠第三期(把妊娠10个月分成一、二、三期,前4个月为第一期,4个月到7个月为第二期,最后3个月为第三期),孕妇必须每天都练习基本呼吸方法。如果无视基本呼吸方法,盲目地呼吸,就会带来反作用。

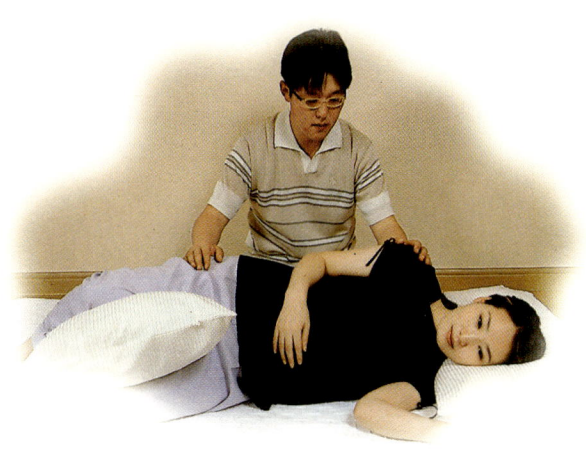
↑如果丈夫参加妻子的分娩过程,就能共同承受阵痛,因此能加深夫妻感情。

必须掌握的知识

孕妇能轻松地享受的运动

为了顺利地分娩,在分娩中也应该适当地活动身体。其中,游泳是最适合分娩的运动。

促进血液循环,还能练习呼吸方法

在妊娠过程中,子宫不断地增大,并压迫骨盆内的血管,因此容易淤血,甚至导致手脚发麻、腰痛、肩痛等症状。此时,如果适当地活动身体,就能促进血液循环,因此能消除这些症状。

在水中,人体会受到浮力的作用,因此笨重的腹部也会变轻。游泳是使用全身的运动,因此孕妇最适合游泳。

另外,在游泳时必须深深地呼吸,还要适当地调节呼吸,因此能顺利地练习分娩呼吸方法。尤其是游泳时可以活动全身,因此心情也会愉快。不仅如此,每周可以外出1～2次,妊娠生活也会变得丰富多彩,而且还能加强跟周围人的交流。

除了游泳外,网球、保龄球、晨跑等轻松的运动也有助于孕妇的健康。

在妊娠初期应该避免运动,而且要跟医生进行商谈

不管做什么运动,在妊娠初期,都容易导致流产现象,因此最好从妊娠中期开始做运动。妊娠5个月(16周)后,最好跟医生商谈,并在安全的范围内进行合适的运动。即使是顺利怀孕的人,只要身体状态不好,就应该马上停止运动。

容易早产的孕妇也应该避免运动

对子宫颈管无力症、妊娠中毒症、糖尿病患者来说,稳定最重要,因此必须避免游泳或其他运动。

刚开始只做轻轻地跳动的训练,这样不仅能完成熟悉水的准备运动,而且能促进全身的血液循环。如果不会游泳,可以利用泳圈浮在水面上活动身体。

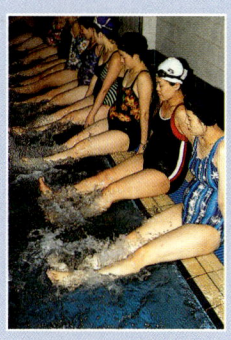
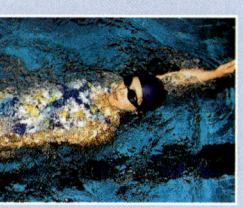
↑游泳是使用全身的运动,是最好的妊娠运动。另外,保龄球或晨跑也是适合孕妇的运动。

如果头晕或呼吸困难，就说明练习时间过长，或者呼吸节奏不对。

平时也应该经常练习呼吸方法

如果想要熟练地掌握呼吸方法，就应该把日常生活中的各种事情当成子宫收缩，然后在平时经常练习呼吸方法。有些孕妇认为，很难掌握第二阶段的浅呼吸方法，因此只练习第一阶段的呼吸方法和第三阶段的呼吸方法。

但是不用过于担心，只要勤奋地练习呼吸方法，很快就能掌握困难的呼吸方法，能够在分娩中自然地呼吸。有些孕妇虽然没有练过第二阶段呼吸方法，但是在分娩时能本能地呼吸。

以上介绍的方法可以由孕妇独自练习，也可以跟丈夫一起练习。在独自练习的情况下，应该手臂和腿部用力，然后放松身体的其他部位。如果经常练习呼吸方法，就能顺利地分娩。

抬腿用力的姿势有助于分娩，但是没必要经常练习该动作。在妊娠后期，很难做到这种姿势。

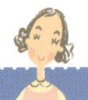

最关心的问题

何谓无痛分娩？

对孕妇来说，无痛分娩是充满诱惑力的词汇，但是目前还没有完全消除阵痛的医学技术，只能减轻阵痛，或者在阵痛期间适当地麻醉。在有些情况下，即使实施麻醉，也无法保证满意的效果。

目前，最典型的无痛分娩法是颈膜外麻醉法，即麻醉后背脊椎，正确地说，通过颈膜外空间的麻醉取得镇痛效果。严重地麻醉的情况下，有些孕妇毫无感觉，因此由护士在身旁提醒孕妇用力。在无痛分娩中，分娩第二期会比较长。

在分娩之前，为了防止会阴部的裂伤，经常实施会阴部切剖手术。一般情况下，在实施会阴部切剖手术时进行麻醉，大部分只麻醉会阴部，偶尔会全身麻醉。在这种情况下，孕妇就不知道分娩时机，因此从理论上看，这就是无痛分娩。

必须掌握的知识

散步前后的热身体操

在妊娠过程中，由于身体不便，无法自由地活动很多肌肉。散步本身就是有利于妊娠的运动，但是如果在散步前后适当地热身全身，就能取得更好的运动效果。另外，如果在散步后慢慢地放松全身，就能完美地完成妊娠运动。

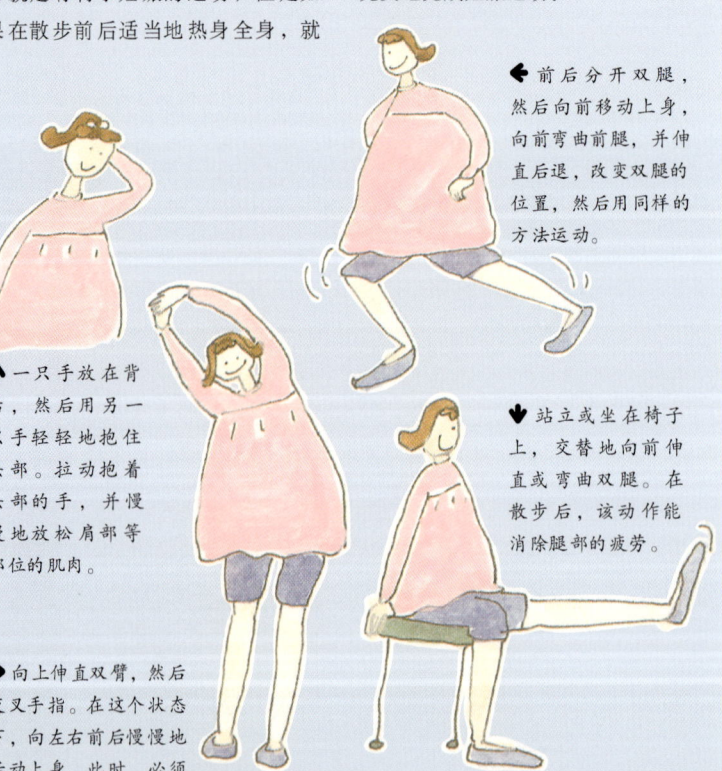

← 前后分开双腿，然后向前移动上身，向前弯曲前腿，并伸直后腿，改变双腿的位置，然后用同样的方法运动。

↑ 一只手放在背后，然后用另一只手轻轻地抱住头部。拉动抱着头部的手，并慢慢地放松肩部等部位的肌肉。

↓ 站立或坐在椅子上，交替地向前伸直或弯曲双腿。在散步后，该动作能消除腿部的疲劳。

↱ 向上伸直双臂，然后交叉手指。在这个状态下，向左右前后慢慢地活动上身。此时，必须注意防止摔倒。

有助于分娩的按摩方法

为了轻松地分娩，除了基础呼吸法以外，还可以练习各种辅助动作。最好是在丈夫或家人的帮助下进行这些动作。

指压后背脊骨有助于分娩

在后背出现子宫收缩感的情况下，如果用力按摩脊椎下部，就能缓解疼痛。在实施这种方法时，必须用力按摩。如果使用指尖，效果会更好。按摩时，孕妇不能平躺，最好倾斜地侧卧，只有这样才能靠重力的作用把胎儿推到子宫颈管方向。

当后背或腹部出现收缩感时，可以采用用力指压后背的方法。

如果开始阵痛，就应该用力按摩后背下方的天骨部位（骨盆后的分界部位）。用力按摩后背的同时，如果抚摸下腹部，会有助于减轻疼痛。孕妇也能独自使用这种方法。如果子宫第一次收缩，就可以把一只手放在天骨部位，然后迭放另一只手，并靠墙而站，这样就能有效地缓解阵痛。

如果阵痛强烈就轻轻地抚摸腹部

在子宫收缩非常严重的情况下，这种方法非常有效。下

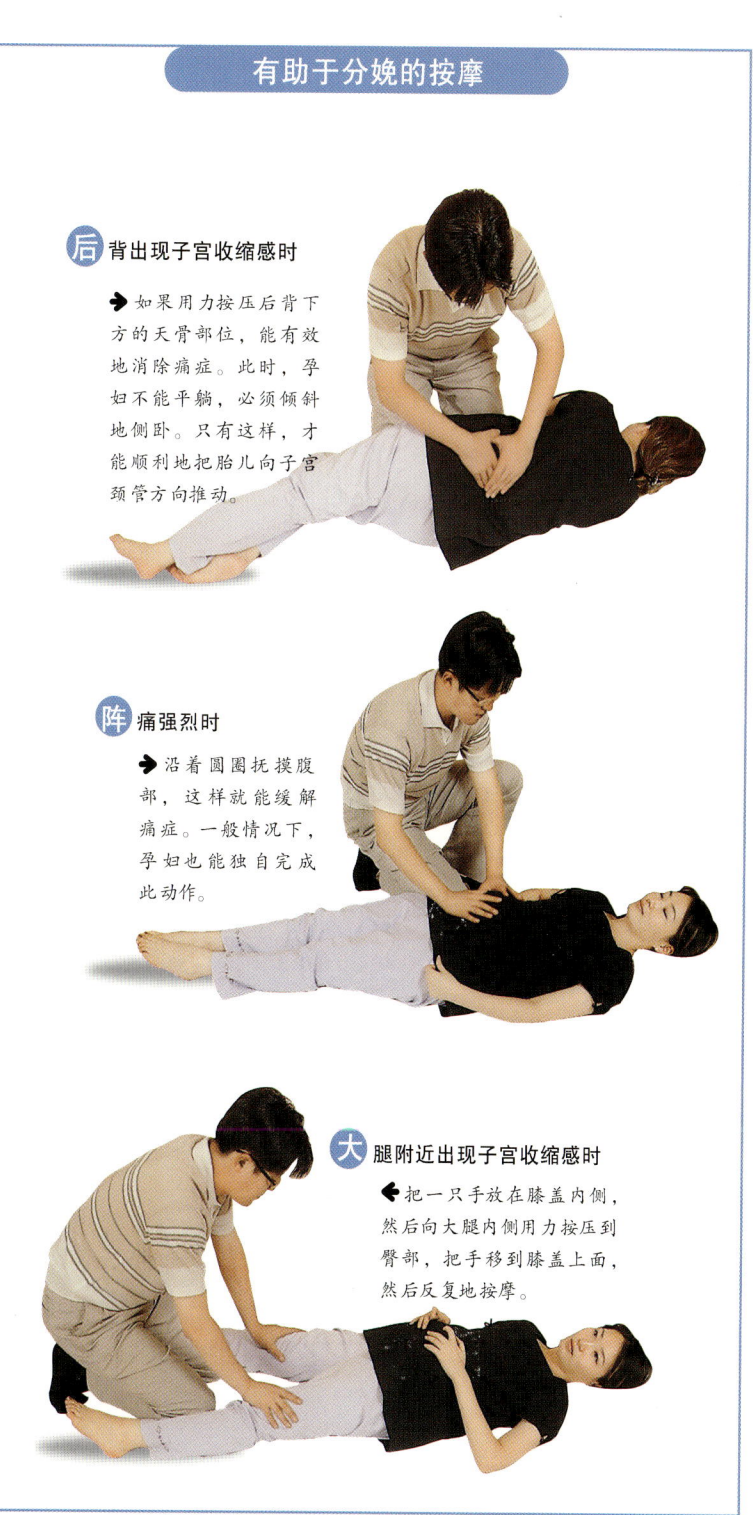

有助于分娩的按摩

后 背出现子宫收缩感时
➡ 如果用力按压后背下方的天骨部位，能有效地消除痛症。此时，孕妇不能平躺，必须倾斜地侧卧。只有这样，才能顺利地把胎儿向子宫颈管方向推动。

阵 痛强烈时
➡ 沿着圆圈抚摸腹部，这样就能缓解痛症。一般情况下，孕妇也能独自完成此动作。

大 腿附近出现子宫收缩感时
⬅ 把一只手放在膝盖内侧，然后向大腿内侧用力按压到臀部，把手移到膝盖上面，然后反复地按摩。

面详细地介绍两种按摩方法。

不管是平躺还是侧卧，孕妇、丈夫或其他保护者都可以实施第一种方法。

第一种方法是，用一只手把下腹部分一半，然后沿着半圆抚摸。

第二种方法是，利用双手从下腹部开始按摩到臀部，然后在腹部外侧周围画两个圆圈。此时，还可以向反方向按摩。这种办法孕妇在平躺状态下能独自完成。当孕妇的子宫收缩时，丈夫可以帮孕妇持续按摩腹部。

独自实施这种方法时，只有在子宫收缩最严重时才使用。子宫收缩刚开始时，最好在皮肤上涂抹婴儿用的爽身粉，这样就能防止摩擦。在抚摸腹部时，不能用力过猛，以免孕妇的腹部受到压力，但是如果用力过轻，孕妇就容易发痒。所以，要掌握好力度。

腿部按摩也有效

子宫收缩出现在大腿附近时，以下方法比较有效。把一只手放在膝盖内侧，然后沿着大腿内侧用力按压到臀部。把手移到膝盖上面，然后反复地按摩。这个动作孕妇也能独自按摩，但最好是由丈夫帮忙。

腿部痉挛时应该刺激脚趾

有时，在分娩第二期会出现腿部痉挛现象。尤其是把双腿放在分娩台上面时，容易引起腿部痉挛现象。在这种情况下，最好放松痉挛的肌肉。

如果小腿部位痉挛，就应该向外侧伸直腿部。如果腿部前侧痉挛，就应该伸直腿部，并刺激脚趾。

简单的孕妇体操

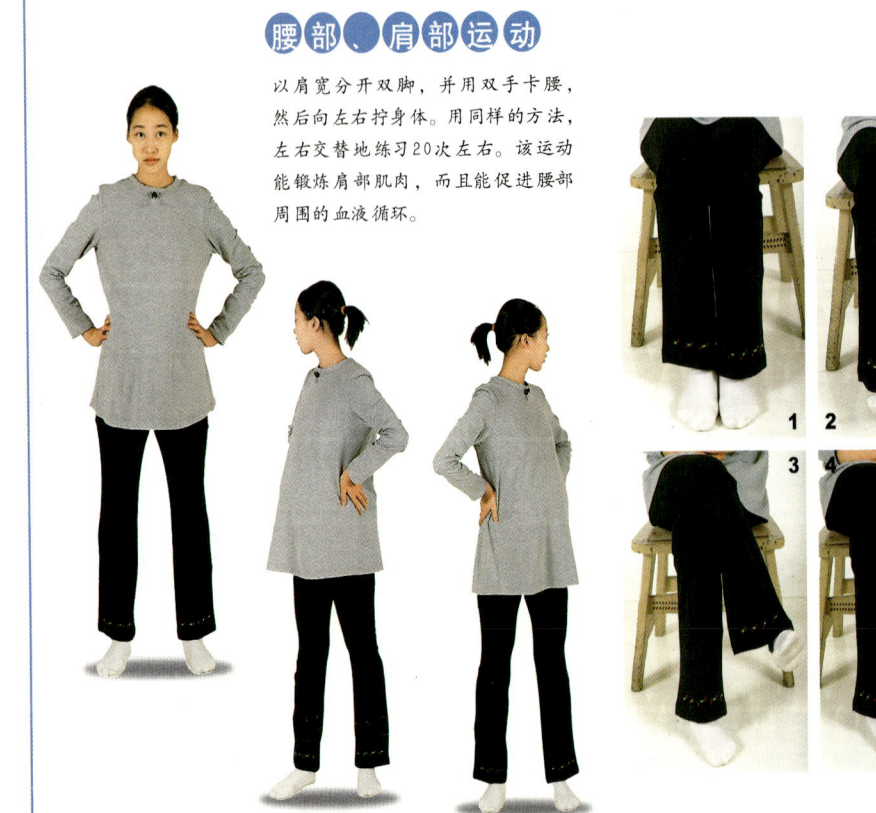

腰部、肩部运动

以肩宽分开双脚，并用双手卡腰，然后向左右拧身体。用同样的方法，左右交替地练习20次左右。该运动能锻炼肩部肌肉，而且能促进腰部周围的血液循环。

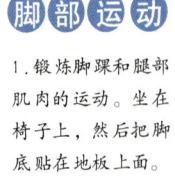

脚部运动

1. 锻炼脚踝和腿部肌肉的运动。坐在椅子上，然后把脚底贴在地板上面。

2. 贴近脚后跟，然后反复地抬起或放松脚尖。用同样的方法，重复练习10~20次。

3~4. 在椅子上面翘二郎腿，然后反复地弯曲或伸直脚踝。用同样的方法，每天重复练习10~20次。

关心集中！New分娩方法

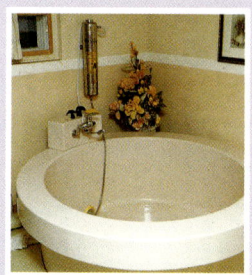
↑水中分娩

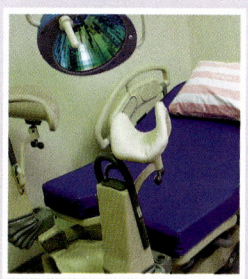
↑家庭分娩

最近的研究结果表明，分娩过程中胎儿承受的痛苦和精神压力超过孕妇，因此逐渐流行相应的特殊分娩方法。孕妇也非常关心新分娩方法，因此几家私人医院开始实施水中分娩和Loboyer分娩。

另外，还出现了能减少孕妇的阵痛、有效地诱导分娩的各种分娩方法。孕妇可根据各分娩方法的优缺点，选择适合自己的分娩方法。

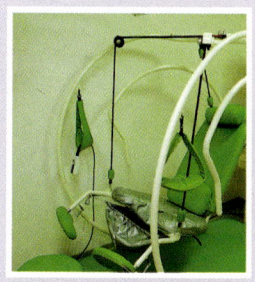
↑秋千分娩

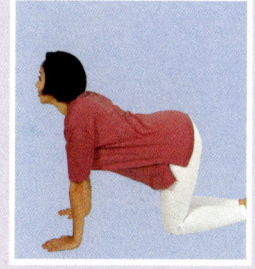
↑催眠分娩（Sophrology分娩）

<u>拉美兹分娩</u>

<u>水中分娩</u>

<u>Loboyer分娩</u>

<u>秋千分娩</u>

<u>催眠分娩</u>

<u>球分娩</u>

<u>芳香分娩</u>

<u>其他分娩法</u>

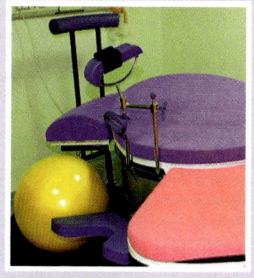
↑Loboyer分娩

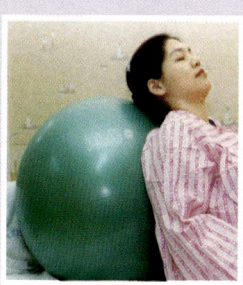
↑球分娩

拉美兹分娩

安明玉（CHA医院健康诊断中心所长）

拉美兹分娩是精神预防性分娩准备方法

拉美兹分娩是精神预防性分娩方法，也是分娩准备方法。即主动利用身心减轻阵痛和分娩痛症的方法。

在不同情况下，声音、光线或触觉的感觉也不同。同样的道理，在疲倦和兴奋时，对痛症的感觉程度也不同。拉美兹分娩法是利用精神预防训练，即利用呼吸法、松弛法、联想法缓解痛症的分娩方法。

让人忘记阵痛的联想法和松弛法

在欧美广泛使用的分娩方法中，最常用的就是拉美兹分娩方法。最近的拉美兹分娩方法除了传统的拉美兹分娩方法（精神预防训练，呼吸方法，松弛法）外，还包括对妊娠及分娩的基本妇产科教育，运动及身体的条件反射训练，跟丈夫一起做的分娩准备及父母作的准备。在韩国几家医院也可以进行这些分娩准备。

刚开始，俄罗斯医生根据巴甫洛夫的条件反射发明了拉美兹分娩方法，后来由法国医生拉美兹博士整理和推广，因此被称为拉美兹分娩方法。

联想法 联想愉快的事情，因此促进内肽腓（endolphin）的分泌

联想愉快的事情就能促进内肽腓（类似于吗啡的物质，在妊娠后期，大脑会大量地分泌）的分泌，这样就能提高对痛症的抵抗能力。

吗啡是常用的镇痛剂，在手术后能有效地减轻痛症。通过联想法能促进具有镇痛效果的内肽腓分泌，因此能有效地缓解阵痛。

同时利用联想法和松弛法，就能提高内肽腓的分泌量

联想法是精神预防训练之一。只要是能转换情绪的联想，都能成为很好的联想素材。如联想幽静的休息处，美好的回忆，就能消除紧张感，而且能缓解痛苦。

大部分孕妇认为，坐在海边平静地观赏大海是最有效的联想。不管是什么，只要能诱导平静的心情和快乐，都能成为很好的联想。

一般来说，出现阵痛时采用联想法。如果缺乏平时的练习，在出现阵痛时就很难联想

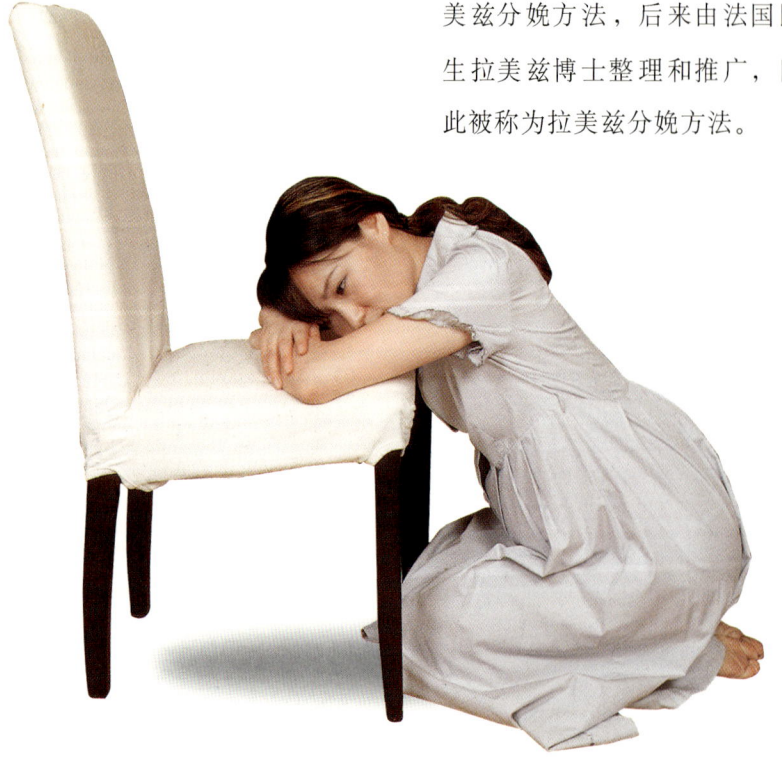

拉美兹分娩方法是为缓解分娩时的阵痛和精神痛苦实施的分娩方法。为了稳定情绪，丈夫也应该积极地参与分娩的过程。利用呼吸方法分散或缓解孕妇的阵痛，就能使孕妇更加舒适地分娩。

愉快的事情。在日常生活中，应该努力地寻找联想素材，并积极地练习联想、放松、呼吸等方法。

松弛法 能加快子宫的开启速度

如果身体肌肉收缩，肌肉就会工作，因此能分泌出乳酸。即，废弃物积存在体内，因此容易导致疲劳。在低温下，人会自然地蜷缩身体。此时，容易感觉到身体疲劳、浑身发软。如果出现阵痛，剧烈的痛症会使全身僵硬。在这种情况下，僵硬的肌肉会大量地产生乳酸，因此加重身体的疲劳。

相反，如果放松全身，就能分泌松弛素（relaxin）激素，因此能促进全身的放松。如果充分地放松身体，就能加快子宫的开启速度，因此能缩短阵痛时间。

松弛法是放松全身肌肉的运动

松弛法是通过全身的放松，松弛身体肌肉的方法。为了放松全身，首先要练习放松身体关节部位的方法。

●拉美兹松弛法

松弛法是通过全身的放松，松弛身体肌肉的方法。如果充分地放松全身，就能加快子宫的开启速度，而且能缩短阵痛时间。

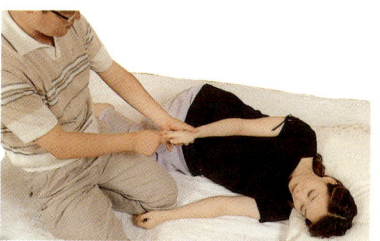

手腕的松弛方法 用一只手抓住侧卧的孕妇的手腕，然后用另一只手抓住孕妇的手指慢慢地上下活动。此时，孕妇必须完全放松手腕。

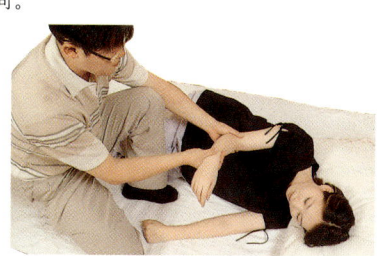

肘部的松弛方法 用一只手抓住孕妇的肘部上方，并用另一只手抓住手臂，然后弯曲或伸直肘部关节。此时，孕妇也应该完全放松肘部。

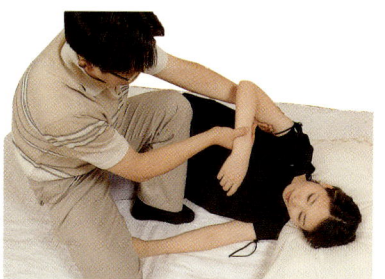

肩部的松弛方法 用一只手抓住孕妇的腋窝下方，并用另一只手抓住孕妇的手腕，然后慢慢地旋转肩部。

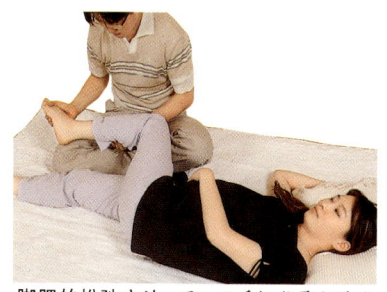

脚踝的松弛方法 用一只手抓住孕妇的小腿，并用另一只手抓住孕妇的脚尖，然后慢慢地弯曲或伸直脚趾。

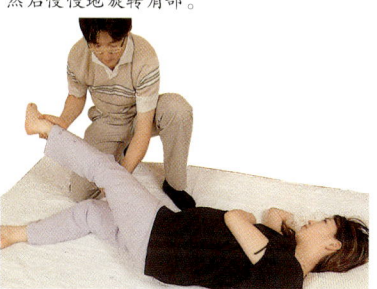

膝盖的松弛方法 ①用左手抓住孕妇的大腿内侧；

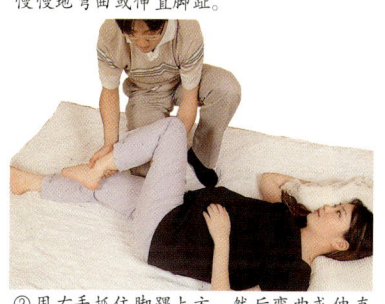

②用右手抓住脚踝上方，然后弯曲或伸直膝盖。

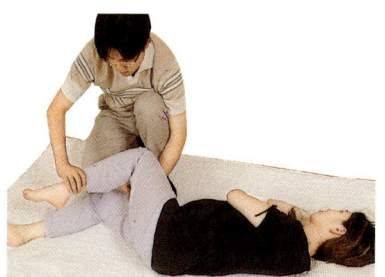

股关节的松弛方法 用左手抓住孕妇的膝盖，并用右手轻轻地抓住脚踝，然后沿着抛物线活动股关节。

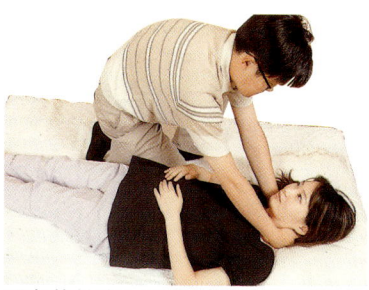

颈部的松弛方法 用双手支撑孕妇的颈部，然后柔和地上下活动颈部。

肌肉是连接关节的器官，因此放松关节就能放松肌肉。在日常生活中，必须练习手腕、脚踝、肘部、肩关节、膝关节、股关节、颈关节的松弛方法。一般情况下，人的肌肉都处于紧张状态，因此很难彻底放松全身肌肉。此时，丈夫会发挥非常重要的作用。孕妇很难独自判断全身的松弛程度，因此最好由丈夫检查肌肉的松弛情况。表面上看起来，孕妇的身体充分地松弛，但是实际上比较紧张，因此孕妇本人很难判断身体的松弛情况。

拉美兹呼吸方法

● 分娩第一期的准备期呼吸方法

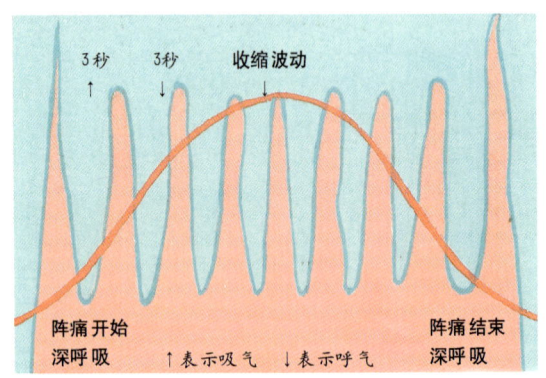

如果出现阵痛，最好抚摸腹部，同时深呼吸，然后缓慢地胸式呼吸。呼气和吸气的时间保持一致，而且一分钟呼吸12次左右。用鼻子吸气，然后用嘴呼气。如果阵痛结束，就结束深呼吸。

● 分娩第一期的离行期呼吸方法

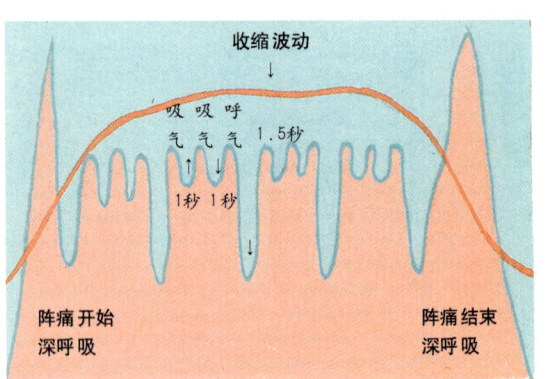

呼吸的速度类似于开口期的呼吸，而且间隔3次像吸气一样呼吸一次。又称为"吸-吸-呼"呼吸方法。此时，不要发出声音，只是把嘴型调整为"吸-吸-呼"形状。第三次的"呼气"中，应该深深地呼气。

● 分娩第一期的开口期呼吸方法

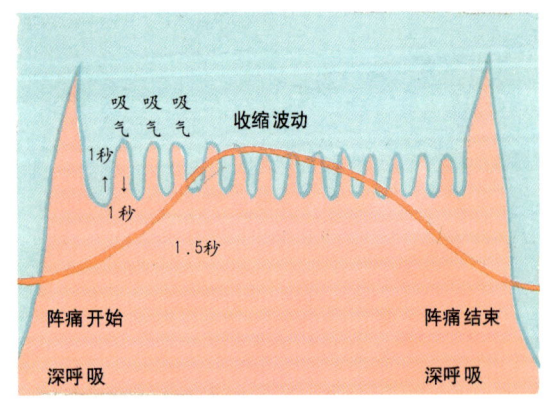

如果出现阵痛，首先要深呼吸，然后相同程度地吸气和呼气。另外，以正常呼吸的1.5～2倍速度快速呼吸，同时轻轻地胸式呼吸。用鼻子吸气1秒，然后用嘴呼气1秒。如果阵痛结束，就短暂地深呼吸。

● 分娩第二期的娩出期呼吸方法

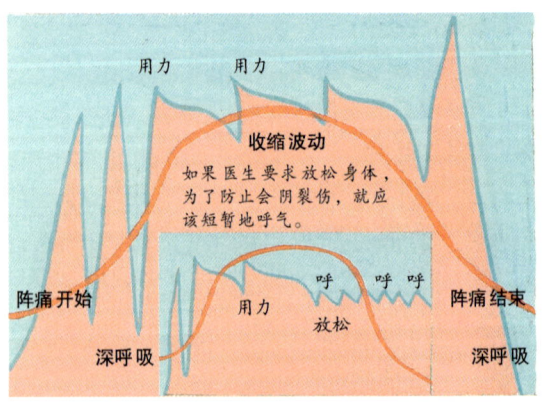

如果开始阵痛，首先深深地吸气，然后像排便一样向下用力，同时憋着气默数1到10。再次吸气后呼气15～20秒。在阵痛过程中，反复地深呼吸3～5次。

呼吸法 给孕妇和胎儿提供氧气

呼吸法称得上是拉美兹分娩法的亮点。一般情况下，在拉美兹分娩法中使用胸式呼吸法。通过这种呼吸法，可以得到两种效果。首先，能充分地提供氧气，充分地放松肌肉及体内组织。另外，给胎儿提供充足的氧气，有助于胎儿的健康。其次，通过呼吸能把注意力转移到呼吸中，因此能缓解疼痛。呼吸法包括分娩第一期的三种呼吸法和分娩第二期、娩出期的用力呼吸法。

一般情况下，阵痛中的孕妇会根据子宫的开启状态使用相应的分娩第一期呼吸方法。只有在实际情况下，才能知道适合自己的呼吸方法，因此要积极地练习这三种呼吸方法。只要不做剖腹产手术，所有孕妇都需要分娩第二期的用力呼吸方法。从某种角度来看，该方法称不上呼吸方法，但是在分娩过程中必须适当地调节呼吸，因此统称为呼吸方法。

随着分娩过程的不同，呼吸方法也不同，因此要掌握好其中的知识。

分娩第一期的准备期呼吸方法
子宫口开启3厘米左右

如果开始阵痛，就应该深呼吸，然后缓慢地胸式呼吸。此时，呼吸速度为孕妇正常呼吸速度的1/2~2/3。比如，正常呼吸速度每分钟为20次，那么此时的呼吸速度约为10次和13次的中间速度12次。

分娩第一期的准备期呼吸方法
子宫口开启7~8厘米

如果出现阵痛，就应该深呼吸，然后快速地胸式呼吸。此时，呼吸速度为孕妇正常呼吸速度的1.5~2倍。

一分钟的正常呼吸次数为20次，开口期的呼吸速度为正常呼吸速度的1.5倍，即30次左右。另外，每次的持续呼吸时间为2秒钟。比如，短暂地吸气1秒，然后快速地呼气1秒。

分娩第一期的准备期呼吸方法
子宫口开启8厘米以上，或者完全开启

此时的呼吸速度类似于开口期的呼吸速度，但是间隔三次要像叹气一样深呼吸一次。又称为"吸-吸-呼"呼吸方法。

此时，不要发出声音，只是把嘴型调整为"吸-吸-呼"形状。第三次的"呼气"中，应该深深地呼气。

尽量用鼻子呼吸，这样就能防止用嘴呼吸时容易出现的口干舌燥现象。

分娩第二期的准备期呼吸方法
子宫口完全开启至胎儿出生为止

首先，像深呼吸一样深深地吸气，然后像排便一样向下用力，同时憋着气数数。最好数到10，然后再次吸气，并反复地用力。在阵痛过程中，最好反复地用力呼吸3~5次。

即使子宫口完全开启，不一定马上就能分娩出胎儿。只用适当地用力，并把胎儿挤出体外才能诞生新生命。只有出现阵痛时，胎儿才能有效地下移到产道，因此出现阵痛后必须持续地用力。

在妊娠后期，除了用力呼吸方法外，其他呼吸方法每天都要练习20分钟。拉美兹分娩法的科学依据是条件反射原理，因此要不断地提供能产生条件反射的条件。即，勤奋地练习才能成功地缓解阵痛。

水中分娩

水中分娩
在水中跟丈夫一起经历阵痛

水中分娩是坐在水中分娩的方法。由于水本身有阵痛抑制的效果，能有效地缓解痛症。另外，丈夫参与水中分娩，有助于产妇情绪的稳定。胎儿受到的光线和声音刺激较少，因此环境变化带来的冲击较小。

[水中分娩的过程和方法]

●做好分娩准备

如果全面开始阵痛，孕妇就在具有完美的水中分娩系统的浴池内，以舒适的姿势交替地阵痛和休息。在进入浴池之前，应该彻底地排便排尿，然后清洗身体。

●接受丈夫的帮助

浴池内盛满消毒的温水，然后进行分娩。分娩时，浴池内的水温应保持35～37℃。另外，为了防止脱水现象，必须经常喝水。

在水中分娩中，不进行会阴部切剖手术，也不注射阵痛促进剂。另外，在分娩过程中，丈夫应该帮助孕妇用力。

●能保护胎儿的视觉和听觉

为了保护胎儿的听觉，分娩室内必须保持肃静。如果胎儿的头部离开产道，就应该降低分娩室内的照明，这样就能保护胎儿的视觉。

如果子宫口完全开启，而且婴儿离开了母体，医生就应该清除婴儿嘴里的异物。

●由爸爸切断脐带

在水中分娩，不能马上切断脐带，应该等到脐带停止流血。一般情况下，5分钟后切断脐带，这样就有助于婴儿的肺部呼吸。此时，应由爸爸切断婴儿的脐带，而且在水中排出胎盘。

●给婴儿喂母乳

产妇抱着宝宝给婴儿听妈妈的心跳声，然后给婴儿喂母乳。把婴儿放入37℃的温水中，直到婴儿睁开眼睛为止。

[水中分娩的优点]

●有利的分娩姿势

由于水的浮力作用，能抵消孕妇本身的体重，因此容易采取最理想的分娩姿势，即蜷身姿势。

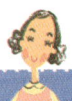

最关心的问题

能进行水中分娩的孕妇和不能进行水中分娩的孕妇

能进行水中分娩的孕妇
- ●最近没有阴道、尿道、皮肤感染的孕妇
- ●孕妇和胎儿的状态良好
- ●分娩时能持续观察孕妇和胎儿的状态
- ●孕妇能积极地协助分娩

不能进行水中分娩的孕妇
- ●可能出现难产
- ●胎儿在孕妇腹中排便
- ●使用镇痛剂的时间不超过2小时
- ●羊膜破水后经过一定时间
- ●胎儿明显大于骨盆
- ●肝炎患者或妊娠中毒症患者
- ●使用子宫收缩促进剂

著名演员崔正元采用过水中分娩,因此水中分娩深受人们的关注。在英国,水中分娩是最常用的分娩方法之一。

● 能缩短阵痛及分娩时间

在水中分娩,利用水本身的阵痛抑制效果,能缓解阵痛,而且能缩短分娩时间。另外,水的温和感能减少孕妇对分娩的恐惧感和排斥感,而且能放松身体,并稳定情绪。

著名演员崔正元采用过水中分娩,因此深受人们的关注。在英国,水中分娩是最常用的分娩方法之一。水中分娩只要防止水污染,就有利于产妇和胎儿。

● 能顺利地自然分娩

在水中,子宫入口能松弛两倍左右,而且提高弹性,因此不切剖会阴部也能顺利地分娩。另外,不需要用药物缓解分娩时的阵痛。

● 能提高妈妈与婴儿的亲密感

在分娩过程中,新生儿能感受到妈妈平静的情绪,因此能加强母体与新生儿之间的感情交流。不仅如此,在分娩后,妈妈因此可以马上给宝宝喂母乳。如果喂初乳,增加身体的接触,不仅能增进婴儿的健康,还能形成妈妈与婴儿的亲密感。

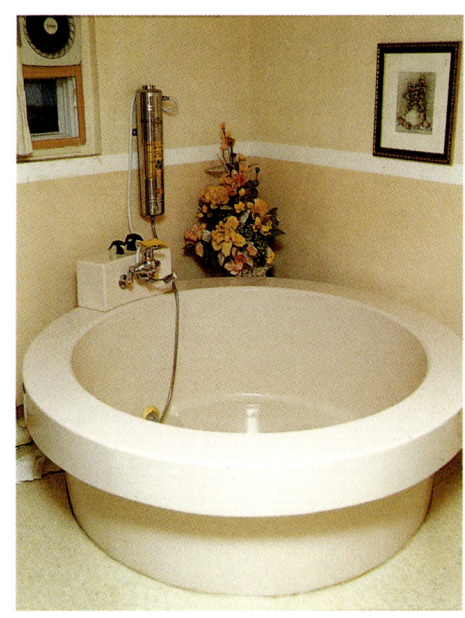
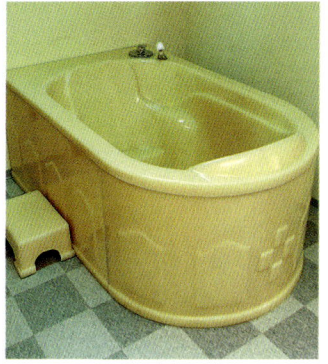

←↑ 水中分娩中所需的浴池。各医院使用的浴池形状各不相同。

● 给婴儿提供更好的环境

在水中分娩中出生的婴儿将处于类似于羊水的环境,因此容易适应外部环境。

在温水中进行的分娩能促进新生儿的器官发育。另外,由于水分的作用,妈妈与婴儿的皮肤摩操更加柔和,而且光线和声音的刺激也比较少。

[水中分娩的缺点]

● 容易被感染

水中分娩的最大缺点是容易被感染。分娩时生成的分泌物或被污染的水,容易给产妇和婴儿带来致命的危险。如果羊水破水,或者温水被污染,就应该马上换干净的水。

● 费用昂贵

由于水中分娩需要有浴池、消毒设施、无菌系统、水质、温度管理等设施,因此费用比较昂贵。再者,水中分娩不受医疗保险制度的保护。

● 很难监测胎儿的心跳情况

在水中分娩时,很难安装测量胎儿的心跳、孕妇的子宫收缩程度的仪器,无法持续监测孕妇或胎儿的状态,因此出现危险时很难诊断。

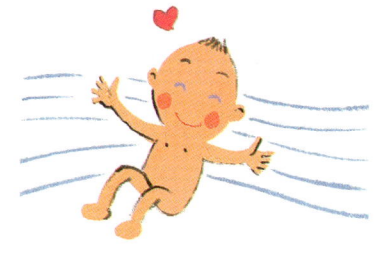

Loboyer分娩

跟其他分娩方法不同，Loboyer分娩是比孕妇更注重婴儿的分娩方法。Loboyer分娩能最大限度地减少婴儿出生时的各种压力。

减少婴儿痛苦的 Loboyer分娩

以前的大部分分娩方法以减轻孕妇的痛苦为目标，不太关心新生儿的痛苦。在陌生的世界里，新生儿第一次发出的哭声并不是喜悦的哭声，而是对恐惧和压力的反应，因此Loboyer博士发明了能减轻婴儿痛苦的Loboyer分娩方法。

Loboyer博士认为，不能只关心分娩时的孕妇，更应该关心新出生的婴儿，因此Loboyer分娩方法是比孕妇更注重婴儿的分娩方法。

胎儿的视觉、听觉、触觉和感情不亚于成年人，因此必须尊重他们的权利。Loboyer分娩方法能减少环境的变化对新生儿的刺激，而且能最大限度地降低各种外界压力。

[Loboyer分娩过程与方法]
● 尽量降低照明亮度

只要产妇和胎儿的状态良好，任何人都可以尝试Loboyer分娩。首先，除了所需的照明外，关闭室内的所有灯光，这样就能营造出跟子宫内环境相似的环境。

● 营造出安静的气氛

为了营造出跟子宫内一样安静的环境气氛，医生和参加分娩的所有人必须小声说话。胎儿的各感觉中，最发达的感觉就是听觉。在子宫内，胎儿只能听到很小的声音，如果在子宫开启的瞬间听到巨大的声音，胎儿就会受到沉重的精神压力。

● 分娩后马上喂母乳

在分娩后，切断脐带之前应该给新生儿喂母乳。一般情况下，出生5分钟以后切断脐带。如果脐带停止脉动后切断脐带，婴儿就不会哭闹，而且能睁开眼睛观察周围，并平稳地入睡。

● 让婴儿在浴池内玩耍

在羊水中，婴儿处于无重力状态，为了让婴儿克服重力状态，把婴儿放入浴池内使之适应外部环境。如果水淹到颈部，婴儿就会舒适地晃动手臂和腿部。此时，如果抱出婴儿，就会哭闹，再把他重新放入水中。如果重复两三次，婴儿就能区分重力状态和无重力状态。

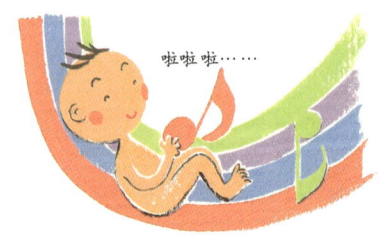

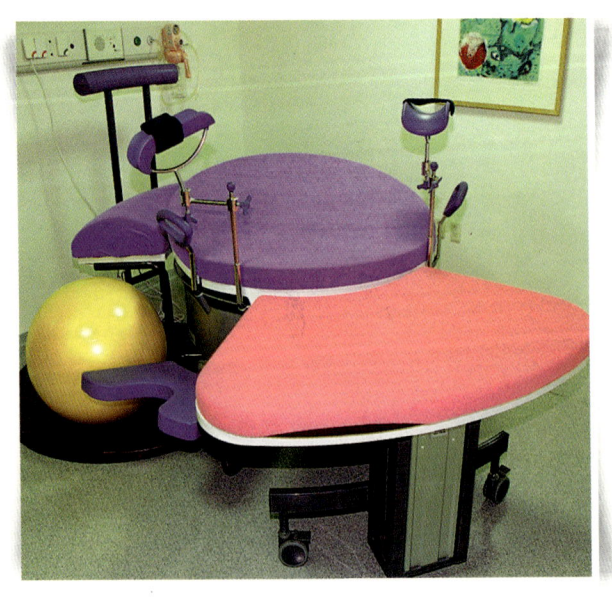

◀ 能自由地采取分娩姿势的自然分娩台。通过分娩台形态的变化，能减轻孕妇的阵痛。

秋千分娩

利用像秋千一样的特殊分娩台进行分娩的方法。在秋千分娩中,孕妇能自然地采取自己喜欢的姿势,而且能减少分娩时间和痛症。

减轻阵痛,缩短分娩时间的
秋千分娩

在秋千分娩中,孕妇能自然地采取自己喜欢的姿势,即站立姿势、蜷缩姿势、跪膝姿势、弯腰姿势和悬吊姿势。出现阵痛时,利用特殊的秋千分娩台能自由地活动身体,因此能促进分娩过程,而且能减轻阵痛,缩短分娩时间。在韩国,秋千分娩还未普及,但是在以瑞士为中心的欧洲,已广泛使用水中分娩和秋千分娩。

在秋千分娩中使用的
分娩台

秋千分娩台就像秋千一样挂在能缓解冲击的粗大环形铁架上面,可根据身体姿势改变椅子形状的分娩台。另外,腰部支撑结构采用可调结构,因此能躺卧也能稳坐。

[秋千分娩的过程与方法]

一般情况下,孕妇在分娩室里等待。如果出现阵痛,医生将孕妇转移到秋千分娩室内。如果坐在分娩台上前后左右晃动骨盆,就能分散痛苦。

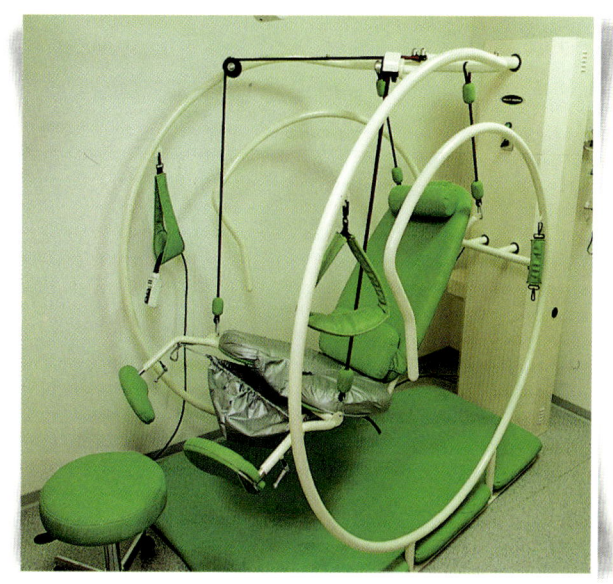

◀ 在秋千分娩台中,能自由地采取孕妇喜欢的姿势,因此能缩短分娩时间,而且能减轻阵痛。

如果通过分娩台的操作采取坐式分娩姿势,能较为顺利地进行分娩。

坐在椅子上,用双脚踩住支撑台,然后在悬空状态下前后摇晃身体50厘米左右,最后用脚撑地,并在蹲坐姿势下分娩。

[秋千分娩的优点]

在秋千分娩台中,孕妇可以任意采取舒适的姿势,因此有利于身心的稳定。另外,出现阵痛后能马上分娩,因此能缓解分娩时的痛苦,而且能缩短分娩时间。如果采用秋千分娩,还能减少剖腹产的比例。

跟水中分娩一样,家人也能参与分娩过程,而且周围环

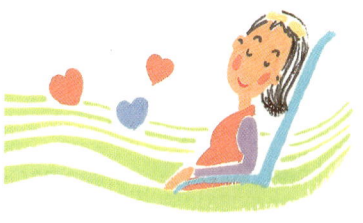

境比较舒适。不仅如此,还能自然地开启骨盆,因此能减少会阴部切剖手术。

[秋千分娩的缺点]

目前,在韩国实施秋千分娩的医院很少,而且缺乏对秋千分娩的研究。另外,还无法确保有剖腹产经历的产妇的安全性,而且不受医疗保险的保护。

催眠分娩

通过精神和身体的训练减轻阵痛的

催眠分娩

通过联想训练、产前体操、腹式呼吸等精神、身体训练，稳定身心，能减轻分娩的痛苦。

催眠分娩是利用西方的肌肉松弛法和东方瑜伽的分娩方法。通过对分娩的持续联想过程和产前体操、腹式呼吸，任意控制孕妇肌肉的紧张或松弛状态，因此有利于分娩过程的顺利进行。

[催眠分娩的过程与方法]

通过联想训练、呼吸法、催眠三种训练完成催眠分娩。一般情况下，从妊娠14周开始进行联想训练。妊娠7~8个月后，就利用松弛训练和呼吸方法支撑。

● **联想法**

利用睡觉之前的"催眠"状态放松意识，然后反复进行联想阵痛及分娩的训练。如果反复进行这些训练，能消除分娩恐惧感和不安情绪，而且能提高孕妇的自信心，因此能缓解分娩时的痛症。

● **松弛训练**

通过松弛训练可以掌握相关部位的紧张或松弛感觉，而且促进松弛素（relaxin）与内肽胩的分泌，因此能减轻痛症和缩短阵痛时间。

—— **屈膝姿势**

屈膝姿势能强化大腿内外侧肌肉，而且能缩短分娩时的阵痛时间。

▼ 屈膝姿势是催眠分娩的基本姿势。弯曲双膝而坐，然后紧贴双脚。

猫形运动

—— **猫形运动**

如果经常做猫形运动，在分娩娩出期能顺利地把胎儿推入产道。腹部用力时，低头看肚脐，然后在拱后背的状态下呼气，并用力往下推胎儿。

—— **凯格尔运动**

凯格尔运动是锻炼会阴部的运动，即缩紧或放松阴道、肛门周围肌肉的运动，能提高骨盆肌肉的收缩能力。

—— **颈部运动**

能消除颈部的紧张感，而且能调节呼吸，因此保持平稳的状态。

—— **在松弛状态下的紧张训练**

这是理解阵痛收缩期与松

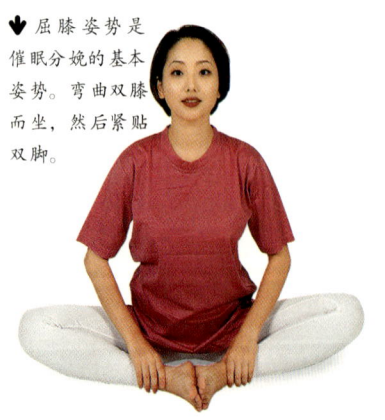

① 就像猫一样拱后背。腹部用力时，看着肚脐弯曲后背。

② 呼气的同时，向下推动胎儿。

通过自我控制和呼吸方法，孕妇能独自缓解痛症。通过催眠分娩能消除对分娩的恐惧感，而且能减轻分娩时的精神痛苦。在妊娠期间，必须不断地练习，这样在实际分娩时能取得效果。

弛期之间关系的训练。通过该训练，在分娩时能松弛全身，只收缩子宫和腹部肌肉。

● 呼吸方法

以腹式呼吸为基本呼吸方法。通过呼吸法，给体内提供充分的氧气，因此能自然地松弛肌肉，而且能充分地提供胎儿所需的氧气。

——完全呼吸方法

完全呼吸方法是阵痛初期的呼吸法。鼓胀腹部的同时深深地吸气，直到胸部充满气体为止，然后尽量缓慢地呼气。

——用力呼气的呼吸方法

这也是阵痛初期的呼吸方法。就像吹灭蜡烛一样用力呼气。

——催眠式呼吸方法

子宫开启时的呼吸方法。就像按压肚脐一样缓慢地呼气，然后在重新呼吸之前暂时停止呼吸，并向下压迫腹部肌肉，最后缓慢地吸气。

——娩出时的呼吸方法

不要盲目地用力，应该慢慢地呼气，并帮助胎儿顺利地经过产道。

[催眠分娩的缺点]

需要对东方训练（瑜伽）有所理解，而且参与分娩的全体人员都应该充分地理解催眠内容。另外，跟拉美兹分娩法一样，在分娩时必须保持冷静，这样才能顺利地分娩。

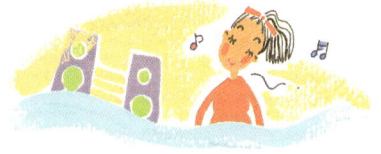

最关心　　　的问题

催眠分娩的十大优点

①导入了其他分娩准备教育中没有的联想训练，因此能取得肌肉的松弛效果。

②在分娩前接受精神分娩准备教育，而且在妊娠期间，通过合理的生活习惯做好自然分娩的准备，因此不需要特殊设施或药物。

③催眠分娩并不是单纯地克服阵痛的分娩方法，而是贯穿妊娠、分娩、母乳、哺乳、育儿过程的，胎教要素强烈的总体分娩方法。

④导入东方的训练方法，因此容易理解和掌握。

⑤利用孕妇本身的母爱，激发出对婴儿的疼爱之情和对分娩的自信心。

⑥在睡觉之前的意识状态下，充分地松弛或收缩子宫，因此分娩时间较长时，能减少疲倦感。

⑦采用瑜伽的呼吸方法，因此有助于"体内气体"的排出，因此受催眠分娩教育的产妇的PH值普遍高于普通产妇。

⑧充分地松弛产道，因此胎儿能顺利地经过产道。另外，能提高会阴部的伸缩能力，因此很少出现会阴部裂伤的情况。

⑨据统计，催眠分娩的大部分产妇在分娩时能得到满足感。在剖腹产的情况下，大部分孕妇认为跟胎儿一起经受阵痛，因此能减少挫折感。

⑩让孕妇知道分娩时的阵痛是分娩婴儿的重要组成部分，而且分娩是产妇与胎儿首次合作的过程。

球分娩

球分娩是利用分娩球帮助分娩的方法。在球分娩中,孕妇和胎儿都能采取舒适的姿势,因此有利于分娩。另外,球分娩能有效地松弛骨盆肌肉。

利用柔和弹性的球促进顺产的
球分娩

在球分娩中,利用柔和弹性的球持续地活动孕妇的身体,因此能减轻阵痛。一般情况下,孕妇利用"分娩球"采取舒适的姿势,或者使胎儿采取有利于在骨盆内下降或旋转的姿势,因此能减轻痛症和缩短分娩时间。目前,利用球分娩的医院甚少。

[球分娩的优点]
● 能缓解阵痛

球分娩促进孕妇的骨盆松弛和胎儿的下降。在胎儿倒立的情况下,还有助于胎儿的旋转。在分娩第二期,如果利用分娩球采取蹲坐姿势,就能扩大骨盆空间,因此能缓解分娩时的阵痛。

● 产后恢复较快

在分娩过程中,不会压迫会阴部,因此产后恢复较快。另外,能保持臀部、大腿、腹部肌肉的弹力,因此有利于分娩后的体型管理。

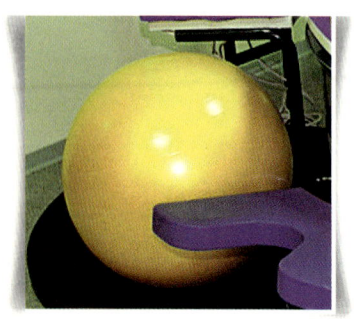

↑ 柔和弹性的分娩球。具有容易掌握的优点。

● 能轻松地掌握

利用分娩球的分娩费用低廉,而且能有趣、安全地分娩。另外,根据孕妇的状况选用合适的分娩球,因此容易掌握。

[分娩球在妊娠期间的作用]
● 妊娠初期

提高身体重力中心的变化,因此能保持良好的姿势,而且能预防腰痛。

● 妊娠中期

能灵活地使用腹部肌肉,而且有助于骨盆的活动。

● 妊娠后期

有助于腿部与横隔膜肌肉的稳定。

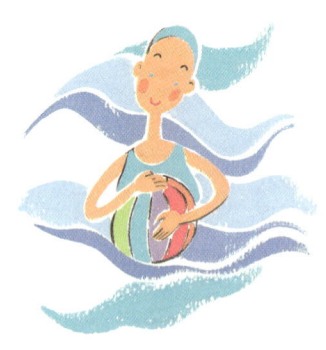

最关心的问题

利用分娩球缓解阵痛的各种姿势

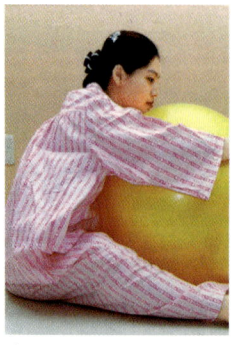 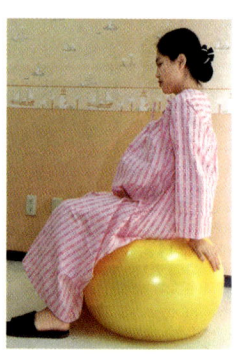 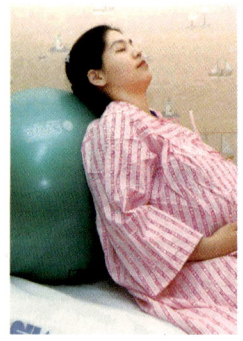

↑ 分开双腿而坐,然后抱住分娩球。将脸部舒适地依靠在分娩球上面。

↑ 以舒适的姿势坐在分娩球上面。在剧烈的阵痛时,应该注意防止从分娩球上滑落。

↑ 为了防止分娩球移动,贴着床头或墙壁摆放分娩球,然后以舒适的姿势靠背而坐。

芳香分娩

在芳香分娩中，利用芳香油稳定孕妇的情绪和身体，因此能减少分娩时的痛症。

通过芳香油按摩消除疲劳帮助分娩的

芳香分娩

芳香分娩是在分娩过程中利用芳香疗法的分娩方法。芳香按摩分娩利用两种以上的芳香油消除分娩中的各种压力，稳定情绪和身体状态。

另外，通过持续的芳香按摩强化子宫肌肉的紧张，放松精神紧张，因此能减轻痛苦，和缩短分娩时间。

[芳香分娩的优点]

没有特别综合症的所有孕妇都能采用芳香分娩。即芳香分娩是没有副作用的自然疗法。

如果和丈夫或家人一起按摩，能提高芳香油具有的精神松弛效果，而且能加强参与分娩的丈夫或家人的作用。

孕妇和丈夫一起练习，能增强夫妻感情。

[在分娩中使用的芳香油]

茉莉花、熏衣草、mandarin、Rosemari、天竺葵（Geranium）等芳香油中，按照一定的比例混合2～3种芳香油，就能得到比一种芳香油更好的效果。

选择芳香油时，不仅要考虑芳香油的效果，还应该考虑孕妇的喜好。在分娩后，为了彻底排出体内废弃物，应该多喝温水，并充分地休息。

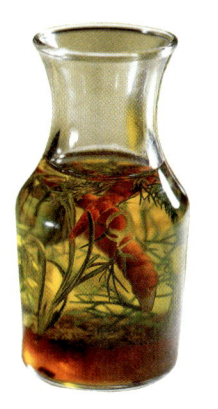
↑ 分娩中和分娩后可使用的精油。

[芳香疗法（Aromatherapy）的使用方法]

● 利用发香器

利用喷雾器或芳香发香器喷洒用水稀释的芳香油，不仅能起到缓解紧张的效果，还能起到对分娩室的抗菌、杀菌作用。

● 经常按摩

用芳香油按摩腰部下方的臀骨部位、脊椎部位、腹部和小腿内侧。手上倒一点芳香油，然后按摩相应的部位。一般情况下，进入分娩室开始实施芳香按摩。

● 湿敷

用纱布或毛巾沾适当的芳香油，然后敷在腹部或腰部。

[分娩后使用的芳香按摩]

在分娩后，也可以用芳香油有效地进行产后管理。如果用芳香油按摩腹部，能促进子宫的收缩。如果用芳香油按摩会阴部切剖部位，就能加快伤口的愈合。

此外，还可以利用芳香油促进乳汁分泌或停止乳汁分泌，增强乳房弹性和消除乳房的淤血症状。另外，在产前和产后，利用芳香油能预防妊娠纹，还能预防肥胖症和浮肿。

[芳香疗法的其他效果]

古往今来，芳香疗法对各种疾病具有显著的疗效。不仅能缓解紧张的神经和肌肉，而且能稳定情绪。尤其能有效地治疗呼吸器疾病、阴道炎、无月经症期综合症、便秘、膀胱炎。另外，能刺激性激素的分泌，有助于消除性功能障碍，而且提高手术患者的免疫力，缩短恢复期。

其他分娩法

除了上述分娩方法外，还有以下自然分娩方法。所有分娩方法各有优缺点，因此要选择适合孕妇的分娩方法。

[经络分娩]

人体的生命能源的流动称为"气"，而"气"流动的通道称为"经络"。经络分娩是用手指刺激经络，以此促进"气"的流动，缓解痛症的分娩方法。如果在妊娠后期指压或按摩脚踝附近的"三阴交"，就能加快分娩速度，缓解阵痛。

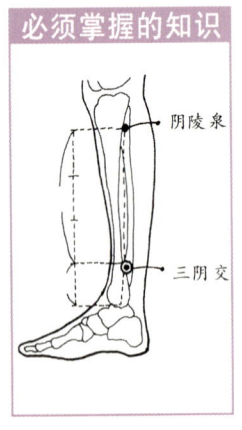

必须掌握的知识

为了消除分娩过程中发生的不便或痛症，最好和联想法、松弛法和呼吸法一起运用。

[无痛分娩]

在腰椎之间的隔膜内倒入麻醉剂，因此感觉不到分娩时的痛症。无痛分娩中只麻醉知觉神经，因此能自然分娩。

如果麻醉隔膜，不仅能无痛分娩，还能通过麻醉松弛肌肉，柔和子宫颈管，因此能缩短分娩时间。

[Doula分娩]

从分娩前到分娩结束为止，称为"Doula"的分娩辅助者帮助分娩的分娩方法。分娩辅助者"Doula"根据产痛周期，通过呼吸法和松弛法有效地分配孕妇的力量。在孕妇出现痛症时，通过全身按摩缓解产痛。

[Swing Chair分娩]

又称为坐式分娩。出现阵痛时，如果采取坐式，骨盆就能多开启1～2厘米。在分娩过程中，如果坐在摇椅上持续摇晃身体，就能减轻阵痛和加快分娩速度。

[家庭分娩]

通过家庭分娩室，孕妇的丈夫和家人能参与分娩过程。当然，孕妇要承受一定的阵痛，但是家人会努力分担孕妇的痛苦，因此孕妇在稳定的情绪中能顺利地分娩。不仅如此，通过家庭分娩能强化家人之间的感情。

[气胎教分娩]

通过适合孕妇的身心训练，培养健康的身体和克服分娩时阵痛的能力。

气胎教分娩由有助于胎教、分娩、产后管理的气体操和冥想组成，因此能预防孕妇常见的腰痛、浮肿和肥胖，而且能稳定孕妇的身体和情绪，促进婴儿的情绪发育。

▼为家庭分娩准备的分娩台。在特殊分娩台上，跟家人一起承受分娩时的痛苦，而且在分娩台上直接分娩。

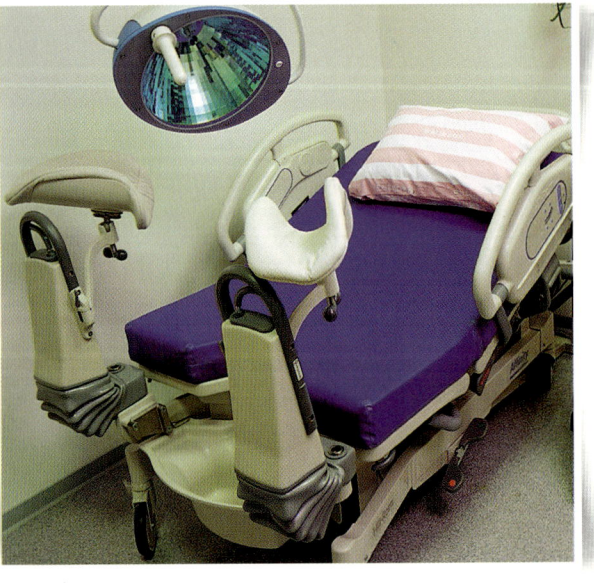

Part 6

跟丈夫
一起经历的
分娩过程

一般情况下,胎儿的状态和分娩方法各不相同,因此所有产妇的分娩经历也不同。本章节中详细介绍陪伴妻子经历阵痛和体验分娩喜悦的某夫妻的分娩故事。

154…子宫收缩的第一个讯号
156…某夫妇的分娩体验记

跟丈夫一起度过的阵痛与分娩

在本章节中,详细介绍在分娩休息室和分娩室中经常发生的事情,而且让读者亲身体验分娩过程。

通过跟丈夫一起度过的分娩过程,能加深夫妻感情和对宝宝的爱。一般情况下,由产妇自身的分娩准备情况决定将经历的分娩类型。

这些分娩准备包括阅读妊娠或分娩书,参与"妈咪教室",与医生交流等内容。跟经产妇的经验交流非常有助于分娩准备。

如果充分地准备,就能消除对"分娩"和"阵痛"的恐惧感和担忧,而且能了解分娩的真正意义。

随着子宫的收缩开始阵痛

但是理解分娩过程和认可分娩瞬间是完全不同的问题。一般情况下,妊娠后期出现的子宫收缩与分娩时出现的实际阵痛完全不同,而且每个产妇感受到的子宫收缩强度也有所差异。就像世上没有一模一样的婴儿一样,产妇的阵痛情况也千差万别。在阅读本章节时,请读者要牢记这一点。

在日常生活中,最好跟有分娩经历的朋友交流经验,也许能得到更好的结果。

在本章节中,将介绍实际出现阵痛的时间。简单地讲,抚摸腹部时,如果子宫肌肉僵硬,就说明子宫开始收缩。另外,下腹部或腿部的痛症,也是子宫收缩的讯号。即使痛症不规则,只要经常出现

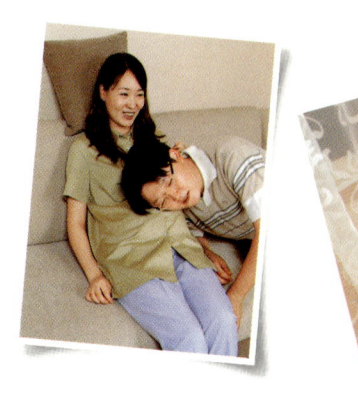
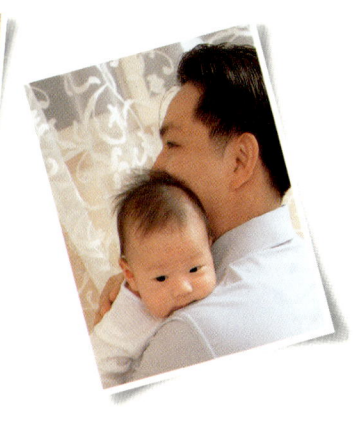
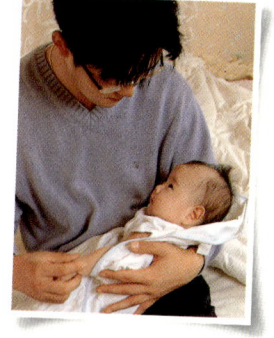
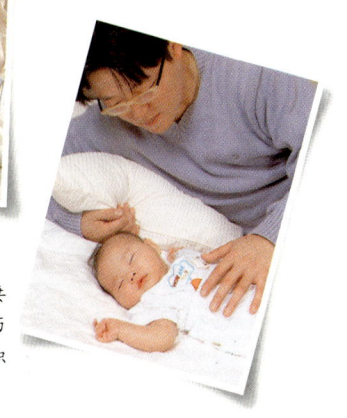

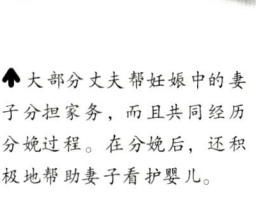
↑ 大部分丈夫帮妊娠中的妻子分担家务，而且共同经历分娩过程。在分娩后，还积极地帮助妻子看护婴儿。

伴随痛症的收缩，就说明开始出现阵痛。

丰富的间接经验有助于分娩

每个产妇的分娩经验各不相同，因此在本章节中，不可能完全介绍关于阵痛和分娩的所有内容。如果通过孕育书或经验谈掌握丰富的知识，就能为分娩积累丰富的经验。

有些人认为，大部分孕妇在晚上分娩，其实不然。大部分婴儿在白天出生，但是在分娩过程中，分娩第一期（子宫颈管的扩大至完全开启为止）持续12小时或13小时，因此也不能忽视晚间出生的婴儿数量。另外，晚间的分娩将留下更强烈的经验，因此很多孕妇认为大部分婴儿在晚间出生。

丈夫的协助非常重要

对分娩来说，丈夫的协助非常重要。在妊娠过程中，如果丈夫分担家务，帮助妻子消除精神疲劳，妻子就能以积极的态度接受妊娠事实。在分娩过程中，如果帮助妻子调节呼吸，或者抓住肩膀，或者抚摸腹部，就能缓解妻子的阵痛，促进正常分娩。

在美国，丈夫可以站在分娩室内的妻子头部上方帮助妻子缓解阵痛和进行分娩，而且通过墙壁上的镜子，能观察分娩的全部过程，因此能真切地感受到分娩的痛苦。

统计资料表明，共同经历分娩过程的夫妻离婚率较低，而且当事人也认为能提高夫妻感情。

在韩国，参与分娩的丈夫逐渐增多，而且通过产前教育，丈夫的参与发挥着很重要的作用。

★参考：

呼吸方法 ……………Part5

分娩的综合症 ………Part7

分娩 …………………Part5

未熟儿与过熟儿 ……Part8

子宫收缩的第一个讯号

如果孕妇感觉阵痛,子宫就开始收缩。一般情况下,如果子宫开始收缩,阵痛的间隔时间为10分钟左右。初产妇的阵痛间隔时间会稍微长一些。

子宫的收缩就意味着阵痛的开始

在妊娠过程中,也会出现没有痛症的子宫收缩情况,这种子宫收缩又称为"假阵痛(Braxtonhic"s收缩)"。假阵痛的强度逐渐加大,而且次数也明显增多,因此孕妇就开始感到不安。

在假阵痛的情况下,如果抚摸腹部,就能感受到坚硬的子宫肌肉,同时伴随着下腹部或腿部的痛症。如果经常出现伴随痛症的子宫收缩,即使收缩不规则,也应该视为开始阵痛。

一般情况下,随着子宫的收缩开始阵痛。刚开始,阵痛的间隔时间比较长,但是阵痛间隔时间因人而异。有些孕妇的阵痛间隔时间可达到30分钟左右。开始阵痛时,还可能伴随着拉肚子现象。随着分娩第一期的进行,子宫的收缩逐渐频繁,收缩间隔也愈来愈短,最后缩短为2~3分钟。

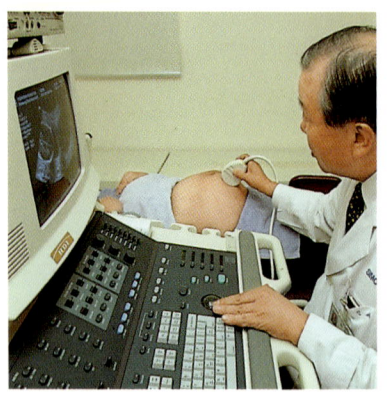

↑在医院,为了诊断胎儿的位置、胎儿的头部经过骨盆内腔的情况,首先要检查孕妇的腹部。

如果出现恶露,就应该应对阵痛

如果出现阵痛,孕妇就应该到医院等到子宫收缩间隔时间为10分钟左右为止。初产妇的阵痛间隔时间会稍微长一些,因此不用过于着急。

在出现阵痛之前,阴道中会流出带血的黏液,这种黏液就是所谓的"恶露"。即使出现恶露,也不一定马上出现阵痛。有时在阵痛几天前开始出现恶露,有时在出现阵痛时也没有恶露。如果恶露中含有大量的血液,就应该跟医生商议。

如果滴下或流出水一样的液体,即使没有子宫收缩或恶露,也应该马上到医院检查。

这种现象表明保护胎儿的羊膜破裂,胎儿处于容易被感染的状态。

另外,如果羊膜破裂,脐带就容易经过胎儿进入骨盆与胎儿的头部之间,因此容易切断胎儿的血流,甚至导致严重的后果。幸好,很少出现这种情况,但是一旦出现,必须马上进行剖腹产手术,这样才能保住婴儿的性命。

注意观察子宫收缩和胎儿的心音

在医院,护士会先记录住院时间,并整理产前管理的记录数据,然后带孕妇到分娩休息室等待。在分娩休息室,孕妇将换上分娩服,躺在床上接受医生的检查。此时,医生会观察子宫收缩,并提问收缩开

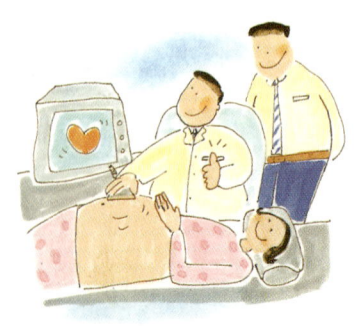

始时间、频度和强度，以及羊膜的破水情况，羊水的状态等。对于临产的孕妇，医生在迅速地提问后，为了确定分娩时机，将进行内诊。

如果孕妇舒适地躺在普通分娩台上，医生会诊察子宫收缩状况和收缩次数，并聆听胎儿的心音。一般情况下，使用电子胎儿心音监测装置，为此在孕妇的腹部和腰部贴上两个贴片。通过一个贴片能监测子宫的收缩状态，通过另一个贴片能记录胎儿的心跳情况。如果一切正常，就会进入分娩准备阶段。

剪掉阴毛，并实施灌肠

此时，会先剪掉阴毛，然后利用坐药或灌肠方法清除肠内的大便。灌肠能防止分娩时的感染，而且有利于分娩中用力。

剪掉阴毛和灌肠后，孕妇就在分娩台上静静地休息。如果距离预产期较远，就不用在分娩台上休息。如果羊膜提前破水，在阵痛过程中，孕妇就必须躺在分娩台上面。

有些人在出现阵痛之前破水，但是大部分孕妇在分娩第一期会经历羊膜的破水过程。如果羊膜破水，热乎乎的液体会沿着双腿流出。如果临近分娩，就将孕妇的双腿固定在分娩台的固定架上面，用消毒剂清洗会阴部，然后在双腿上面盖上宽松的消毒裤，以免胎儿被感染。

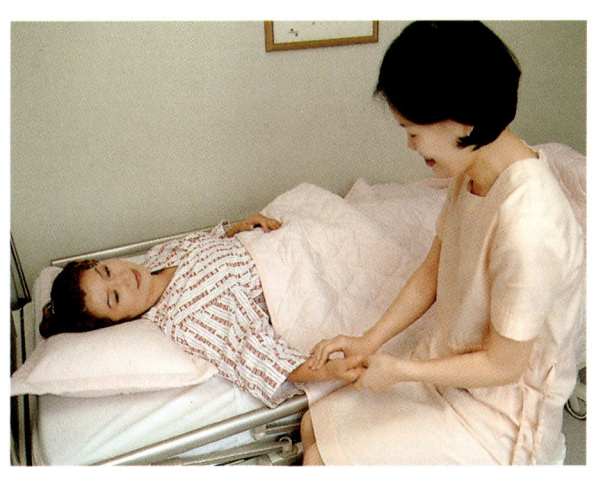

← 住院后，带上产前管理记录去分娩休息室。在分娩休息室，医生会观察子宫收缩，并提问收缩时间、频度和强度。

通过内诊观察分娩过程

在分娩的全过程中，以一定的间隔记录胎儿的心音和子宫收缩的强度、频度、间隔时间。一般情况下，通过听诊器检查胎儿的心音和子宫的收缩状态，或者用手抚摸腹部诊断。在分娩过程中，必须认真地检查孕妇和胎儿的状态。为了防止因呕吐引起的副作用，最好服用制酸剂。

分娩后，产妇还要在分娩室观察一小时以上

婴儿出生后，将实施会阴缝合手术，为了记录消耗的血液量和子宫收缩的程度，分娩后产妇还要在分娩室观察一小时以上。

在这期间，产妇可以抱婴儿，也可以喂母乳。

在分娩后，医生会给产妇看婴儿的机会，这是妈妈与婴儿的第一次见面。

在正常的病房内，刚出生的婴儿也容易出现体温突然下降的现象，因此必须保持暖和的环境。此时应把新生儿转移到新生儿病房，但是产妇每天都可以到新生儿病房给宝宝喂母乳。

各医院的规定各不相同，但是大部分医院让妈妈和宝宝长时间接触。

必须掌握的知识

在怀孕最后一个月必须决定的事项

● 决定喂母乳还是喂奶粉？
● 分娩男婴时，是否要进行包茎手术？
● 使用布料尿布，还是使用纸质尿布？
● 在住院期间，把大孩子寄托给谁？
● 产后调理期间由谁来看护？

某夫妇的分娩体验记

分娩第一期

通过某夫妇的分娩体验记，详细地了解子宫颈部开启的分娩第一期。

通过分娩准备过程掌握的方法能帮助孕妇克服分娩时的阵痛，而且让丈夫有效地帮助妻子。通过以下的夫妇体验记，能了解到丈夫的协助对产妇的作用。

妻子：凌晨2点。我真实地感受到只有在书中看到的阵痛。刚开始，我很惊讶。子宫收缩时出现的痛症类似于月经时的痛症。此时，我感到惊慌，又感到不便。在疼痛中，我沉睡到凌晨5点，突然睁开了眼睛。在洗手间，我发现已经流出恶露。此后出现了全面的阵痛。

丈夫：妻子叫醒我时，知觉告诉我妻子的子宫已经开始收缩。间隔13分钟出现一次阵痛，而且每次持续33秒左右。我马上给医生打电话，医生让我带上住院物品到医院就诊。

妻子：刚开始，既慌张又兴奋，但是也感到很幸福。丈夫不断地安慰我，但是向医院出发之前，我都无法平静下来。做好进分娩室的准备后，我才松了一口气。

为了顺利地分娩，人工破了羊膜。

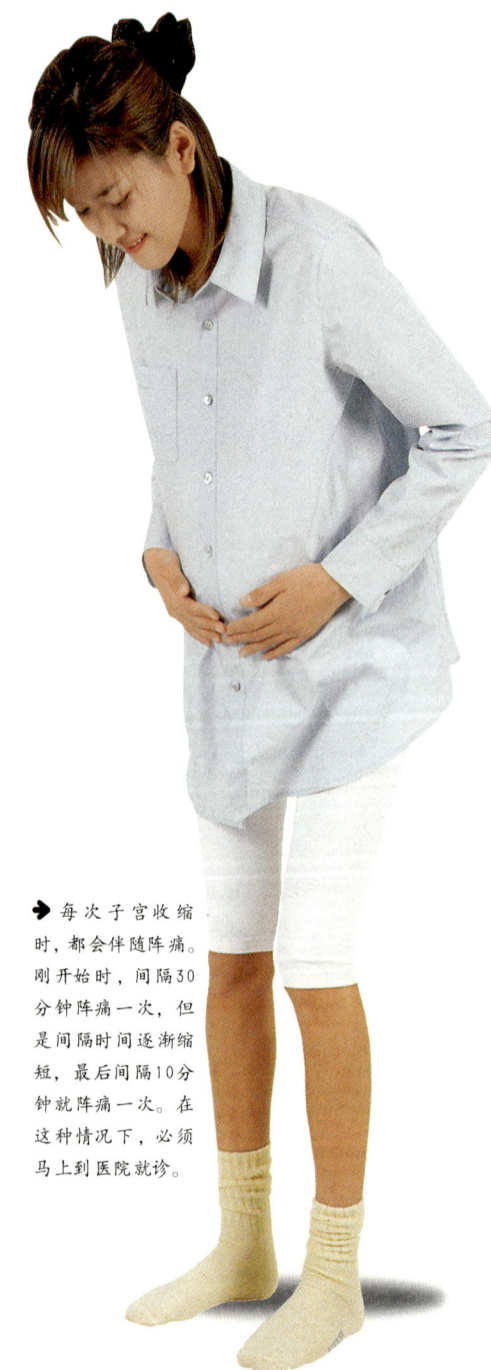

➤ 每次子宫收缩时，都会伴随阵痛。刚开始时，间隔30分钟阵痛一次，但是间隔时间逐渐缩短，最后间隔10分钟就阵痛一次。在这种情况下，必须马上到医院就诊。

妻子：从阴道插入仪器弄破羊膜。此时并没有痛症，但是感觉不太好。很快，像水一样的液体沿着双腿流下，就像排尿一样，大量地流出羊水。

进入分娩室的时间为上午9点。穿上绿色分娩用的大褂后，我就躺在分娩台上面。腹部上面连接了两个电极，这是同时监测胎儿的心音和子宫收缩状态的仪器。子宫的收缩时间逐渐延长，而且收缩间隔不断地缩短。在10点左右，子宫以2~3分钟的间隔收缩一次，并伴随着持续1分钟的阵痛。

妻子：子宫收缩的状态就像波纹一样。收缩强度最强烈时，出现搅拌机在腹中搅拌的感觉，而且下臀部出现严重的痛症。

当时的感觉类似于月经时的痛症，此时我就使用了妊娠期间学习的呼吸方法。每次出现子宫收缩时，我都想拼命地用力，但是丈夫分散了我的注意力。如果在这个阶段用力过多，在后面的阶段就无法使出所需的力量。

在这个阶段，呼吸方法好像没有明显的效果。我就按照丈夫的指示呼吸。他在我的手上轻轻地打节拍，帮助我调节呼吸节奏。如果无意中用力，丈夫就提醒我放松。在分娩过程中，丈夫就不停地提醒我，有时还轻轻地拍打我的大腿或手臂。他暂时离开分娩室时，我就无法控制自己，因此努力稳定自己的情绪。

丈夫：我能看懂妻子的子宫收缩曲线。当时，妻子在有意识地收缩子宫，因此提醒她适当地调节呼吸。

随着子宫的收缩，子宫颈管不断地开启，使胎儿的头部顺利地经过阴道口。在11点之前，孕妇就顺利地完成了第一阶段的呼吸和第二阶段的呼吸。子宫的收缩持续了1小时30分钟，而且每间隔2分钟收缩一次。

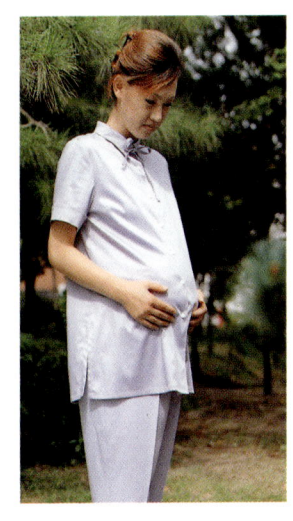

妻子：在子宫收缩期间，几乎没有休息时间。后来，腰部开始疼痛，全身逐渐乏力。在分娩台上，很难改变体位，甚至滑落过几次。每次都是护士帮我重新躺在分娩台上面。护士问我要不要吃药或注射麻醉剂，但是我想再忍一忍，幸好最后克服了痛苦。

丈夫的协助发挥非常重要的作用，而且该孕妇最后没有使用镇痛剂，并顺利地自然分娩。

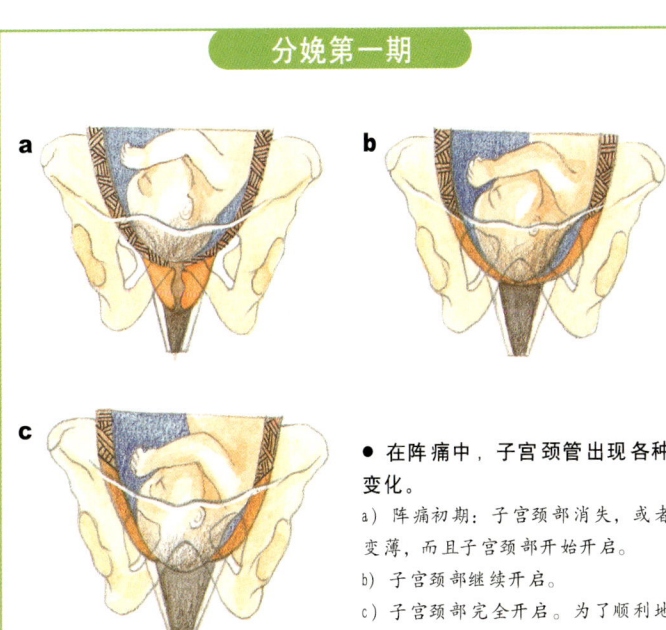

分娩第一期

● 在阵痛中，子宫颈管出现各种变化。
a) 阵痛初期：子宫颈部消失，或者变薄，而且子宫颈部开始开启。
b) 子宫颈部继续开启。
c) 子宫颈部完全开启。为了顺利地经过骨盆，旋转胎儿的头部。

某夫妇的分娩体验记

丈夫：每次出现收缩时，我都柔和地按摩妻子的腹部和后背。

妻子：按摩的效果非常惊人！按摩使我从痛苦中摆脱出来，而且缓解了阵痛。子宫收缩非常强烈时，我就使用了第三阶段的呼吸方法。

在这个时期，我经受了难以承受的痛苦，但是这种痛苦很快就消失了。在子宫收缩持续很长时间时，丈夫让我继续唱歌。

出现强烈的子宫收缩时，可以随着节拍唱歌，这也是克服阵痛的有效方法之一。丈夫就陪妻子唱歌，并帮助妻子忘记痛苦。

丈夫：其实，我们无法完整地唱完一首歌。妻子只能努力跟随节拍，而且静静地对口型，但是阵痛强烈时，妻子就大声地唱起歌。

中午，护士就给孕妇内诊。子宫颈管已经开启9.5厘米左右，距离完全开启还差0.5厘米左右。

妻子：此时，我突然产生向下挤出胎儿的冲动，好像全身的肌肉都让我向下用力。过去从来都没有出现过这种感觉，但是我能感受到子宫颈管还没有完全开启。因此在完全开启子宫颈管之前，一直努力放松肌肉。在分娩的全部过程中，这是最痛苦的时刻。我就停止横膈膜，并急促地呼吸，以免向下用力，但是很难控制呼吸节奏。丈夫也帮我放松身体。我们拼命地跟向下的力量斗争，而这种记忆刻骨铭心。

艰难的时期持续了1小时30分钟。12点30分子宫颈管完全开启，因此结束了分娩第一期，并进入分娩第二期。

最关心的问题

妻子出现阵痛时，丈夫应该做的事情

丈夫的按摩或安慰能减轻妻子的阵痛

如果出现阵痛，大部分丈夫就紧张得不知所措。以下行为能减轻孕妇和胎儿的痛苦。

● 如果用手指关节按摩妻子的后背，就能缓解腰痛。
● 张开双臂或肩部，让妻子依靠。
● 刺激乳头缓解阵痛。
● 在阵痛之间陪妻子慢慢地散步。
● 在阵痛过程中，如果妻子想站立，就应该让妻子依靠，或者拥抱妻子。如果妻子想蹲坐，就应该支撑她的腋下。

分娩第二期

婴儿出生的分娩第二期。在这个阶段,将开始全面的阵痛。为了更轻松地分娩,孕妇就应该适当地用力。

孕妇采取了舒适的分娩姿势(抬起双膝,并分开双腿)。从这时候开始,就不用抑制向下扩散的力量。

妻子:刚开始让我用力时,突然觉得痛症消失,因此拼命地用力,好像用尽了腰部的所有力气。当时只听见护士的声音"继续,再用力一点"。每次的收缩持续很长时间,而且每次收缩开始时,我都实施两次深呼吸法。积存一定的力量后,摒住呼吸拼命地向下用力。每次用力时,好像感受到婴儿的分娩过程,而且丈夫和医生、护士不断地鼓励我。

用力5次后才看到经过阴道口的婴儿头部,丈夫就告诉孕妇,孩子的头发呈褐色。

妻子:从那时刻起,又诞生了一个新生命。当时,我只想尽快看到宝宝,这种念头给予我无限的力量,因此很快感受到婴儿的腰部压迫阴道皮肤的感觉。

胎儿的头部会压迫阴部的肌肉,因此产生强烈的压迫感,而且阴道也逐渐膨胀。此时,医生会局部麻醉阴道周围的肌肉。

妻子:我感受到麻醉针进入皮肤的感觉。

为了扩大阴道入口,医生实施了会阴部切剖手术。

妻子:由于局部麻醉失去了所有感觉,但是能听到会阴部撕裂的声音。压迫感有所减轻,因此我做好了最后冲刺的准备。

丈夫:无法目睹这一时刻。幸好妻子看不到这个状态。

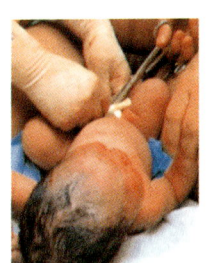

↑ 在一般情况下,脐带停止脉搏后慢慢地切断脐带。

分娩第二期

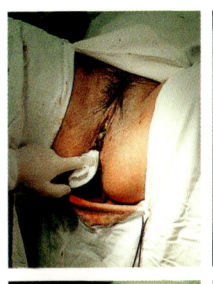
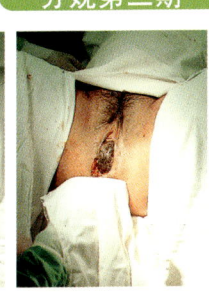
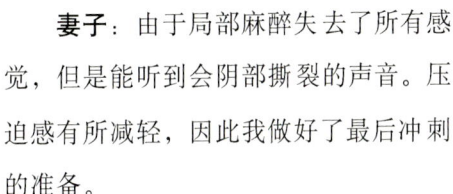
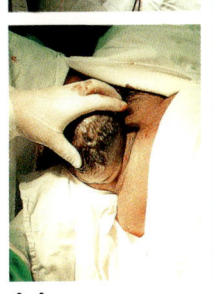
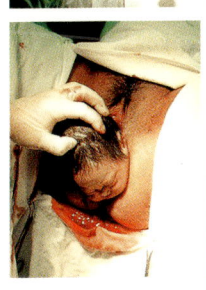
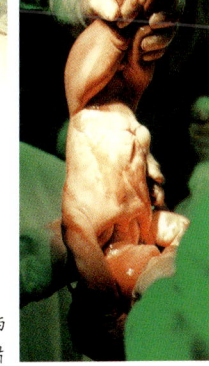

↑ 刚出生的婴儿用"呜呜"的哭声宣告自己的存在。只要分娩出胎儿,子宫就会再次收缩,并分离胎盘。

☆ 本书的分娩照片与书中的孕妇模特照片无关。

某夫妇的分娩体验记

分娩第二期

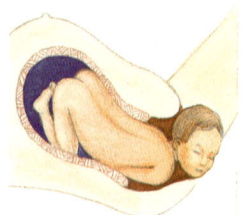

↑胎儿的脸部朝下，而且头部压迫会阴部。会阴部逐渐膨胀的同时阴道入口也变大。头部就像扫会阴部一样压迫着会阴部。首先看到头部最顶部和额头部位。

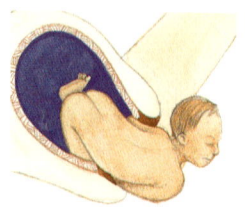

↑如果头部离开母体，肩部在骨盆内旋转。此时，头部就左右旋转。

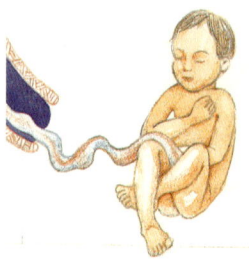

↑如果肩部离开母体，就容易分娩出其他部位。

经过9次收缩，婴儿的头部顺利地离开母体，接着看到肩部。这样，顺利地结束了分娩第二期。经过几项检查和手续后，婴儿被转移到新生儿病房。有时，让妈妈给婴儿哺乳几分钟，这样有助于子宫收缩和分娩第三期。

妻子：婴儿的头部离开母体时，我就感到很轻松，因此放松身体看着下方，我想看看宝宝是否安全……圆圆的头部有些湿润，而且看到了小小的肩膀。医生告诉我是个儿子，然后给我看了宝宝。黑黑的眼睛，粉红色皮肤，好可爱的儿子哦。

分娩第三期

先分娩出胎儿，然后分娩出一直给胎儿提供营养并保护胎儿的胎盘，这就是分娩第三期。经过分娩第三期，就完全结束全部分娩过程。

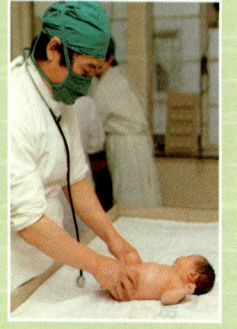

↑经过漫长痛苦的阵痛过程出生的新生儿。分娩后彻底地清洗恶露和血迹。

妻子：抱着宝宝喂奶时，分娩出了胎盘。我几乎没有感觉到胎盘的排出，而且护士提醒我不要用力。

医生给我做了会阴部缝合手术，好像花了较长的时间。很快，我就熟睡了。第二天早上，我的腹部缩小到妊娠4个月时的样子，因此心情很愉快。由于会阴部缝合手术，阴道周围有些发痒，而且阴道少量出血，但没有大碍。一想到丈夫和我完成了伟大的事情，不由地得意起来。

胎盘的娩出过程

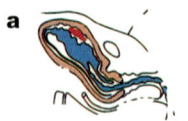

a

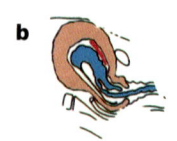

b

↑分娩后马上喂母乳，能促进排出胎盘的分娩第三期。有时，给子宫施加压力，或者拉动脐带，这样就能缩短胎盘的娩出时间。

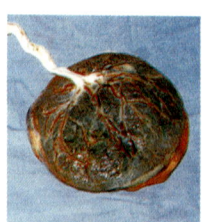

↑**保护胎儿的胎盘**

给胎儿提供营养，并保护胎儿的胎盘。分娩婴儿后，子宫会再收缩一次。此时，伴随着轻微的阵痛，胎盘脱离子宫壁，并排出体外。

Part 7 不能自然分娩的情况

在分娩过程中，最重要的是缩短阵痛时间，缓解阵痛强度，并减轻分娩过程中产生的痛症。本章节中详细介绍阵痛中容易出现的几种异常症状和不能正常分娩时所采用的应急措施。

164…胎儿出现异常症状的情况
166…需要诱导分娩的情况
168…子宫无法正常收缩的情况
172…双胞胎或臀位姿势的情况
175…需要器械分娩的情况
178…为顺产的八种忠告

导致非正常阵痛的主要原因

异常症状包括异常阵痛和正常阵痛。其中，导致非正常阵痛的原因有很多种。

比如，母体的子宫收缩不适合自然分娩的情况。即，子宫的收缩过快过于强烈，或者子宫的收缩不充分。另外，骨盆的形态不均衡，或者胎儿的头部位置不正常（如臀位、倒立的姿势）的情况。

不仅如此，给胎儿提供营养的胎盘也会出现问题。比如，在妊娠期间，在胎盘的发育不充分的情况，由于妊娠时间过长，胎盘不能充分地起作用的情况。胎盘出现问题时，如果在阵痛过程中适当地给胎儿提供氧气，就能有效地预防。

虽然很少见，但是也会出现胎盘位于子宫下方的情况。在这种情况下，很容易导致大出血（前置胎盘的情况）。如果孕妇患有高血压、糖尿病、心脏病等疾病，在出现阵痛时应该更加注意。

以上情况是导致非正常阵痛的主要原因。妇产科的现代化医疗设施能预先检测这些问题，因此有助于母体或胎儿的健康。

利用各种仪器检查子宫收缩的时间和强度，并分析胎儿的心音（心跳），然后采取相应的措施。

利用电子监视器观察胎儿的状态

一般情况下，利用胎儿心音测量仪记录胎儿的心跳状况，然后用手检查孕妇的腹部，并记录子宫的收缩时间。如果出现异常症状，为了精密检查，

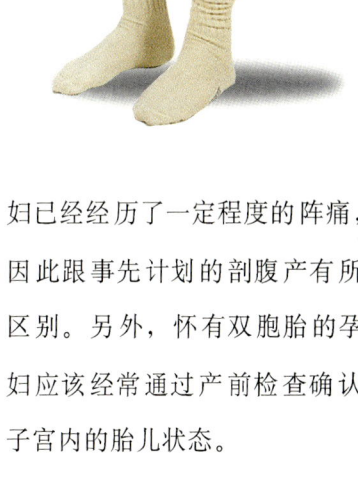

→母体的子宫收缩不适合自然分娩，或者骨盆的形态不规则，或者胎儿的头部位置异常时，容易导致非正常阵痛现象。在这种情况下，应该马上去医院，并根据子宫收缩时间和强度，胎儿的心音记录采取相应的措施。

利用胎儿监视器记录子宫收缩和胎儿的心音。另外，采集胎儿头部的血液，并分析胎儿得到的氧气情况。

如果分娩不顺利，就应该实施诱导分娩

人工弄破羊膜的"人工羊膜破裂"是典型的诱导分娩方法之一。另外，还可以注射促进子宫收缩的激素。

在分娩第二期，为了加快分娩速度，为了使胎儿的头部顺利地经过狭窄的产道，还可以使用钳子（诱导分娩用仪器）等工具。

另外，为了促进分娩过程，还可以使用真空吸入器，利用真空吸入器帮助分娩。

不能正常分娩时，应该实施剖腹产手术

在分娩之前，必须仔细观察孕妇的所有状态。如果需要剖腹产，就应该马上实施手术。

剖腹产手术是剖开孕妇的腹部和子宫，并从子宫中直接取出胎儿的手术。在正常分娩中，如果可能导致严重的综合症，就应该事先计划好剖腹产手术。

在剖腹产手术中，不需要经历自然分娩中出现的阵痛。由于全身麻醉，孕妇毫无知觉，因此经过一段时间后，孕妇就会发现自己的腹部变小，而且能看到在身边熟睡的可爱的新生儿。

即使在自然分娩过程中，如果突然发生综合症，或者孕妇和胎儿出现危险，也可以实施剖腹产。在这种情况下，孕妇已经经历了一定程度的阵痛，因此跟事先计划的剖腹产有所区别。另外，怀有双胞胎的孕妇应该经常通过产前检查确认子宫内的胎儿状态。

★参考：

妊娠中的症状 …………Part4

胎儿的成长 …………Part3

分娩 ……………………Part5

妊娠 ……………………Part2

未熟儿与过熟儿 ………Part8

胎儿出现异常症状的情况

在妊娠过程中,如果出现异常症状,就可以通过显示器观察。在妊娠后期,通过显示器观察胎儿的心跳情况,然后决定分娩方式。

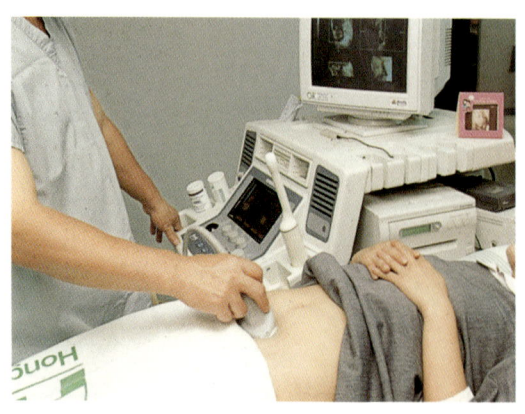

◀ 大部分情况下,如果早期破水,24小时内就开始分娩。为了以防万一,最好在设施完备的医院治疗和分娩。

● 胎儿的心跳曲线

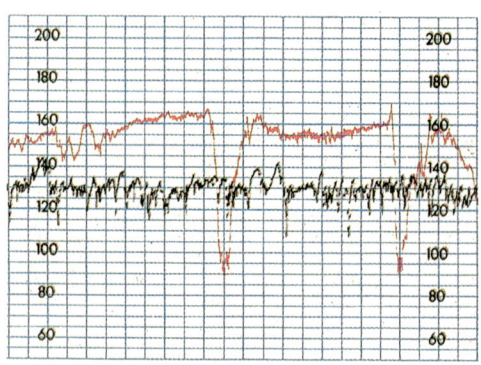

● 孕妇的子宫收缩强度

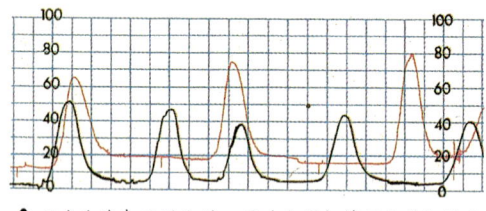

▲ 以上曲线表示胎儿的心跳(上图)情况和孕妇的子宫收缩(下图)情况。
● 当胎儿的心跳每分钟130次左右时,虽然孕妇的子宫收缩,胎儿的心跳没有变化(黑色曲线)。
● 当胎儿的心跳每分钟150次以上时,如果孕妇的子宫收缩,胎儿的心跳就下降,然后迅速地恢复正常(红色曲线)。这种情况表示胎儿的状态有些异常。另外,胎儿的头部在迅速地经过骨盆,因此结束分娩第二期。

通过显示器检查胎儿的心音和子宫收缩的强度

胎儿的心音和子宫收缩比例是判断阵痛进行状态的必要信息。在任何分娩中,都会间隔一定时间用听诊器检查,或者用手直接检查腹部。

在正常分娩或异常分娩中,都可以使用本书中所提到的现代电子仪器,但是关于正常分娩中使用电子仪器的问题,目前还有很多争论。但不管怎么样,在异常妊娠中,最好使用显示器观察孕妇和胎儿的状况。

检查胎儿心跳的电子监测法

电子监测仪器的用法有两种。一般情况下,用其中一种方法监测胎儿的心跳。另外,也可通过母体腹部的小贴片监测超声波讯号。

在胎儿的头部贴上小型螺旋形电极,然后监测胎儿的心跳所产生的瞬间电量变化。

第一种方法比较简单,但是只能在羊膜破水之前,或者不需要内诊时使用。

第二种方法只能在羊膜破水或需要内诊时使用。

如果使用第一种方法,就应该在子宫上方的腹部粘贴小型监视器,然后监测子宫收缩情况。如果使用第二种方法,就应该在子宫内插入塑料管,然后监测子宫的收缩。在这种情况下,通过塑料管内液体的压力值测量子宫的收缩情况。为了判断胎儿得到的氧气情况,这时就要记录胎儿的心跳状态。

在每个收缩过程中,瞬间能监测到胎儿的心跳讯号,因此每瞬间的心跳会有所差异。如果没有脉搏的这种变化,胎儿就可能假死,或者生命有危险(如果因导入母体的药物引起问题,就比较危险)。由于阵痛的压迫,胎儿的心率正常变化。一般情况下,子宫收缩时胎儿的心率变慢。此时,胎盘会压缩,而且通向胎儿的血流会暂时中断。

子宫的收缩间隔过短或过长,都是危险讯号

子宫收缩的间隔比较长,而且子宫肌肉能充分的松弛,这时不会出现异常情况。但是在子宫收缩时,如果胎儿的心跳变慢到恢复正常的时间变长,就应该引起注意。这种现象表明,子宫的收缩过于强烈,或者阵痛延迟。一般情况下,胎儿的心跳每分钟120~160次。如果胎儿的心跳加快,母体的脉搏也会加快,而且体温上升。如果每分钟的心跳次数为180次

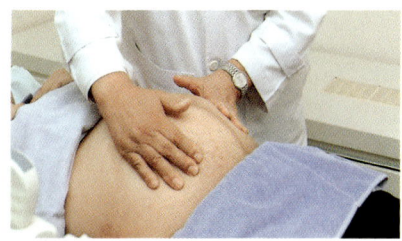
▲如果胎儿的心跳监测器捕捉到非正常现象,就可以实施剖腹产手术。如果已经开始阵痛第二期,就可以实施钳子分娩。为了进一步了解胎儿所需的氧气供给量,应该采集胎儿的血液。

➤在妊娠后期,应该注意观察胎儿的心跳,然后事先决定自然分娩或人工分娩。

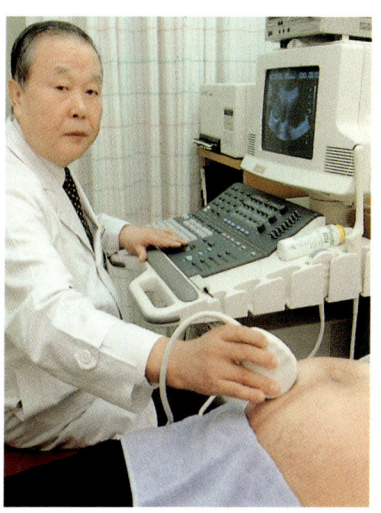

以上或110次以下时,就应该采取相应的措施。

如果监测器捕捉到非正常现象,就应该考虑三种应急措施。第一,通过剖腹产手术马上取出胎儿。第二,如果已经开始阵痛第二期,就可以利用钳子帮助分娩。第三,为了进一步了解胎儿所需的氧气供给量,采集胎儿的血液。

通过胎儿的血液检查,能判断氧气供给量

采集胎儿的血液时,首先要进行内诊,然后把小型仪器插入胎儿的头皮里面,用仪器采集少量的胎儿血液。一般情况下,子宫颈管会压迫胎儿的头皮,因此能防止继续出血。通过胎儿的血液,同时能测定血液的酸性度。

如果血液正常,就说明胎儿的氧气供给量正常,因此要注意观察胎儿的心跳情况。一般来说,由胎儿的心跳状态决定血液的采集。如果血液的酸性提高,就说明胎儿的氧气供给量不足。此时,如果子宫颈管充分地扩大,就应该迅速地进行正常分娩。如果无法正常分娩,就应该实施剖腹产手术。

必须掌握的知识

阵痛第三阶段的症状

预备阵痛

随着胎儿头部的下移,产生一定的下降感,而且流出褐色或带血液的黏性分泌物。不仅如此,子宫收缩的次数和强度明显增多。

假阵痛

非常相似于真阵痛,因此出现假阵痛时匆忙地到医院检查,但是没出现真正的阵痛。如果子宫的收缩不稳定,而且改变姿势时子宫收缩中断,或者腹部比腰部更疼痛,就可能是假阵痛。在这种情况下,最好做好住院准备。

真阵痛

如果开始真阵痛,就无法走动,也无法说话。此时,子宫的收缩逐渐强烈,而且收缩间隔愈来愈短,伴随着难忍的腰痛。如果羊膜破水,就存在被细菌感染的危险,因此要马上到医院检查。

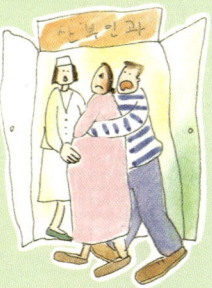

需要诱导分娩的情况

一般情况下，超过预产期2周以上还没有出现阵痛时，将实施诱导分娩。另外，母体与胎儿的Rh血型不同，或者孕妇患有疾病时，也应该实施诱导分娩。

如果阵痛很微弱，就可以用人工方法加强阵痛，但是不要混淆阵痛的强化与诱导分娩。诱导分娩是由于胎儿或母体的健康遇到危险，通过人工方法产生阵痛的方法。

必须准确地计算预产期

诱导分娩的原因很多，但是必须准确地计算预产期，而且通过超声波仪器完全诊断后才能诱导分娩。如果盲目地诱导分娩，就容易分娩未熟儿。

超过正常分娩预产期2周以上都没有阵痛时，进行诱导分娩。妊娠40周以上的过熟儿会在腹中不断地长大，因此伴随着较高的危险性。另外，如果超过预产期，胎盘会逐渐退化，因此无法正常地发挥功能，而且在阵痛的过程中无法保护胎儿。实验结果表明，大部分情况下，由于胎盘的功能恶化，不能自然分娩。在妊娠过程中，必须准确地计算预产期，这样分娩后也能在分娩室内安全地保护新生儿。如果在妊娠过程中吸烟，就容易导致妊娠第二期、第三期的出血、妊娠中毒症，以及恶化胎盘的功能，甚至降低胎儿的体重。

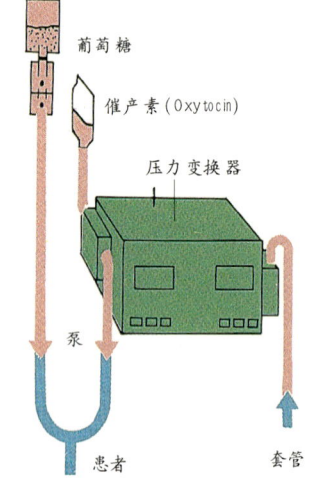

▲ 根据产妇的子宫收缩强度和频度自动导入催产素（子宫收缩剂）的设备。

胎儿与母体的Rh血型不同的情况

如果母体与胎儿的Rh血型不同，母体的血液中形成抗体，因此容易导致早产或死产。一般情况下，从预产期8周前开始随时都可能出现这种症状，而且妊娠时间越长，导致早产或死产的可能性越高。虽然只有暂时效果，但是也应该通过交换输血代替胎儿的血液。如果状态严重，就应该进行诱导分娩。

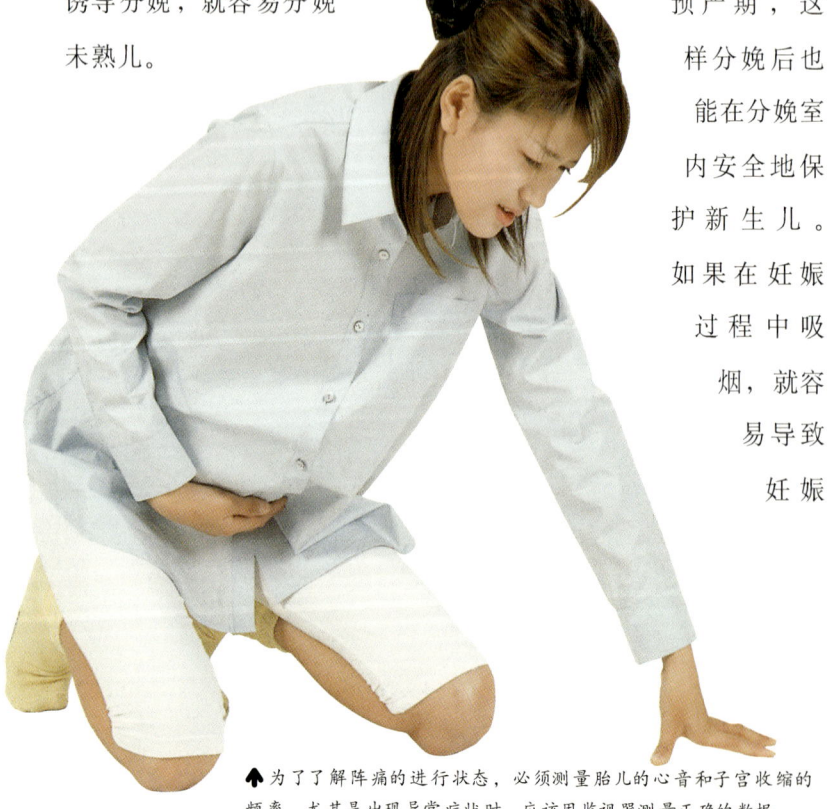

▲ 为了了解阵痛的进行状态，必须测量胎儿的心音和子宫收缩的频率。尤其是出现异常症状时，应该用监视器测量正确的数据。

臀位妊娠的情况

臀位妊娠的情况下，如果超过预产期，就不能实施窒息分娩。如果盲目地实施窒息分娩，胎儿的头部经过产道时，就容易导致严重的缺氧症状。在这种情况下，即使胎盘能完成应有的功能，也无法补充氧气。

孕妇患有高血压、糖尿病的情况

孕妇异常时，不能盲目地等到预产期，最好进行诱导分娩。在妊娠后期，胎儿的死亡率较高，因此患有糖尿病的孕妇必须提前实施诱导分娩（妊娠38周左右）。另外，患有高血压或肾脏疾病的孕妇，也应该实施诱导分娩。

多产孕妇的情况

多产孕妇的情况下，胎儿娩出的时间很短，因此在妊娠后期最好实施诱导分娩。在子宫颈管已经开启的状态下，诱导分娩非常有效。

在诱导分娩之前，应该注意观察子宫颈管的状态，并确定所需的刺激量，然后检查胎儿的头部和产道的大小。

各种诱导分娩方法

催产素是在松果体脑下垂体生成的激素，在正常阵痛下其功能非常活跃。最近能人工地合成各种激素，但是该激素的浓度较高，因此要注意使用。一般情况下，在静脉注射催产素。把细长的塑料管插入手腕或手臂中央内侧的静脉内，然后导入含有催产素的无菌溶液，或者直接向母体循环系统内导入。

测量母体的收缩强度时，最好使用带有自我调节功能的泵式压力测量计。即，子宫收缩充分时，自动增加催产素的导入量，子宫的收缩过于强烈或过于频繁时，就马上中断。

另外，用人工羊膜破裂等方法也能进行诱导分娩。医生人为地弄破羊膜，排出少量液体的方法叫作人工羊膜破裂法。该方法伴随着轻微的危险，但是不用过于担心。如果拉伸子宫颈管，就能自然地分泌摄护腺素（Prostaglandin）。

在人工羊膜破裂手术中，最好使用激素。通过人工羊膜破裂方法观察阵痛程度，然后导入催产素。为了正确地导入催产素，用水稀释催产素，然后向静脉内导入。

有些导入泵与电子胎儿心音监视器分离，而有些导入泵与监视器一体。给孕妇导入催产素时，必须谨慎操作仪器。

当然，孕妇不能随意指示医生导入药物。大部分产妇忍不住剧烈阵痛，因此请求医生或护士实施诱导分娩。在这种情况下，医生会根据孕妇的状态和胎儿的状态作最后决定，因此不要过于着急。

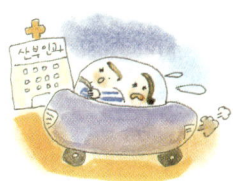

必须掌握的知识

减轻阵痛的方法

- **减轻腰痛**

  用拳头按压腰部或臀部，或者慢慢地散步。另外，把热水袋敷在腰部下方。

- **减轻腹痛**

  如果根据呼吸节奏按摩腹部，就能减轻腹痛。

- **减轻膝盖痛**

  在侧卧状态下，向身体方向弯曲双膝，这样就能缓解膝盖痛。

- **缓慢地呼吸**

  如果出现阵痛，就应该有意识地用嘴呼气，用鼻子吸气。在阵痛初期，这种呼吸方法非常有效。

- **对强烈阵痛很有效的短促呼吸法**

  如果阵痛逐渐强烈，就应该用胸部短促地呼吸。此时，不能使用腹部。

- **能减轻阵痛的冥想法**

  如果出现难忍的剧痛，就应该联想平时最喜欢的自然风景。比如，明媚的阳光、美丽的玫瑰花等。

子宫无法正常收缩的情况

一旦怀孕,激素的变化会引起身体上的很多变化。尤其是黄体激素可以促进子宫成熟,而且可以扩张血管使血液的供给变得顺畅。

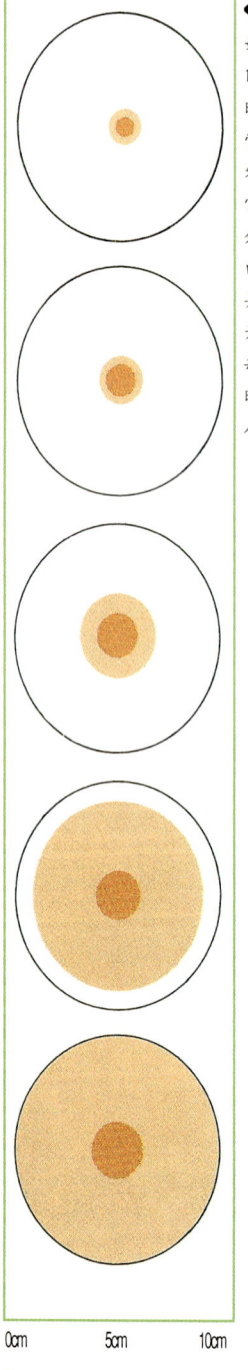

◀ 左图为开始阵痛8小时、12小时、14小时后的子宫颈管放大图。另外,对比了正常情况和延迟分娩的情况。由于子宫收缩异常,子宫的开启速度低于每小时1厘米时,可以实施人工破水。

● 正常
● 延迟分娩

一般情况下,只要出现阵痛,子宫就会正常地收缩,但是如果子宫收缩微弱,胎儿的头部就容易处于非正常状态,因此会影响分娩。

如果子宫功能虚弱,分娩后子宫就会停止收缩

如果子宫收缩缓慢,或者胎儿的头部处于不正常位置,或者产道过于狭窄,就容易延迟分娩过程。一般情况下,根据母体和胎儿分泌的激素量,子宫会正常地收缩。如果子宫的收缩程度过于虚弱,或者无法完整地收缩,子宫的功能就会恶化。

尤其是初产妇,如果子宫功能恶化,即使在分娩过程中没有异常症状,在分娩后也容易导致子宫停止收缩的症状。有时,还会停止母体的阵痛。

胎儿的头部经过骨盆的分娩过程

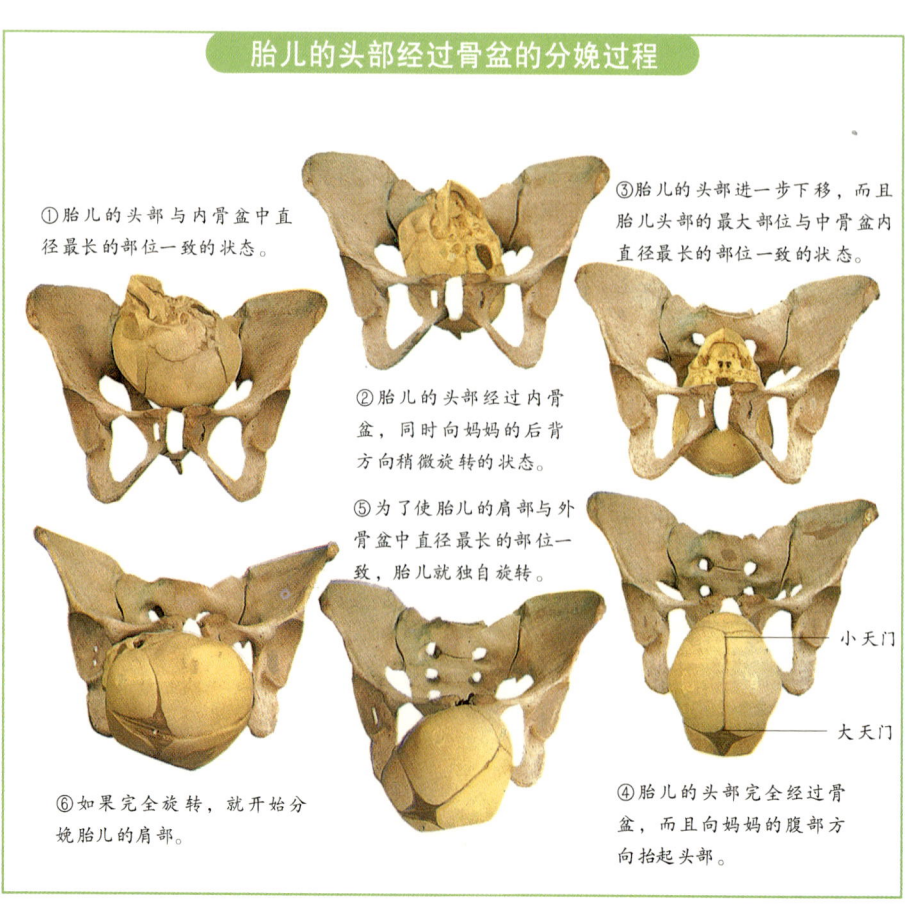

①胎儿的头部与内骨盆中直径最长的部位一致的状态。

②胎儿的头部经过内骨盆,同时向妈妈的后背方向精微旋转的状态。

③胎儿的头部进一步下移,而且胎儿头部的最大部位与中骨盆内直径最长的部位一致的状态。

⑤为了使胎儿的肩部与外骨盆中直径最长的部位一致,胎儿就独自旋转。

⑥如果完全旋转,就开始分娩胎儿的肩部。

④胎儿的头部完全经过骨盆,而且向妈妈的腹部方向抬起头部。

小天门
大天门

但大部分情况下，子宫都能正常地收缩。

阵痛中的胎儿就像比赛前做好准备姿势的运动员一样，向胸前贴紧下巴，并采取有利于分娩的姿势。胎儿经过母体的骨盆（产道）时，这种姿势的直径最小，因此能顺利地经过骨盆。

如果先出现额头，头部的直径就变大，因此头部很难经过产道。另外，如果子宫收缩微弱，胎儿的头部经常处于非正常状态，因此影响分娩。

在这种情况下，会减慢分娩速度。在正常的窒息分娩中，骨盆的大小发挥非常重要的作用。骨盆必须足够大，这样胎儿的头部才能顺利地经过产道。这时，孕妇的骨盆会充分地扩大，但是小骨盆容易导致各种问题。

有利于正常分娩的骨盆呈圆形

随着分娩次数的增多，能分娩更大的婴儿。即，分娩第三胎时，如果胎儿过大，不会出现分娩困难的情况。

10多岁的未成年少女怀孕时，由于骨盆未成熟，很难正常分娩。成年人也经常出现由于骨盆的发育不正常很难分娩的问题，经济落后国家的女性经常会出现这种现象。这些国家的女性摄取大量的热量，因此容易怀上巨大儿。

另外，骨盆的形状也很重要。有利于正常分娩的骨盆呈圆形，具有这种骨盆的女性，很容易顺产。由于骨盆空间较大，胎儿轻松地采取容易经过产道的姿势。

如果骨盆呈三角形或扁平型，胎儿就很难旋转，因此很难正常分娩。

注意预防分娩时的问题

初产妇至少在分娩2周之前，胎儿的头部就进入骨盆内腔。这就表明，胎儿的头部能经过骨盆内腔。只要胎儿的头部顺利地进入骨盆内腔，骨盆内腔和头部之间就不会发生严重的问题。如果胎儿的头部无法进入骨盆内腔，即使在母体站立（由于重力的作用，更容易下移）时也无法进入，医生就用X光拍摄骨盆。

通过骨盆的X光照片，可以减少胎儿直接经过骨盆时可能发生的危险。

在妊娠36~38周，通过"阴道内诊"测量骨盆的大小。如果发现异常症状，就拍摄X光照片。骨盆和头部的大小相差很大时，必须实施剖腹产手术。

表面上看起来，胎儿的头部容易进入骨盆内腔，而且在子宫能顺利地收缩的情况下，如果分娩过程缓慢，就用妇产科专用设备进行诱导分娩，或者实施剖腹产手术。

根据阵痛程度推算骨盆大小

如果开始阵痛，应间隔一

必须掌握的知识

请不要害怕早期破水

早期破水是指，随着围绕羊水的羊膜破裂，流出羊水的现象。在阵痛和分娩过程中，破水是非常正常的现象。过早地破水的现象称为早期破水。如果早期破水，就应该马上采取医疗措施。

如果羊膜破裂，胎儿就直接接触外部环境，因此容易被细菌感染。破水时，孕妇绝对不能洗澡，必须更换干净的生理带，然后马上到医院就诊。正常情况下，羊膜破水24~48小时内必须分娩。如果分娩被延迟，就可以实施诱导分娩。如果在妊娠34周之前破水，医生将根据早产和胎儿感染的危险程度决定分娩方法。大多数会让孕妇住院，并观察胎儿的状态。只要胎儿的肺部充分地发育，或者有感染症状，就实施诱导分娩。

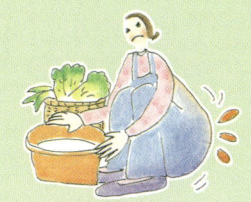

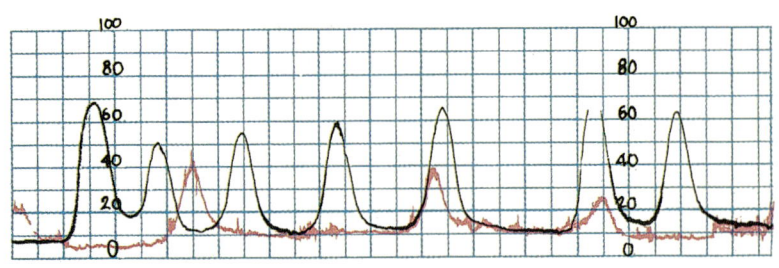

↑ 细线表示子宫间隔2～3分钟强烈地收缩，粗线表示子宫间隔4～5分钟微弱地收缩。

定时间检测子宫颈管的开启程度，然后比较子宫颈管的开启曲线和正常阵痛的曲线（当然，初产妇和经产妇的比例不同）。

如果分娩过程缓慢，必须马上找出原因，并采取相应的措施。

如果骨盆狭窄，或者胎儿的头部无法回转，子宫的收缩就会很弱。这时，通过注射催产素或人为地弄破羊膜的方法刺激子宫收缩。如果胎儿的头部与骨盆大小不匹配，就实施剖腹产手术。

一般情况下，在阵痛初期能发现微弱的子宫收缩现象，但是在娩出期才能发现胎儿的头部和小骨盆，因此可能导致一些问题，但不用过于担心。

分娩之前常见的综合症

分娩婴儿后，在子宫收缩的过程中，可能出现胎盘剥离功能麻痹的现象。此时，如果没有出血，就应该耐心地等待子宫再次收缩（通过第二次收缩，胎盘有可能顺利地脱离子宫壁）。此时，最好用导尿管排除产妇膀胱内的尿液。如果一直没使用催产素，还可以导入催产素。

分娩15～20分钟后，如果胎盘依然没有脱离子宫壁，可以用手拉出胎盘。如果胎盘严重出血，就说明胎盘局部剥离。

在这种情况下，应该尽快导入催产素，并拿出胎盘。一般情况下，全身麻醉或局部麻醉后实施胎盘的用手剥离术（用手拿出胎盘的方法）。手通过阴道向子宫内伸进去，然后小心翼翼地从子宫壁摘除胎盘。如果子宫内留下少量的残留物，在下一次妊娠中容易导致副作用，因此要注意检查。

剥离胎盘时，会流出大量的血。如果子宫收缩，就能压迫血管，缓解出血症状。

最关心的问题

怀孕前必须接受的检查

- **遗传病检查**

  如果患有遗传病，由于遗传基因和环境要素的作用，容易导致各种疾病。在夫妻双方中，如果一方有遗传病例，或者家人中有遗传病患者，就应该向医生咨询。

- **风疹检查**

  风疹是常见的婴儿疾病。在妊娠初期，如果孕妇患有风疹，风疹病毒容易侵入开始形成器官的胎儿体内，导致白内障、听力障碍、心脏病等疾病。如果在接种疫苗后马上怀孕，就容易感染胎儿，因此在接种2～3个月内最好避孕。

- **梅毒检查**

  如果梅毒病原体通过胎盘感染胎儿，胎儿就容易感染先天性梅毒，或者导致流产和死产。如果发现梅毒病原体，在妊娠中也应该接受治疗。这时，夫妻双方必须共同接受治疗。

- **结核检查**

  如果是结核菌的活动旺盛的活动性结核，最好避免妊娠。在妊娠过程中，子宫变大，而且压迫肺部，因此病症比较稳定。但是在分娩后，子宫变小，而肺部急剧变大，因此会加重病情。

- **B型肝炎**

  可能出现身体的异常症状，但是也可能没有出现任何症状，因此在妊娠之前，必须定期检查。B型肝炎不仅影响母体，而且会感染胎儿，婴儿成长后容易发病。

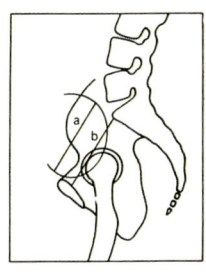

→ 由X光照片中的胎儿位置可知，无法实施正常的窒息分娩。即，胎儿的头部直径（线a）过大，因此无法经过骨盆入口（线b）。在这种情况下，必须实施剖腹产手术。

女性骨盆的种类

女性的骨盆大体上分为四种。

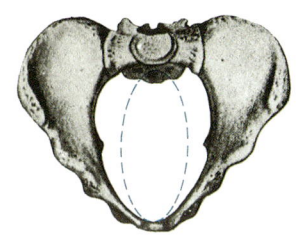

①子宫内径的横向直径小于纵向直径的盾牌型骨盆。

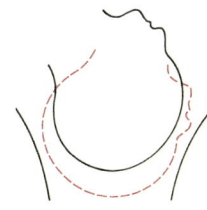

胎儿头部的位置

在分娩初期，胎儿的下巴贴近胸口。如果伸直颈部，并后仰头部，头部的长轴将填满产道。

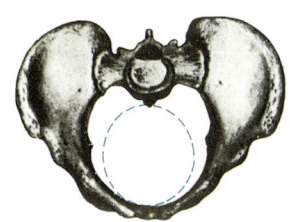

②纵横向直径相等的圆形骨盆。

产后出血的处理方法

分娩后，如果出血500克以上，就称为产后出血。如果因子宫收缩的不足导致出血，就应该向静脉导入止血剂。

娩出胎盘后，如果继续大量出血，为了维持子宫收缩，可注射催产素。必要时，还会输血。如果因阴道或子宫颈管的破裂导致大量出血，就应该缝合裂伤，以免继续出血。子宫未充分收缩时，如果拉动脐带，就容易弄翻子宫，因此要特别注意。

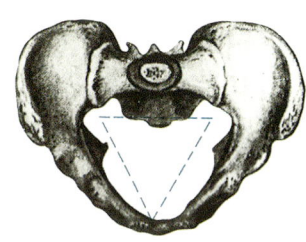

③三角形骨盆。

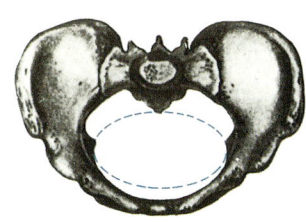

④狭窄的椭圆形骨盆。

必须掌握的知识

怀孕最后一个月必须进行的检查

● **血压检查**

血压检查是在定期检查中都要进行的内容。突如其来的血压变化会导致严重的问题，因此在妊娠最后一个月，要特别仔细地检查血压。

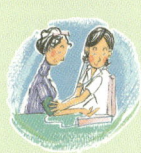

● **尿液检查**

通过尿液检查，能分析蛋白质状态和糖分状态。如果蛋白质过多，就容易导致细菌感染或高血压。如果糖分过多，就容易导致糖尿病。

● **体重检查**

在妊娠最后一个月内，体重普遍增加11～16千克。如果体重增加量过多，就应该减少糖分的摄取量，多摄取水果或蔬菜，并注意管理体重。

● **检查子宫大小**

在分娩过程中，子宫将扩大千倍，并上移到肋骨下方。

● **多普勒检查**

是指胎儿的心跳检查。根据心跳强度和次数，以及心脏的位置，能判断胎儿的健康状态。

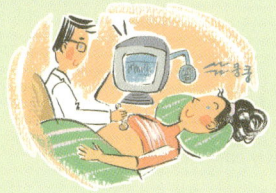

最理想的骨盆是第二种。在这种状态下，胎儿能自由地回转头部。其他形态不利于正常分娩。

双胞胎或臀位姿势的情况

在子宫内，最常见的双胞胎姿势是两个胎儿都是头位姿势，但是也有其中一个胎儿采取臀位姿势的情况，因此要按照医生的指示采取相应的措施。

怀有双胞胎或者臀位胎儿（先娩出腿部的情况），如果两个胎儿都先分娩出腿部，就比较容易分娩，但是这类分娩有一定的特殊性。在怀有双胞胎时，一个胎儿是臀位姿势的可能性较高。

双胞胎容易早产

怀有双胞胎时，子宫会很快达到分娩时的大小，因此双胞胎的平均妊娠时间为37周，而且容易早产（未满妊娠37周）。开始阵痛时，子宫远远大于正常分娩时，而且收缩力衰减，因此分娩阵痛持续很长时间。

在分娩时，在先生出的胎儿头部粘贴一个电极，然后在产妇的腹部上面粘贴另一个电极，因此通过第一个胎儿能诊断第二个胎儿的情况，而且还可以从外部纪录两个胎儿的心跳。

在子宫内，双胞胎的位置很复杂，但是最常见的姿势是两个胎儿都是头位姿势。如果一个胎儿或两个胎儿都处于臀位姿势，就应该采取相应的措施。

如果阵痛持续很长时间，可导入催产素。另外，为了减轻痛症，还可使用度冷丁（Demerol）。此时，为了防止突然麻醉全身的风险，最好从隔膜外导入。

分娩第一个胎儿后，子宫会自然地休息15～20分钟。因为此时，胎盘开始分离，不利于第二个胎儿的分娩。

为了缩短收缩时间，并马上分娩第二个胎儿，最好导入催产素。首先确定第二个胎儿的位置，如果胎儿处于侧卧状态（横穿子宫），就按摩孕妇的

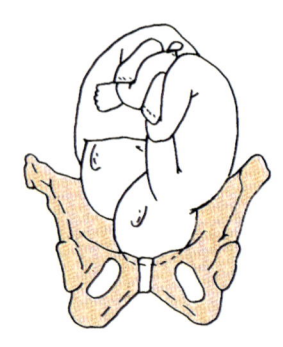

▲一般情况下，80名孕妇中有一名孕妇怀孕双胞胎，而5000～10000名孕妇中一名孕妇怀孕三胞胎。双胞胎最容易看到的体位是两个胎儿都采取头位姿势。此时，只要没有综合症，就能正常分娩。

腹部，这样就能改变胎儿的位置。弄破羊膜时，如果子宫收缩活跃，就能自然地分娩。如果分娩迟缓，还可以利用分娩钳子。

在双胞胎的情况下，胎盘和子宫达到正常的两倍，因此容易导致大量的出血症状。为了促进子宫收缩，要经常向静脉内注射催产素。

只要充分地准备、观察，并采取适当的措施，就能顺利地分娩双胞胎。

充分地诊断后才能分娩臀位胎儿

臀位胎儿分娩时会先分娩臀部，因此充分地诊断后才能

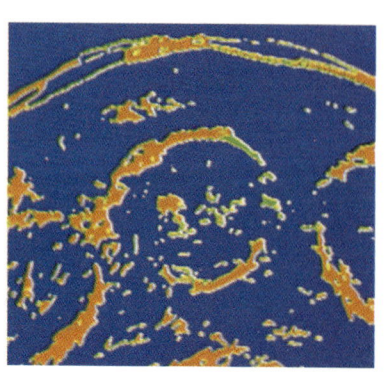

◀ **双胞胎的位置**
左侧为臀位，右侧为正常体位。

▶ **超声波照片**
通过超声波照片能看到子宫内三个胎儿的头部。在怀孕多胎儿时，超声波照片很有效，而且非常安全。

分娩臀位胎儿。

通过X光照片测量产妇的骨盆大小，然后根据超声波诊断推测胎儿的头部大小。只要产道足够大，就可以实施窒息分娩。

如果担心窒息分娩，或者存在导致早产、妇产科疾病的要因，最好实施剖腹产手术。预产期后还不开始阵痛，就应该实施诱导分娩。

臀位胎儿在分娩的最后几分钟内容易出现缺氧现象，因此在胎盘还具有最大功能时，尽快分娩胎儿。

由两名医生和少儿科医生共同实施臀位分娩

一般情况下，臀位分娩的阵痛跟正常分娩的阵痛速度一样，若不是，可利用催产素刺激子宫的收缩。在臀位分娩中，将使用跟正常分娩一样的监视器，只是把螺旋形电极粘贴在臀部，而不是头部。

很多人认为，胎儿的臀部充分地扩张时出现第二期阵痛，但是只有阴道口被胎儿的臀部完全扩张时孕妇才能主动分娩。

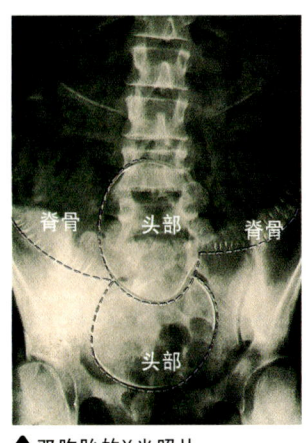
↑ 双胞胎的X光照片
两个胎儿都处于正常位（头位）状态。在这种情况下，可以顺利地分娩，但是也存在两个胎儿都是臀位的情况，或者第二个胎儿大于第一个胎儿的情况，因此不一定每次都能正常分娩。

一般情况下，由两名医生和少儿科医生共同实施臀位分娩。

在分娩过程中，产妇将采取仰卧姿势，然后把双脚固定在分娩支架上面，并弯曲双腿。在这种姿势下，医生最容易处理胎儿。此时，大部分会实施会阴部切剖手术。

使用钳子

对臀位胎儿来说，由子宫内胎儿的正确位置决定最早分娩的部位。

如果弯曲腿部，先分娩胎儿的脚部（完全臀位）。如果伸直膝盖，而且向上伸直腿部，先分娩臀部。如果分娩臀部和双脚，在下一个收缩过程中，将分娩脐带。此时，必须慢慢地拉动胎儿的脐带。

随着下一次收缩，将分娩肩部和手臂，最后只剩下头部。用温热的毛巾裹住婴儿的身体部分，然后利用钳子分娩头部。分娩钳子是金属设备，呈剪刀形状。

分娩钳子能防止产道突然压迫胎儿头部的现象，而且能防止分娩后头部压力突然减小的现象。在这种情况下，头部的软血管容易破裂，因此严重地威胁婴儿的生命。分娩头部时，还可以用双手代替钳子，并调节分娩过程。

臀位分娩的危险

只要所有分娩条件良好，臀位分娩与正常分娩一样，没

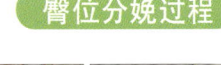
臀位分娩过程

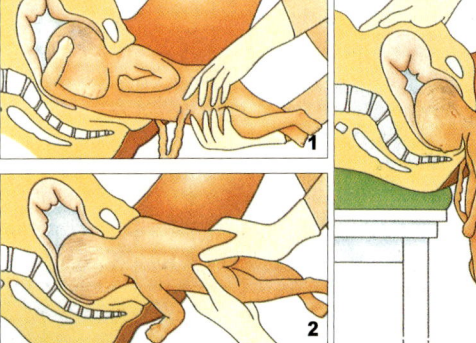
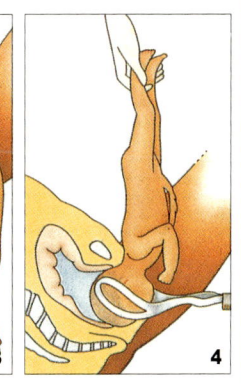

↑ 在大部分臀位分娩中，等分娩胎儿的身体和腿部后，医生就抓住胎儿的身体帮助孕妇分娩。图1和图2表示分娩肩部的过程。先分娩一侧肩部，然后旋转180度，分娩另一侧肩部（后背朝上）。图3，先吊起婴儿，然后尽量提高头部的曲折度。图4，分娩头发和颈部后，拉动身体促使脸部的分娩。

有太大的危险。胎盘功能越弱，分娩的危险性越高。在阵痛开始后才发现臀位、窒息分娩意外困难、臀位早产儿等情况下，分娩的危险性比较高（妊娠30周时危险几率为25%，正常分娩时危险几率为3.5%）。分析臀位胎儿的窒息分娩危险性时，还应该考虑早产儿的综合症。

除了双胞胎和臀位胎儿外，还有很多导致异常症状的原因。要想预防这些异常症状，必须注意以下事项。

第一，为了避免感染，最好避免去混杂的地方。外出后，必须刷牙。

第二，不吃生肉。如果吃生肉，弓形虫容易通过通过口腔感染人体，如果被家畜咬伤，会通过伤口感染。

第三，在妊娠初期，通过血清检查诊断梅毒或其他症状。

第四，尽量避免导致子宫收缩的动作。在日常生活中，最好防止腹部着凉或受压迫，而且不要拎重物。

第五，最好避开药剂和放射线。

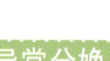 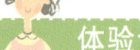

异常分娩 体验记

通过钳子分娩产下宝宝

在床上休息时，突然出现阵痛。刚开始间隔45分钟阵痛一次，但是很快就间隔30分钟阵痛一次。此时，我让丈夫给医院打电话。医生让我在家耐心地等待，直到间隔10分钟阵痛一次为止。

第二天清晨，阵痛间隔10分钟出现一次，因此马上去了医院。这次阵痛持续了14～15小时，但是子宫的开启比较弱，因此等了很长时间。后来子宫收缩比较频繁。

在3小时后的早上8点钟，羊膜依然没有破水，因此用人工方法弄破了羊膜。当时，没有强烈的痛症，只感到温热的液体流出体外。听说隔膜外麻醉能减轻阵痛，而且有利于分娩，因此我要求医生实施隔膜外麻醉。

如果实施隔膜外麻醉，在第一阶段会感觉不到阵痛。一般情况下，为了加快分娩速度，医生就间隔几个小时诊察一次，并随时通报胎儿的位置。

在生出胎儿之前，麻醉效果就会消失，因此能感觉到痛症。如果没有这种痛症，就无法向产道推动胎儿。在子宫颈管完全开启之前，我不能用力过多。

虽然不知道麻醉效果如何，但是我感到很疲倦，而且感觉到强烈的隔膜外痛症。医生告诉我胎儿的心跳逐渐不规则，然后在我的腰部系带，并在胎儿的头部位置安装电子监视器。

医生认为胎儿的氧气供给不充分，因此决定使用钳子。第一次看到钳子时，我感到有些吃惊。外形像大剪刀，而且末端装有手掌大小的大勺子。为了插入钳子，先实施了会阴部切剖手术。据说，很多孕妇都这样分娩。

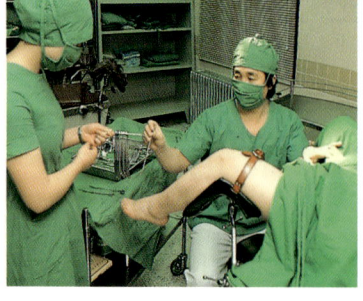

↓ 在仰卧状态下，把双腿固定在固定架上面，然后实施钳子分娩。胎儿危险时，钳子分娩将发挥非常好的作用。

医生把我的腿部放在固定架子上面，然后迅速地固定。一接触钳子，就感到有些冰冷。当时我采取仰卧姿势，并抬起双腿，因此看不到具体情况。其实，钳子本身没有痛症。由于无法正常地排尿，医生就轻轻地按压了膀胱。

从阵痛到分娩一共需要一天半时间，但是恢复身体费了10天时间。缝合的会阴部特别疼，因此很难坐稳。一想到没有自然分娩，就感到有些失望，但一切都已经结束。

虽然没有自然分娩，但是使用钳子是为了胎儿的安全，因此我感到很欣慰。

我很快就看到刚出生的宝宝。医生说："把婴儿放在你的手臂上面，请你抱抱婴儿吧。"

我马上接过宝宝。由于宝宝的心跳不规律，医生准备了呼吸辅助器，但是没有用上。宝宝环顾了一下四周。

过一会就分娩了胎盘，然后缝合会阴部。

需要器械分娩的情况

胎儿的位置或孕妇的状态不好时,可用钳子或吸入器等器械帮助分娩。另外,很难正常分娩时,还可以实施剖腹产手术。

在分娩过程中,可以用钳子拉出胎儿,也可以回转位置不好的胎儿头部。在臀位分娩中,还可以保护胎儿的头部。

胎儿处于危险状况时实施的钳子分娩

分娩第二期的延长是实施钳子分娩的最主要原因。在分娩第二期,孕妇会用力,而且子宫收缩,因此胎盘的血流减少,容易导致缺氧现象。即使胎儿能承受一定程度的缺氧,但如果超过1.5个小时或2个小时,就会处于危险的状态。

在阵痛2个小时之前,可以让孕妇用力,但是阵痛2个小时后,应该让孕妇休息。由于孕妇虚脱,或者分娩巨大儿,或者胎儿的头部位置变化,会延迟分娩第二期。

如果胎儿的心跳变慢,而且处于危险状态,就应该使用钳子。如果不及时分娩,将由于缺氧而导致胎儿的死亡。在孕妇患有严重的心脏病、肺病、高血压的情况下,为了减轻孕妇的负担,最好实施钳子分娩。

臀位分娩时,胎儿的头部迅速地下移到骨盆内,而且在几分钟内结束分娩。进入骨盆内腔时,胎儿的头部会受到压迫,但是分娩后压力会消失。如果过快地进行这些过程,会影响大脑血管,但是通过钳子可以保护头部。

很快恢复钳子分娩时留下的伤口

在分娩初期,胎儿的头部朝向侧方,但是在边旋转边下移的过程中,胎儿的头部将朝向孕妇的后背方向。在分娩过程中,如果头部不完全回转,就很难完成分娩第二期。

在这种情况下,为了顺利地分娩,最好回转头部。一般情况下,用双手、真空呼吸器、特殊的产钳(Kiellands forceps)回转胎儿的头部。这些方法不影响孕妇,而且能轻松地回转胎儿的头部。

在钳子分娩过程中,必须适当地消除痛症,大多数利用隔膜外麻醉或局部骨盆神经切断法缓解痛症。有时还需要全

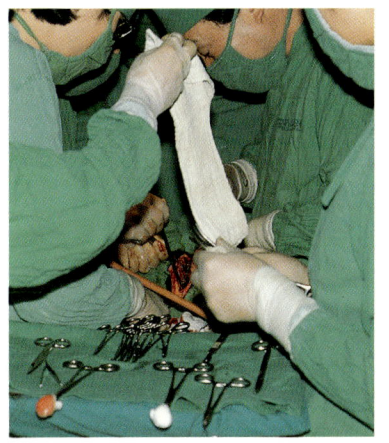

↑ 在产妇患有疾病的情况下,先检查胎儿的状态,然后通过剖腹产手术或其他器械人工进行分娩。

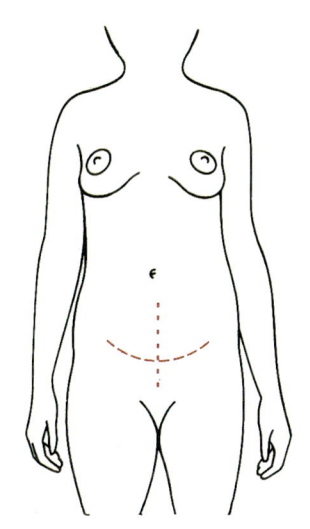

↑ 实施剖腹产手术时,水平切剖下腹部。由于医学原因,有时还会垂直切剖。

身麻醉,但是比局部麻醉更容易影响孕妇。

把孕妇的双腿固定到支架上面,然后用消毒液清洗阴道口周围,最后用无菌的手术服遮盖腹部和腿部。为了防止脐

胱受损，利用导尿管排光膀胱内的尿液。

确认胎儿的头部位置，然后插入合适的钳子。在钳子分娩中，只能在子宫收缩时拉钳子，这样子宫和钳子才能协调。分娩出胎儿的头部后去掉钳子，然后按照跟普通分娩方法相同的方式分娩。利用钳子分娩时，胎儿的脸部留下钳子印，但是一两天后会自然消失。

有助于子宫收缩的真空吸入器分娩

人类很早就知道真空吸入分娩的原理，但是1950年才研制出有助于分娩的真空吸入器。

该吸入器由吸入胎儿头部

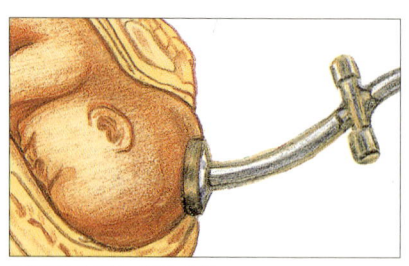

利用真空吸入器的分娩
真空吸入器由大小不一的金属杯组成。使用时用金属杯吸住胎儿的头部，然后小心翼翼地拉动胎儿。但是使用真空吸入器时，需要耐心和孕妇的协助。如果金属杯吸入头部20分钟以上，就容易损伤头皮。在分娩过程中，必须准确地测量血压，以免血压过高或过低。

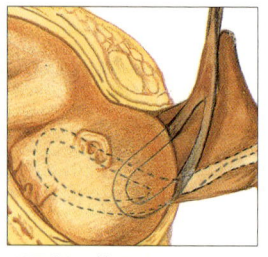

利用钳子的分娩
利用钳子分娩胎儿时，必须小心翼翼地插入钳子，然后慢慢地向上抬起头部。钳子进入柔和的阴道内，为了避免钳子损伤会阴部，必须小心地使用器械。

的大小不一的金属杯组成。根据子宫收缩频率，小心翼翼地拉动该金属杯。金属杯的大小有很多种。一般情况下，子宫颈部完全开启之前使用小型金属杯。

如果使用真空吸入器，就不需要实施剖腹产，而且在分娩第一期能顺利分娩，但是使用真空吸入器时，需要耐心和孕妇的协助。

使用真空吸入器时，在分娩过程中，胎儿的头部能独自回转，但是金属杯吸入头部20分钟以上，就容易损伤头皮。如果金属杯脱落一次以上，就应该放弃该方法，最好实施钳子分娩或剖腹产手术。

很难正常分娩时使用的剖腹产分娩

随着麻醉手术和输血技术的发展，剖腹产手术愈来愈安全。如果很难正常分娩，就应该实施剖腹产手术。即切剖孕妇的腹部和子宫，并拿出胎儿，然后缝合子宫和腹部。

有时，在开始阵痛之前就计划手术。即骨盆过窄，或者臀位分娩，或者有剖腹产经历的。另外，分娩速度非常缓慢，或者因分娩过程中的意外事件无法正常分娩时，最好实施剖腹产手术。

最关心的问题

剖腹产后遗症

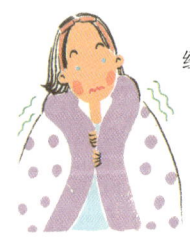

剖腹产是不经过产道的一种分娩方法，它是切剖母体下腹部后拿出胎儿的分娩方法。

由于妊娠中毒症或臀位分娩，不能正常分娩时，或者在分娩过程中，突然发生胎儿的心跳衰竭等严重情况时，将实施剖腹产手术。

随着医学的发展，剖腹产手术愈来愈安全，但是不能因为能缩短难忍的阵痛时间，就盲目地实施剖腹产手术。

如果实施剖腹产手术，孕妇的死亡率较高，而且因手术操作等原因，大出血的可能性较大。另外，还可能导致手术部位的感染或尿道感染，有时还会导致产后综合症。比如，由于腹部的化脓引起的败血症，手术后的肠闭锁症，麻醉时的吸入性肺炎等。虽然很少见，但是也可能导致被称为"剖腹产儿综合症"的呼吸障碍症状。

实施剖腹产时，必须选择可信任的医生。尤其是在剖腹产手术中，适当的麻醉时间非常重要。比如，麻醉10分钟以后动手术，麻醉药就容易影响胎儿。如果胎儿被麻醉，会导致严重的后果。

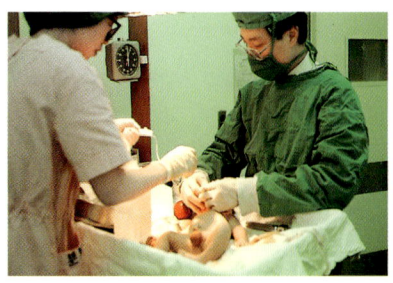
↑ 跟正常分娩的婴儿一样，通过剖腹产分娩的婴儿也要接受适当的处理。

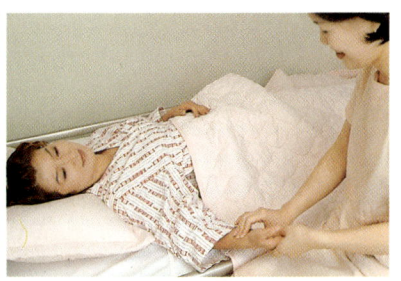
↑ 在剖腹产的情况下，孕妇要住院1周左右。分娩后腹部会松弛，因此导致一定程度的痛症。

剖腹产手术过程

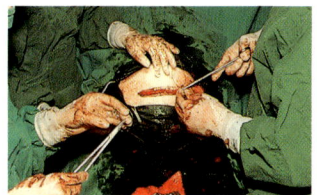

①麻醉的同时消毒手术部位，并切剖孕妇的腹部（麻醉后如果不马上做手术，麻醉药会影响胎儿）。3～5分钟后，先娩出胎儿的头部。

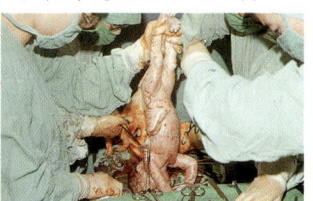

②只要拿出胎儿的头部，婴儿的身体自然会露出子宫外面。

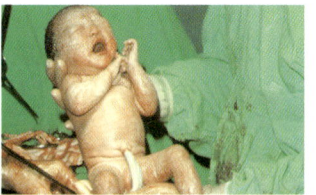

③脐带的脉搏停止跳动后，慢慢地切断脐带。

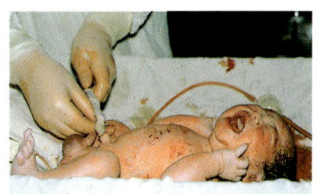

④把婴儿转移到婴儿床上，并处理肚脐等部位。利用工具清除口腔内的脏物。

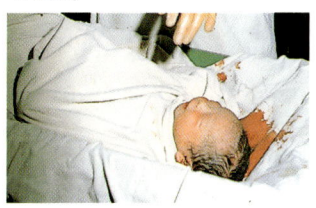

⑤为了保持体温，擦拭婴儿身上的水分。

一般情况下，在全身麻醉或隔膜外麻醉后实施剖腹产手术。作为手术前的准备，护士将清除孕妇膀胱内的尿液，然后插入导尿管。另外，用消毒液清洗腹部，然后遮盖消毒的手术服。

在手术过程中，几乎感觉不到痛症。一般情况下，水平切剖孕妇的下腹部，这样比较美观，而且有助于伤口的愈合。由于医学原因，有时还要垂直切剖腹部。

一般情况下，开始手术3～5分钟后，就能娩出婴儿。缝合子宫和腹部时，可以使用能被肌肉吸收的线，也可以使用5日后能取出的线。

剖腹产后，当天就能坐立，但是在手术几天内，最好吃些清淡的食物。剖腹产的孕妇大部分出现手术后的痛症，但是痛症并不严重。

一般情况下，可以剖腹产3～4次

剖腹产时留下的伤疤不影响下一次的妊娠。如果需要剖腹产，在下一次分娩中还可以继续实施剖腹产手术。

如果因切迫胎儿或前置胎盘实施第一次剖腹产，从第二次妊娠开始，可以正常进行窒息分娩。在第二次分娩过程中，有极少数剖腹产的伤口会裂开。在这种情况下，必须再次实施剖腹产。如果连续两次剖腹产，第三次必须得实施剖腹产手术。一般情况下，可以剖腹产3～4次。

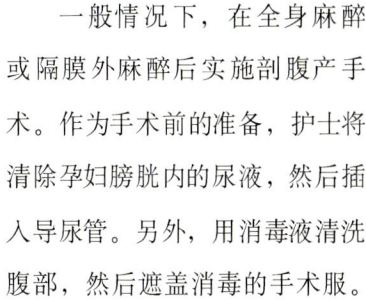

一旦结束这些过程，新生儿就离开妈妈的身边，在新生儿病房接受保护。

剖腹产的优点是，不需要承受强烈的阵痛，而且轻松地分娩。另外，胎儿不需要经过妈妈狭窄的产道。分娩（Labor）的原意是"劳动"。如果身体虚弱，或者很难自然分娩，最好实施剖腹产手术。

必须掌握的知识

即使是剖腹产，也不会影响跟婴儿的感情

即使是剖腹产，也不会影响跟婴儿的感情，只是加强亲密感的时机和参与人的作用有所不同而已。

实施剖腹产手术时，最好要求局部麻醉。如果全身麻醉，在分娩过程中一直都睡觉，因此分娩后没有一点回忆。如果选择局部麻醉，能感受到与婴儿相遇的瞬间，因此能享受到独特的快乐。手术结束后，最好用一只手臂抱着婴儿，然后注视宝宝的眼睛。

为顺产的八种忠告

世上没有完美的分娩,只要努力向完美的分娩靠近,就能容易分娩。下面介绍美国著名的少儿科医生威廉·西尔斯(William Sears)博士提出的八种忠告。

最好选择适合自己的医生

首先要对婴儿负责。为了自己和婴儿,必须选择能充分地应对突发事件的医生。当然,在分娩过程中,发生突发事件的几率只有百分之一。最好选择具有医学判断力和知识丰富的医生,以及能营造适合分娩的环境的医生。

即使出现阵痛,也应该自由地行动

如果出现阵痛,应该按照自己的意愿行动。如果身体需要活动,就应该活动,如果需要休息,就应该充分地休息。为了减轻不安感,顺利地进行分娩,最好在房间内自由地活动。如果想独自平静,最好在安静的地方休息,如果需要安慰的人,就应该让丈夫陪在身边。

尽量避免仰卧姿势

长期以来,孕妇都在分娩台上保持仰卧姿势,但是在仰卧状态下,沉重的子宫会压迫血管,因此阻碍流向子宫或胎儿的血液,反而不利于胎儿。另外,在仰卧状态下,骨盆的出口变窄,因此不利于产妇。胎儿经过产道时,孕妇应该充分地放松骨盆肌肉,但是在仰卧状态下,只能加重腿部紧张,而且容易撕裂产道,因此不得不实施不必要的会阴部切剖手术。

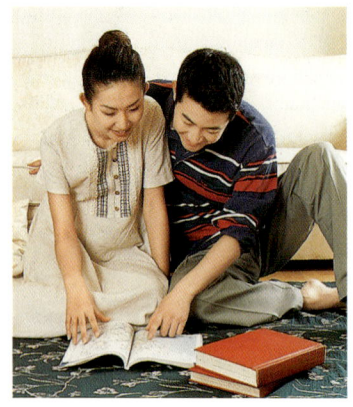
↑随着分娩期的临近,要和丈夫商量顺产的事情。

如果采取蜷缩姿势,骨盆出口会变大,因此便于用力。另外,在垂直体位的情况下,重力能促进分娩。

最好考虑麻醉对策

需要隔膜外麻醉时,为了不影响分娩速度,应该适当地调节使用量和时机。麻醉能缓解痛症,但是失去所有知觉。

合理地利用技术

需要胎儿监视器时,最好选用能遥控操作的监视器,这样就能自由地活动。需要静脉注射时,也应该指定便于活动的方法。比如,有些静脉注射不需要固定输液管,因此可以自由地活动。

最好考虑各种分娩法

在分娩之前,可以选择各种阵痛方法和分娩方法。比如,在丈夫的怀抱里,或者以俯卧姿势、蜷缩姿势分娩。另外,胎儿经过产道时,要想松弛肌肉,最好利用重力作用。

尽量避免会阴部切剖手术

在所有分娩中,不一定都需要会阴部切剖手术。跟医生商议后,尽量寻找能避免会阴部切剖手术的方法。分娩1~2周期间,大部分妈妈都一心想照看宝宝。如果因会阴部切剖手术导致的痛症浪费时间和力量,就会留下很多遗憾。

水中分娩能缓解阵痛

最有效的阵痛缓和剂是水。身体疲倦时,如果用热水泡澡,就能消除疲劳。同样的道理,在分娩过程中,如果进入温热的水中,就能减轻痛苦,而且促进分娩过程。

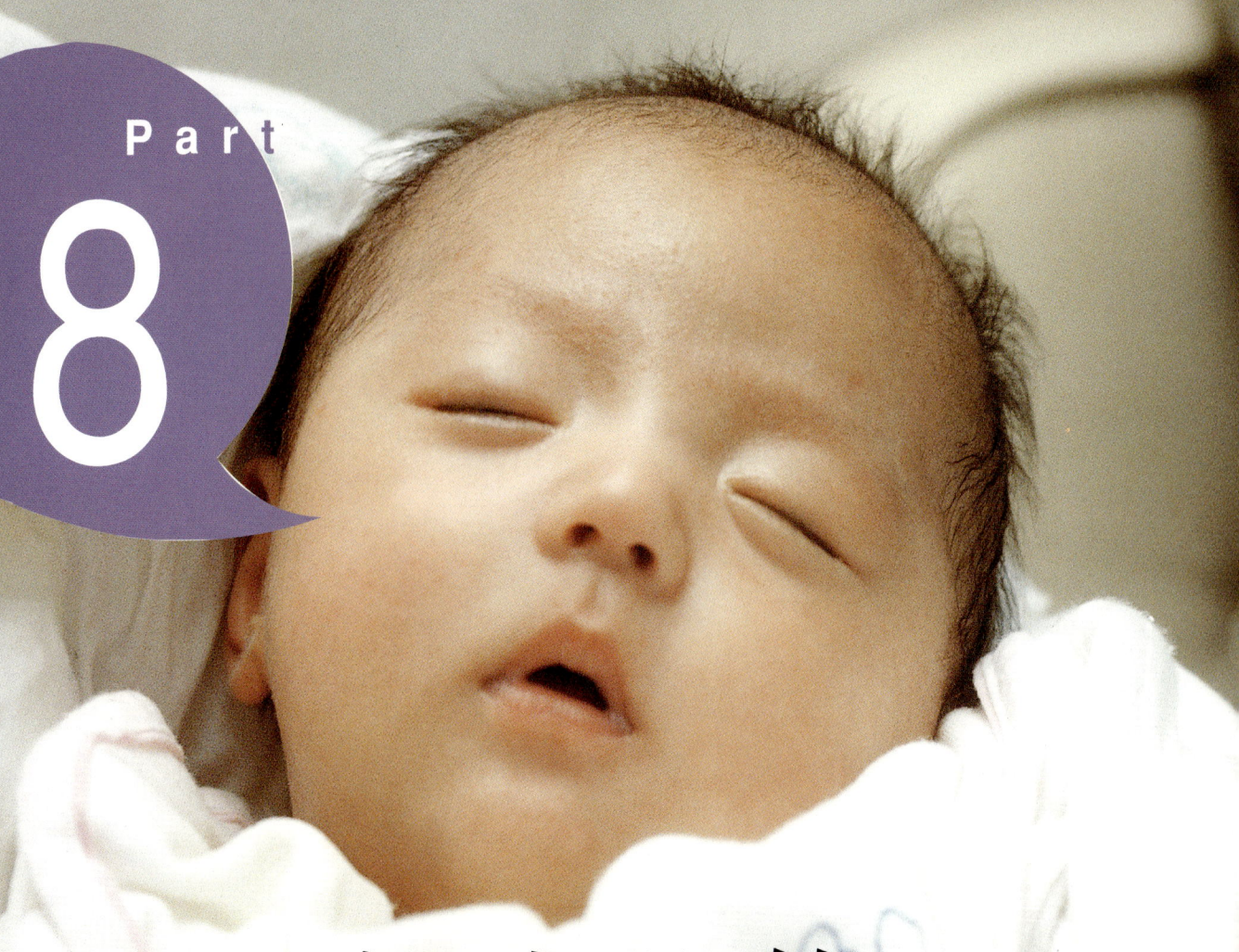

Part 8

新生儿的特征与基本检查

对新生儿来说,出生的瞬间和出生后几天是最重要、最危险的时期。本章节中,将详细介绍正常的新生儿状态,以及新生儿接受的检查内容。

184…新生儿的第一个讯号与健康检查

188…新生儿最初的模样

190…新生儿的第一次检查和反射反应

195…未熟儿与过熟儿的异常症状

198…怀孕双胞胎时的检查与管理

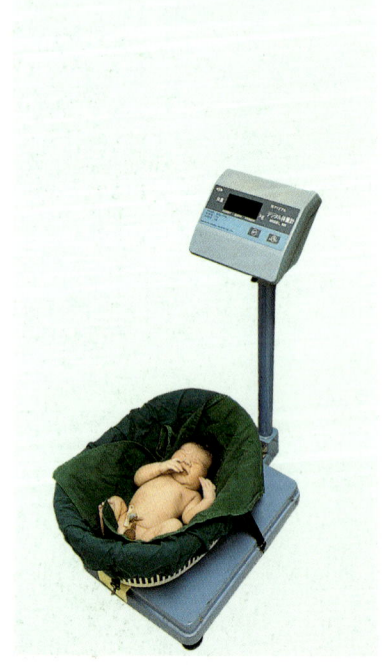

少儿科医生，尤其是新生儿科医生与分娩室妇产科医生、护士组成团队，并照看新生儿，实时把婴儿的状态告知父母。

婴儿的第一次体验对未来有着很大的影响

有些婴儿在出院之前，一直在孵化器内受彻底的卫生管理和护士们的保护。这些婴儿的状态不太理想，因此在综合医院住院。不管是在综合医院出生，还是在普通妇产科出生，只要婴儿正常，尽量让妈妈和宝宝住在一个病房里。

过去只强调身体健康，但是现在更关心妈妈与子女之间的精神纽带。如果是母子公用病房，能方便地给宝宝喂最理想的营养——母乳。

即，出生几天内感受到的母子之间的感情会很大程度上影响母子一生的精神纽带关系。

在这期间，妈妈和宝宝就通过身体接触了解对方，开始萌发出不可分割的感情。当母子都很健康，情绪稳定，共同相处时，会出现更有效的反应。

虽然是睁不开眼睛的新生儿，还不认识妈妈的新生儿，但仍具有丰富的感情。最近，刚出生的婴儿和妈妈住在一个病房里，因此能快速地建立本能的感情纽带。建立纽带感越快越好，因此只要没有特别原因，就要让妈妈和婴儿住在一个病房里。

虽然大部分综合医院分开管理婴儿和妈妈，但是也不会影响母子的纽带感。即使因特殊原因妈妈和婴儿暂时分离，也不会永远影响纽带关系。

只要家人替妈妈看护婴儿，婴儿就能顺利地度过出生几天内的重要时期。

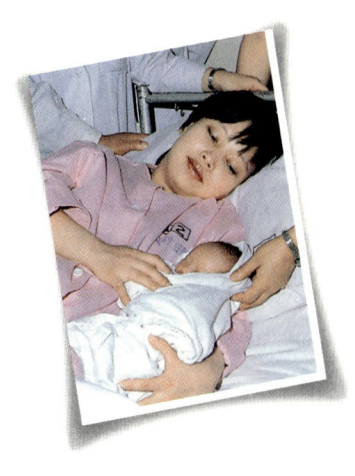
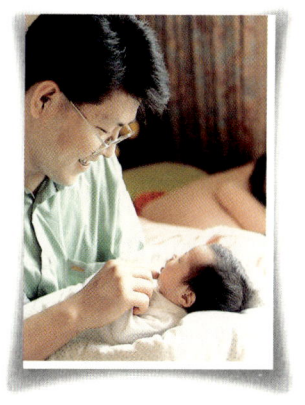
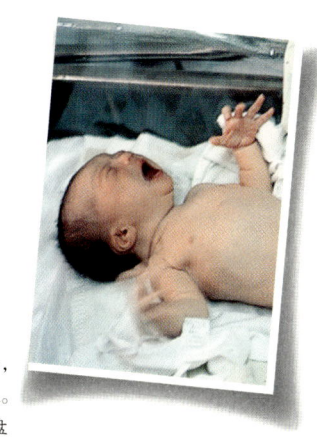

↑ 在分娩之前，胎儿在妈妈的羊水内生活，但是随着第一次哭声，在外界独自呼吸。第一次呼吸意味着婴儿已经摆脱依靠胎盘的生活，并开始了独立个体的生命。

婴儿通过第一声哭泣开始呼吸，并成为独立的个体

前面讲述过"出生"本身的重要性。即，胎儿出生的瞬间，亲自经历的出生体验给婴儿的未来带来很大的影响。一般情况下，很难正确地测量婴儿的精神冲击，但是能预测到身体经受的痛苦。

在妈妈的腹中，胎儿就通过脐带寄生，而且在黑暗、暖和的羊水中平稳地生活，然后为了分娩慢慢地调整位置，并摆脱安稳的生活。即，胎儿随着突然的子宫收缩，承受狭窄产道的压迫，摆脱母体。此时，胎儿的痛苦会达到极点。有时，由于缺氧或产道压迫，导致胎儿头部的变形。另外，外界气温低于体内温度，而且由于独自呼吸的困难和体内的生理变化，将导致循环系统的变化。

第一次呼吸意味着婴儿已经摆脱依靠胎盘的生活，并开始了独立个体的生命。

不要期待婴儿刚出生时的样子

很多人认为，健康的新生儿应该红润清洁，而且具有胖乎乎、会笑的漂亮脸蛋，但是刚出生的婴儿很丑，也不干净，没有可爱可言。

很难描述婴儿特有的样子，但是全身覆盖着厚厚的白色胎脂，因此产生不干净的感觉。另外，经过狭窄的产道时头部会变形，因此显得很不均匀。有时眼睑浮肿，有时脸部或身上有斑点，因此觉得很丑。

但是只要过一段时间，这种现象自然地消失，逐渐形成婴儿特有的个性美，因此变成漂亮可爱的样子。

在分娩室里会进行简单的检查，而在分娩后几小时内，即婴儿从分娩冲击中一定程度地恢复稳定后，少儿科医生就会仔细地检查婴儿的健康状态，然后在出院时实施反复检查。

一般情况下，医生将进行全面诊察、血液检查、尿液检查，而且检查正常新生儿中可能出现的各种神经反射状态，并判断婴儿的状态，然后根据婴儿的状态实施更精密的检查。

为了便于理解本章节中使用的术语，简单地介绍常用的几种医学用语。从广义上讲，新生儿是指刚出生的婴儿，新生儿期是指从出生日到出生后28天（大约1个月）。医院的统计结果表明，新生儿的死亡率为2%～3%左右。为了便于看护和诊断，以体重和怀孕时间为标准，把新生儿分为六种。

正常体重儿：出生时的体重为2.5～4.0千克的婴儿。88%的新生儿属于正常体重儿，正

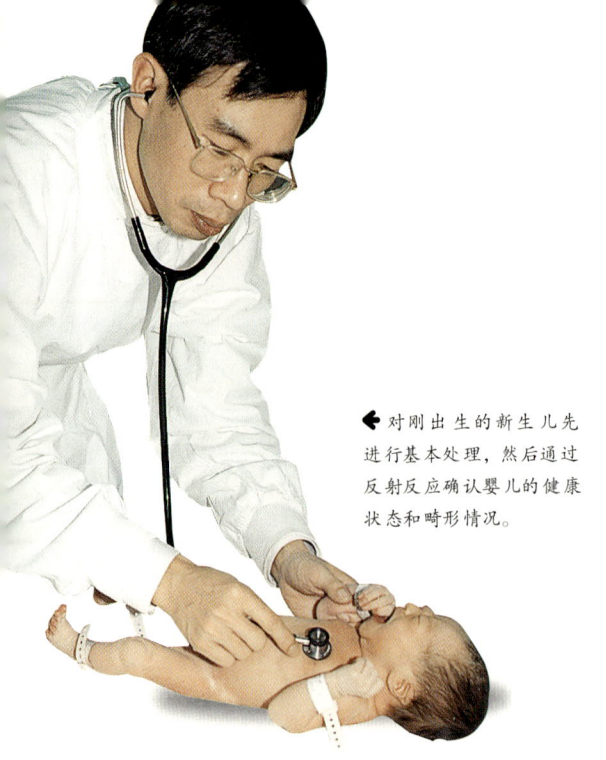

◀ 对刚出生的新生儿先进行基本处理,然后通过反射反应确认婴儿的健康状态和畸形情况。

常体重儿的死亡率为0.7%。

低体重儿:出生时的体重低于2.5千克的婴儿。低体重儿占所有新生儿的7%～8%。随着体重不同,低体重儿的死亡率也不同。一般情况下,低体重儿的死亡率为20%以上,达到正常体重儿的30倍。

世界健康组织(WHO)规定,即使婴儿出生时的体重只有0.5～1.0千克,只要出生时有心跳,就跟怀孕时间无关,都定义为生还的婴儿,但是在韩国,体重低于1.0千克的新生儿生存的可能性很小。

巨大儿:出生时的体重超过4.0千克的婴儿,死亡率很高,而且体重愈大,死亡的危险性越高。

正常儿:跟出生时的体重无关,妊娠时间达到37～42周的婴儿称为正常儿。在所有新生儿中,正常儿的比例为88%。

正常儿的死亡率为0.9%。

未熟儿:在妊娠36周之前出生的婴儿。占所有新生儿的6%～8%,死亡率超过24%。在1960年,妊娠28周之前出生的未熟儿的生存率低于10%,但是从1980年开始增加到25%～30%。

过熟儿:在妊娠42周以后出生的"老"婴儿。占所有新生儿的6%左右,死亡率为1.7%。

如此可见,正常体重儿和正常儿最安全。

糖尿病孕妇容易分娩过熟儿或巨大儿

一般情况下,出生时的体重和妊娠时间成比例。如果妊娠时间长,体重也会增加,因此未熟儿和低体重儿,正常儿和正常体重儿,过熟儿和巨大儿成为同义词,但是在医学上,必须严格地区别。2/3的低体重

儿为未熟儿,但是剩下1/3的低体重儿的妊娠时间都超过37周,因此属于正常儿或过熟儿。

即使妊娠时间超过42周,在胎盘内发育不正常的婴儿的体重相对于妊娠时间来说很小(相对于胎龄来说很轻),死亡率也很高,而且经常伴随先天性畸形或新陈代谢障碍。相反,过熟儿和巨大儿的体重也不一定一致。糖尿病产妇所生的婴儿,或者心脏系统天生畸形的婴儿,即使妊娠时间很短,体重却很重(相对于胎龄来说很重)。在这种状态下,死亡率和感染率也很高。

必须彻底地检查正常儿和未熟儿

那么,低体重儿和未熟儿的情况又如何呢?从体重或妊娠时间来看,低体重儿和未熟儿远不如正常儿,而且体重越

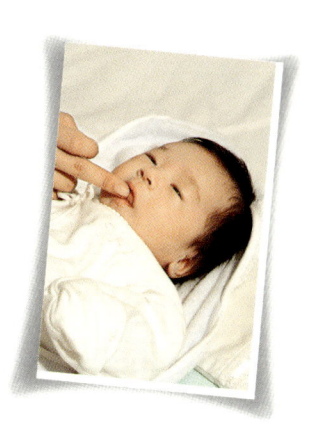
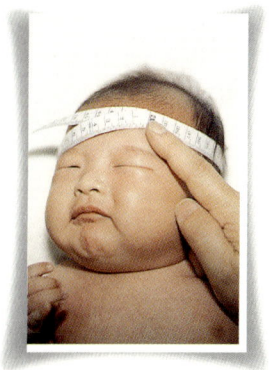

↑ 如果新生儿异常，就应该马上治疗，因此必须彻底地诊断，并确认反射反应。

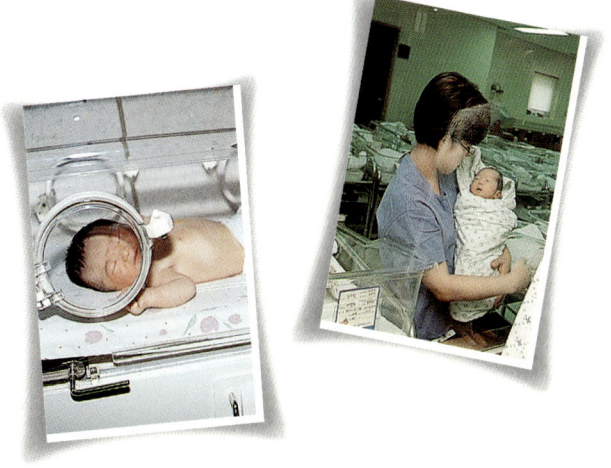

低、妊娠时间越短，生存可能性就越低。体重相等的低体重儿，妊娠时间越长生存可能性越大。妊娠时间相同的低体重儿，体重愈大生存可能性愈大。要想确保88％以上的生存率，妊娠时间至少要超过33周，体重至少要超过1.8千克。低体重儿、未熟儿，以及妊娠时间和体重不成比例的所有新生儿必须在特殊的设施内接受集中治疗。

不管是正常儿，还是未熟儿，都要彻底地检查新生儿的健康状态。

正常儿和异常儿的反射反应有明显的差别，因此对新生儿必须检查反射反应。最好能在最短的时间内发现异常症状，并及时地治疗能治的疾病，或者矫正能矫正的部位。

在诊断中，如果没有异常症状，婴儿就可以通过妈妈的授哺乳茁壮成长。

经过父母的精心养育，出生时布满褶皱的脸蛋或手脚逐渐长肉，成为可爱的宝宝。

如果是双胞胎，必须事先做好准备

双胞胎是指一个胎盘中孕育有两个胎儿。一个卵子受精后分成两个，就变成一卵性双胞胎；如果两个卵子同时受精，就变成双卵性双胞胎。

一卵性双胞胎的脸部和体型几乎相同，但是双卵性双胞胎就比较容易区分。

另外，一卵性双胞胎肯定是同性，因此只要一个胎儿为男婴，另一个胎儿也是男婴。如果是双卵性双胞胎，有同性双胞胎也有异性双胞胎。

在一卵性双胞胎的情况下，如果卵子的分离不完整，就容易形成头部、腰部或者全身为一体的畸形儿。两个胎儿以上的为多胞胎。

目前还没发现双胞胎的遗传因素，但是家中有双胞胎经历的，应该注意检查。

★参考：

新生儿的问题 ………Part11

阵痛与分娩 ……Part5、Part6

新生儿的第一个讯号与健康检查

如果妊娠中血压上升,胎儿就得不到足够的氧气,因此会出现呼吸困难症。由此可见,母体的健康与胎儿的健康有密切的关系。

目前还不知道调节妊娠时间的要素,但是大部分专家认为,胎儿分泌的激素影响分娩时间。

孕妇的高血压容易诱发胎儿的呼吸困难症

在分娩过程中,为了向体外挤出胎儿,孕妇将消耗大量的能量,但是胎儿不会乖乖地适应分娩过程。在子宫收缩的过程中,胎盘和胎儿逐渐被缩紧,因此通向胎盘的血液会减少。在子宫收缩间隙,如果子宫充分地松弛,而且胎盘的功能顺利地恢复正常,血流量就会增加,因此胎儿能得到足够的氧气。

在妊娠过程中,如果因高血压导致胎盘的功能不完整,应该供给胎儿的氧气长时间被中止。另外,如果子宫的收缩异常强烈,或者持续很长时间,就无法给胎儿提供足够的氧气,因此容易导致呼吸困难症。

如果出现呼吸困难症,胎儿的心跳会变慢。另外,缺氧现象给胎儿带来很大的危险,

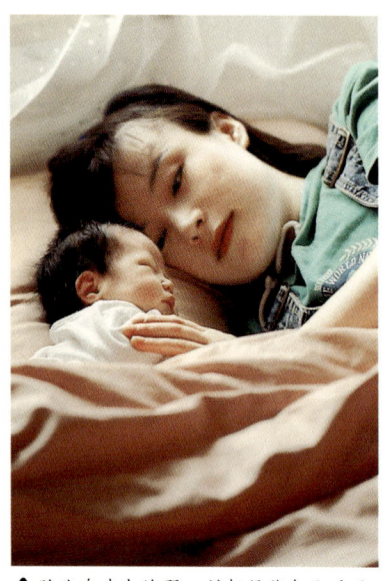

↑ 胎儿自出生的那一刻起便能自己呼吸,通过嘴巴摄取营养成分而且能快速适应新环境。

但是只要及时发现,并实施钳子分娩或剖腹产手术,胎儿就能安全地出生,因此需要检查胎儿状态的监视器。

胎儿的头部随着产道的大小变形

胎儿下移到产道的过程中,最先出来的头部随着产道的大小变形。组成胎儿头盖骨的五块头骨也稍微移动,并重迭成修长的形状,因此容易经过狭窄的产道(最终头骨扩散成圆形)。胎儿的大脑是非常柔和的组织,因此很容易适应这些暂时性的变化。

由于产瘤,头部的变形更加鲜明。胎儿的头部在产道内受到挤压时,最先离开母体的头皮上会出现浮肿,这种浮肿就是产瘤(像肿瘤一样浮肿的症状)。在先分娩腿部的臀位情况下,会伴随着难产的危险。只要分娩顺利,就不会出现头部变形或产瘤。剖腹产的婴儿也不会出现这些症状。

只有缓慢地进行头位分娩时,才会出现头部变形和产瘤。只要头部逐渐变形,分娩就会更加顺利。如果分娩速度过快,头部就来不及变形,因此容易导致难产。分娩几天后,这些头部变形和产瘤都会自然地消失。

出生的同时,婴儿会接触新的刺激,并努力适应外界环境

在怀孕过程中,大部分婴儿都不会受影响,但是在出生过程中,胎儿为适应外界环境付出难以想象的努力。在出生之前,胎儿在妈妈的子宫内,

听着妈妈血管内的各种声音，在温暖的羊水保护膜内舒适地生活。有时用力踢两脚，有时像呼吸一样活动胸部，有时喝羊水或撒尿，有时吸吮自己的手指，但是在妈妈的腹中，胎儿的生活完全处于被动状态，不仅通过跟胎盘连接的脐带吸收所有营养，而且靠母体维持生命。

从出生的瞬间开始，婴儿的身体出现巨大的变化，开始独自呼吸，独自通过嘴摄取营养。为了生存，胎儿利用所有功能来适应从未感受到的声音、光线、运动、寒冷等新刺激。

第一次哭声是独立生活的第一个讯号

新生儿的第一次哭声，"呜呜"的声音是结束妊娠与分娩的瞬间。听到婴儿的哭声的瞬间，很多产妇就会忘记所承受的所有痛苦。

当妈妈自豪地对待婴儿的出生时，婴儿就作为独立的生命，经历呼吸的大挑战。对婴儿来说，第一次呼吸是非常艰难的尝试。在妈妈的腹中，胎儿的嘴、鼻子、气道、肺部内充满液体，婴儿的头部经过产道的过程中，胸部被挤压，因此肺部和气道内的部分液体容易通过嘴和鼻子排出体外，部分液体还通过肺静脉或淋巴管被婴儿吸收。

在头位分娩（正常分娩）中，这些现象非常明显。在臀位分娩和剖腹产中，相当多的肺溶液残留在肺部内。在正常分娩中，也有少量的液体残留在肺部内，而且肺部处于萎缩状态。要想使肺部正常膨胀，需要比普通呼吸更大的压力。

随着哭声进行的第一次呼吸使肺部吸入大量的空气，因此肺部就充分地膨胀。如果用力呼吸几次，肺部就反复地膨胀，而且容易调节呼吸。随着肺部的膨胀，残留的液体被肺部内的小血管吸收，因此出生几天后，肺部的膨胀恢复正常。

经过产道时的婴儿头部形状

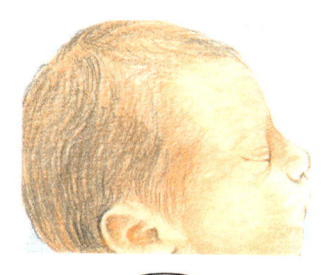

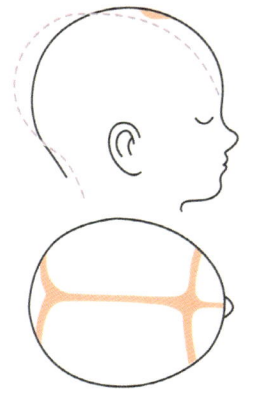

↑ 胎儿经过产道的过程中，头部就相应地变形。第一个照片是头部变形的状态。下图中，用虚线表示变形的头部。三角形部位表示泉门和头盖骨之间的柔软部分。如果头部受压，五块头骨稍微地移动，因此导致头盖骨的变形。

必须掌握的知识

只要娩出胎盘，就成为真正的妈妈

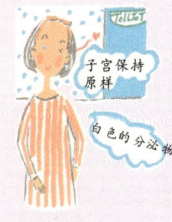

从胎儿的出生到胎盘的娩出过程称为分娩第三期。分娩是母了第一次相遇的时机，也是所有的痛苦变成喜悦的瞬间。

在分娩第三期，首先要切断脐带。以前等脐带停止脉动后切断，但是现在大部分直接切断。切断脐带时，用夹子夹住合适的位置，然后切断脐带。一般情况下，在距离胎儿3厘米左右的地方切断脐带。

切断脐带后，会出现轻微的阵痛，接着分娩出从子宫壁脱落的胎盘。娩出胎盘后确认胎盘状态，然后清除子宫内的残留物。胎盘脱落后，子宫壁上出现伤口，但是子宫的收缩压迫血管，因此能防止出血。分娩第三期的子宫收缩称为后阵痛。痛症越严重，恢复得越快，因此不用担心。

完全娩出胎盘时，最长需要30分钟左右。从那一刻起，不再是孕妇，而是真正的妈妈。胎儿也成为能用肺部呼吸的独立的生命。肺部恢复正常功能，具有吸收氧气排出二氧化碳的功能。

哭声是痛苦的表现

在出生的瞬间，不是所有的婴儿都能发出哭声。有些婴儿还会默默地进行第一次呼吸。第一次哭声是婴儿对痛苦的表达方式。由于突如其来的噪音、寒冷、光线等刺激，婴儿暂时处于茫然的状态。大部分情况下，由于经过狭窄产道时的窒息感出现这种痛苦。为了尽量减少婴儿的痛苦或周围变化，妇产科医院特别注意分娩室的环境，尽量用合理的方法调节噪音、光线、温度，但是很难营造出跟子宫完全相同的环境。

总而言之，刚出生的婴儿必须经受磨练和痛苦。为了刺激第一次呼吸，需要轻微的冲击。

不能呼吸时使用器械

大部分婴儿的口腔内残留着在腹中吸入的羊水，但是婴儿会本能地吞咽羊水，因此不会影响呼吸。一般情况下，利用橡胶球形状的吸入器或导管吸出口腔和鼻腔内的分泌物，因此清洁婴儿的呼吸道。如果刚出生的婴儿不呼吸，就容易导致缺氧症状。在这种情况下，利用氧气罩或插入支气管内的特殊导管吹入氧气，这样就能恢复正常。

如果呼吸几次，血液循环就会变化。在出生之前，胎盘给胎儿提供氧气，同时发挥肺部作用。在腹中，胎儿的肺部还不能完成呼吸功能，因此大部分血液不经过肺部，直接从右心房经过左心房进入大循环系统。

分娩婴儿10分钟后排出胎盘

婴儿出生后，母体的子宫继续收缩，因此从子宫壁分离胎盘。一般情况下，分娩婴儿10分钟后排出胎盘。脐带内的动脉比静脉先关闭，因此流向胎盘的血液停止流动后，胎盘的血液依然通过静脉进入婴儿的循环系统。正因为这样，等待脐带停止脉搏后再慢慢地切断脐带。

切断脐带后，胎盘就完成了自己的使命，婴儿的肺部开始负责呼吸功能。从胎盘得到的血液停止流动，而且右心房和左心房之间的卵圆孔和肺动

经过产道时的婴儿头部形状

- 动脉管
- 生产后关闭的动脉管
- 肺
- 左心房
- 右心房
- 剩下的身体部位
- 分娩后，脐带与胎盘分离
- 脐带静脉
- 脐带动脉
- 胎盘
- 从母体提供血液

■ 包含氧气的血液
■ 不含氧气的血液

↑ 在分娩过程中，胎盘分离、动脉管关闭，而且由单向血液循环（大循环）转换成双向血液循环（小循环+大循环）。

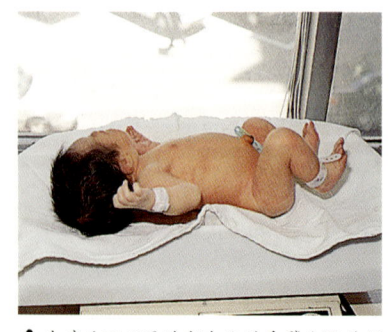

↑ 生产后可以通过新生儿的手臂和腿的活动来判断婴儿的神经发达情况。

脉、大动脉之间的动脉管被关闭，因此经过右心房流向肺部的血液突然增加。从这时刻开始，胎儿由单向血液循环（大循环）转换成双向血液循环（小循环+大循环）。即，在胎儿期从胎盘得到养分，因此可以单向血液循环，但是从出生时刻开始进行双向血液循环。

分娩后马上擦拭身上的水分

除了这些变化外，婴儿还要适应突然变化的周围环境温度。新生儿的身体湿润，如果放在20～23℃的室内，随着水分的蒸发，体温在15分钟内下降至33℃。如果体温低于或高于正常体温（36～37℃)，氧气的需求量会急剧增加，因此不利于缺氧症婴儿。大部分情况下，给产妇看宝宝之前，先要擦拭婴儿身上的水分。

婴儿的体温很容易下降，在这种情况下，最好用暖和的毛布保护婴儿。在分娩后沐浴后，最好用根据连接在皮肤上的电极自动调节的取暖装置保护婴儿。

出生后，通过婴儿的手脚活动确认健康状态

在出生之前，婴儿从胎盘得到营养，在出生后至哺乳之前，婴儿利用积存在肝脏内的糖源供应营养。未熟儿或低体

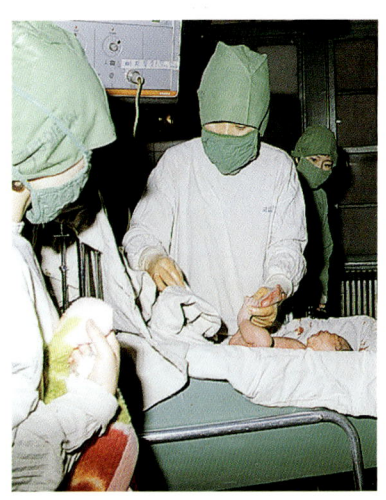

▲即使是正常儿，手脚会出现青色症。只要呼吸功能和体温调节正常，婴儿的皮肤很快恢复红润状态。尤其是，为了体温的调节，必须马上擦拭身上的水分。

重儿由于肝脏内储存的糖源较少，因此，静脉注射葡萄糖。

新生儿的活动大体上分为猛烈地哭闹的类型和安静地睡觉的类型。刚出生不久，大部分婴儿都会挣扎手臂和腿部。医生通过这些活动推测婴儿的神经系发育程度，并判断健康状态。

必须掌握的知识

爸爸的注意事项

在亲密感的研究中，一直只关注婴儿与妈妈的关系，经常忽略爸爸的作用。最近，很多专家研究爸爸与婴儿之间的亲密感。

与婴儿培养亲密感的积极态度

除了抱婴儿等"给"的方式外，还应该考虑从婴儿处"得到"的东西。婴儿出生后，如果在婴儿与爸爸之间形成心灵的交流，爸爸也会产生对婴儿的关心。

很多人认为"爸爸有帮助的心意，但是起不到任何作用"。很多爸爸不会抱婴儿，因此不敢主动地帮妻子看护孩子。有时以紧张的状态抱婴儿，因此反而让婴儿不舒服。

爸爸和妈妈的作用完全不同

很多人认为，爸爸只有保护妈妈和孩子的作用。换句话说，对宝宝只能发挥间接保护者的作用。其实不然，爸爸有爸爸的作用，婴儿也需要跟妈妈不同的爸爸。

研究结果表明，积极地看护新生儿的爸爸也能跟妈妈一样细心地照顾婴儿。只是不能像妈妈一样快速反应，因此需要更长的反应时间。

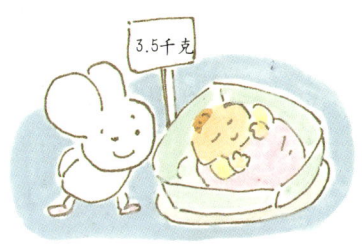

新生儿最初的模样

刚出生的婴儿不像想像中的那样可爱漂亮,全身布满皱纹,而且睁不开眼睛,但是过一段时间,就会变得非常可爱。

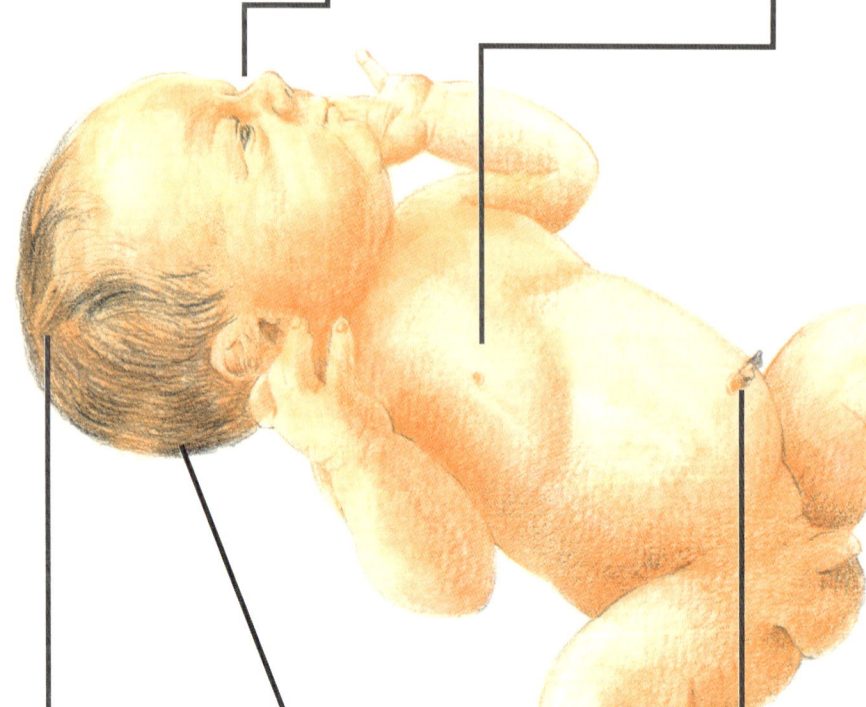

刚出生的婴儿一整天都在睡觉(16~20小时),但是随着成长,睡觉的时间逐渐变少。在第一周,除了喝奶的时间,几乎都在睡觉。睡觉的姿势非常类似于子宫内的姿势,蜷缩着身体。如果子宫内的位置异常,出生后也以子宫内的姿势睡觉。即,臀位分娩的婴儿伸直双腿,并把双腿抬到胸部上方。在出生几天内,大部分婴儿都采取胎内的姿势。

婴儿的眼睛

在出生后6周之内看不到事物,但是视力逐渐好转,因此能看到妈妈。如果跟宝宝说话,他就开始发笑。但是在出生6周之内或出生几天内,也会偶尔环顾周围,或者看妈妈的脸。在这个时期,婴儿能看事物的焦距只有20~25厘米。这个距离相当于妈妈抱着婴儿时妈妈与婴儿之间的距离。如果抱起婴儿,婴儿就能与妈妈的眼睛对视。

婴儿的胸部

不管是男婴还是女婴,刺激妈妈乳房的激素影响婴儿的乳腺,因此婴儿的乳房都向外凸出。有时还会流出母乳,但是如果挤奶就容易感染。不过过几周,就能恢复正常状态。在胎内,妈妈的激素刺激女婴的子宫内膜,但是在出生后,这些激素不再刺激婴儿,因此女婴的子宫膜脱落,导致像月经一样的出血现象。这是非常正常的现象,而且在青春期之前不会再出现这些症状。

婴儿的手指甲与脚趾甲

刚出生的婴儿有着手指甲和脚趾甲,因此有些人感到很诧异。如果指甲过长,最好适当地修剪,以免抓伤脸部。如果修剪的指甲过于锋利,最好给婴儿戴上手套。

婴儿的头部

刚出生时,婴儿的头部占全身的1/3,但是身体只有成年人的1/20。新生儿的最大特点之一就是头部大于身体。头顶上的五块头骨还未完全密合,因此能触摸到泉门和柔软的部分。该部位被厚厚的头皮覆盖,因此不容易受伤。随着骨骼的成长,泉门逐渐变小,一岁半左右时基本上消失。

婴儿的头发

很多婴儿在胎内长头发。过一段时间,头发有可能变色,但是新生儿的头发大部分呈黑色。头发处于休息期,因此一周岁以后才能长出新头发。在这之前,胎内生长的头发就已全部脱落。

很多婴儿在床上蹭头部,因此后脑勺容易光秃,但是能长出新头发。

婴儿的肚脐

出生后剪掉并困扎脐带。脐带就像透明的果冻一样柔软,但是很快就会干瘪。出生几天后,脐带就会脱落。脐带脱落后,就可以洗盆浴。洗澡后必须擦干水分,并用70%的酒精擦拭肚脐。

为了防止细菌感染,不能用手触摸肚脐,但是应该揭掉分泌物或血液形成的血痂,然后适当地治疗。脐带脱落时,可能出现少量的出血现象,但是不用过于担心。

必须掌握的知识

新生儿容易出现的皮肤疾病

①新生儿的皮肤并不像父母期待的那样光滑清洁。

刚出生时,皮肤被白色胎脂覆盖。胎脂是覆盖婴儿皮肤的保护膜,能自然地脱落,因此不要用力擦胎脂,最好用纱布柔和地擦拭,用香皂清洗颈部周围或腋窝等褶皱部位。钳子分娩(不能正常分娩时采用的特殊分娩方法)的情况下,两颊上可能出现红印,但是几天后会自然地消失。

在分娩过程中,由于经过狭窄产道时的压力,婴儿皮肤内的微血管可能破裂,因此脸部出现紫色斑点。随着斑点的消失,可能出现黄疸症状,但是不用过于担心。如果眼睛的血管破裂,就出现烟花形状或弯月形状的斑点,但是2周以后自然地消失,不会影响视力。

②单纯母斑是眉间(或眼睑)附近和颈部后方的小红斑。传说中,黄鹤带着婴儿来到人世,因此单纯母斑又称为黄褐斑。单纯母斑是黄鹤咬出的痕迹,类似于臀部的绿色斑点。眉间的斑点可能持续很长时间,但是随着新头发的生成逐渐消失。另一种单纯母斑为草莓型母斑。刚出生时没有任何斑点,但是几天后就会出现。草莓型母斑是草莓形状的深红色突起斑点,即使不治疗也会逐渐消失。一般情况下,三周岁之前完全消失。

③蒙古族常见的蒙古斑点是臀部周围的绿色大斑点,类似于淤血痕迹。蒙古斑点与蒙古症(染色体异常症)毫无关系,过一段时间就会消失。有色人种,即大部分亚洲地区婴儿和黑人婴儿经常出现蒙古斑点。

④有些新生儿出现被称为中毒性红斑或者新生儿痘的没有危害的发疹症状。红色斑点中央出现黄色发疹,有时全身都发疹。这种斑点生成和消失的速度很快,因此30分钟后消失,然后在其他部位出现。

⑤粟粒疹(milium)是出现在鼻梁或下颚部位的斑点,几日或几周内彻底消失。粟粒疹是类似小头针头部大小的珍珠色斑点,有时像婴儿的黑痣,因此非常可爱。

出生几周内,婴儿的皮肤到处都是斑点。一般情况下,过一段时间后逐渐变干净,但是比成年人的皮肤柔和、敏感,因此很难护理。

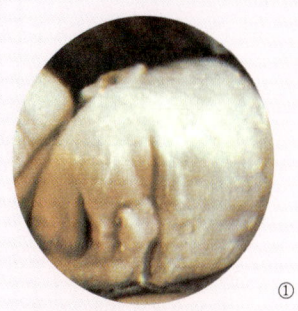
①

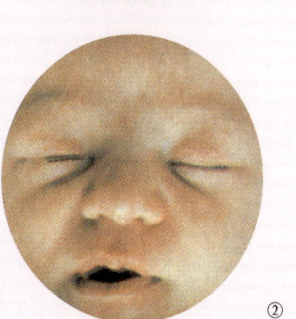
②

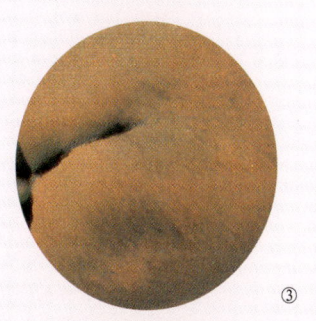
③

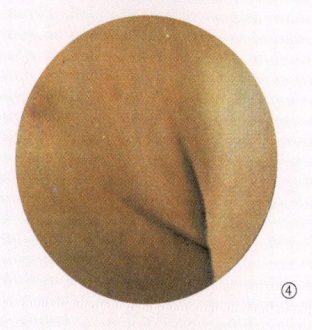
④

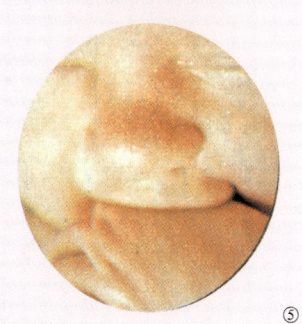
⑤

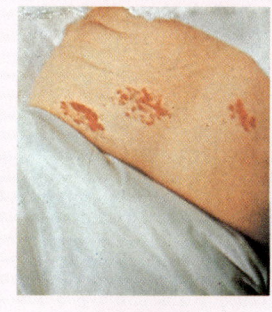
← 单纯母斑是红色小斑点,容易出现在新生儿的皮肤上面,但是很快就消失。

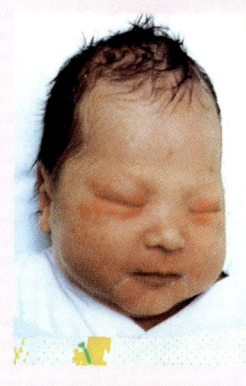
← 出现在新生儿脸部和眼睛上面的红斑点,一般情况下,出生2周后完全消失。

新生儿的第一次检查和反射反应

刚出生的婴儿将接受各种检查。通过这些检查判断婴儿的健康状态,因此要认真地检查。

如果婴儿出生,医生就全面地检查婴儿的身体各部位。检查时,妈妈最好向医生咨询疑惑的问题。有些妈妈特别担心婴儿的健康状态,因此通过医生的解释和指导,能消除恐惧心理,稳定不安的情绪。

仔细检查身体各部位

一般情况下,在脱光衣服的情况下检查婴儿身体各部位(当然,要考虑室内温度等因素),这样才能仔细地观察婴儿的身体各部位,更详细地观察神经系统的成熟程度。抬起或放开的行为也是检查的一种。通过挣扎的行为,哭闹的状态,平静时的样子评价健康状态。另外,仔细观察皮肤、手、脚、眼睛等外表,然后用听诊器检查心脏和肺部。

在出生初期,经常听到心脏杂音,但是很快就会消失,不会影响心脏健康。另外,同时检查胯部大腿动脉,如果没有脉搏或脉搏微弱,就说明下行大动脉被堵塞。

检查婴儿的腹腔内器官时,

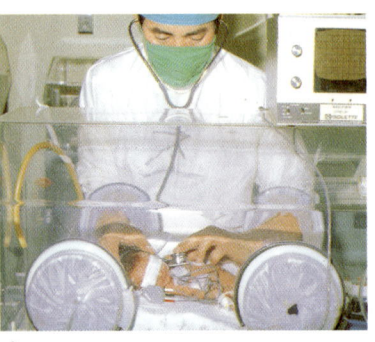

↑ 在任何情况下,如果早期检查出疾病,就容易治疗,因此要非常重视新生儿的检查。在这个时期,妈妈就需要非常尖锐的观察能力。

用暖和的手触摸婴儿的腹部,这样就能判断主要器官的异常情况。

婴儿的关节中,股关节(大腿关节)的检查非常重要。这种检查使婴儿不舒服,因此哭闹不停,但是能检查股关节的脱臼情况。在仰卧状态下,如果垂直抬起大腿(弯曲膝盖的状态),并分开双腿,大部分都能分开180度左右。如果双腿受限制,就应该怀疑是脱臼。只有及早治疗,才能恢复正常。

妈妈还应该关心婴儿的体重和哺乳状态。出生2~3日内,大部分婴儿的体重减少10%左右,但是出生5~7日后,恢复出生时的体重,然后每天增加体重20~30克。只有正常地增加体重,才称得上健康的宝宝。

新生儿的反射反应

新生儿的反射反应是指婴儿对某种刺激的反应。婴儿的任何反应都成为判断婴儿的神经和肌肉成熟度的宝贵数据。反射反应的种类达几十种,下面只介绍新生儿检查中常用的几种反射反应。一般情况下,婴儿从这些原始反射反应开始,逐渐发展成复杂、协调、有意识的反应。

握拳反射:如果轻轻地刺激婴儿的手掌,婴儿就无意中用力抓住对方的手指。如果拉动手指,婴儿的握力愈来愈大,甚至能提起婴儿。脚趾的反应没有手指那样强烈,但是跟握拳反射一样,缩紧所有脚趾。研究结果表明,握拳反射与想抓住妈妈的欲望有密切的关系。一般情况下,能自由地调节握拳作用后,才能任意抓住事物。

迈步反射:在一周岁之前,婴儿都不能走路,但是出生后具有迈步反射能力。让婴儿站在平整的地面上,然后向前倾斜上身，这样就能做出迈步的动作。另外，如果用脚背接触书桌边缘，就能像上台阶一样向书桌上面迈步。在悬空状态下，婴儿处于非常不安的状态，因此能踩住脚底下的事物。在出生后，婴儿就开始寻找自己站得住脚的地方。

摩罗反射：在受惊状态下，婴儿就出现摩罗反射。如果从距离地面5厘米左右的地方突然松开婴儿，或者用噪音刺激婴儿，婴儿就做出受惊的动作。在伸直双臂、双腿和手指的情况下，就像抱妈妈一样，向胸部靠近手臂，而且向胸部蜷缩膝盖。有时，还会拼命地哭闹。如果出生3～4个月内出现这种反应很正常，但是之后还出现这种反应，就应该怀疑大脑异常。

觅食反射：如果轻轻地刺激婴儿嘴唇附近，婴儿就会自动地向刺激方向扭头，然后伸出嘴唇。如果这时把乳头靠近婴儿的嘴唇，婴儿就会张嘴吸吮母乳。这种反射是饥饿的表现，因此要马上喂母乳。

以上反射反应只能检查神经系统的状态。比如，迈步反射能检查活动腿部的能力，摩罗反射能检查手臂功能。只要婴儿的神经系统充分地发达，而且能独自调节身体运动，这些原始反应就会逐渐消失。

刚出生时接受的基本护理

出生后，在妈妈腹中生活的胎儿只能靠自己的力量生存。刚出生时，婴儿就接受有助于呼吸的基本护理，并干净地洗澡。

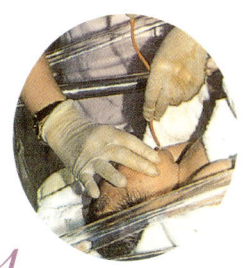

1 吸出异物，有助于呼吸

婴儿出生后，首先清除口腔内的羊水或异物，这样就有助于呼吸。在新生儿病房内，为了排除异物，放低婴儿头部几小时。另外，清除喉部和支气管内的异物，便于婴儿呼吸。

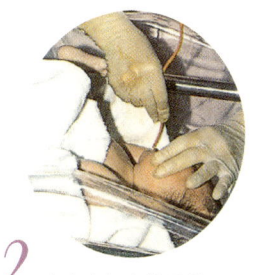

2 清除肺部内的异物

在经过产道的过程中，由于肺部的压迫，婴儿的肺部内将积存异物。出生后，这些异物持续进入口腔和鼻腔。在这种情况下，利用细管清除异物。

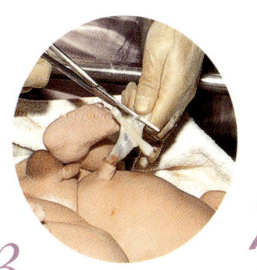

3 较短地切断脐带

婴儿出生后，较长地切断脐带。此时，只留下3～4厘米后剪断剩下的脐带，然后用塑料夹住夹子脐带末端。

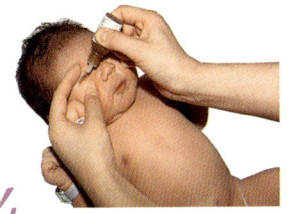

4 从眼睛里吸出羊水，然后消毒眼睛

刚出生的婴儿眼睛里有羊水，因此不能正常地睁开眼睛。用消毒水清除羊水，然后彻底地消毒眼睛。

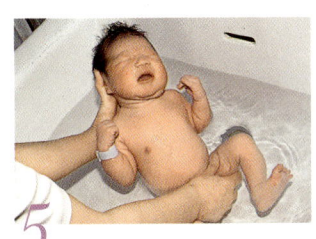

5 通过第一次沐浴清除胎脂和血渍

结束应急处理后，婴儿就能正常地呼吸。在这个时期，可以通过第一次沐浴清除经过产道时沾的血渍和胎脂，然后擦拭干净。洗澡后重新消毒脐带。

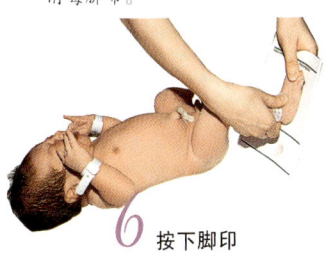

6 按下脚印

结束有助于呼吸的基本处理和沐浴后，量体重、头围和胸围，并按下脚印。按下脚印后，还要重新消毒脚部。

7 转移到新生儿病房

结束所有检查后，转移到新生儿病房。在这里，婴儿将戴上详细地记录妈妈的姓名、婴儿的性别、出生时间、体重的手镯和脚环。只要戴上手镯和脚环，就不用担心抱错婴儿。

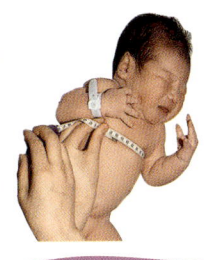

出生后马上进行的检查

如果婴儿出生，医生就马上对婴儿进行全面的身体检查。此时，妈妈也可以参与，因此最好向医生咨询疑惑的问题。

1 观察身体各部位
从头到脚仔细地观察婴儿的身体各部位。比如，整体姿势、紧张度神经系统的成熟情况。如果发现异常，为了及早治疗，必须经常接受诊断。

2 听婴儿的心跳声音

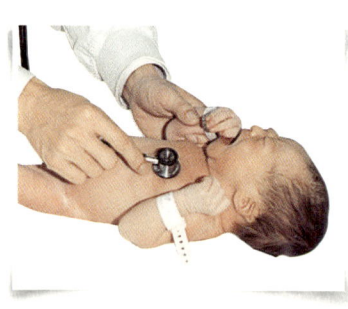

婴儿出生后，必须经常听心跳声，以便检查心脏疾病。新生儿的心脏还没有完全愈合，因此最好经常检查。除了呼吸次数或呼吸方法，为了检查肠胃状态，应该用温暖的手触摸婴儿的腹部。

3 检查婴儿的皮肤颜色

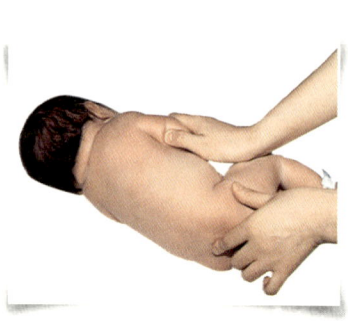

如果皮肤颜色过白或发青，就应该进行精密检查。有时用灯光照射身体。正常情况下，皮肤颜色呈鲜红色。

4 检查血液

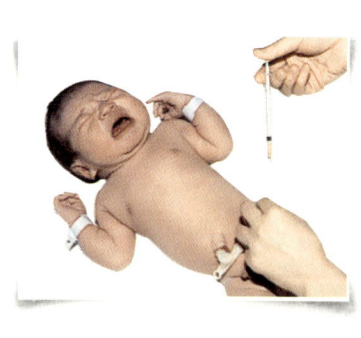

从脚后跟采集少量血液，沾在过滤纸上检查。通过血液检查能诊断出"先天性代谢异常"。一般情况下，出生两天后进行该检查。出生时，婴儿就携带体内的新陈代谢所需的酵素。如果缺乏这些酵素，就容易导致精神衰弱症或身心障碍。

5 仔细观察头部伤痕

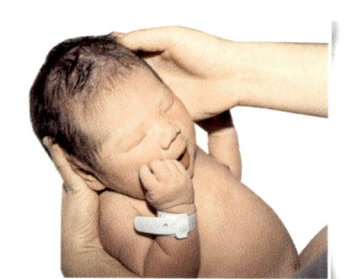

注意观察婴儿经过产道时是否受伤。头部是非常重要的部位，因此尽量找出问题。从头顶开始慢慢地抚摸头部周围，这样就能检查肿瘤或其他异常症状。

6 检查婴儿的口腔

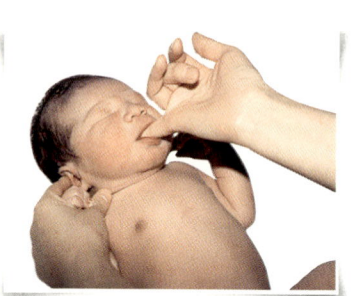

检查婴儿的牙龈、舌头、口腔的形状，以及异常的肿瘤。一般来说，用手指检查婴儿的口腔。如果舌根过于靠近口腔底部，就应该马上实施手术。

7 检查肛门状态

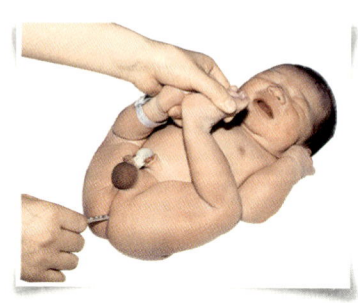

用手指仔细检查肛门状态。如果发现异常，就应该马上采取措施。刚出生的婴儿需马上排泄，因此必须实施该项检查。

8 检查耳部

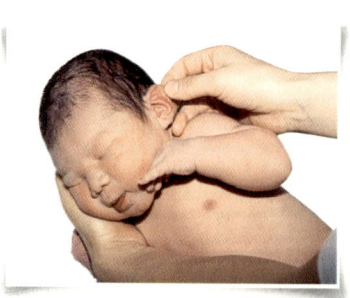

如果早期发现耳部异常，就容易治疗。仔细检查耳孔和耳朵形状是否正常。用手检查耳朵内外，并用眼睛观察外部形状。

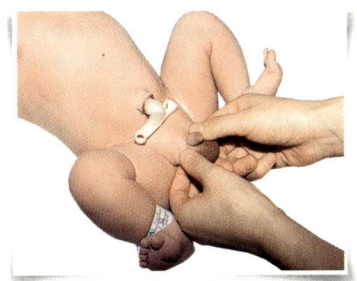

9 检查性器官

在出院时，再检查一次性器官。女婴主要检查外阴唇和内阴唇的愈合情况，男婴主要检查两侧阴囊的大小是否一致。如果一侧阴囊达到另一侧阴囊的2～3倍，就可能患有阴囊水肿或疝气。

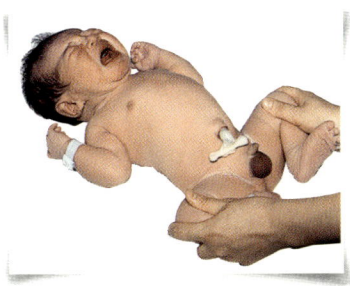

10 检查腿部状态

用手分开婴儿的双腿，然后检查分腿的姿势是否正常，腿部长度是否相等。如果骨关节脱白，分腿的姿势会不自然，而且双腿长度也不等。

11 检查黄疸

一般情况下，出生2～3日后出现黄疸症状。随着红血球的破坏，黄色胆汁大量增多，因此导致黄疸症状。黄疸是常见的生理症状，因此不用过于担心。如果长期不消失，就应该检查正确的数值，并实施光线治疗。

出生3～7日内进行的先天性代谢异常检查

先天性代谢异常是指，由于新生儿的体内缺乏特定要素导致呕吐、肠胃损伤、神经发育迟缓等症状的现象。一般情况下，出生3～7日内进行先天性代谢异常检查。从婴儿的脚后跟采集少量的血液，然后沾在过滤纸上干燥，并送往分析室检查。

先天性代谢异常容易影响大脑，也会导致肝脏或肾脏障碍。目前，韩国发现的代谢异常疾病有20余种。本书中将介绍通过早期诊断能治疗的5种疾病。

1. 先天性甲状腺功能衰退症

4000～6000名新生儿中会出现一名先天性甲状腺功能衰退症患者。甲状腺激素对身体的各种代谢作用、心血管功能、中枢神经系统、骨骼系统的成长发育、造血功能的发挥有非常重要的作用。先天性甲状腺功能衰退症是由于缺乏甲状腺激素引起的疾病，在婴儿期主要出现黄疸、便秘、授乳困难等症状，在婴儿期以后主要出现身体发育缓慢，智力障碍，行为、语言障碍，神经系统异常等症状。只要在出生4周内治疗，大部分都能治愈。

2. 苯丙酮尿症（phenylketonuria）

苯丙酮尿症是导致智力障碍、淡褐色头发、皮肤色素不足等症状的遗传性疾病。在韩国，70000～80000名婴儿中出现一名苯丙酮尿症患者。从婴儿期开始出现呕吐、湿疹、淡褐色头发、白皮肤等症状，而且导致智力下降，但是只要在出生1个月内治疗，就能预防这些症状。一般情况下，用特殊奶粉实施饮食疗法。

3. 半乳糖血症（Galactosemia）

由于酵素障碍，不能把半乳糖转换成葡萄糖，因此在体内积存大量的半乳糖。80000～90000名新生儿中会出现一名半乳糖血症患者，此病具有遗传性。出生后出现发育不振、呕吐、肝脾肿大（hepatolienomegaly）、黄疸、痢疾等症状，而且几个月后出现白内障、精神运动发育延迟等症状，最后发展成肝硬化、酸中毒、氨基酸尿等疾病。如果使用不含乳糖的奶粉，就能治疗半乳糖血症。

4. 先天性肾上腺皮质增生症

15000名新生儿中出现一名先天性肾上腺皮质增生症患者，这是比较常见的先天性疾病。由于缺乏酵素，导致激素分泌的不均衡。另外，由于胎儿的性器官发育障碍，导致男性化，而且出现色素沉着症状。不仅如此，由于电解质的异常，导致盐分消失的症状。随着年龄的增长，先天性肾上腺皮质增生症患者会持续男性化，而且快速成长发育，因此提前进入青春期。通过药物治疗，能调节快速的成长和提前的青春期。

5. 高胱胺酸尿症（Homocystinuria）

高胱胺酸尿症是由于合成酵素障碍引起的热性遗传疾病，20万名新生儿中只有一名高胱胺酸尿症患者。如果患有高胱胺酸尿症，就会出现智力障碍等神经系统障碍，水晶体突出、视力障碍、近视、白内障等眼部症状，以及骨质多孔症、面部变形等症状。有时还会出现血栓症状。如果减少维生素B_6和蛋胺酸（Methionine）的摄取，就能治疗高胱胺酸尿症。

新生儿的反射反应

新生儿的反射是指对某种刺激的反应。反射种类达数十种,下面只介绍必须检查的反射反应。

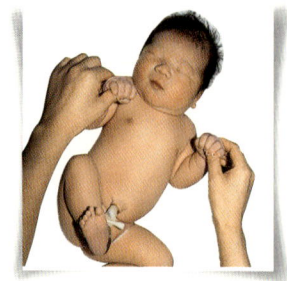

◀ 握拳反射
如果轻轻地刺激婴儿的手掌,婴儿就无意中用力抓住对方的手指。如果拉动手指,婴儿的握力愈来愈大,甚至能提起婴儿。研究结果表明,握拳反射与想抓住妈妈的欲望有密切的关系。

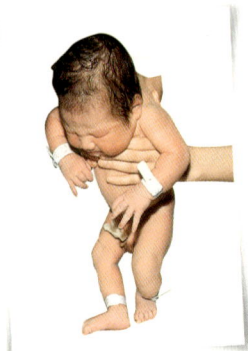

◀ 迈步反射
让婴儿站在平整的地面上,然后向前倾斜上身,这样就能做出迈步的动作。抱住婴儿的身体,然后放在平整的地面上,这样就会出现迈步反射。

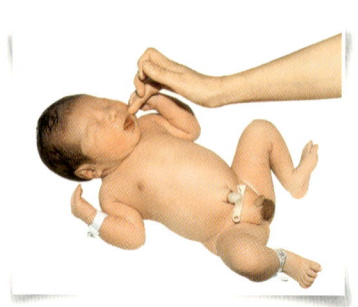

▲ 觅食反射
饥饿时最容易出现的反射反应。如果轻轻地刺激婴儿嘴唇附近,婴儿就会自动地向刺激方向扭头,然后伸出嘴唇。

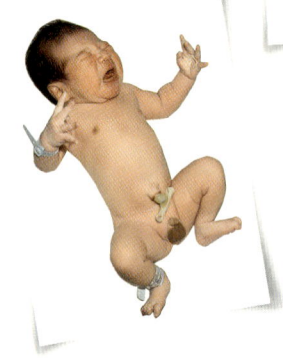

▲ 摩罗反射
是指婴儿保护自己的反射。如果触摸婴儿或抬起婴儿头部,婴儿就会做出特有的反应。在伸直双臂、双腿和手指的情况下,就像抱妈妈一样,向胸部靠近手臂,而且向胸部蜷缩膝盖。有时,还会拼命地哭闹。

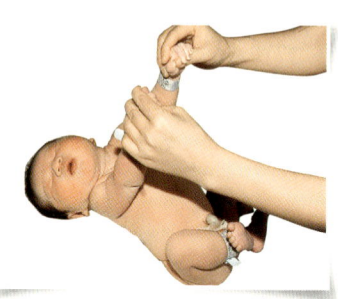

▲ 起身反射
抓住婴儿的双手,然后轻轻地拉起。婴儿就无意中做出用力起身的动作。

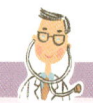

Baby care

其他反射反应

紧张性颈部反射

根据颈部和头部的位置调节身体平衡的反射。如果轻轻地向一侧扭转婴儿的头部,婴儿就伸直扭转方向的手臂和腿部,然后弯曲另一侧的手臂和腿部。给婴儿穿衣服或洗澡时,也会出现这种反应。

后背反射

用左手垫婴儿,然后用右手指平行于背脊骨画长线。受刺激侧的身体向弓一样弯曲,同时蜷缩另一侧腿部,而且强烈地哭闹。一般情况下,后背反射在婴儿出生2个月后就会消失。如果2个月后还出现后背反射,就应该怀疑婴儿患有脑性麻痹。

落脚反射

类似于迈步反射的反应。如果用脚背接触书桌边缘,就能像上台阶一样向书桌上面迈步。在悬空状态下,婴儿处于非常不安的状态,因此能踩住脚底下的事物。

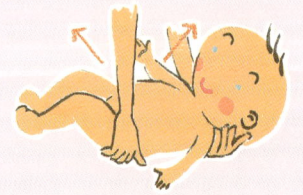

未熟儿与过熟儿的异常症状

比预产期提前出生或推迟出生的婴儿会出现比正常儿更多的问题,这些婴儿必须在特殊设施内接受更细心的检查和看护。

未熟儿

一般情况下,7%~8%的婴儿在妊娠36周之前出生,而这种婴儿称为未熟儿。所有未熟儿不一定都存在问题,但是妊娠时间越短、体重越轻,死亡的可能性越高。妊娠34周后出生的婴儿能正常成长,但是妊娠26~28周之前出生的婴儿很难生存。幸好这种情况很少,而且随着医疗水平的发展,能救活处于困境的未熟儿或很小的未熟儿。

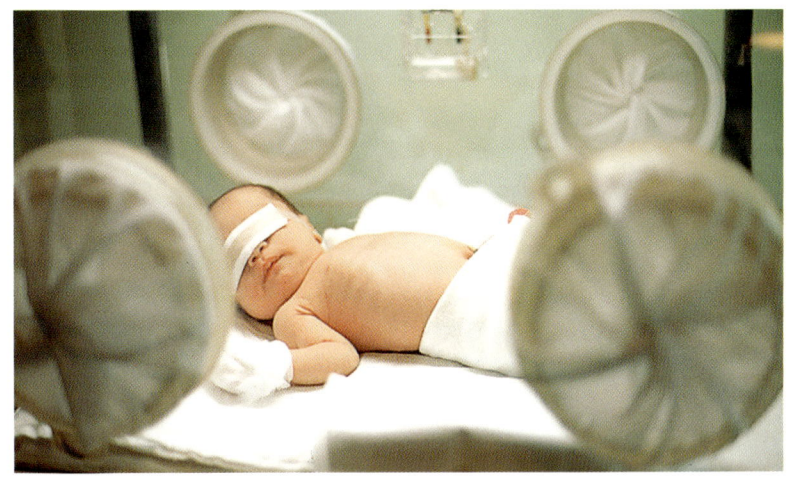

↑ 预产期之前出生的婴儿。严重的未熟儿或低体重儿,必须在特殊设施内看护。

妊娠时间越短越容易导致呼吸困难症

未熟儿未经过形成皮下脂肪层的妊娠后期,因此非常小,而且很瘦。未熟儿的皮肤很薄(甚至能看到血管),呈透明的鲜红色。由于血管软弱,出生时容易淤血,但是很快就会消失。另外,肌肉的发育不良,因此不能像正常婴儿一样弯曲腿部,而是伸直手臂和腿部。一般情况下,妊娠时间越短越容易导致呼吸困难症。

正常儿的手掌和脚底的纹线很清晰,但是未熟儿的手掌和脚底很光滑。由于轻微的皮肤浮肿,手脚显得很扁,耳朵也没有像正常儿一样的复杂起伏。在妊娠后期,胎儿的绒毛自然地脱落,但是未熟儿未经过妊娠后期,因此身上的绒毛很多。

未熟儿对环境温度非常敏感

看护未熟儿时必须特别注意。一般情况下,在具备保育器、监视装置等特殊设施,以及熟练的医生和护士的未熟儿集中治疗室里看护。

韩国的综合医院也经营未熟儿集中治疗室,因此能治疗出生时的体重低于1.5千克的低体重儿或提前10周以上分娩的婴儿。孵化器能维持适合未熟儿体温的环境温度和湿度,婴儿因此能顺利地成长。

未熟儿的脂肪层很薄,因此对环境温度非常敏感。如果环境温度下降,婴儿的体温也下降,并导致体内的生理变化,因此威胁生命。未熟儿出生后必须马上放入孵化器内保持正常体温。

妊娠34周之前出生的婴儿不能正常地吸吮母乳或奶瓶,只能通过胃管吸收营养。如果通过鼻腔或口腔插入胃管,婴儿就比较难受。如果婴儿吸吮的力量逐渐增大,就能独自吸吮母乳,因此不用过于担心。

注意预防未熟儿的综合症

未熟儿容易出现各种综合症,其中最常见但很难治疗的综合症是由于不成熟的肺部导致的呼吸困难症。在轻微症状的情况下,可以用氧气罩,但是严重时必须人工呼吸。如果呼吸障碍恶化,死亡的可能性很高,但是经过医学经验丰富的医疗队伍和现代化新生儿集中治疗设施的诊治,逐渐提高了存活率。

黄疸也是主要的综合症之一。未熟儿的肝脏完全不能清除黄色的胆红素(胆汁的一种),而且残留在血液中的胆红素附着在皮肤上面,因此脸部和眼睛呈黄色,严重时全身都呈黄色。

导致黄疸的原因很多。不管是什么原因,都应该按照医生的指示住院治疗。如果黄疸严重,血清胆红素值会增加,因此损伤大脑细胞,导致脑性麻痹或痴呆症状。在这种情况下,毫无治疗方法。

如果患有严重的病态黄疸,最好住院治疗1~2周。即使婴儿住进未熟儿病房,也不要失望,应该经常到未熟儿病房鼓励在生死线上挣扎的宝宝。

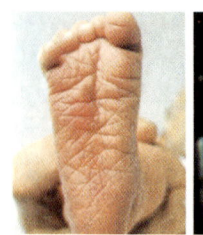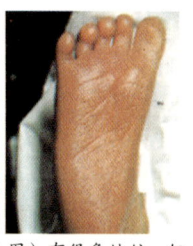
↑ 正常儿的脚趾(左图)有很多皱纹,但是未熟儿的脚趾(右图)非常光滑。

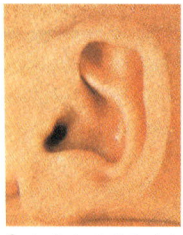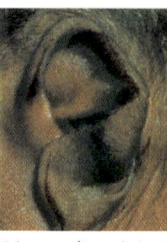
↑ 未熟儿的耳朵(右图)比正常儿(左图)柔软,因此容易折弯。在折弯状态下,不能自觉地恢复正常状态。

只要悉心看护一年,未熟儿也能像正常儿一样正常成长

每个婴儿的成长都有差异,但是大部分婴儿在分娩2~3日内体重下降,但是出生2周后恢复正常体重。一般情况下,婴儿的体重每天增加15~20克。如果体重达到1.9~2.2千克,就能出院,因此能预定出院日期。根据出院日期,事先掌握更多的育儿知识,并准备适合婴儿的环境。

未熟儿的父母非常担心自己的宝宝能否正常地成长,但是除了过早地出生的婴儿或患有特殊综合症的婴儿外,大部分未熟儿都能正常地成长。出生1年内,未熟儿的抵抗力较弱,因此容易出现上呼吸道感染等炎症,但是90%以上的未熟儿都能正常地成长。另外,未熟儿本身不会影响精神发育。在出生几个月内,检查身体、智力发育时,应该减去提前出生的日期。两岁或两岁半时,未熟儿和正常儿的发育程度基本上没有差别,但在慢性疾病或营养缺乏时,低体重儿的发育比正常儿慢,而且容易出现神经系统后遗症和学习障碍。

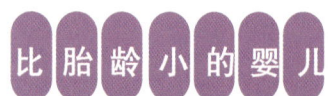

比胎龄小的婴儿

未熟儿是妊娠时间短(少于36周),体重低于2千克的婴儿。有些婴儿的妊娠时间超过37周,但是胎内的成长非常缓慢,因此体重低于2.5千克。这种婴儿称为比胎龄(妊娠时间)小的婴儿。比胎龄小的婴儿分为先天性低体重儿和缺乏营养导致的低体重儿。

在妊娠过程中,必须通过产前检查确认胎儿的健康

从妈妈的角度来看,慢性疾病(内分泌异常、心脏及脉管疾病、妊娠中毒症、慢性肾盂炎)、急性感染症(病毒性疾病和细菌性疾病)、习惯性药物中毒症、营养失调、饮酒、吸烟、双胞胎、经济条件较差(贫困和工作)等原因是导致低体重儿的主要原因。从胎儿的角度来看,先天性畸形,胎内感染症(风疹、梅毒等)等原

因是导致低体重儿的主要原因。从胎盘的角度来看，胎盘功能衰退症，血流障碍等原因是导致低体重儿的主要原因。

一般情况下，通过产前检查可以在早期发现这些症状。在不得已的情况下，即患有难以治愈的急慢性疾病、延长妊娠时间也无法增加体重，即使是未熟儿，也应该根据胎儿的肺部成熟状态实施诱导分娩。

只有体重不正常，其他身体特征很正常

有些婴儿只有体重不正常，其他身体特征或神经反射都跟正常儿一样。这些婴儿的妊娠时间比较长，因此即使体重低于正常儿，也能正常地成长。

婴儿的头部大小与妊娠时间成比例，因此具有身体消瘦、面部显"老"、头发长、耳朵的起伏明显等正常儿的特征。另外，乳头较大、阴囊的皱纹明显，能触摸到睾丸。女婴的大阴唇比小阴唇发达，而且脚底有很多皱纹。

这种婴儿对外界环境的适应能力比未熟儿强，因此比较容易看护。呼吸障碍较少，但是先天性畸形的可能性较大，而且血糖值和钙值较低。在这种情况下，尽量提前喂母乳，而且经常检查血糖值（连续检测48小时），然后根据检查结果改变喂乳方法。另外，可静脉注射葡萄糖，并观察到血糖值稳定为止。这些婴儿的成长速度比未熟儿快，但是比正常儿慢，因此一年后才能赶上正常儿。

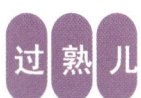

超过预产期，即妊娠42周后出生的婴儿称为过熟儿。在胎内容易患有缺氧症或胎儿呼吸困难症，因此分娩时比较危险。在这种情况下，最好实施诱导分娩或剖腹产手术。

过熟儿的手掌和脚底有很多皱纹

预产期后，胎盘的血流减少，因此胎儿的成长速度变慢。过熟儿的体重比正常儿稍重，

最关心的问题

不幸的分娩——死产的原因

最痛苦、最难以接受的分娩就是生出死胎，这也被称为死产。引起死产的原因有很多，如：染色体异常、胎儿感染、胎盘早期脱离、母体产生疾病等。一般从怀孕初期开始接受定期检查的话，很多问题都能在早期被发现后及时解决。因此，应该接受适当的医学治疗，并根据医生的指示来行动。

有时还会轻一些。在身体特征方面，手掌和脚底的皱纹比正常儿明显，而且皮肤又白又粗糙，但是2～3日后逐渐脱皮，并长出新皮肤。头部和身高比正常儿大，但是身体消瘦，而且眼神"老练"，不停地环顾周围的人。

由于缺氧症，在胎内排出胎便，因此羊水被胎便着色，皮肤、手指甲和脐带都被胎便染黄。

很少出现像未熟儿一样因肺部发育不良导致的呼吸困难症，但是容易出现胎便着色症状或因吸入胎便导致的胎便吸入性肺炎。出生后，血糖值和钙值比较低，因此需要住院治疗，但是5～6日后能恢复正常。一般情况下，过熟儿的成长速度比正常儿快。

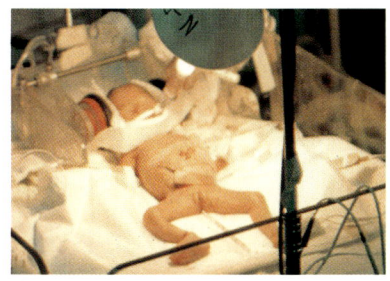

▲未熟儿的脂肪层很薄，因此对周围温度非常敏感。未熟儿出生后应马上放入孵化器内保持正常体温。

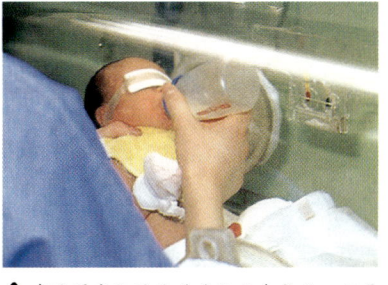

▲有些早产儿的体重类似于未熟儿，但是身体特征或神经反射类似于正常儿。

怀孕双胞胎时的检查与管理

通过超声波检查能诊断双胞胎。如果怀孕双胞胎，就应该保持心态稳定，而且要细心地管理。在妊娠后期，最好住院观察。

一般情况下，一次能怀孕一个胎儿，但是也有双胞胎或多胞胎的情况。

怀孕双胞胎时，需要更多的休息和管理

双胞胎分为一卵性双胞胎和双卵性双胞胎。一卵性双胞胎只有一个胎盘，而且卵子和精子结合分裂时，一个卵子分裂成两个核，因此相貌非常相似。双卵性双胞胎有两个胎盘。一般情况下，女性每个月只能排出一个卵子，但是偶尔也能排出两个卵子，分别在子宫内着床，成长为双卵性双胞胎。双卵性双胞胎比一卵性双胞胎更容易区分，而且有同性或异性双胞胎。

不同人种的人怀孕双胞胎的几率不同，韩国人怀孕双胞胎的几率为150分之一，怀孕三胞胎的几率为8000分之一，怀孕四胞胎的几率为70万分之一。

妊娠双胞胎时，会有很多孕妇感到紧张或羞耻，但这不是羞耻的事情。

如果妊娠双胞胎，在妊娠期间或分娩后，需要更多的休息和管理，而且婴儿也容易成为未熟儿，因此如果知道多胎儿的事实，最好在妊娠后期住院观察。在双胞胎的情况下，妊娠35周左右住院；在三胞胎或四胞胎的情况下，应该更提前住院。

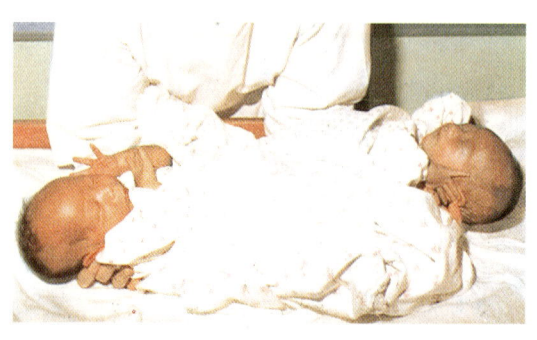

◀ 在产前检查中，如果确诊双胞胎，就应该在预产期之前住院观察。在双胞胎的情况下，妊娠35周左右住院；在三胞胎或四胞胎的情况下，应该更提早住院。

通过超声波检查诊断双胞胎

在妊娠期间，如果体重严重地增加，或者子宫异常地大，或者父母一方有双胞胎经历，就有可能妊娠双胞胎。一般是通过超声波检查来诊断双胞胎。妊娠双胞胎比较危险，而且容易分娩未熟儿或比胎龄小的婴儿。另外，分娩时后分娩出的那个胎儿很有可能是臀位姿势，因此窒息的可能性很大，但是随着现代医学的发展，几乎没有太大的危险。

在住院期间，尽量稳定情绪，并仔细准备婴儿的衣服和其他物品。

另外，考虑到可能分娩未熟儿或比胎龄小的婴儿，应该多阅读营养、心理方面的书，或者向医生咨询后事先采取相应的对策。

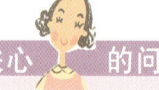

一卵性双胞胎与双卵性双胞胎

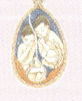
一卵性双胞胎——一个精子与一个卵子结合，然后在发育初期分成两个胚芽形态。在这种情况下，遗传特性相同，性别相同，而且血型和身体形态基本相同。

双卵性双胞胎——两个精子分别与两个卵子结合。在这种情况下，更像普通的兄弟，而且外形、遗传特性和性别都可能不同。

Part 9 新生儿的营养

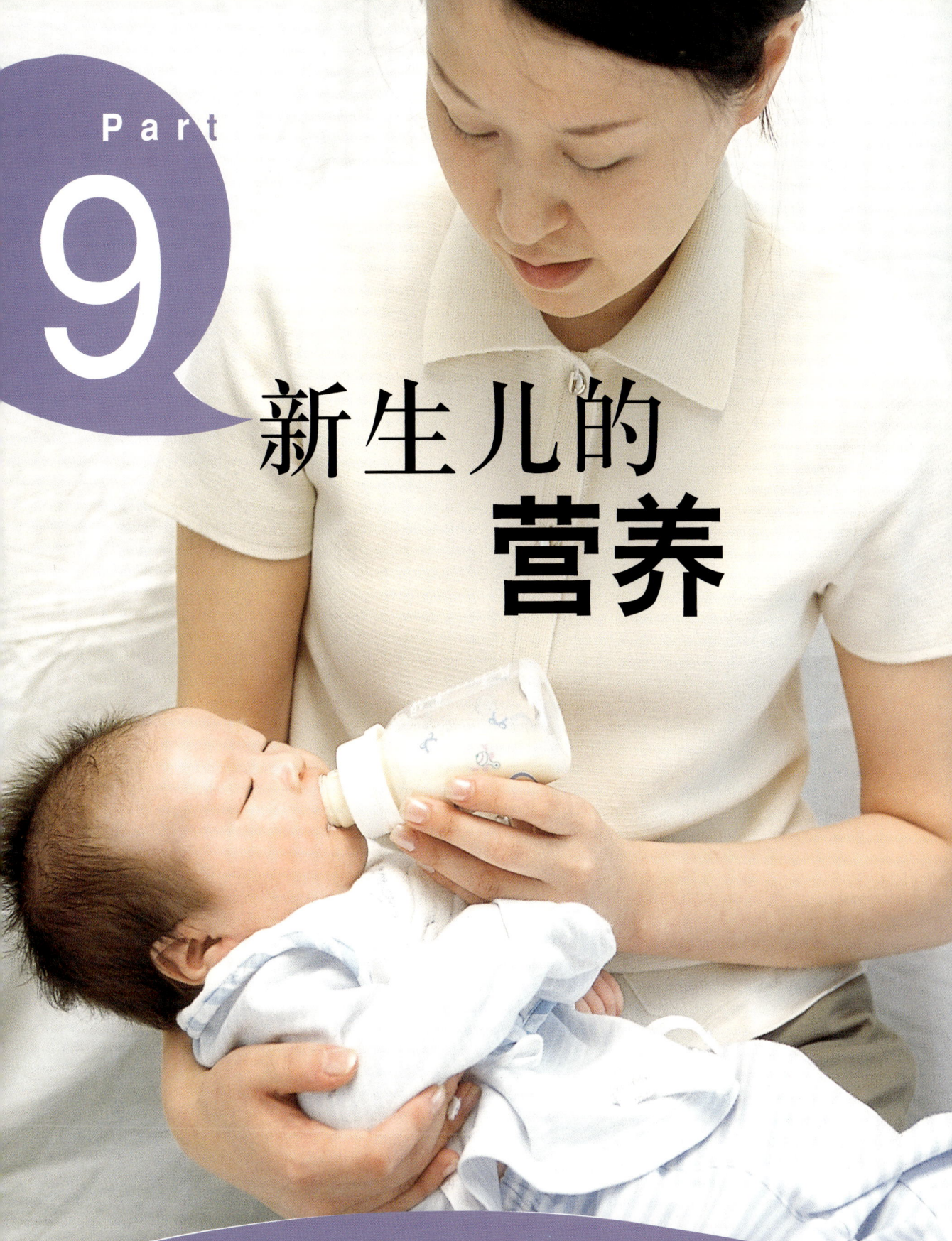

目前，很多人在争论应该喂母乳还是喂奶粉，但最重要的是产妇的状态和婴儿的状态，因此要根据具体情况决定喂母乳或喂奶粉，但最好是喂初乳。

202…喂母乳的方法和有助于母乳分泌的食品

206…喂母乳的正确姿势和有助母乳分泌的按摩方法

211…喂母乳时常见的问题和解决方法

214…喂奶粉时的卫生管理和奶粉的选择方法

219…冲奶粉的要领和喂奶粉的方法

221…喂奶粉时常见的问题和解决方法

母乳内富含各种营养素

20世纪初，先进国家开始使用喂奶粉的人工喂乳方法，而且逐渐得到普及。1960年以后，上班族女性愈来愈多，因此喂奶粉的女性逐渐增多。另外，随着在医院分娩的产妇逐渐增多，喂母乳的习惯逐渐减少。分娩后，将隔离妈妈和婴儿，然后在新生儿病房集中看护新生儿，因此喂奶粉的习惯逐渐代替了喂母乳的习惯。

但是喂奶粉后才发现"人造奶粉"存在很多问题，而且医学家的研究结果表明，母乳内富含各种营养素，因此韩国妇产科医生都建议产妇给宝宝喂母乳。

母乳能预防各种疾病

由于人工哺乳的夸大宣传，人造奶粉在世界各国泛滥，但是由于落后国家的不卫生奶粉，发生了多起因奶粉致死的事情，因此人工哺乳受到很大的打击。

目前，用比较卫生、安全的方法人工哺乳。奶瓶的消毒很简单，如果婴儿被细菌感染时，还可以用高性能抗生剂治疗，因此只要注意卫生，用奶粉也能养育出健康的宝宝。

在两种哺乳方法中犹豫不决时，不能把两种方法放在相同的地位。因为母乳的营养比人工奶粉更加丰富。母乳可以根据婴儿的成长（大脑）发育随时改变脂肪的浓度，而且母乳内的各种抗体能防止疾病感染，但是大部分人工奶粉是以其他动物的母乳为基础，因此无法制造出跟母乳相同的营养。另外，喂母乳的要领是妈妈和婴儿共同熟悉哺乳的技术。

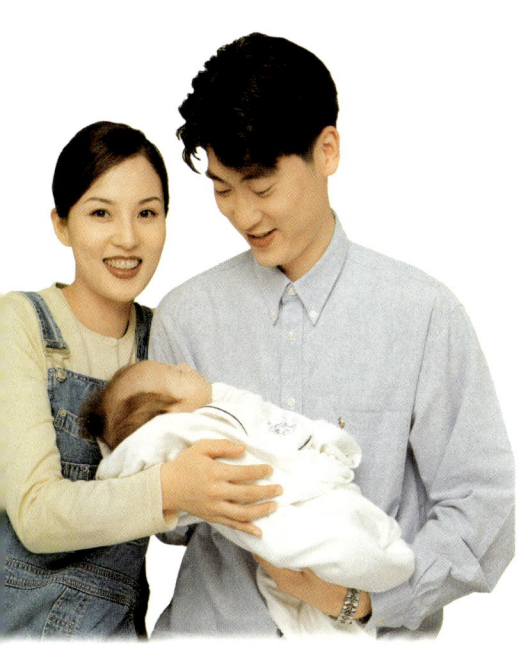

喂母乳能提高妈妈与婴儿的亲密感

喂母乳是妈妈与婴儿互相适应的育儿过程。即,喂母乳是婴儿在子宫内通过妈妈的脐带摄取营养的延续,因此分娩并不是妊娠的终结点。一般情况下,断奶期开始才真正地结束妊娠过程。

看着认真地喝奶的婴儿,妈妈就能得到很大的成就感。虽然很多女性感到疲劳,有时还会惧怕,但是在掌握喂母乳要领的过程中,能逐渐形成习惯。

只要根据育儿习惯适当地调节生活节奏,很快就能熟悉喂母乳的要领。在这个时期,婴儿的发育速度很快,因此让妈妈欣喜若狂。

喂母乳能使产妇自然地减肥

喂母乳的另一个优点是消耗妊娠期间积存的脂肪组织,因此有利于减肥。在喂母乳期间,即使大量地食用想吃的食物,也不会导致肥胖症。

但是在特殊情况下,不能喂母乳。比如,患有疾病时喂母乳,会影响婴儿的健康。为了治疗疾病大量地服用药物,或者产妇身体处于虚弱状态,要注意选择不影响产妇和婴儿的哺乳方法。

★参考:

哺乳 ……………… Part12

看护婴儿 ………… Part10

激素 ……………… Part2

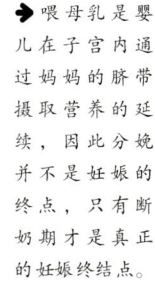

➡ 喂母乳是婴儿在子宫内通过妈妈的脐带摄取营养的延续,因此分娩并不是妊娠的终点,只有断奶期才是真正的妊娠终结点。

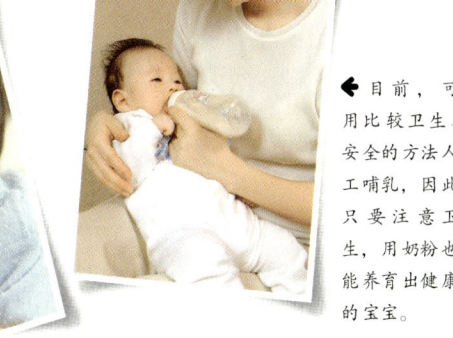

◀ 目前,可用比较卫生、安全的方法人工哺乳,因此只要注意卫生,用奶粉也能养育出健康的宝宝。

喂母乳的方法和有助于母乳分泌的食品

母乳含有婴儿所需的所有营养素,而且能预防婴儿疾病。下面详细地介绍喂母乳的方法、次数和量,以及有助于母乳分泌的食品。

要想给宝宝喂母乳,最好事先了解产妇产后的乳房变化,这样会有助于喂母乳。

初乳含有丰富的蛋白质

在妊娠期间,由于孕妇体内的激素变化,乳房就逐渐增大,而且在分娩之前形成初乳。这些初乳是富含蛋白质的黄色液体。初乳含有分泌母乳之前婴儿所需的所有营养素。

第一次喂母乳时有些疼痛,但是很快就好转

分娩后一两天内,激素导致乳房发生变化,以便分泌母乳。流向乳房的血液急剧增多,而且持续24~48小时。

在这个时期,可能出现乳房肿胀、疼痛的症状。初产妇的这些症状更为明显,但是这些症状非常正常,而且很快就好转,因此不用过于担心。

分娩两周后,乳房会变得更加柔和。

在乳房适应母体变化的过程中,母乳与初乳之间的平衡也逐渐变化。分娩4周后,母乳从乳黄色变成乳白色液体,而且分娩6个月后几乎变成透明的液体,浓度也逐渐降低。

刚出生时,应该经常给宝宝喂母乳

随着婴儿的成长,母乳的颜色逐渐变淡,但是能提供给婴儿成长所需的所有营养,因

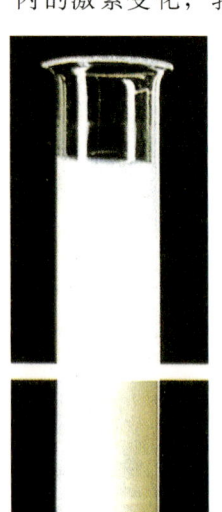

← 随着月龄的增长,母乳的状态不断地变化。最上层是牛奶,最底层是柔和的高浓度初乳。分娩6个月后的母乳(第二层)几乎透明,而且浓度也低于第三层的母乳。由此可见,母乳在各阶段自觉地调节营养。

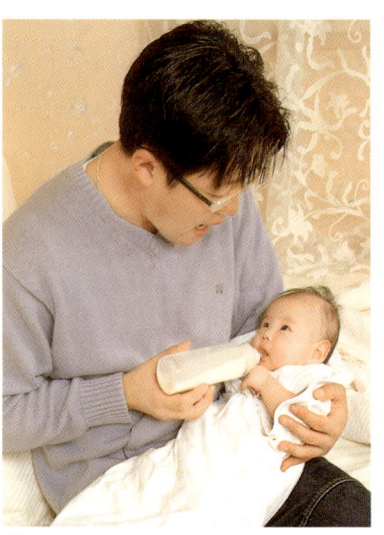

↑ 在妈妈不能喂母乳的情况下,爸爸可以用奶瓶接母乳,然后给宝宝喂奶。

此母乳颜色的变化是非常正常的现象。

要想在2~3日内充分地给宝宝吃初乳,必须经常给宝宝喂母乳。刚开始,婴儿所需的母乳量很少,但是要让婴儿经常吸吮母乳。

有些妈妈喜欢给宝宝喂白糖水,但是只要消化器官正常,就不用喂白糖水。妈妈极度疲倦,或者想休息或睡觉时,可以给宝宝喂白糖水。

在出生后几天内喂奶粉的情况下,也可以喂母乳,但是最好一开始就喂母乳,这样对妈妈和婴儿都有好处。

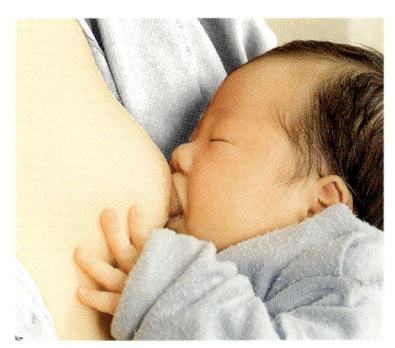

▲要想让习惯于人工奶嘴的婴儿熟悉妈妈的乳头，需要多次的尝试。

患有疾病的情况下，可以间接地喂母乳

有时不能一开始就给宝宝喂母乳。即，婴儿在接受治疗，或者患有严重的黄疸，或者婴儿没能力吸吮母乳，或者妈妈的身体虚弱等。

此时，可以用奶瓶接母乳，然后间接地给婴儿喂母乳。一般情况下，用挤奶器挤母乳。如果经常喂母乳，就能促进母乳的分泌。

有些妈妈担心母乳不足，因此不能给宝宝提供足够的营养，但是只要经常喂母乳，在分娩几个月，甚至几年后也能分泌母乳。据报导，无月经症的奶奶曾经给孙子喂母乳。

很多产妇认为，如果给婴儿喂奶粉一段时间，就不能喂母乳。当然，习惯于人工奶嘴的婴儿熟悉妈妈的乳头存在一定的困难。喂母乳时，乳头会充满婴儿的口腔，因此有些婴儿不喜欢妈妈的乳头。如果婴儿非常饥饿，就应该适当地喂奶粉，然后在下一次哺乳期间尝试喂母乳。如果反复地尝试，婴儿就会自然地吸吮妈妈的乳头，并熟悉母乳的味道。

对母乳的错误认识

很多人不了解母乳的营养。尤其对母乳有几种错误的认识。

比如，乳房小的情况下，不能生成足够的母乳。其实，小乳房的产妇也能生成跟大乳房的妈妈一样多的母乳。只要妈妈健康，不论乳房的大小和形状怎样，都能充分地生成母乳。即使母乳少于婴儿的摄取量，只要经常喂母乳，就能促进母乳的分泌。

刚开始喂母乳时，只用一个乳房也能哺乳几分钟，而且哺乳时间逐渐延长。乳头适应婴儿的吮吸会允需要一定的时间，否则容易导致乳房痛症。只要用正确的姿势喂母乳，婴儿就不会损伤乳头。如果限制喂母乳的时间，就会影响母子之间自然形成的亲密感，因此婴儿就经常哭闹，而且乳房也容易肿胀。

自然地诱导婴儿的本能

只要婴儿想吃奶，就应该随时喂母乳。有些人认为，这种哺乳方式无节制，会刺激婴儿的食欲，最终培养贪婪、无节制的性格。

一般情况下，婴儿出生几个月后自然地形成一种规律，摄乳量增加，睡觉的时间减少，彷佛一开始就计划好这些现象。

只要吃完一侧乳房内的母乳，母乳的质量会发生变化，因此婴儿就松开乳头。比如，吃完一侧乳房内的母乳时，脂肪的含量增加，因此婴儿就知道已经吃完。只要知道这些神秘的事实，妈妈就能轻松、自

Baby care

应该间隔多长时间喂一次母乳？

喂母乳时的注意事项

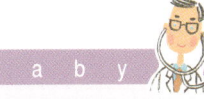

"不要看表，应该看婴儿"。喂母乳的时间跟数学公式不同，没有唯一的正确答案。哺乳的前几周内，吸吮母乳的强度和次数不规律，有时哺乳1小时左右。在现实生活中，经常看到婴儿含着乳头睡30分钟后继续吸吮母乳的情况。

出生后6周内，最好间隔两小时哺乳一次。随着月龄的增加，逐渐减少哺乳次数。在前几周内，婴儿与妈妈之间未确定合适的次数和摄取量之前，只要婴儿想吃奶，就应该随时喂母乳。

然地喂母乳，也不会强迫婴儿继续吃奶。

不只是因为饥饿才哭

在哺乳过程中，还会出现"因为饥饿哭闹"等错误的认识。奇怪的是，婴儿在哺乳后更容易哭闹，这就证明不只是因为饥饿才哭。

新生儿吃太饱后有难以表达的不舒服感，因此更强烈地哭闹。此时，很多婴儿不停地吸吮拳头，或者做出寻找乳头的动作，因此缺乏经验的妈妈就误解婴儿的想法。只要过一段时间，妈妈就能区分婴儿的饥饿行为和其他行为。如果饥饿，婴儿就无力地哭闹，如果身体不舒服，就会强烈地哭闹。

如果妈妈和婴儿彼此熟悉，就能缩短喂母乳的时间

有些妈妈认为，随着月龄的增长，喂母乳的时间也会延长。既然如此，新生儿长时间

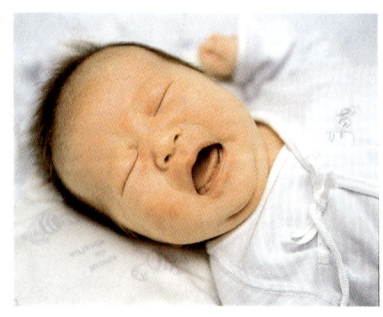
↑ 婴儿哭闹的理由不只是饥饿。有时，吃饱后更强烈地哭闹。

吸吮母乳也算是不正常的现象，但是只要妈妈和婴儿彼此熟悉，就能缩短喂母乳的时间。

从新生儿睡醒、吃奶到稳定，大概需要一小时左右，但是一周后这个时间就会缩短一

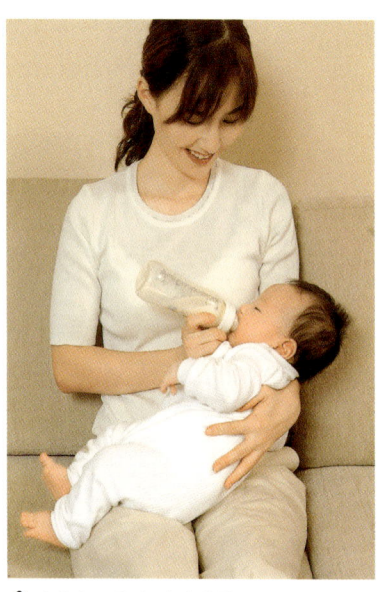
↑ 母乳和奶粉有质的差异，因此吸吮母乳的速度和吸吮人造乳头（奶粉）的速度完全不同。喂奶粉时，婴儿就有规律地吸吮，但是喂母乳时，吸吮一会就休息，然后再继续吸吮。

半。有些人认为，只要婴儿吸吮，就应该彻底地挤掉乳房内的母乳。如果婴儿不能完全吃掉，就应该用挤奶器彻底地挤出。一般来说，乳房会根据婴儿的摄取量生产母乳，因此挤掉乳房内的所有母乳，只能促进母乳的生成而已。其实，不用特意挤掉乳房内的母乳，这样就能根据婴儿的摄取量适当地生成母乳，因此对妈妈和婴儿都有好处。

刚分娩时母乳量很少，但是会逐渐增多

刚分娩时，母乳量很少，因此经常交替地吸吮两侧乳房，但是过一段时间，母乳的分泌量就逐渐增多，因此用一侧乳房内的母乳，也能充分地让婴儿吃饱。

另外，刚出院时，由于独自看护婴儿的负担感和繁重的家务，母乳分泌量可能比住院时要少。即，由于精神、身体疲劳，促进母乳分泌的激素功能暂时下降。只要在住院过程中能正常地分泌母乳，很快就能恢复正常。

在哺乳过程中，婴儿用硬口盖和舌头挤压妈妈的乳腺

很多人认为婴儿通过吸吮妈妈的乳头获得乳汁，其实不然。在喝奶过程中，婴儿用硬口盖（口腔前方的坚硬部位）和舌头挤压乳晕（乳头着色的部位）下方的乳腺。通过这种挤压，母乳就会进入婴儿的口腔里面。

喂母乳的婴儿与喝奶粉的婴儿不同

一般情况下，喂母乳的方法和喝奶粉的方法不同。喝奶粉时，婴儿很长时间都不休息，

有规律地吸吮，但是喝母乳时，婴儿吸吮一会就休息，然后再继续吸吮。研究结果表明，由于母乳和奶粉的差异，导致喝母乳和喝奶粉方法的差异。

人们习惯于喝奶粉的方式，因此只要婴儿停止吸吮，很多妈妈就刺激婴儿继续吸吮，但是没必要这样做。需要鼓励婴儿吃奶时，应该轻轻地摇晃婴儿。

另一种错误认识是，只能在长牙齿之前喂母乳。但是在正确的喝奶动作中，婴儿会将张开嘴，因此除了故意咬乳头的情况外，婴儿不会咬合上下牙齿。

妈妈应该放松身心，并充分地摄取营养

在喂母乳期间，妈妈应该充分地摄取营养，但是有些妈妈担心自己摄取的食物影响婴儿的健康。其实，任何食物都不会影响婴儿，但是过度地摄取洋葱、红葡萄酒、巧克力等食品，就会影响婴儿的内脏功能。

另外，很多产妇认为，在哺乳期间应该每天都喝几杯水。如果大量地摄取水分，反而会影响母乳的分泌。在哺乳过程中，经常会出现严重的口渴症状。此时，最好只摄取能解渴

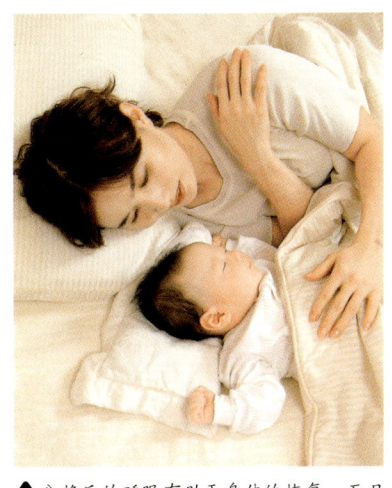

↑分娩后的睡眠有助于身体的恢复，而且能轻松地育儿。

的水分。在日常生活中，最好用麦茶或果汁解渴。

还有些人认为，喂母乳容易疲倦，如果站起来活动身体就减少母乳的分泌量，但这些都是错误的认识。分娩后大部分产妇都会疲劳，因此要充分的休息，并摄取足够的营养。对喂母乳的妈妈来说，疲劳和紧张是最大的敌人。如果感到疲劳，就应该马上休息。另外，如果利用妊娠过程中掌握的缓解紧张感的方法，就能有效地克服紧张感。

必须掌握的知识

有助于母乳分泌的食品

食 谱	
早餐	早餐面包，汉堡，生菜色拉，橙汁
零食	蒸糕，牛奶
午餐	米饭，豆腐汤，凉拌紫菜，南瓜肉饼，辣大白菜
零食	牛油烤马铃薯，牛奶
晚餐	大麦饭，海带贻贝汤，杂菜，凉粉，凉拌海带
零食	糯米糕

海带贻贝汤

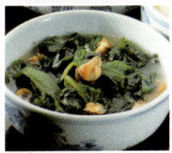

材料：用水浸泡的海带200克，贻贝8克，香油1/2小勺，食盐1/4小勺，蒜蓉、胡椒粉若干。

制作方法：

1.用水冲洗一遍海带，然后用凉水浸泡，最后切成小块。

2.去掉贻贝的外壳，然后洗干净。

3.用香油炒海带，如果海带变绿，就加入水。等水烧开后，放入贻贝，然后继续煮一段时间。

4.放入食盐，然后用蒜蓉和胡椒粉调味，并继续煮一段时间。

生菜色拉

材料：生菜40克，黄瓜30克，辣椒20克，色拉酱5克。

制作方法：

1.清洗生菜，并用凉水浸泡，然后用手撕成小块。

2.把黄瓜和辣椒切成薄片。

3.用盘子盛准备好的生菜、黄瓜和辣椒，然后用色拉酱搅拌。

喂母乳的正确姿势和有助于母乳分泌的按摩方法

详细地介绍轻松的喂母乳的方法、促使婴儿打嗝的方法和喂乳时的正确姿势,以及有助于母乳分泌的乳房按摩方法。

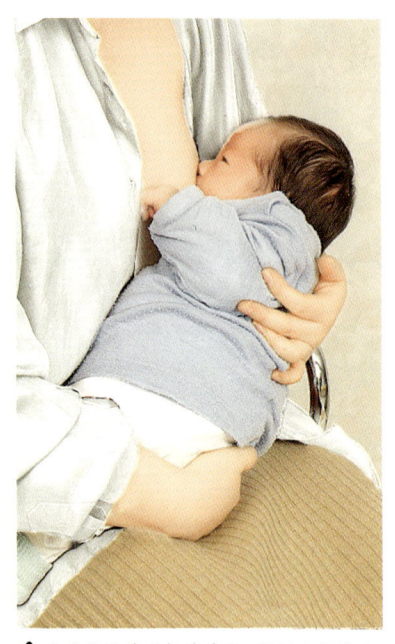

↑喂母乳的最理想姿势是,舒适地抱婴儿,然后用一只手支撑婴儿的头部,或者弯曲手臂抱婴儿,并贴近胸部。

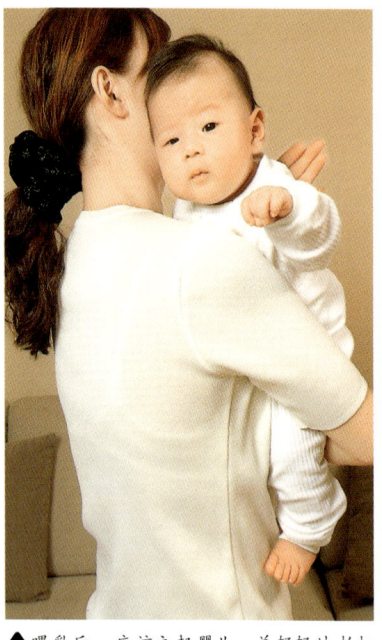

↑喂乳后,应该立起婴儿,并轻轻地拍打后背,使婴儿充分地打嗝。如果不打嗝,腹内就容易充满气体,因此会比较痛苦。

开始喂母乳时,妈妈和婴儿都应该采取舒适的姿势。刚开始可以躺着喂乳。由于痛症无法起坐或者剖腹产时,在身体恢复之前,可以躺着喂乳。

如果乳头疼痛,最好改变姿势

如果能活动身体,就应该靠墙而坐,或者坐在较硬的矮凳子上伸直双腿进行喂乳。

在双手很难支撑婴儿体重的情况下,如果稍微抬高双腿支撑婴儿,就容易喂乳。熟悉哺乳方法后,可以不用此方法。

最理想的方法是,舒适地抱婴儿,然后用一只手支撑婴儿的头部,或者弯曲手臂抱婴儿,并贴近胸部。

只要乳头靠近嘴唇,婴儿就会张嘴,直到婴儿完全含住乳头为止。如果含住乳晕部位,婴儿就能轻松地吸吮母乳。

婴儿容易活动,因此最好把婴儿贴近胸前后喂母乳。有时会出现乳头疼痛的症状,这就说明婴儿的位置不理想。如果深深地含住乳头,婴儿的嘴和乳头之间不会产生摩擦。

拍打后背,让婴儿打嗝

如果婴儿熟练地吸吮母乳,吸吮几次后就能形成一定的节奏。比如,深深地吸吮母乳,然后中间暂时休息。在休息过程中,一直咬着乳头不放。喂母乳时,婴儿的身体会松弛,但是婴儿的耳部和头部皮肤会动,而且脸颊鼓胀(如果婴儿的脸颊松弛,就说明乳房和婴儿的嘴之间没有形成合适的真空状态)。

有时,稍微吸吮母乳后,婴儿会吐出乳头。在哺乳初期,母乳的分泌很旺盛,因此婴儿承受不了大量的母乳。此时,婴儿会持续吸入空气,因此必须让婴儿打嗝。如果婴儿能独自打嗝,就没必要拍打后背。

哺乳后,应该立起婴儿,

并轻轻地拍打后背，这样婴儿用嘴呼出空气的同时打嗝。

哺乳后最好换新尿布

打嗝后最好马上换新尿布。在哺乳过程中，婴儿的肠胃运动比较活跃，因此容易排便。

右撇子的妈妈容易用右手控制婴儿，因此喜欢喂左侧的母乳。另外，右撇子的妈妈容易出现右侧乳房疼痛的症状，这就说明乳头的痛症不是因为哺乳而造成的，而是因为婴儿吸吮母乳的位置不当引起。右撇子的妈妈都知道，如果用左手抱婴儿，就很难喂右侧母乳。同样的道理，左撇子的妈妈也很难喂左侧母乳。如果用右手抱婴儿，即使喂右侧母乳也能用右手控制好婴儿。另外，只要用舒适的姿势哺乳，婴儿就能平静地吃奶。

在哺乳过程中，如果需要放下婴儿，最好在婴儿的嘴唇和乳头之间插入手指，这样就能防止出现真空状态。

最好从出生第一天开始喂母乳

只有妈妈和婴儿才知道哺乳的量和哺乳时间。如果知道婴儿的需求，并及时地喂母乳，就有利于婴儿的成长发育。只要了解婴儿吃奶的方法和吃奶的时间，妈妈就能知道哺乳时间。婴儿刚睡醒显得饥饿时，最好在婴儿哭闹之前喂母乳。如果婴儿想吃奶，应该马上哺乳，然后再换尿布。如果不及时哺乳，婴儿就会哭闹不停。在这种情况下，首先让婴儿平静下来。如果婴儿停止哭闹，就容易吃奶，而且妈妈也能舒适地哺乳。

如果从出生第一天开始喂

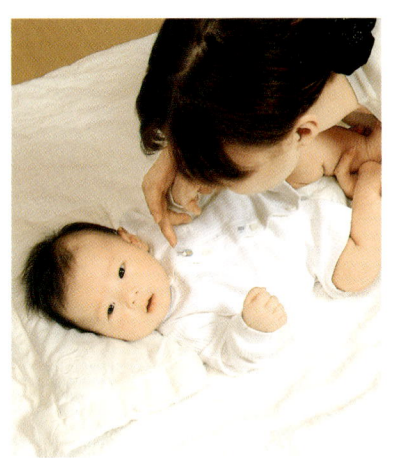
↑ 在哺乳过程中，婴儿的肠胃活动比较活跃，而且容易排便，因此最好在打嗝后换新尿布。

母乳，在母乳进入婴儿的嘴之前，婴儿就能掌握吃奶的方法。

在早期哺乳过程中，应该预防乳房突然肿胀的现象。如果母乳的分泌过多，水分就会渗入乳晕下方的组织里面，因此导致乳房的肿胀症状。在这种情况下，婴儿就很难吸吮母乳，因此最好用拇指和食指轻轻地压住乳晕，这样就能挤出积存在乳房组织内的多余水分。

在哺乳过程中，每个婴儿

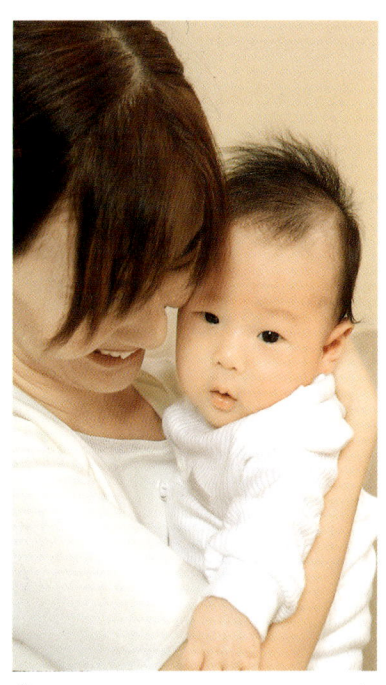
↑ 喂母乳不仅能使婴儿摄取丰富的营养，而且在妈妈和婴儿之间建立亲密的纽带。

都有自己独特的方法，但是熟悉该方法之前（2周左右），吃奶的方法每天都变化。一般来说，2周后能掌握最舒适的方法，而且能有节奏的吃奶，因此哺乳次数也减少。

哺乳间隔时间3～4小时为宜

在出生初期，大部分婴儿每天哺乳6～7次，平均间隔3～4小时哺乳一次。有些婴儿比较频繁地吃奶，此时间隔2小时哺乳一次。一般情况下，在早餐前，早餐后，午餐时，晚饭前，睡觉前喂乳。

随着月龄的增长，大部分婴儿的哺乳间隔逐渐变大，因此只要在睡觉前哺乳，就能舒适地睡到第二天早晨。这样，妈妈就不用半夜起来哺乳。

有些妈妈在晚饭后给宝宝哺乳。如果这样的话，必须在晚上10点或11点再哺乳一次，甚至在凌晨2点或3点，或者清晨时再次哺乳。

出生后几个月内，夜间至少要哺乳一次，因此最好多睡午觉。

如果穿开襟衣服，就容易喂母乳

外出时，为了便于喂母乳，最好穿开襟衣服。如果穿开襟衣服，就不用撩起衣服，因此容易喂母乳。另外，如果穿哺乳用文胸，就能从前面解开文胸，因此便于喂母乳。

最关心的问题

促进母乳分泌的乳房管理

分娩第二天开始按摩乳房

一般情况下，从妊娠期间开始按摩乳房，但是在分娩后，为了促进乳汁的分泌，必须全面地按摩乳房。

1. 用同一侧的手抓住乳房，然后用另一侧手的拇指和食指按住乳晕。
2. 向乳房的内侧用力按压。
3. 就像挤奶一样，向外拉乳晕。

以上动作需要重复4次，然后改变手指位置，并反复按摩。

绝对不能揉乳房

给宝宝吃初乳后，间隔三小时哺乳一次。利用哺乳的间隔时间，可以做全面的乳房按摩。这种按摩能改善乳房内的血液循环，而且能促进乳腺的乳汁分泌。如果婴儿吸吮困难，每天按照以下方法按摩一两次，而且每侧乳房按摩15分钟。

1. 在乳房上面敷热毛巾。
2. 把另一侧手（按摩右侧乳房时，用左手）放在乳房侧面，并把同侧手放在上面，然后用双手向内侧压乳房。
3. 把下方的手指放在乳房下面，然后从下往上推乳房。
4. 用手托住乳房，然后用双手推乳房。

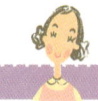
按摩乳房

如果出现硬块，就应该中止按摩

当缺乏母乳时，这种按摩非常有效。尤其是，乳管的出口堵塞时，如果乳汁的分泌过多，聚集在乳腺里的乳汁就容易形成硬块，因此导致乳房痛症。在这种情况下，应该中止按摩，并涂抹护肤油，然后尽量挤掉乳房内的母乳。另外，出现乳腺炎时，绝对不能按摩乳房。

在哺乳过程中，如果用毛毯裹住妈妈的肩部、胸部和婴儿，能防止着凉。

用护肤霜保护乳房的皮肤

喂母乳是自然的行为，因此乳房会适应喂母乳的行为。在哺乳过程中，为了保护乳房，位于乳晕下方的皮脂腺会生成自然油。如果皮肤过于敏感，在熟悉哺乳方法之前，最好用护肤油和婴儿用护肤霜保护乳房的皮肤。

洗乳头时，香皂会清除自然油，因此不能涂抹过多的香皂。另外，使用便于解开或哺乳的文胸，也是保护乳房的好方法。

在哺乳期间，应该注意避孕药

目前还不知道口服避孕药对婴儿的影响。研究结果表明，口服避孕药至少不会降低母乳的分泌，但是能导致母乳质量的变化。类固醇（Steroid）性避孕药可能影响婴儿的健康，因此服用时要慎重。大部分医生建议，在哺乳期间，最好不要服用避孕药。

必须按照医生的指示用药

包括药品在内的很多物质能通过母乳进入婴儿的体内。

在哺乳期间，必须杜绝服用被医生禁止的药物，但是关于其他药物对婴儿的影响，目前还没有明确的说法。如果需要服药，必须按照医生的指示用药。在哺乳过程中，尽量不要吸烟。

如果冷藏挤出的母乳，其他人也能喂母乳

有时不能带婴儿外出，此时用挤奶器挤出母乳，然后装在奶瓶内放入冰箱。冷藏时可以保管24小时，冷冻时还可以保存2周。

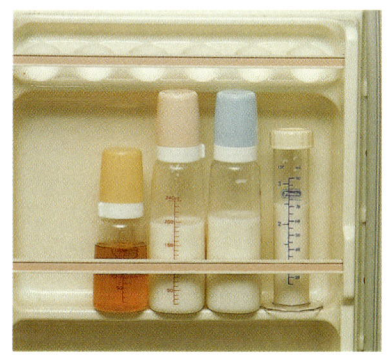

↑ 妈妈外出时，最好用挤奶器挤出母乳，然后放在冰箱内冷藏保管。

在妊娠过程中治疗内陷乳头

如果乳头扁平或凹陷，最好用拇指和食指轻轻地拉出乳头。在乳头凹陷的情况下，只要临近预产期，大部分都能适当地凸出，但是最好事先采取适当的措施。

必须掌握的知识

产后减轻乳房痛症的方法

• 如果母乳过多，应该及时地挤掉

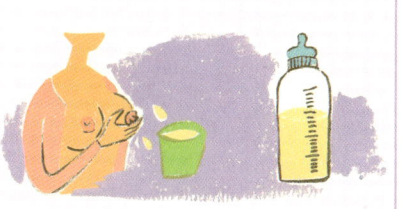

分娩后3日内，乳房会变硬，而且流出乳汁，同时伴随着痛症。在这种情况下，最好使用能充分地托住乳房的哺乳用文胸。如果喂母乳，乳房内的压力会减小，因此乳房痛症也逐渐消失，但是哺乳后还会流出乳液，而且非常痛苦。此时，利用哺乳间隔时间挤掉乳房内的母乳，或者在哺乳之前按摩乳房，这样就能促进母乳的分泌，同时能缓解痛症。

在哺乳过程中，容易出现乳头痛症或乳头干裂的症状。要想消除这些症状，最好在空气中曝露乳头。另外，清洗乳头时，不要用香皂和湿纸巾，最好用清水清洗。

哺乳后应该挤掉剩下的母乳，然后向乳头方向按摩乳房。另外，每次哺乳时都改变姿势，这样也能减轻乳房的痛症。在哺乳之前，如果用手挤掉部分母乳，乳头就会变柔软，因此婴儿也容易吸吮母乳。

一般情况下，分娩1周后乳房痛症就会消失。如果乳房痛症持续很长时间，就应该到医院诊治。

即使在新生儿病房看护，也应该喂母乳

如果刚出生的婴儿出现异常，就必须马上送进具备特殊设施的新生儿病房，但是也应该喂母乳。在这种情况下，用挤奶器挤出母乳，然后给宝宝间接地喂母乳。只要婴儿的状态恢复正常，就能自然地形成哺乳关系，因此能直接喂母乳。

长牙后也应该喂母乳

即使婴儿长出牙齿，也不必中断哺乳。长牙齿时，应该正确地给宝宝哺乳，以免乳头

挤奶器

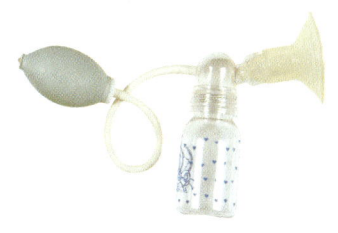

外出或乳房肿胀时，如果用工具挤奶，并用奶瓶保管，其它人也能间接地给宝宝喂母乳。如果使用活塞式挤奶器，就更容易挤奶，而且不需要奶瓶，能直接保存在冰箱内，只要安上奶嘴，就能直接给宝宝喂母乳。

可以用手挤母乳，但是比较费劲，而且很难挤到奶瓶内。如果使用电动挤奶器或普通挤奶器，就容易挤母乳。

受伤。另外，最好让婴儿含着奶嘴玩。

如果母乳不足，就应该混合哺乳

在母乳不足，或者因妈妈的原因只能在规定时间喂母乳的情况下，可以采用混合哺乳方法。

混合哺乳方法有两种。第一，每次喂母乳后，用人工营养补充营养不足的方法。第二，确定喂母乳的时间和喂人工营养的时间的方法。第一种方法适合出生1～2个月的婴儿。喂母乳后，用奶粉或牛奶补充不足的营养。如果婴儿不喜欢人工营养，最好先喂人工营养，然后再喂母乳。第二种方法是交替地喂母乳和人工营养。如果喂母乳的间隔时间长些，就能积存更多的母乳。

如果喂母乳的次数减少，母乳的分泌状态会恶化，因此每天至少要喂母乳3次以上。

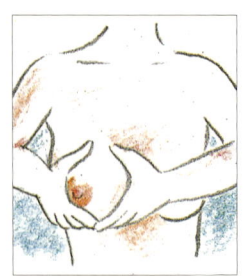

↑用手挤母乳时，首先柔和地揉乳房，以便母乳流入乳腺。反复地揉乳房周围，然后向乳晕部分挤母乳。

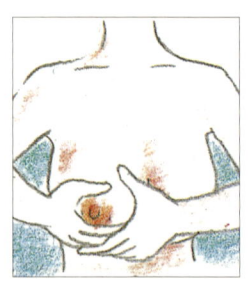

↑从乳房中间部位开始拇指用力挤母乳。当母乳聚集到乳晕边缘时，如果向里面压住乳头后松手，就会从乳头喷出母乳。

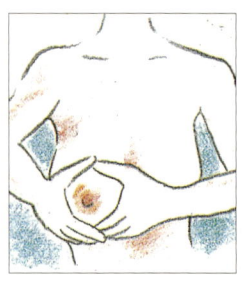

↑如果盲目地挤乳头，就容易导致乳腺的堵塞。挤母乳时，不需要完全挤掉乳房内的母乳，因此只要流出母乳，就应该停止挤母乳。

最关心 的问题

婴儿是否充分地吃奶？

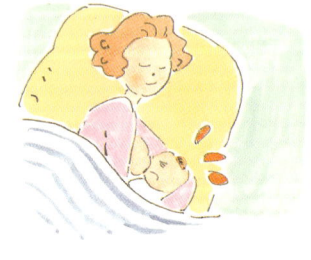

喂母乳1个月后，大部分妈妈都能知道婴儿是否充分地吃奶，但是出生后几周内，很难判断婴儿的吃奶情况。为了第一次当妈妈的产妇，介绍几种判断婴儿吃奶状态的方法。

检查排尿量

出生后3天内，如果充分地喂母乳，婴儿每天能用6～8张（纸质尿布4～6张）尿布。如果充分地排尿，就不用担心脱水症状。

注意观察大便的颜色变化

婴儿的大便从黏糊糊的黑色大便逐渐转变成绿色、褐色大便。如果母乳变成深乳白色，婴儿的大便也会变成黄色。只要婴儿的大便呈黄色，就说明婴儿充分地吃奶。

根据产妇的身体状态判断

喂母乳后，如果哺乳前较重的乳房变轻，就说明婴儿充分地吃奶。另外，如果哺乳后还流出母乳，就说明母乳的分泌正常。

挤奶器

预防和治疗产后忧郁症的方法

许多产妇都会出现产后忧郁症，同时伴随着出现便秘、腹部肿痛、乳房肿痛、出血、疲劳、体型增加等问题，下面为大家介绍一些预防和治疗产后忧郁症的方法。

· 白天睡觉
· 通过沐浴来消除紧张
· 向周围的人请求帮助
· 摄取有利于健康的食物
· 充分地摄取水分
· 呼吸新鲜的空气
· 避免做不急的家务活
· 和朋友聊天
· 脱离完美主义
· 留出关爱胎儿的时间

喂母乳时常见的问题和解决方法

对妈妈和婴儿来说,喂母乳是非常幸福的事情。如果了解喂母乳时常见的问题,将有助于喂母乳。

喂母乳是非常单纯的过程,但是能给妈妈和婴儿带来幸福。在哺乳过程中,可能出现很多问题。如果遇到困难,最好到医院接受检查。

哺乳过程中婴儿哭闹

有些妈妈不知道婴儿不舒服的原因。在哺乳过程中,经常遇到婴儿哭闹的情况。一般来说,只要抱着婴儿说话,就能使他平静下来。如果婴儿的腹部内充满气体,就会导致严重的腹痛,因此强烈地哭闹。在这种情况下,如果到医院诊察,就会开镇定剂等药物。

乳头干裂或疼痛

如果用不自然的姿势哺乳,容易导致乳头干裂或疼痛的症状。如果乳头严重地疼痛,就应该向医生咨询,然后用正确的姿势喂母乳。只要采取正确的姿势,大部分情况下都能好转。喂母乳时,如果吃奶姿势不舒服,婴儿就会咬乳头,因此最好让婴儿用硬口盖和舌头挤压乳晕部位,而且把乳头深深地放入婴儿的口腔内。

乳房严重地肿胀时,也会出现乳房痛症。一般情况下,妈妈的乳头进入婴儿的口腔之前,即准备哺乳时会出现严重的痛症。在这种情况下,最好用手或挤奶器挤掉部分母乳。

流下母乳

婴儿吃一侧乳房内的母乳时,有些妈妈的另一侧乳房也会流下母乳。在这种情况下,应该用吸水纸擦拭乳头,或者在文胸内放纱布。如果听到婴儿的哭声(或者听到其他婴儿的哭声),或者到了哺乳时间,有些妈妈就会出现这些症状。一般情况下,在哺乳初期容易出现这些症状,之后会逐渐消失。

乳房严重肿胀

在出生后一周内,第一次生成母乳,而且流向乳房的血液急剧增多,因此母乳的生产量和婴儿的摄取量不平衡。在这种情况下,容易出现乳房肿胀的现象。乳房

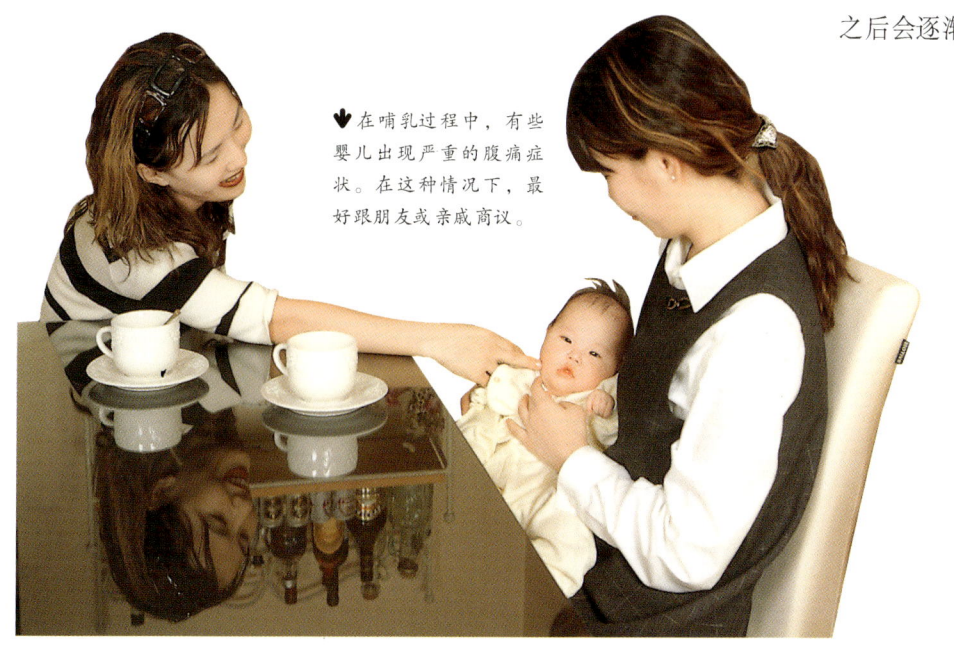

▼在哺乳过程中,有些婴儿出现严重的腹痛症状。在这种情况下,最好跟朋友或亲戚商议。

最关心的问题

在哺乳期间，妈妈进食得越多越好吗？

在产褥期，产妇的食欲很旺盛，因此要补充在胎儿的发育和分娩过程中丢失的铁粉或蛋白质。为了生成高质量的母乳，不仅要摄取高质量的蛋白质，还要摄取富含维生素和无机质的食品。另外，母乳的88%是水分，因此要充分地摄取水分。富含蛋白质和水分的牛奶是哺乳期的最佳食品。

为了促进母乳的分泌，必须均匀地摄取一天三餐的营养，而且要适当地调节三餐的营养。

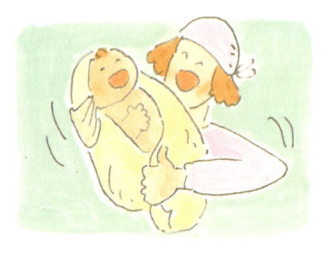

严重地肿胀，就说明母乳的分泌量远远超过婴儿的摄取量。换句话说，乳晕下方的乳房组织内充满乳液。

用拇指和食指轻轻地挤压乳晕内侧，就能挤出乳晕部位的母乳。一般情况下，用手或电动挤奶器挤出母乳。如果乳房疼痛，就可以用热水洗澡，这样能促进母乳的分泌。另外，还可以在乳房上面敷冷水或冰块。

打嗝

在哺乳过程中，婴儿会吸入大量的空气，因此容易导致腹痛症状。如果腹部不舒服，就应该让婴儿打嗝。喂母乳后，把婴儿放在肩膀上面，然后轻轻地拍打后背，这样就能呼出腹中的空气。进入胃肠内的空气飘浮在胃肠上方，最后被排出体外。此时，可能会吐出少量的母乳。

在打嗝之前，应该耐心地等3分钟左右。如果婴儿不打嗝，最好在俯卧状态下，向侧方扭头。在这种姿势下，即使吐出母乳，也不会导致窒息。

缺母乳

放弃喂母乳时，很多妈妈都说缺母乳。如果缺母乳，婴儿就会哭闹，但是婴儿哭闹也可能是吃饱的表现，因此不能轻易放弃喂母乳。

如果缺母乳，应该会喂奶粉，母乳的分泌量会因此而逐渐减少。其实，婴儿不能充分地吃奶的理由有两种，而且这两种原因都与不当的母乳供给有关。

第一，如果不熟悉吸吮母乳的动作，每次只能吃少量的母乳。第二，如果限制喂母乳的时间和次数，容易导致缺母乳的现象。要想解决这些问题，应该检查婴儿吸吮母乳的姿势是否舒适，是否分泌出足够的母乳等。如果婴儿的体重减轻，最好经常叫醒婴儿喂母乳。

由于乳腺炎导致乳房痛症

如果患有乳腺炎，乳房的一侧会出现红色斑点，还伴随痛症。如果乳腺被堵塞，乳液就无法进入乳房组织内，因此导致乳房痛症。随着乳腺的感

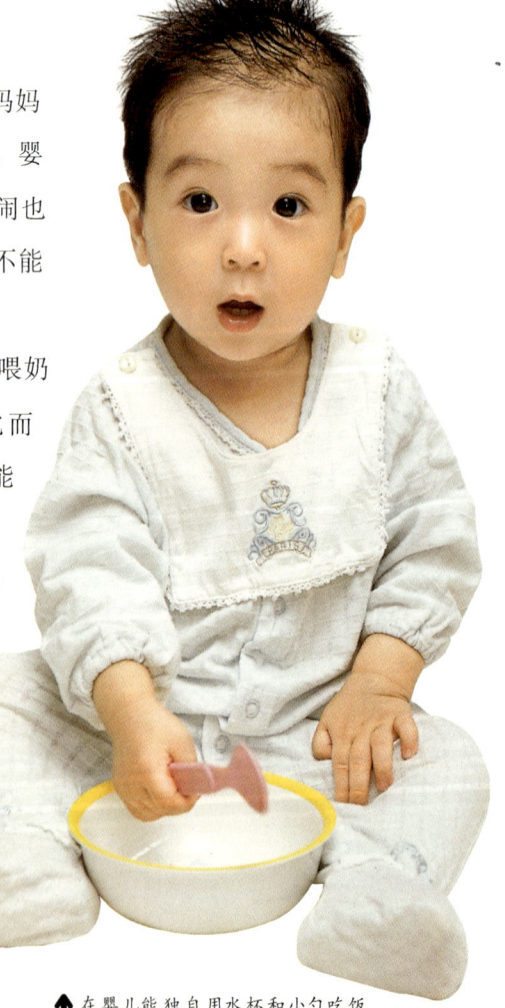

↑ 在婴儿能独自用水杯和小勺吃饭之前，最好继续喂母乳。一般情况下，出生8～9个月后进入断奶期。

染，乳房组织逐渐出现炎症，严重时还会出现脓痒。如果患有乳腺炎，应该马上到医院就诊。只要及早治疗，乳腺炎就不会恶化到化脓症状。一般情况下，2~3日后就能恢复正常。乳腺炎的第一种症状是，就像感冒一样浑身疼痛、发寒。如果乳腺炎恶化，就应该服用抗生剂。只要彻底治疗，就能正常地哺乳。

断奶期的烦恼

有些妈妈担心应该从什么时候开始断奶。在婴儿能独自用水杯和小勺吃饭之前，最好继续喂母乳。一般情况下，出生8~9个月后进入断奶期。最好在婴儿不想吃母乳时断奶。有些婴儿突然断奶，而有些婴儿在两岁时还每天吃一两次母乳。即使不需要继续摄取营养，也应该继续哺乳。

肥胖

吃奶的婴儿几乎不可能吃得太多，所以婴儿的体重缓慢地增长。只要婴儿的健康状态正常，就不用为婴儿的体重担心。

哺乳过程中必要的营养素

长期的经验表明，海带汤、绿豆粥、鲤鱼汤是促进母乳分泌的食品。分娩后，应该多摄取生成母乳所需的热量。

100毫升母乳的热量为61卡路里，因此产妇每天得消耗800卡路里生成母乳。这相当于妊娠前消耗量的40%。为了正常地喂母乳，每天要多摄取一顿饭的热量。即使摄取同样的100卡路里，也应该选择不影响胃肠，而且效率高的食品。即应该摄取高热量、容易消化、富含水分的食品，而且要多摄取分解

↑ 随着营养状态的不同，婴儿的发育状态也有明显的差异。但是肥胖的婴儿不一定很健康，因此要注意检查婴儿的表情和行为。

葡萄糖所需的维生素B_1，跟皮肤相关的维生素A、维生素C，血液成分中的铁。另外，富含胡萝卜素的绿黄色蔬菜含有大量的维生素C和促进肠胃功能的纤维质，因此每天都要食用绿黄色蔬菜。

虽然奶粉的质量不断地提高，但是始终无法完全代替母乳。要想培养健康的婴儿，应该充分地摄取营养，用母乳帮助婴儿成长发育。

婴儿所摄取的营养不同，发育状态会有明显的差异。

必须掌握的知识

如果喂母乳，就能自然地避孕！

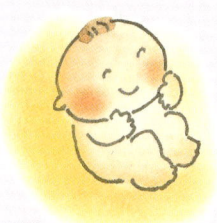

如果喂母乳，就能自然地避孕。

1. 一整天无限制地喂母乳。
2. 躺在婴儿的身边，夜间也随时喂母乳。
3. 不要使用人工奶嘴，最好把妈妈的乳头放进婴儿的嘴里。
4. 推迟断奶时间。断奶食品只能补充营养，不能代替母乳。

如果给婴儿喂母乳，就能分泌泌乳素激素。泌乳素具有抑制雌激素和黄体酮激素的功能。雌激素和黄体酮激素是排卵与子宫内壁所需的激素。如果不排卵，而且子宫内壁无变化，就没有月经，因此不会妊娠。

为了维持能抑制这些激素的泌乳素量，必须频繁地哺乳。另外，人在睡眠中会大量地分泌受胎激素，因此要提高夜间的泌乳素分泌量。如果喂母乳的次数减少，或者哺乳间隔过长，泌乳素的量会减少，因此出现月经。

研究结果表明，如果按照以上的规则哺乳，95%的产妇能停止月经13~16个月。

喂奶粉时的卫生管理和奶粉的选择方法

喂奶粉时，必须特别注意卫生管理。妈妈要经常清洁双手，彻底地消毒哺乳工具，以免被细菌感染。

奶粉的成分非常接近母乳的成分

在现代妈妈中，有很多不愿意喂母乳的妈妈。有些妈妈希望重新工作，有些妈妈的身体状态不好，而有些妈妈无缘无故地只用奶粉喂养婴儿。我们不建议用奶粉喂养婴儿，但是只要事先计划好，用奶粉也能正常地养育宝宝。

为婴儿生产的特殊奶粉制造方法很多，但是大部分都以牛奶为原料。不管是奶粉还是母乳，90%是液体（水），因此剩下的10%决定奶粉与母乳的成分差异。

如果改变奶粉成分，就能生产出更接近母乳的奶粉。

母乳是直接从母体分泌的

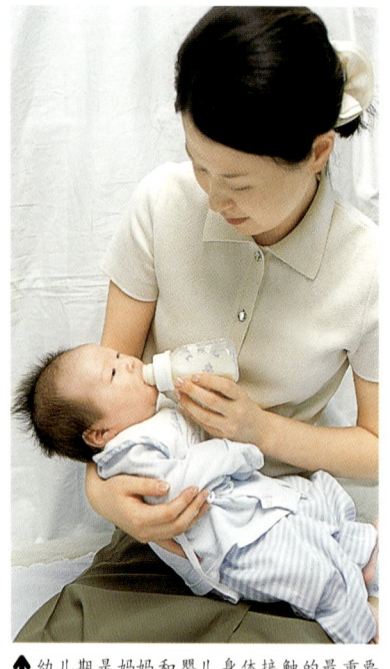

↑ 幼儿期是妈妈和婴儿身体接触的最重要时期。

液体，因此不像冲奶粉时那样犹豫。比如，"再加一勺奶粉"，或者"宝宝喜欢甜食，要不要再加一点白糖"。牛奶厂商想尽方法研究出最接近母乳的奶粉，因此必须按照产品的说明冲奶粉，而且要使用奶粉中配好的卫生小勺。

喂奶粉要特别注意卫生

母乳非常干净，而且婴儿能吸收母乳内的抗体，因此能防止细菌感染。但是人工哺乳的婴儿抵抗疾病的能力较差，因此要经常消毒奶瓶和奶嘴。喂奶粉时，要特别注意卫生，而且要清洁妈妈的双手。不干净的棉毛巾容易传染病菌，因此洗手后最好使用卫生纸巾。

如果喂奶粉，不一定每次都由妈妈喂奶，这也是喂奶粉的优点之一。虽然这是优点，但不一定是好事。在出生后几周内，妈妈一定要和婴儿共同生活，即使喂奶粉也要彻底做好卫生工作，还要多与婴儿亲密。

当然，也存在例外。妈妈极度疲倦，或者生病时，爸爸就可以替妈妈喂奶粉。在这种情况下，跟喂母乳一样，必须保持妈妈和婴儿之间的亲密关系。抱着婴儿细心地呵护的时

扩大奶嘴孔的方法

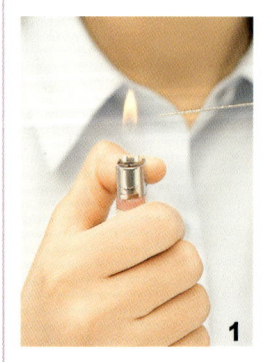
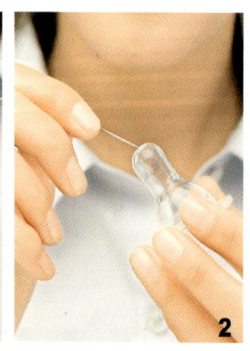

← 只有牛奶浓度和奶嘴孔匹配，才容易吸吮奶嘴。如果购买的奶嘴孔过小，最好用烧红的钢针扩大奶嘴孔。

1 注意防止烫伤，然后用或烧红钢针。

2 用烧红的钢针扩大奶嘴孔。

间才是最宝贵的。

另外，现在的爸爸每天都努力亲自给宝宝喂一次奶粉。

喝奶粉的婴儿感受父爱的机会更多

妈妈喂母乳的情况下，能跟婴儿形成密切的身体接触，但是喂奶粉时无法形成如此亲密的身体接触，这也是喂母乳和喂奶粉的主要区别。在喂奶粉时，妈妈要经常抱着婴儿，而且通过眼神的交流加强与婴儿的感情交流。不能因为喂奶粉，就淡化婴儿与妈妈的感情。幼儿期是妈妈和婴儿身体接触的最重要时期，在喂奶粉时，婴儿能同时感受到爸爸和妈妈的爱。

经常消毒喂乳工具

为了喝奶粉的婴儿，必须掌握彻底地消毒喂乳工具的方法。消毒方法比较繁琐，因此刚开始很难做好，但是很快就能熟悉。

分娩后9个月内，在喂奶粉的期间，必须彻底地消毒哺乳工具。

奶瓶与奶嘴的清洗方法

喂奶粉后，在消毒奶瓶和奶嘴之前，必须用凉水彻底地清洗。奶瓶或奶嘴的奶粉残渣

消毒奶瓶的方法

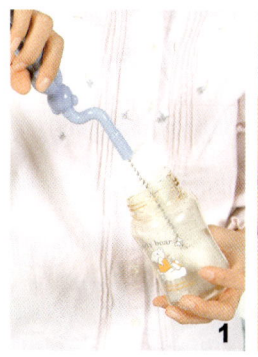
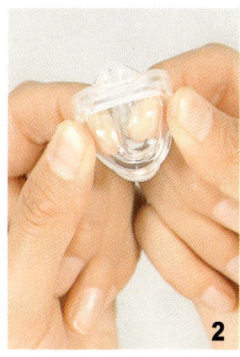

1. 为了彻底清除奶瓶内的残渣，必须用洗涤剂和刷子彻底地清洗每个部位。
2. 利用洗涤剂和小刷子擦拭奶嘴外侧，然后翻过来清洗内侧。最后用流动的水充分地冲洗奶瓶和奶嘴。此时，如果用凉水冲洗，就能彻底消除奶粉残渣和洗涤液成分。

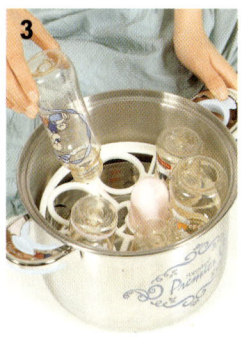
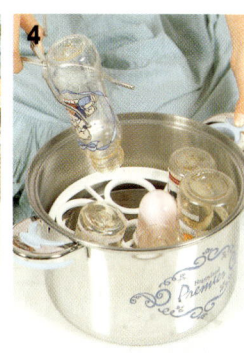

3. 在奶瓶消毒器内倒入凉水，然后把擦干净的奶瓶倒挂在消毒器上面，同时把奶嘴和瓶盖也放入消毒器内。
4. 用100℃以上的开水消毒5分钟左右，然后用消毒钳子拿出奶瓶和奶嘴。

Baby care

喂奶粉时的注意事项

● **应该继续喂第一次选用的奶粉**

奶粉的主要成分是牛奶，因此非常接近母乳。奶粉产品的种类繁多，但是原理大同小异。如果更换奶粉种类，婴儿的大便状态会变化，因此很难掌握婴儿的健康状态。只要没有特别的理由，最好继续喂第一次选用的奶粉。

● **以喂母乳的心态喂奶粉**

用奶瓶喂奶粉时，如果把婴儿放在左侧膝盖上面，并用左臂肘部支撑婴儿的头部，婴儿就能感受到妈妈的心跳，因此容易平静下来。

● **必须按照产品的标示调节奶粉的浓度**

在喂奶之前冲奶粉。先倒入所需水量的2/3，然后添加奶粉，并均匀地搅拌，最后再倒入1/3的水。在手腕内侧滴几滴奶，如果感到温热（约37℃），就可以喂奶粉。

● **必须充分地消毒奶瓶和奶嘴**

奶粉的成分适合细菌的繁殖，因此使用后必须马上用凉水冲洗。如果用热水冲洗，奶粉就容易凝固，因此很难清洗。另外，用凉水清洗后，必须用开水消毒。

最关心的问题

出生100天内可饮用的婴儿饮料

★ 清水类 ★

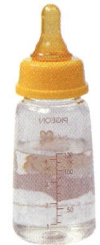

[**自来水**]如果直接饮用水龙头里出来的自来水,抵抗力较差的新生儿就容易出现异常症状,因此最好饮用凉开水。

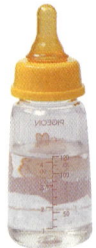

[**矿泉水**]根据矿泉水的成分,可分为软水和硬水。婴儿最好避免喝富含钙和镁的硬水。如果是软水,婴儿可以喝。

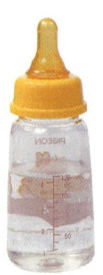

[**用净水器过滤的水**]如果住在高层公寓,将会提供积存在水箱里的水,因此最好用净水器过滤,但是跟自来水一样,婴儿也只能喝凉开水。

★ 果汁类 ★

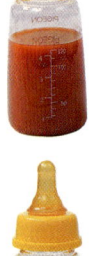

[**生果汁**]果汁富含糖分,如果大量地饮用果汁,就会影响哺乳量,因此不适合作为补充水分而大量饮用。

[**市面上销售的100%果汁**]成人饮用的果汁,即使是100%果汁,也添加一定的糖分,而且味道较浓,因此比生果汁更容易影响哺乳量。在断奶期内,也不要使用市面上销售的100%果汁。

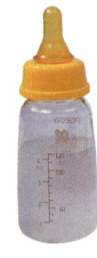

[**离子饮料**]离子饮料中添加了电解质(钠、钙等),因此由于呕吐或痢疾丢失体内水分或电解质时,可以饮用离子饮料。但是由于此类饮料含有大量的糖分,因此不能作为补充水分而大量饮用。

★ 茶类 ★

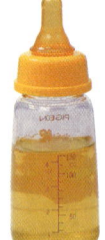

[**绿茶**]绿茶中含有咖啡因或酯碱,容易刺激婴儿。一周岁以后的婴儿可以喝绿茶,但是在百日之前不能给婴儿喂绿茶。

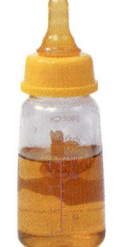

[**麦茶**]麦茶不含咖啡因,而且没有异味,因此适合做婴儿的水分补给用饮料。给婴儿喂麦茶时,应该比成年人的麦茶稀释2~3倍。

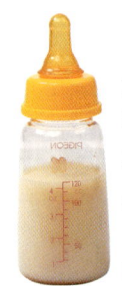

[**健康茶**]东方医学认为,最近比较流行的杜冲或三百草茶等健康茶有利于身体健康,但是会强烈地刺激婴儿,因此不能轻易地给婴儿喝健康茶。

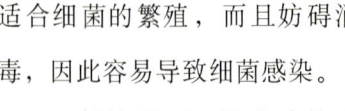

适合细菌的繁殖,而且妨碍消毒,因此容易导致细菌感染。

一般情况下,用流动的凉水清洗奶嘴。为了彻底清除奶嘴上面的残渣,必须从奶嘴外侧开始清洗。用同样的方法清洗奶瓶里面。如果用热水清洗,奶粉就会凝固在奶瓶表面,因此要用凉水清洗。

奶瓶与奶嘴的消毒方法

热汤消毒是传统的消毒方法。在煮锅内倒满水,然后烧开水,最后放入奶瓶和奶嘴消毒几秒钟。现在也有很多家庭用这种方法消毒哺乳工具。

另外,可以选用电磁波消毒器和电气消毒器。把清洗的奶瓶和奶嘴放入电磁波消毒器内,然后用电磁波消毒一段时间,就能结束消毒。如果是电

↑气体(蒸汽)消毒器

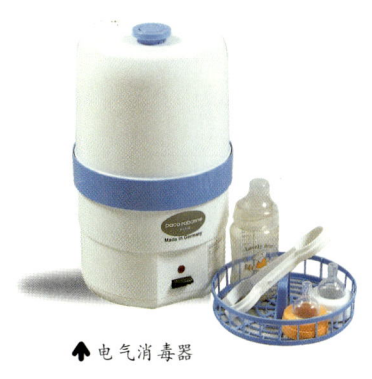

↑ 电气消毒器

气消毒器，放入需要消毒的哺乳工具后，只要插上电就能消毒，因此非常方便。

另外，这些消毒器一次能消毒几个奶瓶和奶嘴，因此更加方便。

奶瓶

首先购买200cc的奶瓶。每天需要6~8个200cc的奶瓶。另外，为了喂水或果汁，最好准备2~3个120cc的奶瓶。即使突然加热或冷却，硼硅玻璃奶瓶也不会破裂。这种奶瓶有些昂贵，但是在急剧的温度变化下不容易破碎，而且耐冲击，因此值得用高价购买。

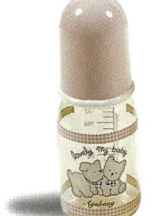

↑ 需要8个200cc的奶瓶和2~3个120cc的奶瓶。

奶嘴

至少要购买12个奶嘴，最好选择有一两个奶嘴孔的奶嘴。硅树脂奶嘴具有较强的耐热特性，因此能长时间使用。

奶粉

婴儿用奶粉与脱脂奶粉、全脂奶粉不同，适当地调节了蛋白质和脂肪的量，因此比较接近母乳成分。此外还添加了

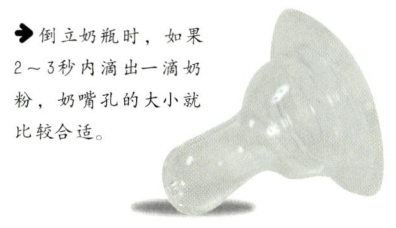

→ 倒立奶瓶时，如果2~3秒内滴出一滴奶粉，奶嘴孔的大小就比较合适。

糖分和各种维生素，因此非常适合新生儿。根据婴儿的月龄适当地稀释奶粉，出生3~4个月后，跟离乳食品一起保持营养平衡。

在冰箱内保存奶粉时，最好倒放奶嘴后盖上瓶盖

在冰箱内保存奶粉时，最好倒放奶嘴后盖上瓶盖。取奶嘴时，必须抓住奶嘴边缘，否则手上的细菌容易感染消毒的奶嘴。

尽量快速冷却奶粉，然后放入冰箱内保存。给婴儿喂奶时，应该适当地加热。

母乳一直保持一定的温度，但是准备人工奶粉时，有时要冷却，有时要加热。把奶液滴在手背或手腕内侧时，如果感到温热就可以给婴儿喂奶。宁愿喂稍微凉的牛奶，也不能喂过烫的牛奶。

必须掌握的知识

母乳是自然界为婴儿准备的礼物

初乳是婴儿的第一餐

对婴儿来说，母乳是最理想最完美的食品。不仅含有婴儿所需的所有营养，而且含有保护婴儿的免疫成分。母体生成的初乳是婴儿最理想的第一餐。

喂母乳的妈妈比较健康

统计结果表明，正常地喂母乳的妈妈出现乳房癌等各种妇科疾病的几率远远低于其他妈妈。

提高妈妈与婴儿的亲密感

喂母乳不仅是为了提供婴儿的营养。喂母乳时，婴儿能接触妈妈的皮肤，而且能听到妈妈的心跳声，因此很快能熟悉妈妈，容易产生亲密感。婴儿长大后，这些亲密感有助于今后的育儿过程和子女关系。

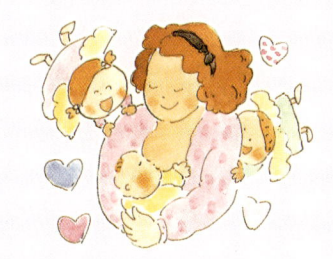

只有奶嘴孔的大小适合牛奶的浓度，才能容易吸吮奶粉

喂母乳时，在婴儿吸吮母乳之前，乳腺就会分泌出乳液。如果临近哺乳时间，或者听到婴儿的哭声，就会出现分泌乳液的反射。

喂奶粉时不能让婴儿过于疲劳，因此要倒立奶瓶，观察奶嘴是否滴出牛奶。在静静地倒立奶瓶时，最好每2~3秒钟滴下一滴牛奶。

如果滴下的速度过快，就说明奶嘴孔过大。相反，如果牛奶滴下的速度过慢，就说明奶嘴孔过小或被堵塞。如果普通食欲的婴儿喝完一瓶牛奶需要20分钟以上，就说明奶嘴孔过小。

市面上销售的奶嘴不容易堵塞，但是奶嘴孔很小。可在钢针的一端插木塞，然后抓住木塞烧红钢针的另一端，然后用烧红的钢针扩大奶嘴孔。

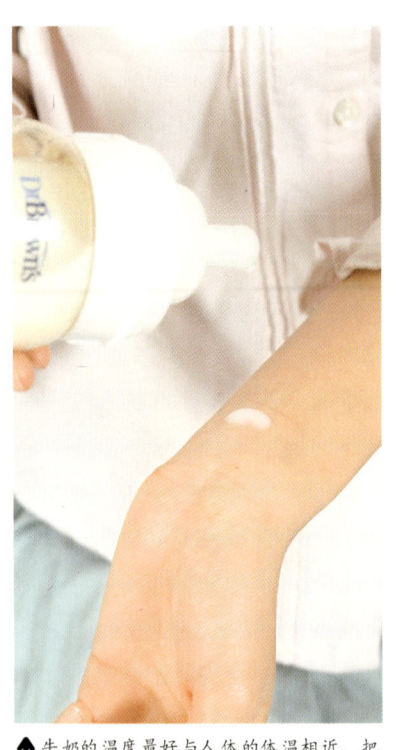
↑ 牛奶的温度最好与人体的体温相近。把牛奶滴到对温度相当敏感的手腕或手背上面，然后慢慢地调节奶粉温度。

爸爸应该多接触婴儿

- **刚开始会很生疏**

最熟悉婴儿的是妈妈，因此靠第六感觉也能知道婴儿玩耍、睡觉和喝奶的时间。在育儿过程中，妈妈的第六感觉比较发达，但是爸爸却比较生疏。如果不承认这种差异，夫妻之间容易发生冲突。

- **不嘲笑丈夫**

妻子过分的母爱有时让丈夫不舒服。丈夫也想照看宝宝，但是很多妻子却会嘲笑丈夫。如果经常嘲笑，丈夫就会放弃看护婴儿，因此妻子只能一个人承担育儿的重担，最后导致对丈夫的不满。

一开始就应该学习夫妻共同看护婴儿的技术。即使丈夫看护婴儿的动作很生疏，也不要盲目地指责丈夫。

- **爸爸应该多接触婴儿**

如果希望丈夫成为看护婴儿的好爸爸，就应该给丈夫多接触婴儿的机会。即使丈夫看护婴儿的动作很生硬，也应该耐心地等待。尽量减少指责丈夫的次数，应该让丈夫多接触婴儿。

丈夫害怕照看婴儿时，应该鼓励丈夫，使丈夫积极地看护婴儿，让丈夫给宝宝喂奶粉，或者帮婴儿换尿布。如果丈夫为婴儿做事，就应该鼓励和表扬。

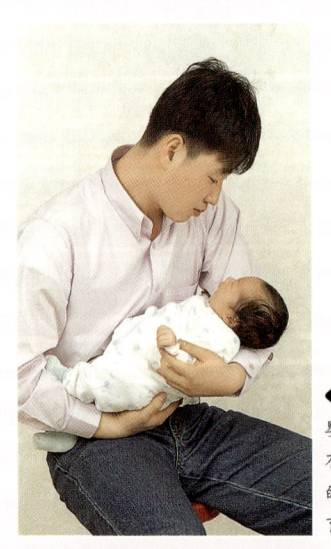
← 爸爸与婴儿的接触有助于婴儿的情绪发育。

冲奶粉的要领和喂奶粉的方法

只要掌握冲奶粉的正确方法、喂奶粉的方法和喂奶粉的时间，爸爸也能跟妈妈一样，尽情地享受跟宝宝交流的快乐。

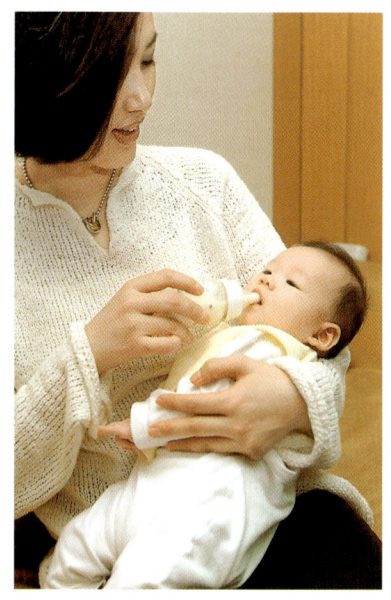

↑在喝奶过程中，婴儿希望妈妈能全神贯注地看着自己。如果妈妈分散注意力，婴儿就会拒绝喝奶。

冲奶粉的方法 必须正确地控制奶粉量，而且要彻底地消毒奶瓶

冲奶粉时，必须正确地控制奶粉量，而且要彻底地消毒奶瓶。使用浓缩奶粉或牛奶时，每次必须控制相同的量，因此要按照商品说明书冲奶粉。

事先必须消毒奶粉，然后用开水冲奶粉。不管用什么方法冲奶粉，只要被极少数病毒感染，就容易导致婴儿患上严重的疾病。

为了防止细菌的繁殖，采取瞬间冷却或加热的方式

如果充分地准备奶瓶，就能节约时间。一次多准备几顿的牛奶，然后以快速冷冻的方法在冰箱内保存。如果临近哺乳时间，就用开水加热冷藏的牛奶。

牛奶必须瞬间冷却或加热。如果婴儿还小，就应该购买小奶瓶，然后放在阴凉的地方保存。

喂奶粉的方法 看着婴儿喂奶粉

目前，广泛地进行关于出生瞬间和出生后几小时内婴儿状态的研究。刚出生时，如果不隔离妈妈和婴儿，妈妈和婴儿之间会形成对话。

婴儿会睁大眼睛看妈妈，妈妈也会抱着婴儿亲切地看婴儿。这种眼神的交流非常重要。在喂奶粉的过程中，婴儿会凝视妈妈的脸。此时，婴儿还不能熟练地聚焦，但是能看到近处的妈妈。

冲奶粉的方法

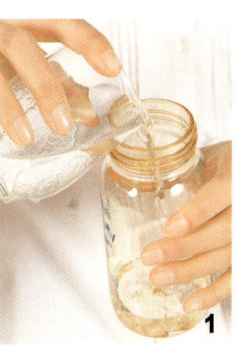

1

↑在冲奶粉之前，应该准备好开水。把温度降低到50℃左右（滴在手背时会感觉到温热），然后按照奶瓶上面的刻度倒入一定量的开水。

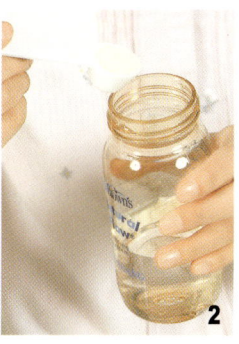

2

↑冲奶粉时，必须使用规定的勺子。用奶粉勺正确地控制奶粉量。

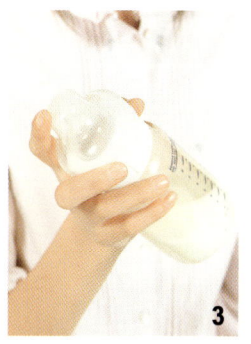

3

↑安装奶嘴后盖上奶瓶盖，并上下充分地摇晃。牛奶很容易发霉，因此不能在常温下保存。一般应放在冰箱内保管，然后加热后使用。

拿起奶瓶向前稍微弯曲身体，然后默默地看着婴儿，妈妈和婴儿之间会形成无言的对话，因此能营造出跟喂母乳相同的气氛。

妈妈和婴儿对视的姿势最自然

喂奶粉的另一种姿势就是"对视对方"的姿势。舒适地坐在床、沙发或椅子上面，然后使婴儿的头部朝向妈妈的膝盖，婴儿的腿部朝向妈妈的腹部。用一只手抬起婴儿的头部，然后用另一只手抓住奶瓶。

在这种姿势下，妈妈就能看着婴儿，因此形成便于交流的气氛。如果采取这种姿势，就能自然地对视对方的眼睛，但是不能任意地接触身体。

关注婴儿

在喂奶粉的过程中，大部分婴儿希望妈妈能全神贯注地看着自己。如果妈妈只关注电视节目，婴儿就会拒绝吃奶。这样，妈妈也逐渐知道只有关注婴儿，宝宝才会开心的道理。有些妈妈在过于疲劳时，会用床沿支撑奶瓶，但是这种哺乳方法容易挤压婴儿的鼻子，因此导致窒息现象。不仅如此，还会失去跟婴儿交流的宝贵时间。

如果通过奶瓶吸入大量的空气，就容易导致腹痛

大部分妈妈使用大口径玻璃奶瓶或塑料奶瓶。给宝宝喂奶粉时，应该检查奶瓶口是否充满空气。如果奶瓶口充满空气，婴儿会通过奶瓶吸入大量的空气，因此容易导致腹痛症状。

喂母乳时，只有婴儿吸吮母乳的主观感觉，因此很难正确地知道婴儿摄取的母乳量。但是喂奶粉时，能把握正确的摄取量。另外，婴儿每次的奶粉摄取量都不相同。

多冲一点奶粉

每次冲奶粉时，应该比正常的摄取量多冲一点奶粉。如果间隔两小时或者更频繁地喝奶，就说明婴儿没有吃饱，或者口渴。

喂奶粉的时间
根据婴儿的需求适当地调节

喂奶粉跟喂母乳不同，因此可以遵守喂奶粉的时间。以前，很多人认为，如果根据婴儿的需求喂奶粉，就容易形成无规则的坏习惯。相反，如果按时喂奶粉，就容易形成有规律的生活习惯，因此规定喂奶粉的时间，然后严格地按照时间喂奶粉。正是由于过分地担心婴儿的将来，才导致这种错误认识。

研究结果表明，喂奶粉的时间和婴儿的性格没有太大的关系，因此在哺乳初期，最好跟喂母乳的婴儿一样管理喂奶粉的婴儿。在形成一种习惯之前，应该适当地调节喂奶粉的时间，然后自然地遵守喂奶粉的时间。

让婴儿打嗝的方法

喂奶粉后，必须让婴儿打嗝，下面介绍3种打嗝的方法。

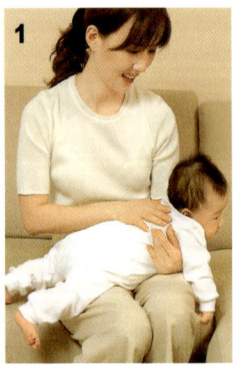
↑ 把婴儿放在妈妈的大腿上面，然后轻轻地拍打婴儿的后背。该方法比较适合新生儿。

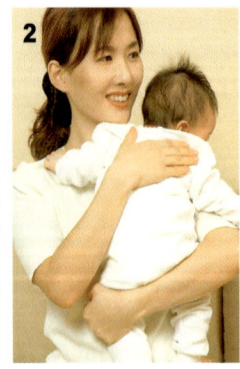
↑ 抱起婴儿，使婴儿的头部位于妈妈的肩部上面，然后轻轻地拍打后背。适合新生儿或稍微大的婴儿。

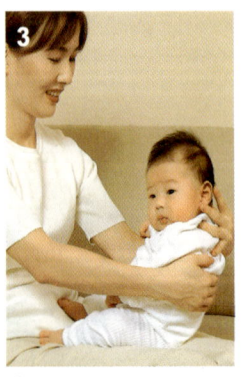
↑ 把婴儿放在膝盖上面，然后用双手分别支撑婴儿的头部和后背，同时轻轻地拍打后背。婴儿能独自支撑头部时，可以使用该方法。

喂奶粉时常见的问题和解决方法

下面介绍喂奶粉时容易出现的问题。比如，容易出现便秘，和婴儿一起去旅游时，甚至出现婴儿肥胖症等。

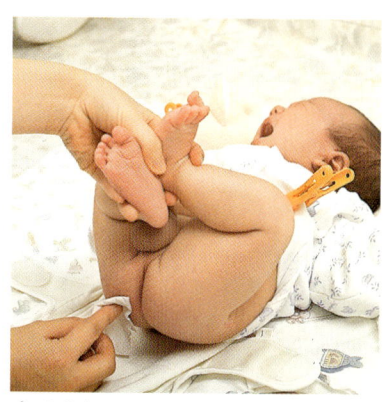

↑ 通过婴儿的大便能判断哺乳的方式是否正确。如果大便坚硬，最好喂凉开水。

婴儿的大便

喂母乳的婴儿和喂奶粉的婴儿不同

喂母乳时，婴儿的大便会有特殊的颜色，而且带有独特的香味。另外，几乎没有任何变化。但是喂奶粉的婴儿的大便呈淡淡的草绿色，而且比较干燥，气味不同。

如果大便较硬，最好喂水或果汁

喂奶粉的婴儿大便比较硬，而且经常出现排便困难等症状。

天气暖和时，如果大便较硬，最好给宝宝喂凉开水或淡淡的果汁。

旅行

旅行之前必须做好准备

跟喂母乳的妈妈相比，喂奶粉的妈妈需要准备更多的物品。尤其是独自带婴儿旅行时，需要准备的物品特别多，因此及其繁琐。

事先制定旅行计划，然后确认旅行地的环境

旅行之前必须做好准备，制定详细的计划，尽量减少不必要的行李，只准备不可缺少的用品。

在喂奶粉的情况下，如果只关心婴儿的奶粉，就很难开心地旅行，但是只要制定好计划，就能达到开心旅行的目的。不要因为准备繁琐就放弃旅行，只要制定旅行计划，就会比较方便。另外，旅行一两次后，就能熟悉跟婴儿一起去旅行。到高气温地区或饮用水不清洁的地区旅行时，特别要注意卫生。

不能忘记带杀菌工具

旅行地的病毒不一定比居住地的病毒强烈，但是在旅行中，婴儿的抵抗力会有所下降，因此容易被细菌感染。

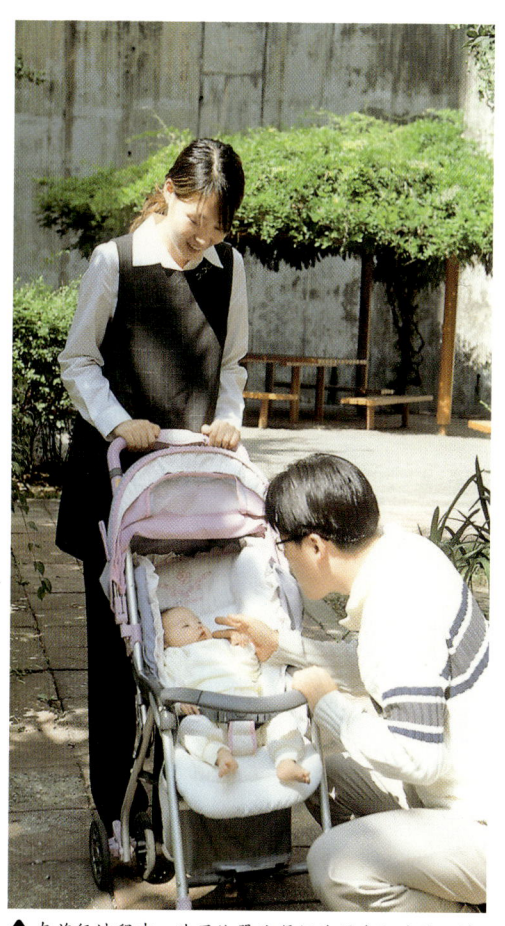

↑ 在旅行过程中，为了让婴儿很好地适应陌生的环境，必须更加细心地看护。

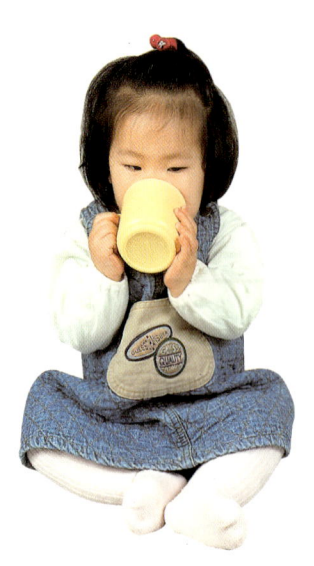

▲ 喂奶粉容易导致肥胖症,因此要有规律地喂奶粉,而且注意控制每次的摄取量。

婴儿肥胖症

必须调节喂奶粉的量

很多妈妈担心,喂奶粉会不会导致肥胖症。喂奶粉时,不一定都会导致肥胖症,但是如果摄取的量过多,就容易导致肥胖症。

很多妈妈不遵循奶粉公司对用量的规定,按照自己的想法和婴儿的要求任意喂奶。而只根据个人想法决定喂奶粉的量会经常导致严重的后果。持续高温或发烧的情况下,如果过多地喂奶粉,婴儿的肾脏就不能正常地排泄盐分,因此婴儿的体重会急剧增加。为了延长婴儿的睡眠时间,有些妈妈在奶粉里添加谷物粉,而这种方法容易导致婴儿肥胖症。

喂奶粉时,必须控制好喂奶粉的时间间隔,以及每次喂奶粉的量。

Baby care

跟婴儿一起去旅行时,必须携带以下物品!

打算跟婴儿一起去旅行时,最重要的还是婴儿的身体健康。应该事先到少儿科检查,然后制作记录婴儿的健康状态的卡片。

1 一次性尿布——必须准备足够的一次性尿布。尤其是由于突然的环境变化,婴儿容易拉肚子,因此要多准备尿布。

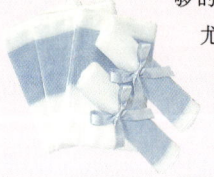

2 衣服——每天要更换两套衣服。夏天的情况下,每天要更换三套衣服。另外,在旅行地必须及时地洗衣服,因此要准备容易干的衣服。昼夜温差可能很大,因此在夏天,也要准备长袖衣服。

3 应急药品——为了大大小小的意外事故,必须准备凡士林、一次性创可贴、皮肤软膏、解热剂、消化剂、体温计、消毒药等药品。若经常感冒或晕车,最好跟少儿科医生商议后,准备感冒药和晕车药。

4 奶粉与牛奶——准备婴儿平时吃的奶粉量。如果长时间旅行,或者到很难购买食品的地方旅行,最好准备灭菌牛奶。

5 奶瓶——即使是喂母乳的婴儿,有些情况下,不能喂母乳,因此必须携带奶瓶。在喂奶粉的情况下,必须准备消毒器和几个奶瓶。不便于同时携带消毒器和奶瓶时,最好充分地准备一次性奶瓶和塑料袋。

6 水和饮料——必须给婴儿充分地补充水分,因此单独准备麦茶或果汁。

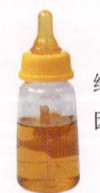

7 玩具——如果遇到堵车,婴儿容易哭闹,因此要携带婴儿喜欢的玩具和书。

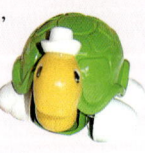

8 其他——还应该准备医疗保险证、帽子、大毛巾、婴儿油、防紫外线防晒霜。在不同环境下,婴儿容易哭闹,因此要携带婴儿喜欢的枕头或被褥,这样就能使婴儿容易适应陌生的环境。

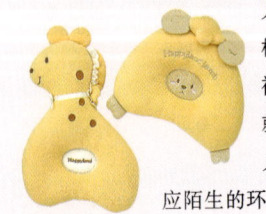

Part 10 看护新生儿的方法

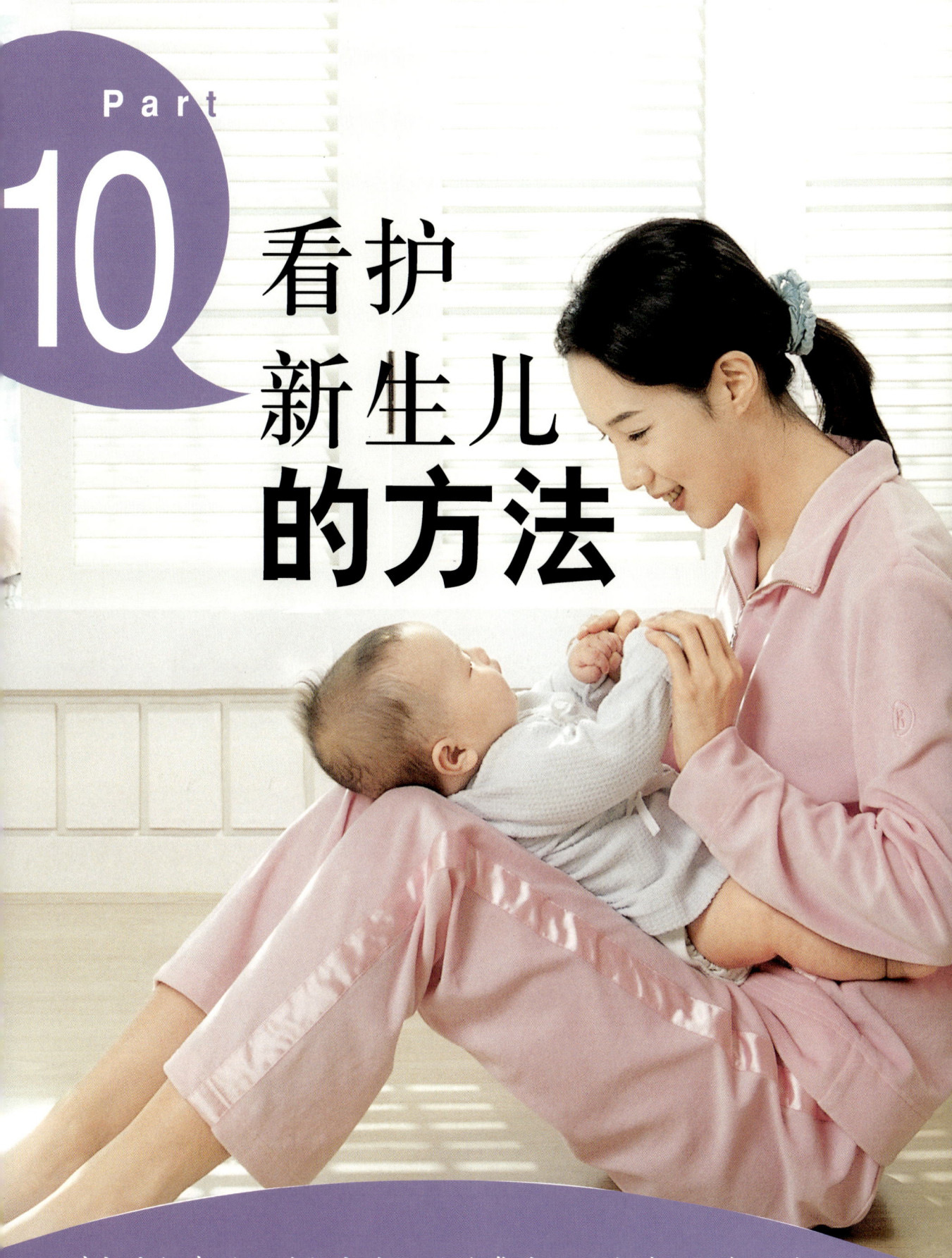

对初产妇来说,看护新生儿是非常劳累的事情。要想熟悉换尿布、哄婴儿睡觉、换衣服、洗澡等看护新生儿的方法,需要比较长的时间。在这种情况下,需要丈夫的帮助和参与。

228…形成生活节奏的方法
237…给宝宝洗澡的方法
240…折叠尿布和换尿布的方法
243…反映婴儿健康状态的排泄物和尿布的处理
247…新生儿用品选购指南
248…有助于大脑发育的婴儿按摩

初产妇天天等待接宝宝回家的日子。她们想独自看护在自己的腹中成长10个月的婴儿。但是从接回家的瞬间开始，失去自信心的妈妈特别多。在生孩子之前开始跟亲戚朋友学到很多知识，但是回家后，这些知识很容易引起混乱。

应该寻找适合宝宝的育儿方法

妈妈们在对育儿失去信心或彷徨的过程中，逐渐知道应该选择最适合宝宝的育儿方法，但是很难决定哪些育儿方法最适合宝宝。

刚分娩的产妇容易疲劳，加上育儿的压力，容易加重疲劳感。在喂母乳的情况下，育儿引起的负担很沉重。

绝对不能着急

刚从医院刚接回婴儿时，婴儿会哭闹几天。只要婴儿哭闹，妈妈就以为宝宝生病或哪里不舒服。如果严重地哭闹的婴儿突然停止哭声，也会忐忑不安，"是不是不能正常呼吸呢？"

对经产妇来说，这些现象不足为怪，反而觉得婴儿非常正常。大部分婴儿在哭闹中慢慢地入睡。

初产妇对育儿缺乏信心，因此多次确认婴儿的状态后才能放心。另外，有些妈妈特别在意婴儿的脸色。婴儿睡觉时，偶尔会出现脸色苍白的症状，因此不用大惊小怪。

大部分初产妇都会有这种烦恼，但是过分的烦恼不利于婴儿和妈妈的健康。

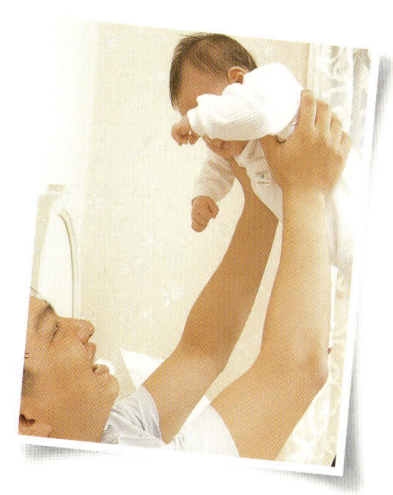

↑ 跟婴儿一起玩，就能给父母带来快乐，同时培养婴儿的社会适应能力，而且锻炼婴儿的身体活动能力。

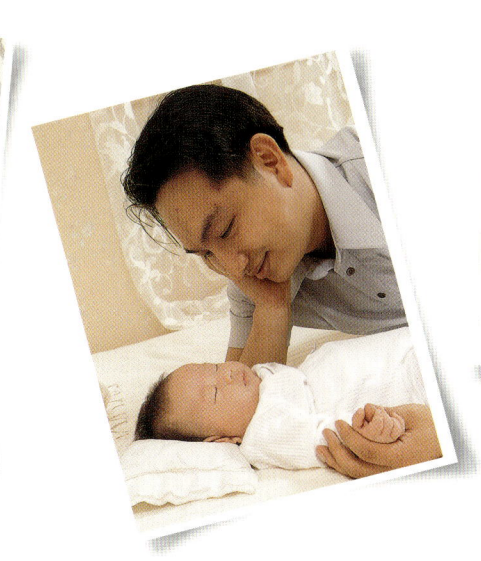

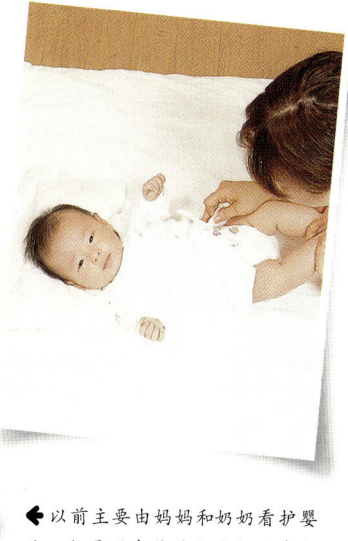

← 以前主要由妈妈和奶奶看护婴儿，但是现在爸爸也积极地参与看护婴儿的行列。

应该制定以婴儿为中心的育儿计划

通过婴儿的出生，大部分女性能真实地感受到生与死的问题，因此容易陷入莫名其妙的不确信感和内心空洞感，有时还无缘无故地欣喜若狂。

妈妈的精神状态和身体状态都与婴儿的成长发育有密切的关系。喂母乳的妈妈跟喂奶粉的妈妈不同，只要听到婴儿的哭声，就会分泌出母乳。即使听到别的婴儿的哭声，也会出现分泌母乳的现象。在出生之前，婴儿是妈妈的一部分，因此妈妈很了解婴儿的想法。

过一段时间后能恢复正常的生活

美国的儿童心理学家唐纳德·温尼科特（Donald Winnicott）把这些现象称之为"原始的母性偏见"，但是这些现象不会持续很长时间。大部分会在分娩4～6日后逐渐消失。在这个时期，其他家人会为原先独自看护婴儿的妈妈分担压力。

分娩几周后，大部分妈妈都能恢复正常的生活，但是会把全部精力放到婴儿身上，因此无力做家务。

需要丈夫的帮助

初产妇没有多余的时间优闲地看书或跟别人闲谈。即使有亲戚朋友帮忙看护，她也会把所有神经集中到婴儿身上。

分娩后，跟丈夫的性生活也很难恢复到妊娠前的状态。为了使丈夫理解，应该让丈夫参与妻子的妊娠过程和妻子分娩的过程。另外，分娩后应该让丈夫多做家务和帮妻子看护婴儿。

通过妊娠和分娩过程的参与，丈夫就能理解妻子，而且出现独占妻子的欲望或性生活的欲望时，能理智地克制自己。

在分娩后的2～3周内，大部分妈妈的生活以看护婴儿为中心，因此把其他生活放在第二位。

正因为这样，在分娩后的

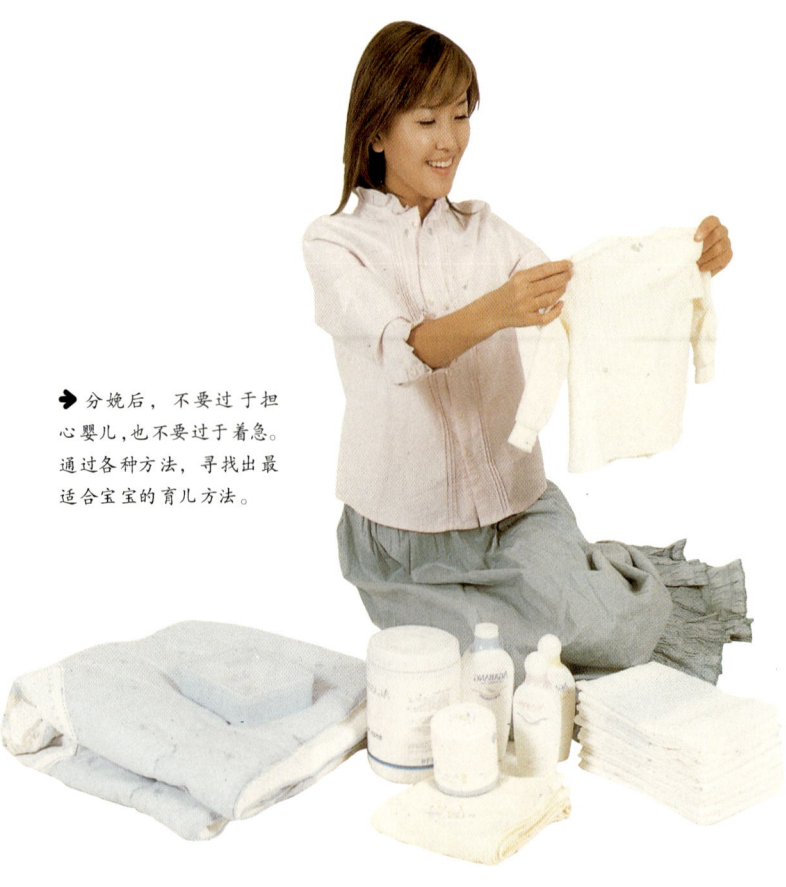

➔ 分娩后，不要过于担心婴儿，也不要过于着急。通过各种方法，寻找出最适合宝宝的育儿方法。

2～3周内，别想带客人到家里来玩。

除了刚出生的婴儿外还有大孩子时，父母应该抽空照顾大孩子。如果有亲戚朋友带大孩子出去玩，那父母会非常感觉他们的。如果有人带大孩子出去，产妇就容易稳定情绪。

妈妈每天的生活中，最重要的事情就是给宝宝喂母乳。在Part11中，详细地介绍了喂母乳的方法和喂奶粉的方法，因此在本章节中不会详细地做说明。

形成习惯之前，应该尝试各种方法

接受20世纪30年代后期的美国式教育的妈妈会间隔4小时有规律地喂母乳，但是婴儿不是机器，因此要选择婴儿和妈妈都适合的方法。如果一开始就根据婴儿的身体状态和节奏喂母乳，婴儿就容易掌握有规律的节奏，从而形成有规律的习惯。

如果间隔3～4小时哺乳的婴儿不到2小时就哭闹，那应该考虑能稳定婴儿情绪的各种方法。如换尿布或改变姿势，或者抱着婴儿看周围，或者跟其他家人一起玩。

如果用这些方法都不能让婴儿平静，就应该喂母乳。但是这些方法不适合发育缓慢的婴儿或早产儿。

发育良好但经常哭闹的婴儿很难平静下来，而且总想吃奶。在这种情况下，妈妈就很容易疲劳。此时，最好利用婴儿睡觉的时间休息或做家务，或者聘请看护婴儿的保姆。另外，多带婴儿到室外走动。不管怎么样，过一段时间，任何婴儿都能适应生活习惯。

在看护新生儿的过程中，妈妈无法隐藏喜悦和不安感。看着每天都变化的婴儿，父母就感到高兴，但是突然遇到意外情况时，妈妈就会惊恐万分。这些现像是看护婴儿的所有妈妈的共同心理。

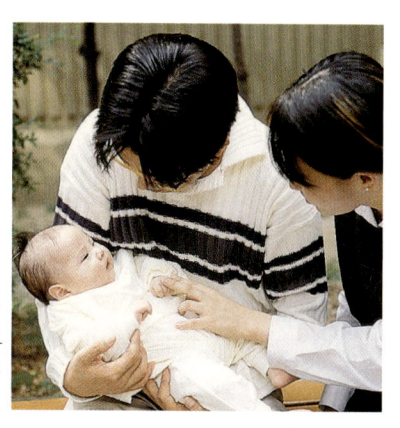

➜ 如果婴儿哭闹不停，最好到室外走动。此时，父母应该放宽心态。

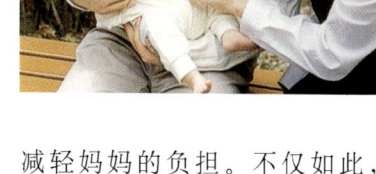

请不要过分地强求婴儿

在不同的地方和国家，看护婴儿的方法和习惯有所不同，但是为了使婴儿更好地适应社会生活，必须培养婴儿健康的身心。

婴儿出生后，最好放弃通过婴儿来完成父母未完成的事业等想法。所有父母应该牢记，婴儿也是独立的生命体，因此要注意观察婴儿的性格，并关怀婴儿的成长发育。

如果经常跟别的婴儿做比较，或者以妈妈的眼光判断或评价，就会影响婴儿的正常发育。在育儿过程中，应该注意观察婴儿的精神、身体发育，而且要采取适合月龄的育儿方法。婴儿也具有自己的生活节奏，因此不能以妈妈的标准强迫婴儿。妈妈必须掌握婴儿的欲望和婴儿的生活节奏，这样才能正确地看护婴儿。

全家人必须协助

确定婴儿的育儿方针后，全家人都必须态度一致地对待婴儿。在现实生活中，经常看到由于爷爷、奶奶的过分保护，妈妈的努力付诸东流的情况。如果不遵守全家人制定的目标，并协助育儿，就很难成功地育儿。

以前，只有妈妈和奶奶负责看护婴儿，但是现在连爸爸也加入了看护婴儿的行列。研究结果表明，爸爸能发挥非常重要的作用。

现在是女性也参与社会活动的社会，在夫妻双方都上班的情况下，只靠妈妈的力量很难看护好婴儿。此时，如果全家人协助妈妈看护婴儿，就能减轻妈妈的负担。不仅如此，还能培养婴儿的社会适应能力。

★参考：

母乳、人工营养 ………Part9

新生儿常见的问题 ……Part11

新生儿 ………………Part8

形成生活节奏的方法

一般情况下,出生2~3周后,新生儿就能适应家庭生活。此时,妈妈和家人都应该给宝宝营造出使其能自然地适应家庭生活的环境。

在日常生活中育儿

刚出生的婴儿没有任何能力,因此需要更细心的关怀。首先,全家人要根据婴儿的作息时间和吃奶的时间适当地调节自己的生活节奏,但是2~3周后,婴儿就能逐渐适应家庭的生活方式。

婴儿又小又没力气,因此需要更多的关心,但是婴儿与其他家人的地位平等。那么,怎样才能把婴儿自然地引入家庭的日常生活中呢?

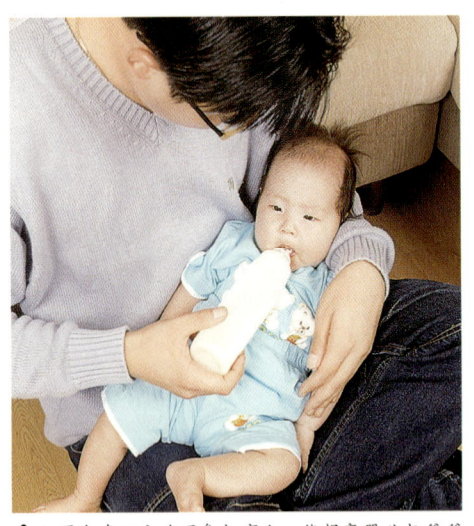

↑ 如果夫妻双方共同参与育儿,能提高婴儿与爸爸之间的亲密感。另外,能分担沉重的育儿负担,而且帮助一家三口尽快熟悉新的生活节奏。

在计划的时间哺乳

给婴儿哺乳是消耗最多精力和时间的事情。在Part10中,详细地介绍了喂母乳的方法和喂奶粉的方法,不管采用哪种喂乳方法,只要婴儿健康地成长,并得到满足感,喂母乳也能自然地形成习惯。

一般情况下,根据妈妈和婴儿的状态选择哺乳方式。

首先尝试哺母乳的方法。根据一天的日程,每天至少按时喂母乳一次。比如,计划在早上9点钟哺乳,然后每天都在这个时间喂母乳(奶粉)。

如果婴儿能按时醒过来固然最好,但是婴儿过了9点钟还继续睡觉,最好轻轻地叫醒婴儿,然后给婴儿洗脸洗脚,而且在婴儿睡觉之前充分地哺乳。

相反,如果婴儿提前睡醒,比如8点要吃奶,就应该哄婴儿忍耐1小时。此时,家人应该帮妈妈哄宝宝玩,或者帮妈妈背婴儿。由于妈妈在身边,婴儿就暂时能忍耐饥饿。

如果各种方法都无效,婴儿还继续哭闹,就应该先哺乳,然后改天再尝试。大部分婴儿会逐渐适应一定的规律,因此能固定喂母乳的时间,但是也有些婴儿不能适应有规律的生活。在这种情况下,妈妈就应该耐心地诱导和教育婴儿。

根据婴儿的睡眠时间调节生活节奏

喂母乳不仅会导致一系列问题,连睡觉习惯也会随之改变。在育儿过程中,几乎所有的妈妈都为婴儿半夜起床过。如果没有,就说明这个妈妈育

↓ 每天至少要按规定的时间哺乳一次。

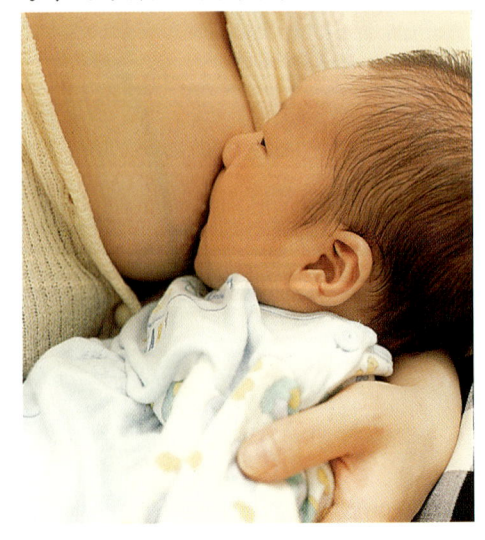

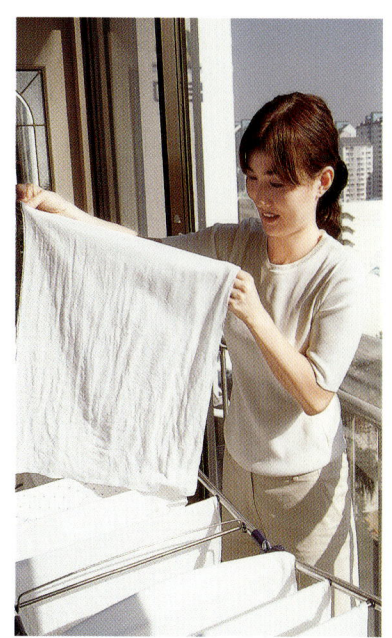

▲ 刚开始育儿的负担非常沉重，但是妈妈很快就能熟悉看护婴儿所需的各种事情。最重要的是，要不慌不忙地看护婴儿。

儿的时间过长，可能忘记了过去的事情。

在出生1个月之前，大部分婴儿在夜间睡醒几次。在喂母乳的情况下，只要给婴儿喂母乳，婴儿很快就能重新入睡。此时，喂母乳比喂奶粉方便。

喂奶粉的情况下，为了让白天辛苦的妻子多休息，最好由爸爸给婴儿喂奶粉。当然，白天丈夫在公司工作，可能比妻子还要疲倦，因此除了周末外，会产生很大的压力。

如果妈妈睡不好，白天就会很疲倦，因此最好利用婴儿睡觉的时间充分地睡午觉。如果家中还有其他孩子，妈妈就很难充分地休息。

制定简单的食谱

初产妇最好寻找能轻松地完成做饭、做家务的方法。只要能轻松地完成日常家务，任何方法都可以。另外，制定简单的食谱，而且尽量利用冷冻食品或快餐料理。

一般情况下，爸爸和妈妈都在分娩1个月后比较稳定的情

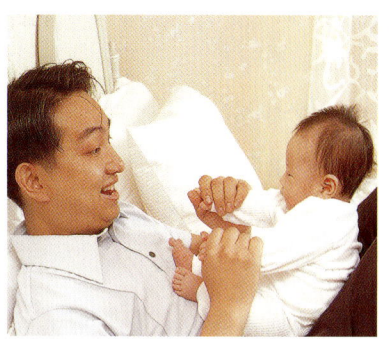

▲ 研究结果表明，爸爸的作用很重要。尤其是夫妻双方都上班时，爸爸的帮助有助于婴儿的社会性发育。

况下实施大扫除。刚分娩后，不能过于劳累，只有充分地休息后才能做家务。

请周围的人帮忙做家务

如果经济条件允许，可以根据计划雇佣保姆，或者推迟做沉重家务的时间。丈夫可以帮妻子购物、买菜、做饭，使妻子集中全部精力看护宝宝。在分娩前后，如果丈夫能休假几周，会给妻儿的实际生活带来很多帮助。

如果能得到亲戚朋友的帮助，自然会非常高兴。其中，能给最大帮助的还是育儿经验丰富，而且了解产妇的妈妈（或婆婆），或者正在养孩子的年轻妈妈。这些人非常了解分娩后的各种问题，因此能轻松地解决产妇将面对的复杂问题。

出生6周后，妈妈和婴儿就成为最亲密的同伴，而且摆出共同生活的态势。在这个时期，婴儿在一天24小时中，1/3的时间能保持清醒。当然，哭闹的次数会愈来愈多。

婴儿的哭声分三种

婴儿没有自我保护能力，因此遇到问题就哭闹着要父母帮忙。在成长过程中，婴儿会逐渐掌握利用周围环境的方法，至少在哭闹的瞬间，希望妈妈能做出相应的反应。

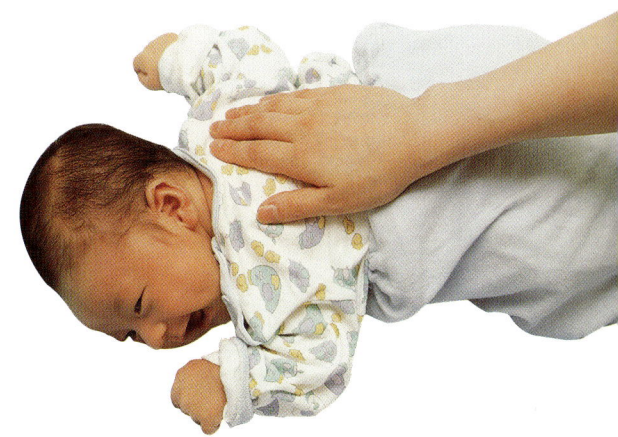

▲ 如果得到妈妈或婆婆的帮助，初产妇就能轻松地完成育儿目标和繁杂的家务。

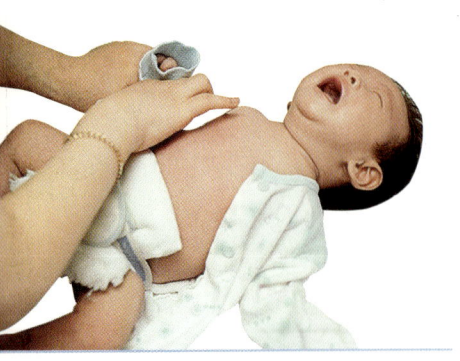

↑ 当婴儿哭闹时，可以用换尿布、改变姿势等方法稳定婴儿的情绪。

很多人认为，由于不安感、心烦感，或者为了锻炼肺部，婴儿才不停地哭闹，但这只是成年人的想法而已。

妈妈能听懂的哭声有三种。普通的哭声表示婴儿肚子饿。比如，深深地呼吸一次，然后无力、有节奏地哭闹。当父母对第一种哭声没有反应时，为了显示自己的存在，婴儿将发出第二种哭声。这种哭声比较强烈，而且大部分成年人都无法模仿这种哭声。第二种哭声的节奏类似于第一种哭声，但是声音更加强劲。

第三种哭声是因痛苦发出的哭声。突然开始哭闹，并持续一段时间，然后在中间停止呼吸。因此第三种哭声的节奏跟第一种、第二种哭声完全不同。

普通哭声、饥饿的哭声：如果因为婴儿的哭闹而中途停止手中的活，大部分妈妈都会生气。婴儿哭闹时，没必要马上放下手中的活匆匆地跑过去。有时，婴儿的哭声会慢慢变弱，最后停止哭闹再次入睡。

如果婴儿继续哭闹，最好用抱婴儿、换尿布、改变姿势等方法哄宝宝入睡。

← 当婴儿饥饿时，他会深深地呼吸一次，然后无力、有节奏地哭闹。

如果还不能哄婴儿睡觉，聪明的妈妈就会给宝宝喂母乳。如果喂母乳，婴儿就能得到满足，而且会感激妈妈。在喂母乳的过程中，妈妈和婴儿会频繁地身体接触，因此能增强彼此的感情。

生气的哭声：当表示饥饿的哭声被忽视时，将发出生气的哭声。在这种情况下，很难哄婴儿平静下来。只有长时间抱婴儿，或者抚慰婴儿，才能使其慢慢地稳定下来。

痛苦的哭声：这种哭声既不能无视也不能等到婴儿停止哭声。痛苦的哭声与前两种哭声不同，会让妈妈和其他人感到紧张。

当婴儿停止呼吸，而且脸色苍白时，大部分妈妈都知道婴儿会继续呼吸，但是总让人提心吊胆。一般情况下，腹痛、尿布里的针、发高烧、突然的噪音、意外的行为都能导致这种哭声。

只有亲热地抱婴儿，并稳定婴儿的情绪，才能让婴儿停止哭闹。如果持续哭闹30分钟以上，就应该带婴儿到医院接受检查。

对婴儿的哭声，不要过于紧张

婴儿的哭声总是揪着所有妈妈的心。在这种情况下，最好跟别的妈妈或朋友咨询导致

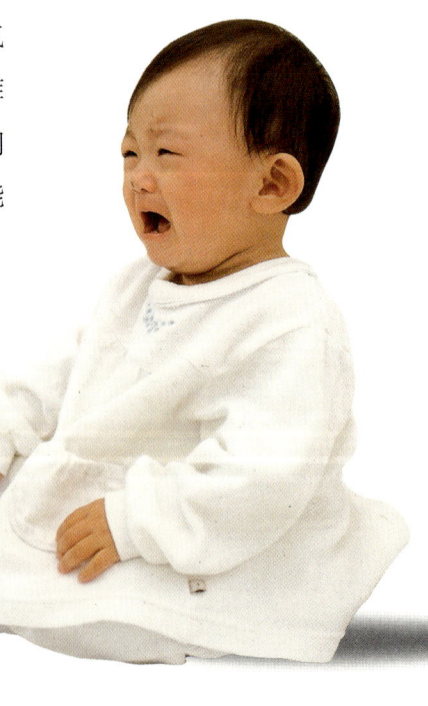

→ 如果婴儿哭闹30分钟以上，就应该到医院接受检查。

婴儿哭闹的原因。

初产妇经常担心由于睡得太沉,听不到婴儿的哭声,但是面临重要事情的人不会睡得很沉。比如,清晨需要赶火车时,如果担心听不到闹钟,一般会在闹钟响起之前起床。

同样的道理,如果因疲劳入睡,也许听不到闹钟声或消防车报警声,但是一听婴儿的哭声(叫妈妈的声音),就能马上醒过来。

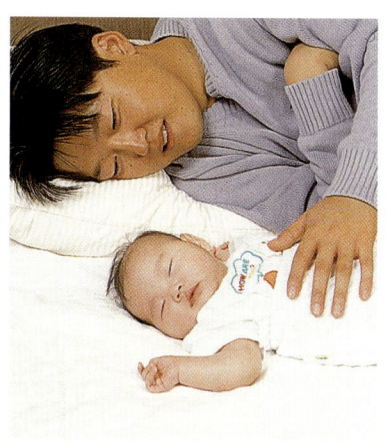

↑ 新生儿一整天都在睡觉,但是醒来的时间会逐渐增多。

新生儿会一整天都睡觉

如果从医院回到家,大部分婴儿在24小时中睡2/3的时间。刚开始,婴儿会睡一会醒一会,然后再睡觉,但是醒来的时间逐渐增多,而且在夜间和白天有规律地睡觉。另外,父母和家人要有意识地培养婴儿的生活习惯。

如果婴儿白天哭闹,妈妈就能及时地喂母乳,但是晚上妈妈很容易心烦,因此不能像白天一样细心地看护婴儿。

婴儿的睡眠形态各式各样

人的睡眠分为两种,即沉睡和浅睡。在妈妈的子宫内,婴儿大部分都在浅睡,但是出生11个月后,沉睡时间逐渐增多,浅睡比重逐渐减少。

目前,我们还不清楚婴儿的睡眠形态变化的重要性。为了便于介绍,我们把婴儿的意识状态分为五个阶段。从沉睡阶段开始,翻来覆去的半睡半醒阶段,以及哭闹的阶段,在这三个阶段之间,还可以添加清晰地睡醒阶段和平和地睁大眼睛的阶段。在后两种状态下,婴儿就能向妈妈和其他人

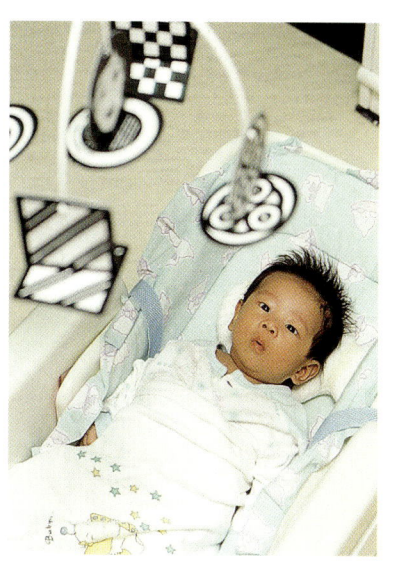

↑ 新生儿期后,能区分白天和夜晚,睡眠时间也会变短,看到食物会凝视。

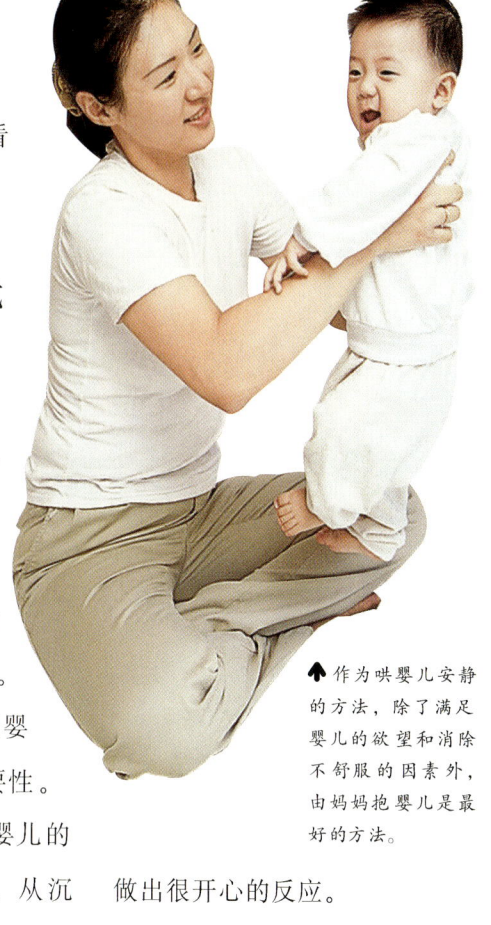

↑ 作为哄婴儿安静的方法,除了满足婴儿的欲望和消除不舒服的因素外,由妈妈抱婴儿是最好的方法。

做出很开心的反应。

此时,如果跟婴儿说话,或者陪婴儿玩耍,或者动动嘴,婴儿就会模仿别人的动作。另外,婴儿会反复地发出自己才会发出的声音,这些行为都是想学习周围环境的一种手段。

随着月龄的增长,婴儿就能区分白天和夜晚

每个婴儿都有个性,因此睡眠和活动的时间各不相同。沉睡时很少醒来,但是浅睡时很容易醒来。

婴儿睡醒时,不要保持过于安静的环境,最好播放电视声音,或者给婴儿听上台阶的脚步声音,或者别人的笑声。如果经常听这些声音,婴儿就

容易平静下来。

刚开始,新生儿不能区分白天和夜晚,但是逐渐知道晚上是比较安静的事实。在这种气氛下,逐渐掌握一天的节奏,并区分白天和夜晚。

婴儿不喜欢过冷或过热的房间

如果房间内的温度过高,婴儿就容易哭闹。按照韩国的传统育儿方式,如果妈妈和婴儿在很热的房间内生活,就容易导致高钠血症或脱水症,严重时还会导致肾不振症。

相反,如果气温过低,不

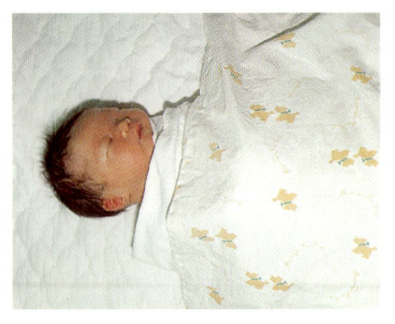

↑ 正常的室内温度为20℃。在这种状态下,只要穿薄衣服,并盖上薄毛毯,就能保持37℃左右的体温。

会说话的婴儿就只能忍受寒冷。在这种情况下,皮肤红润,而且血色很好看,但是婴儿不会表达寒冷,而且暴露在外部的皮肤面积比较大,因此体温会逐渐下降。

理想的情况是,室内温度一直保持20℃。在这种环境下,

只要穿薄衣服,并盖上薄毛毯,就能保持37℃左右的体温。

低体重儿(体重低于2.3千克)的情况下,应该特别注意防止着凉。

适合婴儿的室内环境

对肥胖的婴儿来说,低温并不是致命的危险。出生6个月后,大部分婴儿都能适应较低的气温。如果在室内安装换气装置,或者挂窗帘,就容易保持恒定的室内温度。购买婴儿用床时,最好选择用木板遮挡侧面的床。用细木条制作的婴儿床不能挡风。如果很难购买

Baby care

给婴儿穿衣服的方法

穿开襟衣服的情况

1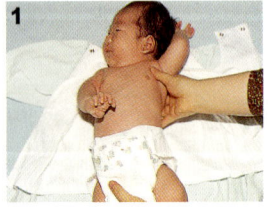
↑ 重叠摆放内衣和外衣,然后在衣服上面放婴儿。

2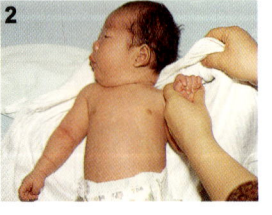
↑ 从袖口伸进妈妈的手,然后从衣袖外侧向衣袖内侧拉进婴儿的手臂。

3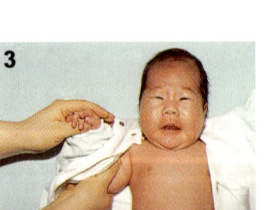
↑ 用一只手轻轻地托住婴儿的肘部,然后把婴儿的手放在衣袖入口,最后拉起衣服。

4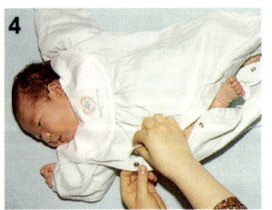
↑ 系上内衣系带。系扣时,最好从纽扣下方伸进妈妈的手,以免纽扣压迫婴儿的腹部。

穿圆领衣服的情况

1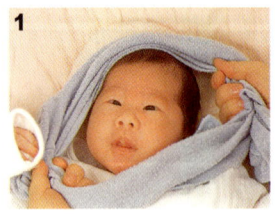
↑ 最好选择衣领容易伸缩的衣服。在衣领部位卷起衣服,然后尽量张大衣领入口,最后套上婴儿的头部。

2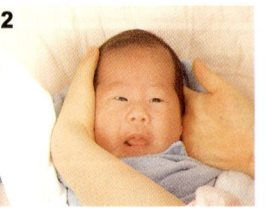
↑ 在不影响婴儿颈部的同时,用另一只手向下拉起衣服。

3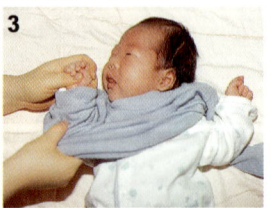
↑ 卷起衣袖,然后向衣袖内侧伸进妈妈的手。用另一只手托住婴儿的肘部,然后把手放在衣袖入口前面,最后拉出婴儿的手臂。

4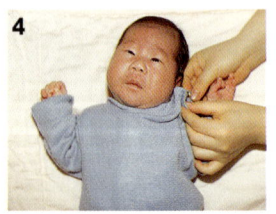
↑ 在衣袖入口处轻轻地抓住婴儿的手,然后向肩部拉衣服。如果穿好另一个衣袖,就可以向腰部拉衣服。

用木板制作的床，最好在摇篮边缘挂毛毯，这样就能保持床上的温度。

出生后几周内，最好利用婴儿用椅子（婴儿床兼椅子）保持婴儿的体温。在日常生活中，最好在温暖的房间内给婴儿穿柔和的棉料衣服，然后让其躺在暖和的床上睡觉。

要想了解婴儿的体温是否正常，可以把手伸进婴儿的衣服内去触摸肚脐。如果婴儿感到寒冷，肚脐就会冰凉，否则就会稍微发热。

最好给婴儿穿宽松的衣服

准备婴儿衣服时，必须注意以下两点。第一，婴儿长大的速度很快，因此尽量买大一点的衣服。第二，根据自己的生活水平购买合适的衣服。

第一次购买婴儿衣服时，最好准备稍微大一点的衣服。

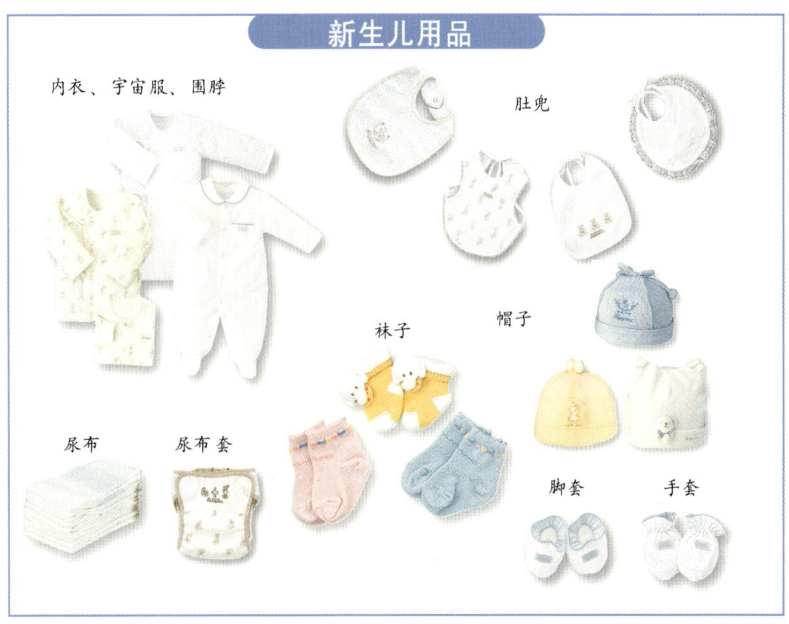

亲手给婴儿制作衣服时，最好制作出生6个月的婴儿能穿的衣服。虽然大衣服好，但是如果给新生儿穿一岁婴儿的衣服，新生儿就会被埋在衣服里面，因此要选择合身的衣服。

如果室内温度较高，可以不穿毛衣。购买新生儿的衣服时，最好参考上图的目录。

最好选择便于穿戴的衣服。比如，系纽扣的衣服或系带的衣服。另外，棉料衣服比毛料衣服好。毛料衣服不仅价格昂贵，而且会刺激婴儿的皮肤。

外出时，宇宙服最方便

室内温度较低，或者跟婴儿一起外出时，最好穿毛衣。开襟衣服或只有2~3个纽扣

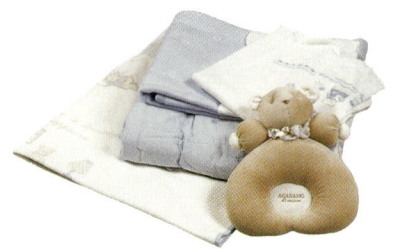

↑ 准备婴儿服装时，最好购买纯棉产品，而且尽量购买稍微大一些的衣服。另外还要准备能清洁地保管衣服的保管箱。

的衣服比花边衣服方便，而且容易洗涤。穿花边衣服时，婴儿的手容易被花边夹住。

外出时，像宇宙服一样的衣服非常方便，而且保温效果很好。另外，小码宇宙服还带有手套，因此能防止婴儿挠伤脸部。购买宇宙服时，最好选择比较宽松的衣服。

应该购买有用的衣服

没必要购买手套或棉鞋。一般情况下，亲戚或朋友会送这些礼物。在幼儿期，如果在外部暴露头部，就容易失去热

↑ 购买婴儿衣服时，最好选择6个月后也能穿的较大尺码。

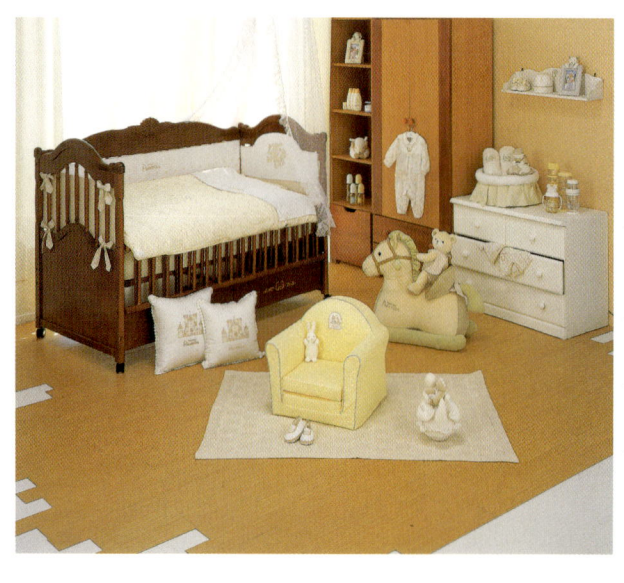

◀ 最好选择结实的婴儿床。枕头反而会妨碍婴儿的休息，因此暂时不用枕头。另外，在床周围设置毛毯，以免婴儿被床沿撞伤。

量，因此外出时最好戴帽子。冬天跟婴儿一起外出时，必须戴防寒帽来保持体温。

另外，没必要给婴儿穿刚好合身的衣服，但是一定要穿内衣。一般情况下，准备开襟内衣。人工纤维材料的衣服不透气，因此妨碍皮肤的氧气供给，最好购买棉料产品。

一般情况下，尿布分为布料尿布和一次性尿布两种。这两种尿布的价格和使用方法有很大差异，因此要根据用途选择合适的尿布。

最好使用不刺激皮肤、吸收性好的布料尿布。在外出或晚上睡觉时，最好使用一次性尿布。使用布料尿布时，为了防止尿液渗漏，最好使用能防水的尿布套。

应该利用折叠式婴儿车

在婴儿用品中，购买重要物品时，必须选择适合婴儿生活模式的用品。经常坐车的情况下，最好使用折叠式婴儿车。

另外，必须选择又轻又坚固，而且带有篮子的婴儿车。篮子里可以携带简单的婴儿用品和喂奶用具。大部分婴儿车都自带厚厚的垫子和安全带，如果没有这些物品，应该单独购买。使用婴儿车时，必须使用垫子。在春季，最好购买带有遮阳板的婴儿车。

如果在汽车座椅上安装固定装置，就能用安全带固定婴儿，因此可以放心地开车。选择固定装置时，必须购买带有安全装置的固定装置。

在外出时，可以方便地使用婴儿背带或包布。背婴儿时，可以从前面或后面系婴儿背带。另外，在家中哄宝宝睡觉时，可以使用包布。最近出现了很多漂亮的包布，因此外出时也可以使用。

购买步行器时，应该选择根据婴儿的身高可以调节高度的步行器。如果有轮子自锁装置，在危险的地方能防止婴儿到处行走。

最好购买较硬的床垫

婴儿用床分为新生儿用床和大孩子用床，而且垫子也有高矮之分。如果使用高床垫，就便于看护婴儿；如果使用低床垫，等婴儿稍微长大后，能防止婴儿爬出床外。有些婴儿床还有收藏婴儿物品的空间。不管怎么样，最好购买较硬的床垫。

大部分婴儿不需要枕头，而且新生儿讨厌枕头。布置婴儿床时，只要能让婴儿舒服就可以。

很多人准备婴儿用褥子，但是如果过于柔软，反而不合适婴儿。最好提前准备婴儿用褥子，这样褥子就容易定型，而且不会很柔软。刚出生的婴

◀ 最好选择折叠式婴儿车，而且带有能收藏婴儿用品的篮子。

儿不能任意活动颈部，如果褥子过于柔软，就容易导致窒息。另外，婴儿用褥子不一定选择浅颜色。如果用各种图案的布料制作褥子，就能刺激婴儿的视觉。

摇椅便于移动

刚出生的婴儿喜欢环顾周围，尤其是喜欢看妈妈，因此最好准备能便于移动的摇椅。

婴儿的沐浴用品包括婴儿浴缸、无刺激性的婴儿香皂、沐浴露、洗发水，最好准备婴儿用护肤霜。洗澡用毛巾可以利用纱巾或海绵毛巾。另外，为了保持合适的水温，应该准备体温计。

可以购买一个简单的婴儿用浴缸，也可以购买带有辅助装置的浴缸，或者便于使用的沐浴用秋千。

最好准备婴儿用品储藏柜

如果有能单独储藏尿布、衣服等婴儿用品的箱子或篮子，会非常方便。婴儿用品储藏柜能储藏被褥、衣服或沐浴用品，因此便于管理。

另外，必须准备两三个塑料箱子。其中，购买一个带有盖子的箱子，这样就能卫生地管理尿布等婴儿用品。

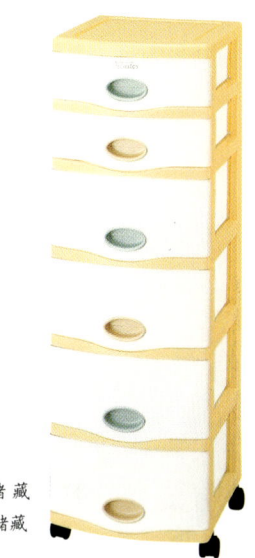

➜ 分格的储藏柜能有效地储藏婴儿用品。

必须掌握的知识

装饰婴儿房的方法

父母和婴儿共用一个空间的情况

有些父母认为，应该睡在婴儿身旁，这样就便于换尿布或哺乳。在这种情况下，把婴儿床放在父母床旁边，或者利用厚被褥单独准备婴儿睡觉的空间。一般情况下，把家中的矮柜子作为婴儿用品储藏柜使用，等婴儿稍微长大后，可以利用其他家具。

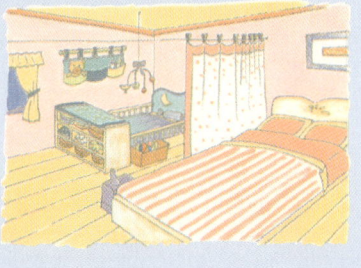

床，然后在墙壁上安装支架，这样就形成了很好的婴儿房。给婴儿铺床时，为了防止婴儿撞墙，应该用被子隔离墙壁与婴儿。

给婴儿准备单独空间的情况

即使给婴儿准备单独空间，床铺应该布置在开门就能看到的地方。另外，婴儿房最好布置在距离父母的卧室最近的地方，这样才能安心地睡觉。

购买婴儿用品时，最好选择长大后也能继续使用的大床，以及较大的

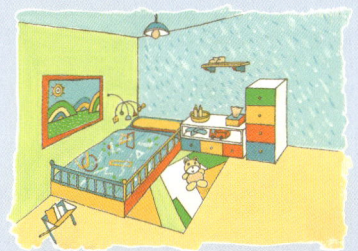

储藏柜。

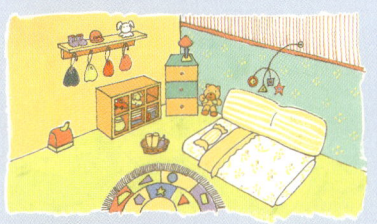

利用帘子分割空间的情况

没有多余房间时，可以利用父母的卧室给婴儿准备单独空间。如果没有婴儿用床，可以用厚被褥或床垫铺

Bonus idea

✽ 购买带有抽屉的婴儿床。
✽ 调节50～60%左右的湿度。
✽ 在床铺旁边铺床垫。
✽ 最好选择不容易起灰尘的地板材。
✽ 墙壁上安装收藏支架。
✽ 最好使用接近于白炽灯的照明灯。
✽ 用壁纸或彩色贴纸装饰墙壁。

锻炼皮肤,促进血液循环的婴儿指压法

按摩能满足需要身体接触的婴儿的欲望,而且能锻炼皮肤,促进血液循环,是父母了解婴儿的最有效方法。

当妈妈和婴儿互相熟悉时,就可以做按摩。一般情况下,从抚摸头部或后背的动作开始。尤其是婴儿刚学会站立或走动,而且需要身体接触时,婴儿的按摩非常重要。

第一次按摩时,把身体的主要部位按摩几分钟。熟练之后,就慢慢地按摩其他部位。在按摩过程中,应该继续跟婴儿说话,如果婴儿感到不舒服,就应该停止按摩。

不一定每天都要按摩,但是最好每天坚持按摩几分钟。如果不方便特意抽空按摩,就可以在换尿布或换衣服时给宝宝按摩。

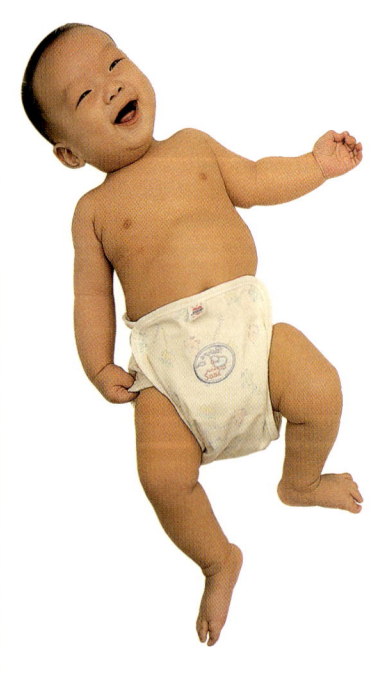

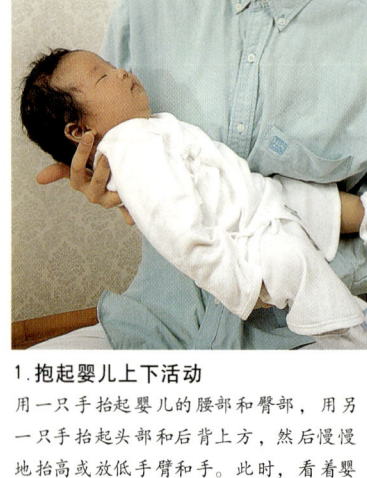

1. 抱起婴儿上下活动
用一只手抬起婴儿的腰部和臀部,用另一只手抬起头部和后背上方,然后慢慢地抬高或放低手臂和手。此时,看着婴儿的眼睛,反复地活动。

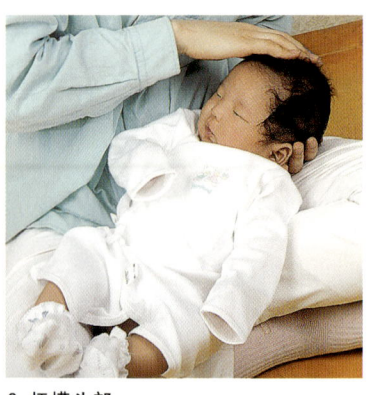

2. 抚摸头部
在盘腿的状态下,让婴儿靠着大腿仰卧,然后用一只手支撑婴儿的头部,用另一只手沿着顺时针方向柔和地抚摸婴儿的头部。

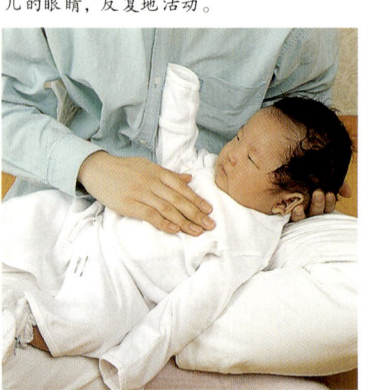

3. 按摩胸部
把右手放在婴儿的胸部上方,然后用手指尖沿着顺时针方向按摩胸部和肋骨。另外,上下活动支撑婴儿的腿部。

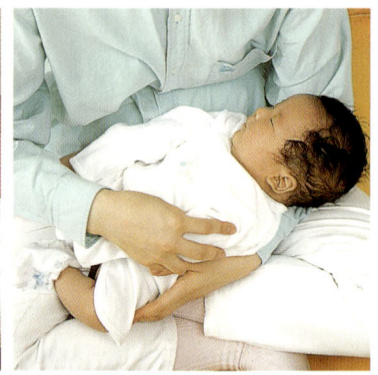

4. 揉肩部和手臂
用一只手臂轻轻地抱起婴儿,并用手臂抬起婴儿的头部、后背和臀部。用另一只手揉婴儿的肩部和手臂,然后上下活动抱婴儿的手臂。用同样的方法反复按摩4~5次。

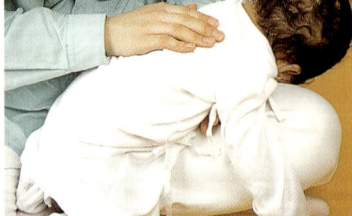

5. 按摩后背
让婴儿趴在妈妈的手臂和大腿上面,然后用另一只手沿着顺时针方向轻轻地抚摸婴儿的后背。此时,上下活动妈妈的腿部,并摇晃婴儿。

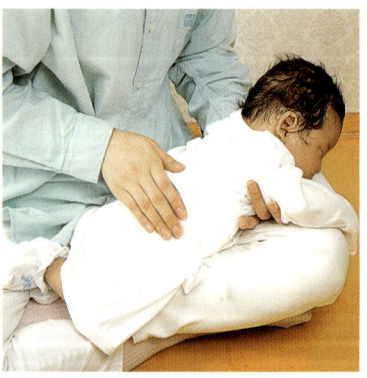

6. 按摩侧腰
用5的姿势上下摇晃婴儿,然后用手按摩婴儿的侧腰。沿着顺时针方向轻轻地抚摸后背,然后按摩连接脊椎和骨盆的部位,以及侧腰部位。在脐带完全脱落之前,不能触摸肚脐部位。

给宝宝洗澡的方法

初产妇最烦恼的事情之一就是给宝宝洗澡。其实,给宝宝洗澡也不是很难的事情,只要从容易洗的部位开始慢慢地洗,就能轻松地给宝宝洗澡。

事先准备好洗澡用品

给宝宝洗澡时,不一定每次都要洗澡。如果婴儿怕洗澡,就只洗身体的某一部分,等适应之后,再洗婴儿的耳朵或其他难洗的部位。给婴儿洗澡之前,应该事先准备好所有婴儿用品(请参考洗澡时所需的婴儿用品清单)。

婴儿的状态不佳时,只做局部沐浴

局部沐浴是指,在穿衣服的状态下,用湿毛巾擦脸部或手的洗澡方法。用左手支撑婴儿的头部,放在妈妈的膝盖上面,然后用干净的湿毛巾柔和地擦婴儿的脸部和身体。此时,应该用凉开水洗澡。

如果婴儿有很多眼屎,最好用脱脂棉按照上述方法擦眼睛。此时,必须从鼻子向脸颊方向擦洗。为了防止一只眼睛里的细菌感染另一只眼睛,最好用不同的脱脂棉擦两只眼睛。

另外,不能直接向婴儿的脸部涂抹香皂。如果婴儿的鼻腔里有鼻屎,最好从鼻孔柔和地擦鼻屎。即使用脱脂棉,也不能插入婴儿的鼻腔深处。对成年人来说,脱脂棉是非常柔和的材料,但是婴儿的鼻腔很柔软,因此也容易被脱脂棉损伤。

给婴儿洗脸时,最好不停地说话。洗脸后,还要用柔和的毛巾轻轻地擦拭婴儿的脸部。出生6~8周后,给婴儿洗脸时,可以使用柔和的海绵。在这个时期,不一定每次都要烧开水。

擦脸后,在地板上铺厚毛巾,把婴儿放在厚毛巾上面,然后脱掉裤子和尿布。用左手抓住婴儿的双脚,然后柔和地洗腹股沟。用沾有香皂的脱脂棉擦洗,然后用毛巾去掉水分,最后在褶皱部位涂上爽身粉,并穿好尿布和裤子。

增强稳定感的毛巾沐浴法

不要让婴儿在赤裸裸的状态下洗澡,而是要用大毛巾裹住婴儿后沐浴。在妈妈的膝盖或地板上面铺大毛巾,然后脱掉婴儿的衣服。按照上面所讲的局部沐浴方法先洗脸部,然后洗身体。尤其要注意清洗腋窝、手臂和颈部的褶皱部位。

洗澡水的温度应该保持35~36℃

洗澡时,房间温度为24~27℃,而且洗澡水的温度应该保持35~36℃。在洗澡之前,应该先倒入凉水。如果在

▼洗脸时,最好从鼻子向脸颊方向擦洗。

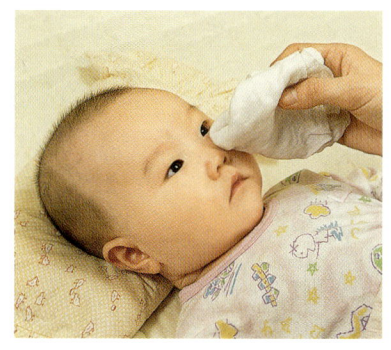

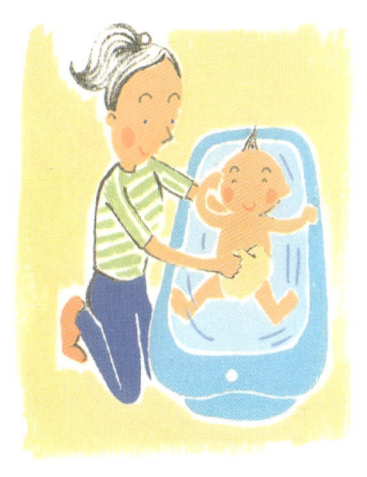

热水中直接放入婴儿，就容易导致烫伤。

在洗澡之前，最好用体温计测量洗澡水的温度。如果没有体温计，可以用妈妈的肘部判断洗澡水的温度。只要不烫不凉，就适合洗澡。

向婴儿的腹部和腿部洒水后，慢慢地放入浴缸内

脱掉婴儿的衣服，并用毛巾裹住婴儿的身体，然后擦洗婴儿的脸部。洗完脸后，慢慢地脱掉毛巾，然后用双手抱住婴儿。此时，用左手臂支撑婴儿的头部（新生儿的身体中，最重的部位就是头部），然后把婴儿的手臂放在胸口上面，同时用左手紧紧地抓住婴儿。首先用妈妈的右手给婴儿的腹部和腿部洒水，然后用右手支撑婴儿的腿部和下身，并把婴儿轻轻地放入水中。只有婴儿熟悉水，才不会受惊，因此要慢

给婴儿洗澡的方法

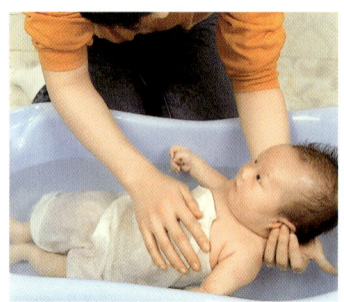

↑把洗澡水的温度控制在35～36℃左右，然后用薄毛巾或肚兜裹住婴儿，并从脚部开始慢慢地放入浴缸内。

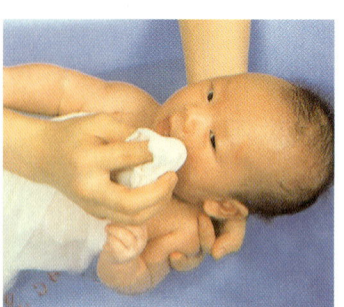

↑用湿毛巾柔和地擦洗婴儿的眼部，然后按照S字型或3字型擦洗婴儿的脸部，最后洗耳朵和耳朵后面，以及鼻子周围。

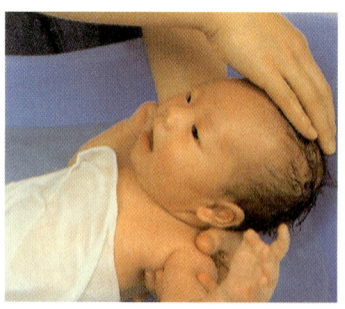

↑用手指柔和地梳头发，同时给婴儿洗头发。出生一个月后，可以使用洗发水。

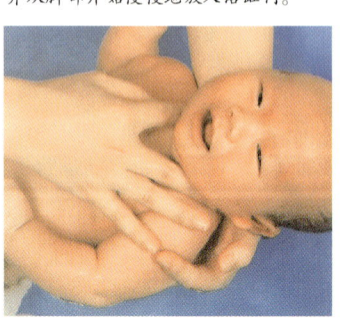

↑用食指和中指夹住婴儿的脖子，同时清洗婴儿的颈部。然后用手掌清洗婴儿的胸部和腹部。

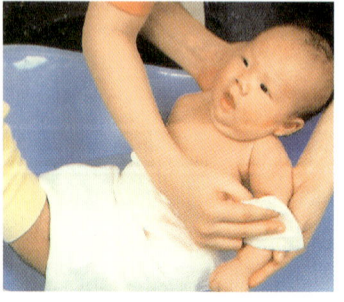

↑轻轻地抓住婴儿的手臂或腿部，然后从上到下柔和地清洗。使用香皂时，婴儿容易滑落，因此要特别注意。

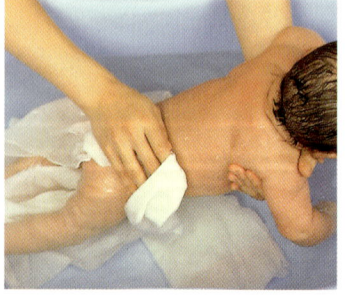

↑在俯卧状态下，用手掌画着圆圈洗后背。冲洗香皂时，应该防止婴儿的眼睛里进入香皂水。

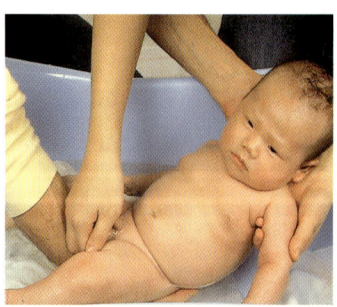

↑转过婴儿后擦洗下身。女婴注意清洗阴唇周围；男婴注意清洗睾丸后面。

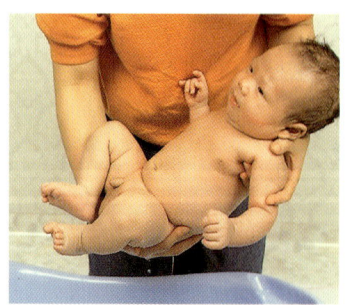

↑用事先准备好的冲洗水冲洗婴儿身上的香皂，然后用干毛巾擦头发，并用大毛巾快速地裹住婴儿。

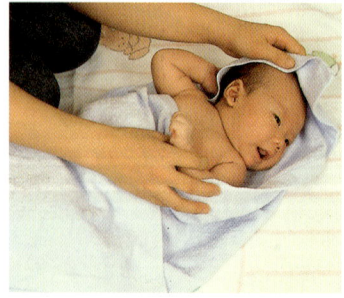

↑用大毛巾仔细地擦拭婴儿的身体各部位，然后涂上爽身粉。

慢地把婴儿放入水中。

在洗澡的过程中，不停地跟婴儿说话

给婴儿涂香皂、洒水、洗澡的过程中，妈妈应该不停地跟婴儿说话。

如果从小就跟婴儿说话，或者表扬婴儿很可爱，虽然婴儿听不懂，但是能用心感受。

妈妈最容易看到婴儿的头部，因此每次洗澡时，总想给婴儿洗头发，但是最好在洗澡前或洗澡后给婴儿洗头发。给婴儿洗头发时，不一定每次都要用洗发水。

洗澡后，应该把婴儿放在膝盖上面，并用大毛巾裹住身体，然后彻底地擦干身上的水分。特别要注意擦干褶皱部位的水分，然后涂上爽身粉。

以愉快的心情洗澡

大部分婴儿都喜欢洗澡，而且很快学会用脚踢水或在水中玩耍。在这个阶段，可以使用成人用浴缸，或者把婴儿浴缸放在成人用浴缸里面。在这种情况下，必须从身后支撑婴儿的头部。

给婴儿洗澡的过程中，爸爸、哥哥和姐姐都能帮妈妈给婴儿洗澡。如果有人抓住婴儿的双臂，婴儿就会有稳定感，因此能开心地戏水。对所有婴儿来说，洗澡是件非常开心的事情。

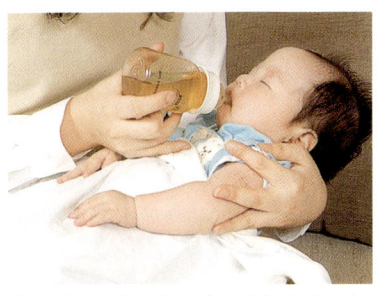
↑ 洗完后彻底地擦拭身体各部位的水分，然后用牛奶或麦茶给婴儿提供水分。

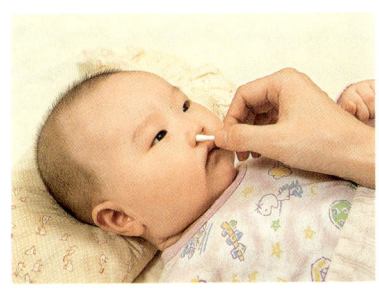
↑ 擦鼻腔时，只能把棉棒的棉花部位插入一半。

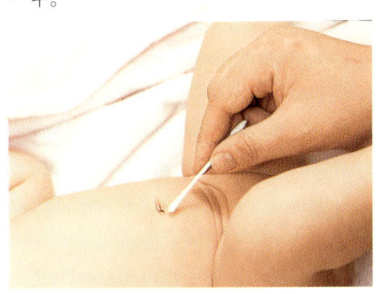
↑ 洗澡后，用棉棒擦拭肚脐的水分。此时，不能用力压肚脐。

Baby care

给婴儿洗澡时所需的沐浴用品

- **婴儿用浴缸**——最好准备没有细菌感染危险的干净的浴缸。
- **洗澡水**——洗澡水的温度最好保持35～36℃。
- **温度计**——用温度计测量洗澡水的温度。
- **大毛巾**——洗澡时准备好大毛巾，然后洗澡后马上用大毛巾裹住婴儿。
- **小毛巾**——用大毛巾裹住婴儿后，用小毛巾擦拭婴儿身上的水分。
- **婴儿香皂或洗发水**——给婴儿洗头发时使用。
- **海绵或纱布毛巾**——给婴儿洗身体时使用。
- **脱脂棉**——主要擦拭眼睛周围。
- **婴儿用护肤霜**——刚洗澡后，给婴儿涂上婴儿用护肤霜或护肤油，这样就能防止皮肤干燥。
- **爽身粉**——彻底擦拭水分后，给腋窝、颈部、手臂和臀部涂上爽身粉。
- **棉棒**——洗澡后，用棉棒清除耳孔或肚脐的水分。
- **尿布和干净衣服**——为了洗澡后马上换尿布和新衣服，最好在婴儿床铺上面准备好尿布和干净的衣服。

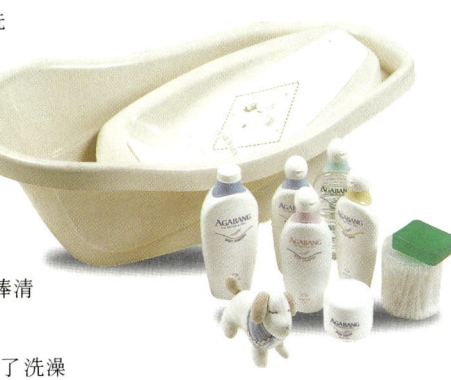

折叠尿布和换尿布的方法

换尿布的方法很多种,但是只要婴儿舒服,而且能防漏,就是好的方法。选择尿布的种类时,应该根据具体情况选择纸质尿布或布料尿布。

关于折叠尿布的方法,最好多次试验后选择最方便最适合婴儿的折叠方法。请参考下图的尿布折叠方法。

换尿布时,最好跟婴儿说话

使用布料尿布时,较大的婴儿最好采用三角形折叠法,幼儿最好采用四边形折叠方法。尤其是吸水部位应该足够厚,因此女婴的尿布后面比较厚,而男婴的尿布则应该前面厚。

在这些基本方法的基础上,根据婴儿的具体情况,适当地改变折叠方法。最重要的是,应该选择适合妈妈和婴儿的尿布折叠方法。换尿布时,最好把尿布放在床垫或地板上面,这样就能同时使用双手。

刚开始,换尿布的事情很繁琐,但是很快就会熟悉。换尿布的方法很多,但是只要婴儿舒服,而且能防漏,就是好的方法。折叠尿布时,可以参考下图中介绍的方法。当然,最好开发出让婴儿更舒服的独特折叠方法。换尿布时,为了防漏,最好适当地改变尿布形状。

尽情地享受换尿布的过程

换尿布时,不能单纯地追求速度,应该不停地跟婴儿说话,给婴儿提供积累社会经验的机会,同时让婴儿感受到父

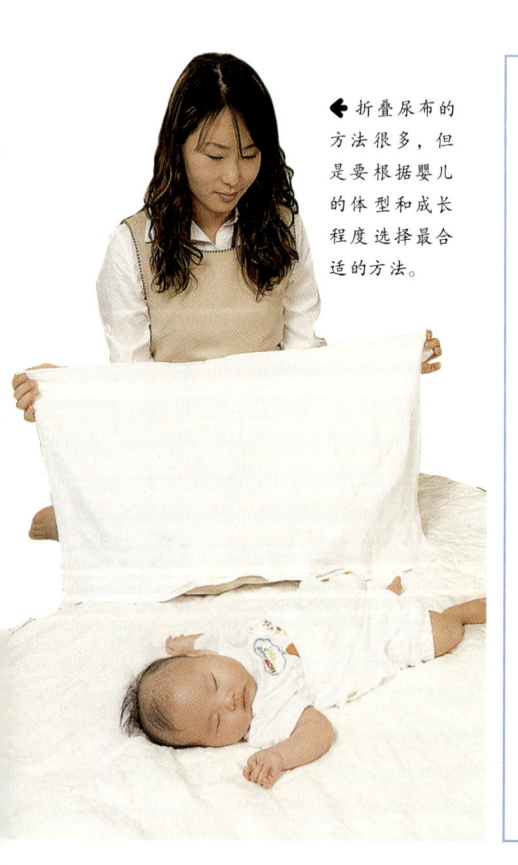

← 折叠尿布的方法很多,但是要根据婴儿的体型和成长程度选择最合适的方法。

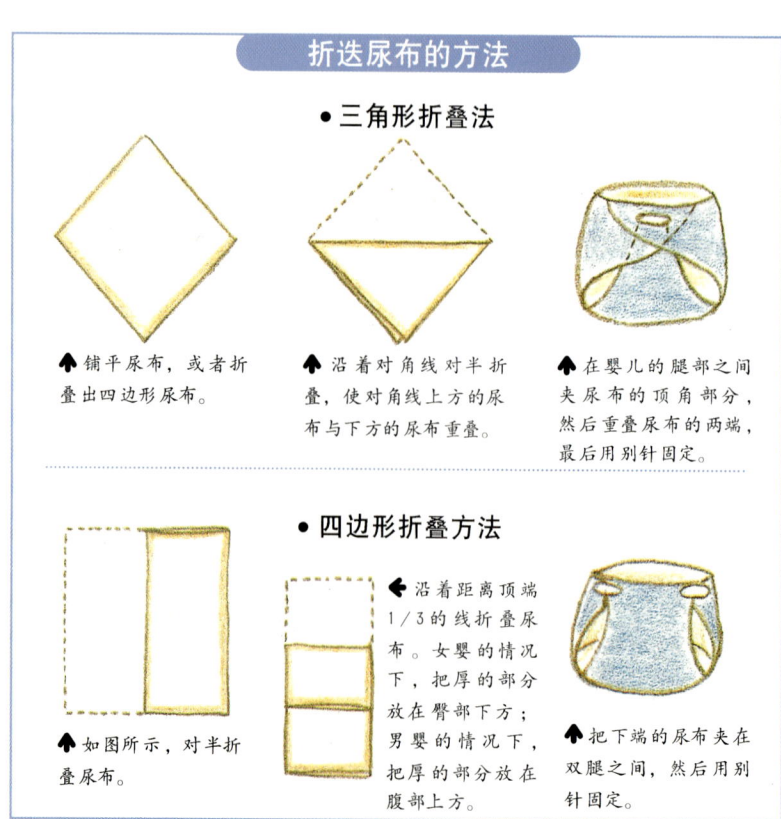

折迭尿布的方法

● 三角形折叠法

↑ 铺平尿布,或者折叠出四边形尿布。

↑ 沿着对角线对半折叠,使对角线上方的尿布与下方的尿布重叠。

↑ 在婴儿的腿部之间夹尿布的顶角部分,然后重叠尿布的两端,最后用别针固定。

● 四边形折叠方法

↑ 如图所示,对半折叠尿布。

← 沿着距离顶端1/3的线折叠尿布。女婴的情况下,把厚的部分放在臀部下方;男婴的情况下,把厚的部分放在腹部上方。

↑ 把下端的尿布夹在双腿之间,然后用别针固定。

母的爱。

换尿布时，可以跟婴儿做手指游戏，也可以做"捉迷藏"游戏（此时，最好准备多几片尿布。如果摘掉尿布，婴儿就容易排尿）。有经验的妈妈不把育儿当成很累的事情，而是尽情地享受育儿的过程。

爸爸也能给宝宝换尿布

最近，看护婴儿的爸爸逐渐增多。刚出生的婴儿富有情感，而且非常可爱，会根据照看人的努力做出各种反应。如果爸爸经常给宝宝换尿布，就能加强婴儿与爸爸之间的亲密感。

从出生的瞬间开始，爸爸就为婴儿付出很多努力，因此当妈妈把全部精力放在婴儿身上时，爸爸就容易产生孤独感或冷落感。

爸爸积极地参与育儿过程

如果婴儿从医院回到家，家人、朋友、亲戚、妈妈的关心全部集中在婴儿身上。当婴儿成为新的家庭成员时，丈夫就应该跟妻子一起积极地参与育儿过程。在日常生活中，尽量跟丈夫一起看护孩子，同时建议丈夫积极地帮助妻子看护婴儿。

给婴儿喂奶粉、换尿布、洗澡的过程中，爸爸能感到自己也在育儿，因此产生成就感。

◀ 丈夫也应该积极地参与育儿过程，而且帮助妻子给婴儿喂奶粉、换尿布、洗澡，这样有助于婴儿的成长发育。

换布料尿布的方法

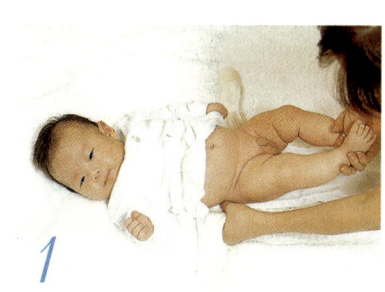

1 用一只手抬起婴儿的臀部，然后向臀部下方塞进尿布套。

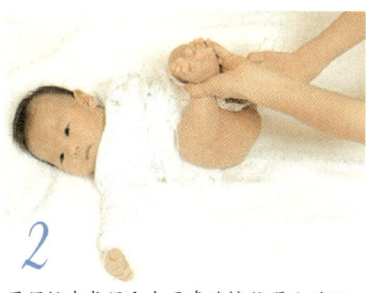

2 用湿纸巾或湿毛巾干净地擦拭婴儿的下身，使皮肤在空气中晾干。

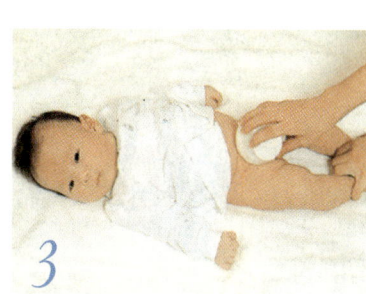

3 等皮肤干爽后涂上爽身粉或婴儿用软膏。

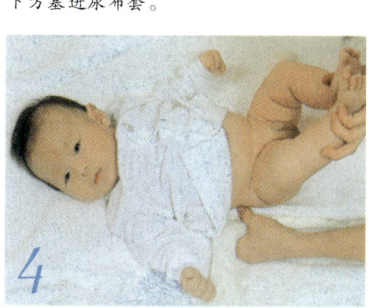

4 适当地分开双腿，然后在双腿之间夹尿布，并自然地调整尿布形状。

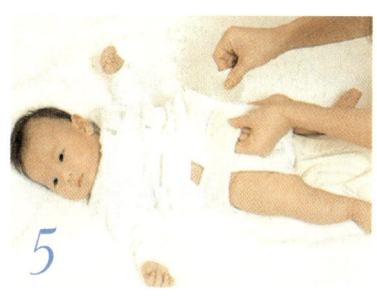

5 使尿布贴紧后背，以免从后背流出尿液。

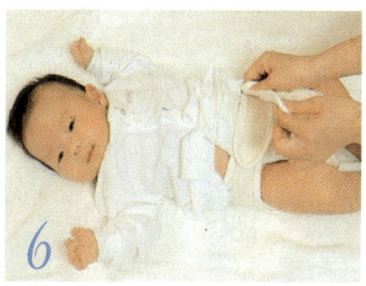

6 左右对称地固定尿布套。如果尿布被挤出尿布套外面，就应该向尿布套里面塞进尿布。

必须掌握的知识

换纸质尿布的方法和处理方法

换尿布时,如果盲目地脱掉婴儿的衣服,就永远都学不好换尿布的方法。换尿布之前,应该准备好所需物品,然后慢慢地掌握换尿布的方法。

[Lesson Point 1]
在一个地方集中管理所需的尿布用品

● 护理用品

这不是不可缺少的物品,应根据婴儿的皮肤状况适当地准备。比如,纱布、棉棒、卫生棉、婴儿油、消毒药、擦臀部的药品、尿布发疹预防霜。

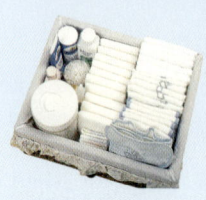

● 尿布类

根据妈妈的生活方式,分别准备布料尿布和纸质尿布。

● 擦臀部的用品

使用市面上销售的婴儿用湿纸巾,或者用温水弄湿的湿毛巾。排尿后也应该擦臀部,而且要选择较厚较大的毛巾。

[Lesson Point 2]
必须掌握换尿布的顺序

1. 铺上新尿布

把手伸进婴儿的臀部下方,并抬起臀

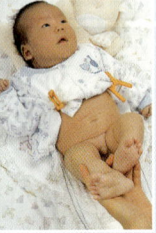

部,然后铺上新尿布。为了防止从后背渗出尿液,最好把臀部放在尿布中央偏下方。

2. 给婴儿戴尿布

婴儿的皮肤很娇嫩,因此在接触尿布的部位涂上婴儿用软膏。使尿布中心位于婴儿的双腿之间,然后向两侧展开尿布的前端。给婴儿穿尿布时,不能遮挡婴儿的肚脐。

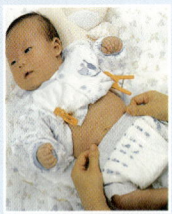

3. 固定尿布

以尿布的标记为基准,左右对称地摆放腰部胶带。为了防止从后背渗出尿液,应把尿布紧紧地贴在婴儿身上。另外,

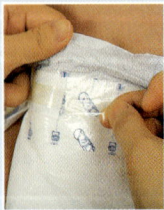

腹部需要透气,因此侧腰与尿布之间至少留3~4根手指的空间。

[Lesson Point 3]
处理尿布的方法

● 布料尿布的情况

换尿布后,马上向便器内抖掉沾在尿布上的大便。此时,可以用旧牙刷刮掉大便,然后用洗涤液搓尿布,并在放入洗涤液的水中冲洗弄脏的部位。平时积存几个脏尿布,然后用洗涤液水浸泡,最后用洗衣机清洗,或者用开水消毒。

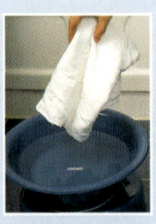

洗尿布时,不能使用能刺激婴儿皮肤的漂白粉或纤维柔顺剂。

● 纸质尿布的情况

纸质尿布的情况下,也应该先抖掉大便,然后把沾有大小便的部分向内侧折叠,并用胶带固定。折叠得越小,垃圾量越少。

纸质尿布可以直接放入垃圾袋内,但是最好用报纸再包裹一次,这样就能防止气味外泄。

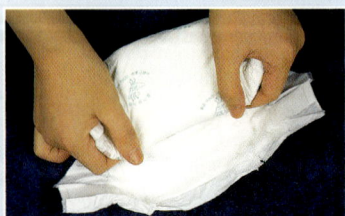

在这种情况下该如何处理?

换纸质尿布时,一不小心就会弄坏尿布固定胶带。在这种情况下,可以继续使用尿布。只要用普通胶带固定尿布,就能充分地使用没有黏接力的尿布。

反映婴儿健康状态的排泄物和尿布的处理

当婴儿还不会说话时,可以通过大小便判断婴儿的健康状态。另外,为了婴儿的健康,必须适当地处理沾有大小便的尿布。

通过排泄物判断健康状态

从妊娠期间开始,胎儿就能通过膀胱排尿,或者排泄其他物质,这些排泄物进入羊水里面,大部分通过胎盘排泄到体外。即,在分娩之前,婴儿在胎内也偶尔会排尿。

分娩后的排尿量取决于婴儿摄取的母乳量或奶粉量。分娩后3~4日内,每天排尿3~4次,出生7日后,排尿次数增加两倍。在出生10日后,每天至少排尿12次。

应该注意观察大小便

有些婴儿喜欢在准备换尿布时排尿。在这种情况下,应该观察排尿是否顺畅。如果每次都是断断续续地排尿,有可能患有排泄器官障碍,因此需要马上到医院就诊。

出生后,婴儿的肾脏可以发挥比在子宫内更多的功能。在正常条件下,婴儿的肾脏能发挥各种功能,但是在2~3个月还不能完全适应周围环境,因此在婴儿的肾脏能自由地发挥功能之前,最好只喂奶粉。

婴儿的尿液有差异

尿液的颜色随浓度不同而有所差异。早晨尿液的颜色比其他时间段的尿液深,如果尿液的颜色长时间很深,就应该充分地摄取水分。

如果新生儿患有生理黄疸(自然产生的黄疸),由于多余的胆汁,尿液的颜色会呈浅褐色。

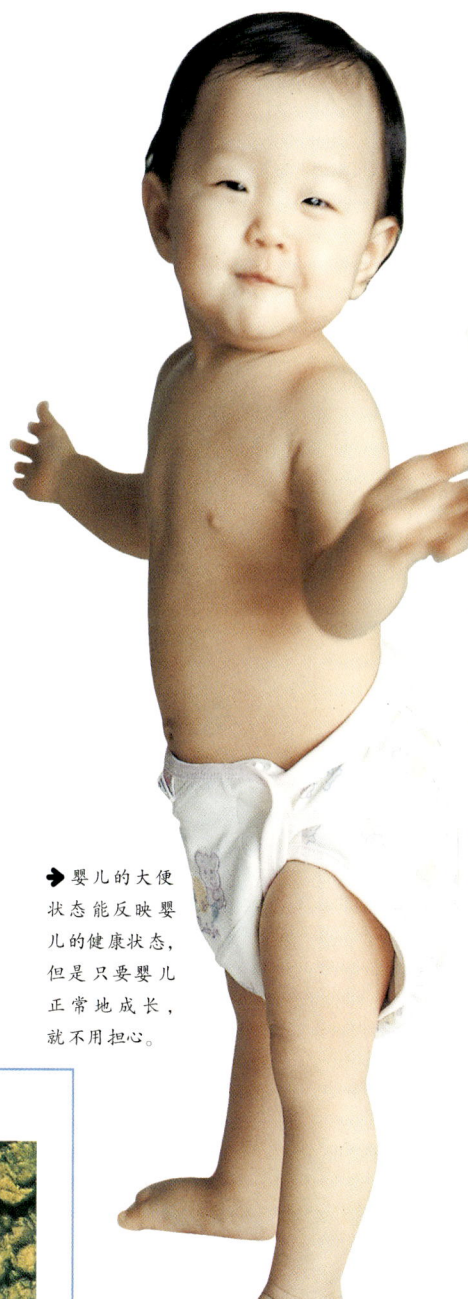

➜ 婴儿的大便状态能反映婴儿的健康状态,但只要婴儿正常地成长,就不用担心。

正常婴儿的大便

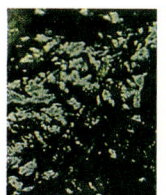 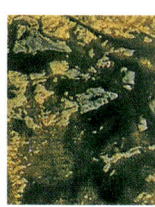 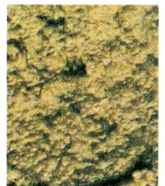 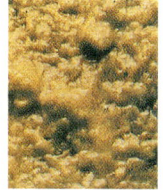 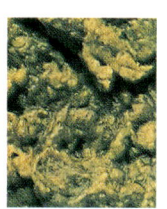

↑ 新生儿的初便 ↑ 喂母乳婴儿的大便。还含有少量的初便。 ↑ 喂奶粉婴儿的大便内也含有少量的初便。 ↑ 喂母乳婴儿的正常大便。 ↑ 喂奶粉婴儿的正常大便。

让人担忧的异常大便

• 发烧的情况

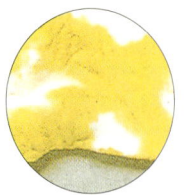
①满4个月。体温38℃。大便的水分较多，而且含有大量的颗粒状物体。

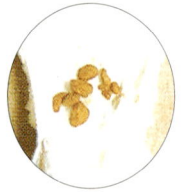
②满12个月。体温37.5℃。大便的比较坚硬。退烧后第三天的大便。

• 便秘的情况

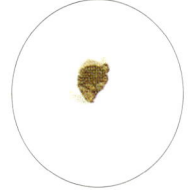
满7个月。混合食用断奶食品和奶粉的婴儿。灌肠后得到的大便。

• 感冒的情况

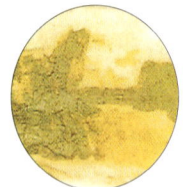
①满4个月。喂奶粉的婴儿。大便的水分较多。

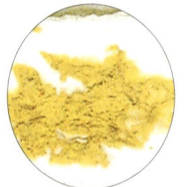
②满7个月。冬季感冒、拉肚子。大便的有异味。

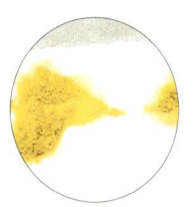
③满1个月。由于感冒引起的消化不良，吃什么就排泄什么。大便的发出酸味。

必须马上到医院就诊的大便

• 维生素K缺乏症 • 白色便性痢疾症 • 先天性胆道闭锁症 • 肠重叠症

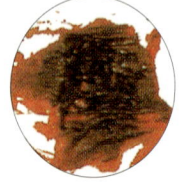
↑ 由于肠内出血，因此导致血便。大便呈深红色黏糊状。

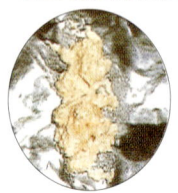
↑ 由于轮状病毒导致的痢疾症。像米汤一样的大便。

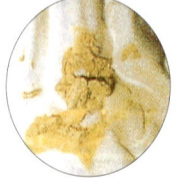
↑ 淡黄色大便。

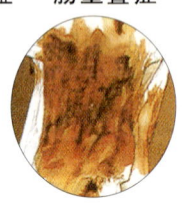
↑ 含有黏液的血便，比较黏稠。

随着婴儿的健康程度不同，大便的状态也不同

大便的颜色和形状有很大的差异。当婴儿和产妇刚从医院回到家中时，胎便是在胎盘中积存的大便，因此比较黏糊，而且呈橄榄色。回家几天内，婴儿每天都排便2～3次。一般情况下，喂母乳后（不管喂母乳还是喂奶粉）马上排便。如果在哺乳过程中排便，不能马上中止哺乳换尿布，至少让婴儿吃饱后才能换尿布。

喂母乳的情况下，大便会散发出独特的气味，而且呈现出像搅拌鸡蛋一样的状态。2～3周后，婴儿的大便呈浅黄色，而且转换成黏稠的状态。

2～3周后，虽然没有异常症状，但是偶尔出现含有黏液的草绿色大便，这是非常正常的现象。

不同哺乳方式下的大便状态

喂奶粉的情况下，出生2～3周后偶尔出现一天或一周都不排便的现象，然后突然排出大量的大便（连续排便两三次），而且又连续2～3日不排便，但这也是很正常的现象。

出生后一周内，有些婴儿每天排几次像水一样的大便。即每次授乳时，都排出水便。

喂奶粉婴儿的大便状态与喂母乳的婴儿完全不同。喂奶粉的婴儿的大便呈黄色，而且像黏土一样黏糊，有时还会呈草绿色。不管是喂母乳还是喂奶粉，偶尔排出像黄豆一样坚硬的大便，此时应该充分地补充水分。即，婴儿还没有充分地摄取母乳或奶粉。如上所述，通过婴儿的大便状态，就能判断哺乳情况。

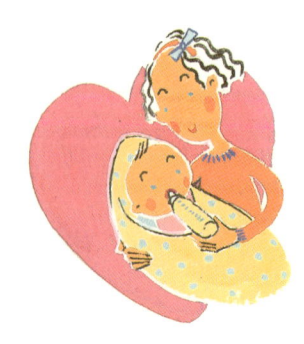

如果肠胃异常，婴儿就马上反应

即使排出坚硬的大便，只要不导致肛门出血，就不用过于担心。

只要婴儿排便困难，大部分妈妈都怀疑便秘。刚出生的婴儿还没有分化神经组织，因此肠胃异常的婴儿排便时，突然向后抬头，同时手臂和腿部痉挛。

如果直肠异常，全身都会出现相应的反应。即脸部发红，皱起眉头。

过一段时间后，婴儿就能掌握任意活动身体的方法，而且只有排很硬的大便时才会猛烈地用力。

如果频繁地排便，就说明胃部异常

如果排出含有大量水分的大便，而且呈草绿色，就说明胃部异常。在这种情况下，排便次数明显超过正常次数，而且排出含有黏液的草绿色大便。如果出现此类痢疾症状，就容易导致脱水现象。脱水现象非常危险，因此必须马上到医院治疗。

偶尔去掉尿布

有些人认为，如果给婴儿戴上厚尿布，婴儿就会不舒服，但是只要婴儿能自由地活动腿部，而且每天去掉尿布一段时间，就不用担心。

使用尿布的目的是吸收大小便的水分。很多妈妈还担心，由于尿布产生的红色斑点。在新生儿时期，大部分婴儿都会出现这种现象。

另外，随着不同的皮肤管理，婴儿的皮肤做出的反应也不同。在这个时期，必须选择适合婴儿皮肤的护肤霜。使用护肤霜时，先把护肤霜挤到妈妈的手上，然后用妈妈的手按摩婴儿的皮肤。每次换尿布时，都应该涂护肤霜。

健康婴儿的尿液中不含任何细菌，但是尿布中含有尿液的氨成分，因此容易繁殖细菌。只要弄湿尿布，最好马上更换新尿布。如果婴儿还在睡觉，就应该等婴儿睡醒后再换尿布。

尽量避免一次性尿布

在夜间，很多妈妈重叠使用两片布料尿布。此时，可以使用一次性尿布，但是透气性较差，而且容易生成皮肤红疹，因此不能长时间穿一次性尿布。

如果婴儿能自由地活动腿部，白天最好去掉尿布，然后把婴儿放在毛毯上面。婴儿喜欢这种状态。如果室内的风比较大，就应该把婴儿放在床上。

如果婴儿的皮肤很敏感，就应该延长不穿尿布的时间。

根据不同的用途选择不同的尿布

不仅是婴儿的内衣或外衣，连尿布也要选择透气、不刺激皮肤、吸水性好的产品。最近，比较流行布料尿布和一次性尿布，但是每种尿布各有优缺点，因此要根据不同的用途选择不

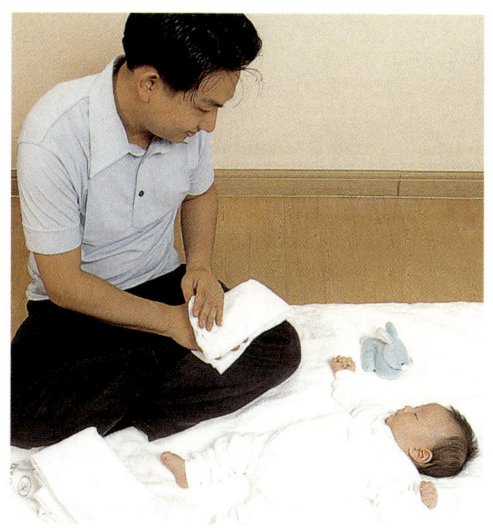

↑ 尽量使用纯棉布料尿布，只有在不得已的情况下使用一次性尿布。

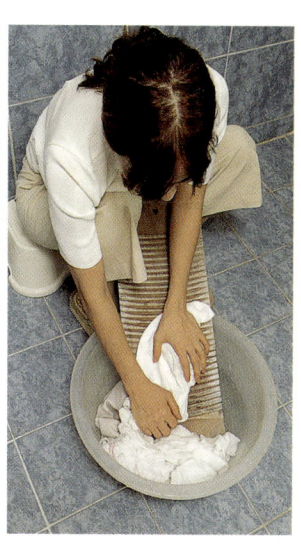

↑ 洗尿布时，最好用不含刺激成分的洗衣粉，然后挂在通风的地方晒干。

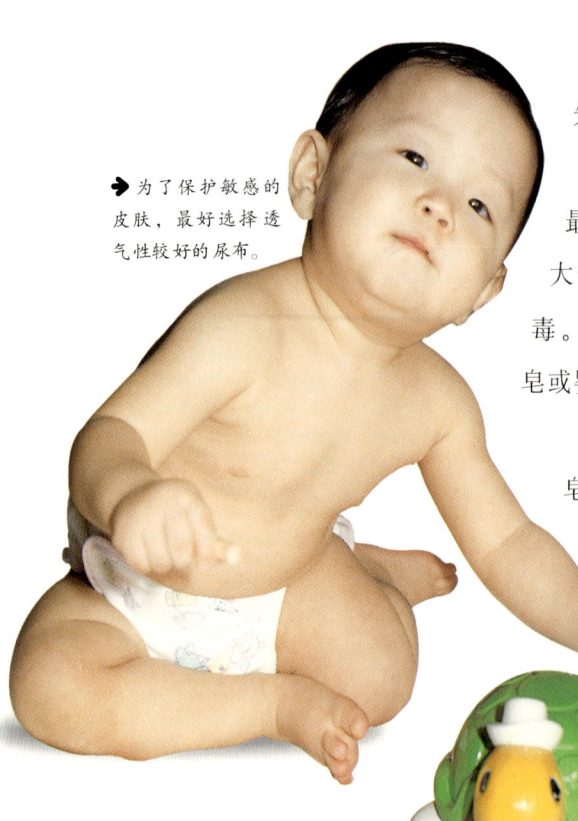

➤ 为了保护敏感的皮肤，最好选择透气性较好的尿布。

沾有大便的尿布，首先要刮掉大便，然后再用热水清洗。洗尿布时，最好用香皂彻底地搓洗大便痕迹，然后用开水消毒。洗尿布时，最好使用香皂或婴儿专用洗涤剂。

洗尿布时，如果使用香皂，必须彻底地冲洗干净。冲洗尿布的目的是为了彻底地洗掉残留在布料尿布里面的氨细菌。

为了提高尿布的触感，有些人使用纤维柔顺剂，但是纤维柔顺剂容易导致皮肤湿疹，因此要避免使用纤维柔顺剂。

应该在阳光下晒干尿布和婴儿衣服

尽量在阳光充足的地方晒干尿布和婴儿衣服，阳光能杀死残留在棉料尿布里的细菌，而且能得到漂白效果，同时提高尿布的触感。

如果用滤水篮弄干，能缩短晒干尿布的时间，而且使尿布更加柔和，但是容易损伤尿布。

用同样的方法洗婴儿的衣服。洗衣服时，尽量少用洗涤剂，而且彻底地冲洗干净。毛织衣服必须手洗，而且用大毛巾裹住后晒干。人造纤维衣服比较实用，但是不透气，因此容易刺激皮肤。

新生儿的皮肤很娇嫩很敏感，因此要使用容易冲洗，而且没有泡沫的肥皂。如果婴儿的皮肤出现红色斑点，应该告诉医生所使用的肥皂，同时咨询适合婴儿的肥皂。

经常洗涤婴儿用品

洗毛毯或婴儿被褥时，最好使用洗涤效果好，而且柔和的肥皂或合成洗涤剂。洗大件衣物时，更应该注意冲洗干净。

婴儿的脸部或暴露在外面的皮肤直接接触被套，因此要防止尿液或呕吐物弄脏被套。

在新生儿的情况下，应该经常洗毛毯或被褥。在睡觉或玩耍时，婴儿容易弄脏被褥。婴儿生病之前，应该经常换洗被褥和毛毯。

毛毯或被褥比较厚，因此洗涤液容易残留在被褥里面。在这种情况下，必须多次冲洗。洗尿布时，也应该注意防止残留的洗涤液。

同的尿布。

第一次购买布料尿布时，需要很多费用，但是能使用几年，而且具有很好的吸水性和透气性。相反，一次性尿布适合在旅行、外出、夜间使用。一次性尿布的费用比较高，但是使用方便，而且能节省洗尿布的时间。

应该用婴儿专用洗涤剂洗尿布

在洗尿布之前，最好用热水浸泡一段时间。为了防止尿布上的斑痕洗不掉，尽量马上洗尿布，而且每周用开水消毒两次。

新生儿用品选购指南

• 新生儿衣服类

品名	推荐数量	购买数量
肚兜	3~5	
白大褂	2~3	
新生儿宇宙服	2	
内衣	2~3	
围脖	3	
手套、脚套	1	
尿布	30~40	
尿布套	3~5	
新生儿帽子	1	
新生儿袜子	1	

• 床上用品

品名	推荐数量	购买数量
被褥	1	
毛毯	1	
薄包布	2~3	
厚包布	1	
包囊	1	
枕头（棉枕头、小米枕头）	1	
床	1	

• 哺乳用品

品名	推荐数量	购买数量
奶瓶（大、小）	5~7	
奶瓶刷子	1	
奶瓶夹子	1	
奶嘴（含备用）	5~7	
玩具奶嘴	1	
奶粉盒	1	
消毒器	1	
挤奶器	1	

• 卫生用品

品名	推荐数量	购买数量
婴儿用指甲剪	1	
鼻屎吸入器	1	
婴儿爽身粉	1	
婴儿护肤霜	1	
婴儿护肤油	1	
婴儿洗发水	1	
婴儿香皂	1	
婴儿洁面乳	1	

• 沐浴用品

品名	推荐数量	购买数量
浴巾	2	
纱巾	20~30	
防水套	2	
棉棒	1~2	
爽身粉盒	1	
湿纸巾	1	
体温计	1	
浴缸	1	
沐浴用秋千	1	
牙刷	1	

• 发育器具

品名	推荐数量	购买数量
婴儿背带	1	
包布	1	
Mobile	1	
抽屉柜	1	
蚊帐（夏季用）	1	
摇床	1	
保温瓶	1	
步行机	1	
婴儿车	1	

有助于大脑发育的
婴儿按摩

下面介绍能提高婴儿与爸爸亲密感的婴儿按摩方法。在很短的时间内，能给婴儿传递父爱，而且婴儿也能充分地感受父爱。该按摩方法能提高婴儿的稳定感，而且有助于婴儿的大脑发育。

按摩的关键是爸爸的爱

在爸爸和妈妈的呵护下安心地长大的婴儿认为，世界充满爱和信任，但是缺乏父母关爱的婴儿会对世界产生仇恨。

爸爸给婴儿做的按摩能传递父爱，而且能稳定婴儿的情绪，同时培养丰富的情感。尤其是爸爸与婴儿的身体接触，能够促进婴儿的大脑发育。

轻轻地抚摸婴儿

婴儿的皮肤和骨骼都很柔软，因此不能用力按摩婴儿。给婴儿按摩时，只能轻轻地抚摸婴儿的身体各部位。但是婴儿也有血流方向，因此要顺着血流方向按摩婴儿。按摩时，直接接触婴儿的身体，因此很容易掌握婴儿的表情或动作所表示的涵义。

按摩时的注意事项

● 摘掉手表或首饰。
● 修剪指甲，并清洗双手。
● 如果有烦心事或不安感，就应该停止按摩。
● 吵架后最好不要按摩。
● 稳定情绪，然后均匀地深呼吸。
● 给婴儿看双手，而且跟婴儿说话，让婴儿知道开始按摩。
● 看着婴儿的眼睛，亲热地说："哇，宝宝好乖啊"。
● 如果跟婴儿说话，就容易把握婴儿的情绪或感情。

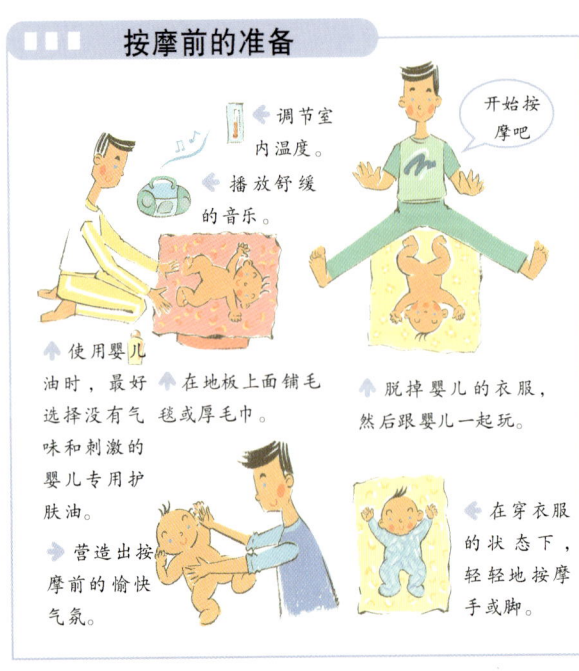

按摩前的准备

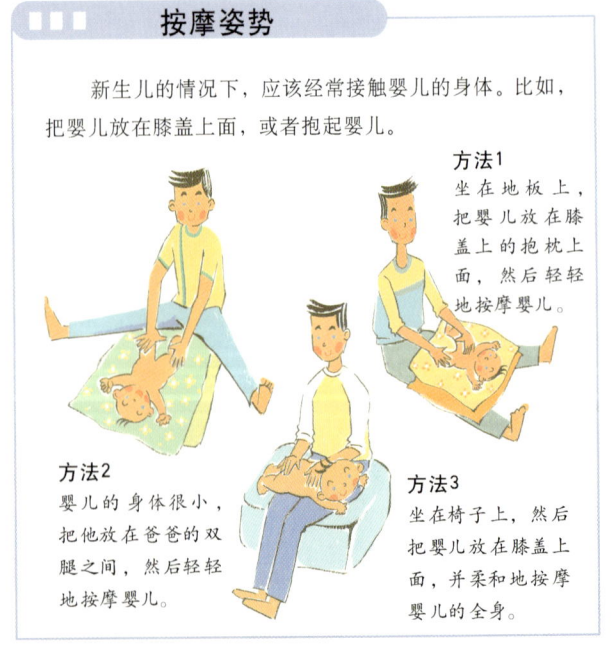

按摩姿势

按摩要领

放松全身，跟婴儿说话，然后柔和地按摩。

双手的使用方法

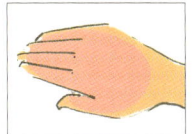
①用手掌整体按摩。按摩婴儿的后背等较大面积的部位时，最好用手掌整体按摩。

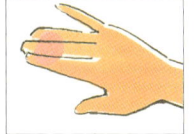
②使用三根或四根手指。按摩婴儿的胸部、肩部、后背或腹部时，用手指按摩。

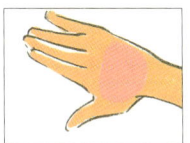
③利用手掌的最厚部位按摩。按摩后背或臀部时，可以稍加力，因此用手掌的最厚部位按摩。

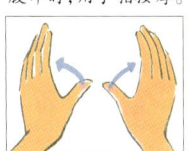
④使用拇指。按摩婴儿的胸部、脸部和头部时，用拇指按摩。

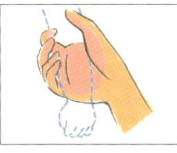
⑤像抓物体一样按摩。按摩婴儿的手臂或腿部时，就像抓物体一样按摩。

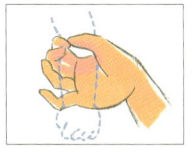
⑥用拇指、食指和中指按摩。按摩新生儿的手臂或腿部等纤细部位时，用拇指、食指和中指做出环形进行按摩。

脚趾按摩方法

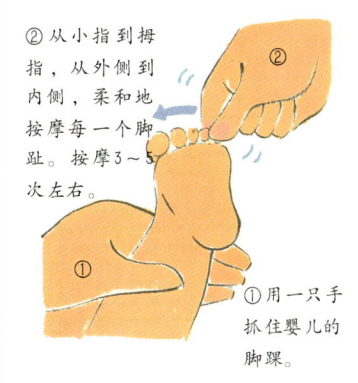

②从小指到拇指，从外侧到内侧，柔和地按摩每一个脚趾。按摩3~5次左右。

①用一只手抓住婴儿的脚踝。

效果：脚趾上聚集运动神经或感觉神经末梢。如果刺激脚趾，直接促进大脑发育。

全身按摩方法1

必须以自然的感觉开始按摩。用双手轻轻地按摩婴儿的全身。

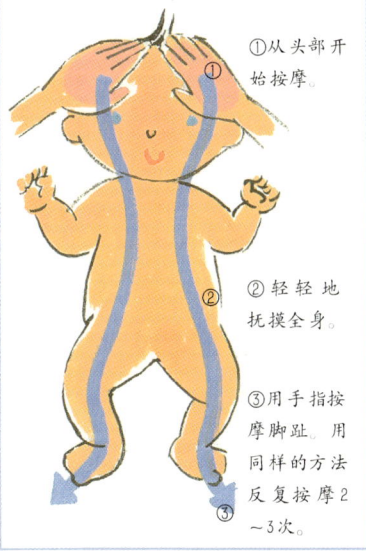

①从头部开始按摩。
②轻轻地抚摸全身。
③用手指按摩脚趾，用同样的方法反复按摩2~3次。

全身按摩方法2

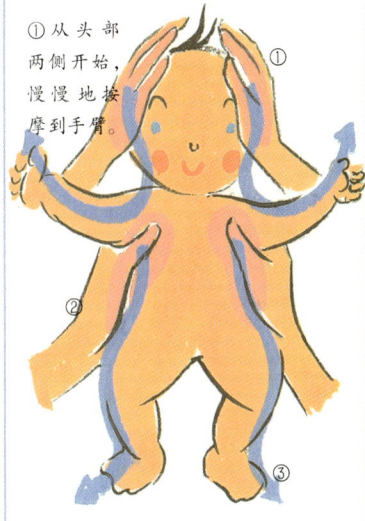

①从头部两侧开始，慢慢地按摩到手臂。
②用双手抓住两侧腋窝，然后沿着上身轻轻地抚摸。
③仔细地按摩双腿和脚趾。

腿部按摩方法

外侧
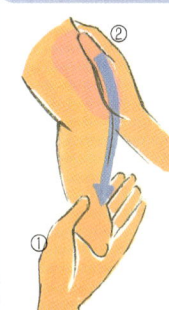
①用一只手抓住婴儿的脚踝。
②用另一只手抚摸大腿到脚踝。

效果：消除下半身肌肉的紧张感，而且提高膝盖或关节的柔韧性。

内侧
①用一只手抓住婴儿的脚踝。
②用另一只手依次按摩大腿内侧到脚后跟内侧。

按照外侧→内侧→外侧的顺序，反复按摩3~5次。

脚底按摩方法

轻轻地指压
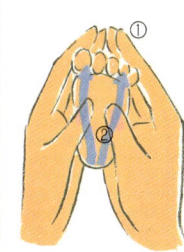
①用双手托住婴儿的脚。
②用拇指轻轻地按摩脚后跟到大脚趾。

用力按压
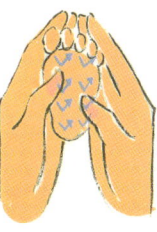
③轻轻地按压脚底整体。

效果：脚底集中了全身的神经，因此能刺激全身，能放松全身的紧张感，从而稳定情绪。此外还能有效地预防和治疗各种疾病。

脚背按摩方法

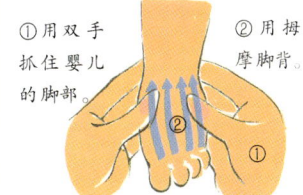
①用双手抓住婴儿的脚部。
②用拇指按摩脚背。

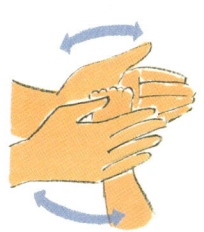
← 新生儿的情况下，用双手夹住婴儿的脚部，然后交替地按摩脚底和脚背。

脚踝旋转运动

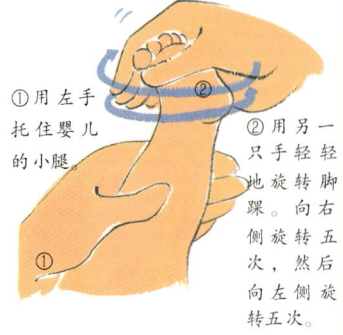

①用左手托住婴儿的小腿。
②用另一只手轻轻地旋转脚踝。向右侧旋转五次,然后向左侧旋转五次。

效果:脚是第二个心脏。如果经常活动脚踝,就有助于爬行、步行、站立等发育。此外,脚踝旋转运动有助于血液循环。

旋转腿部的方法

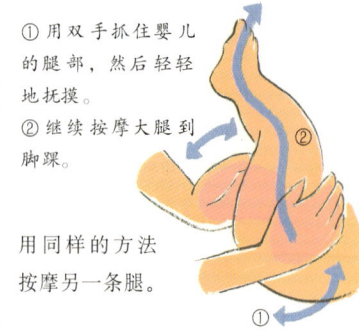

①用双手抓住婴儿的腿部,然后轻轻地抚摸。
②继续按摩大腿到脚踝。

用同样的方法按摩另一条腿。

效果:仔细地刺激大腿到脚尖的所有皮肤表面,能促进血液流动,有助于睡眠。

腹部按摩1

婴儿非常小或还不熟悉按摩时,按照以下方法按摩腹部。

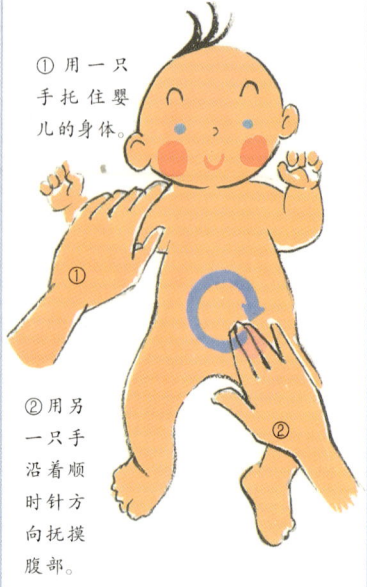

①用一只手托住婴儿的身体。

②用另一只手沿着顺时针方向抚摸腹部。

注意事项:必须柔和地抚摸腹部,而且不能触摸肚脐。

效果:腹部按摩能提高胃肠功能,因此预防或治疗便秘。婴儿经常吐奶时,能减轻婴儿的痛苦。如果经常按摩腹部,就有助于睡眠,因此减少夜间哭闹的次数。

双腿伸展运动

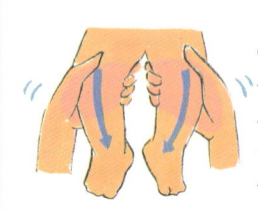

①用双手抓住婴儿的大腿,然后轻轻地抚摸到脚尖。

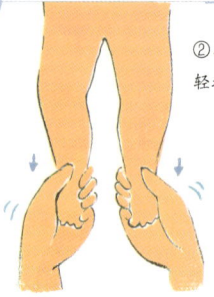

②按摩到脚踝时,轻轻地拉伸婴儿的双腿。

注意事项:分别按摩双腿后,必须用双腿伸展运动收尾。

揉腹部的方法

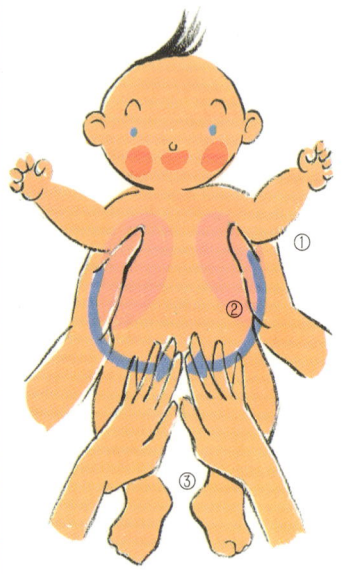

①把双手放在腋窝下方。
②沿着身体往下抚摸。
③在腹部上方,沿着图标曲线轻轻地按摩腹部。

效果:刺激身体侧方的内脏,间接地按摩内脏,因此有助于消化、排泄和解毒。另外,能提高免疫能力和抵抗能力。

摇晃腹部的方法

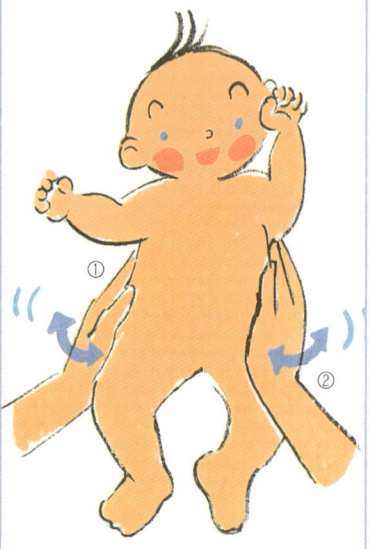

①把双手放在肚脐旁边的腋窝下方。
②左右摇晃婴儿的腹部,就像金鱼摆尾一样,反复实施5~10次。

效果:间接地按摩内脏,因此能提高消化器官和排泄器官的功能,能有效地预防和治疗便秘、腹胀等症状。

腹部按摩2

婴儿稍微长大后,按照以下方法按摩腹部。

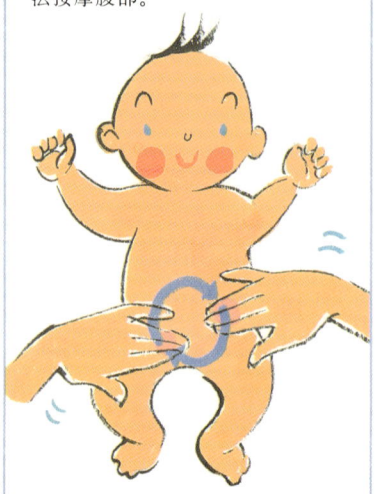

用双手沿着顺时针方向交替地按摩腹部。

注意事项:就像脸部按摩一样,轻轻地抚摸腹部。

胸部伸展按摩1

①把双手放在腋窝下方。
②用拇指向两侧拉伸肋骨部位。
③轻轻地抚摸肋骨中央，然后从中央到两侧，从上到下慢慢地按摩。

效果：胸部伸展按摩促进婴儿的呼吸，因此稳定情绪。另外，有助于睡眠。如果刺激胸部穴位，就能提高免疫力。

注意事项：新生儿的情况下，用拇指向两侧拉伸肋骨。等婴儿稍微长大后，用四根手指向两侧伸展。此时，必须轻轻地按摩。

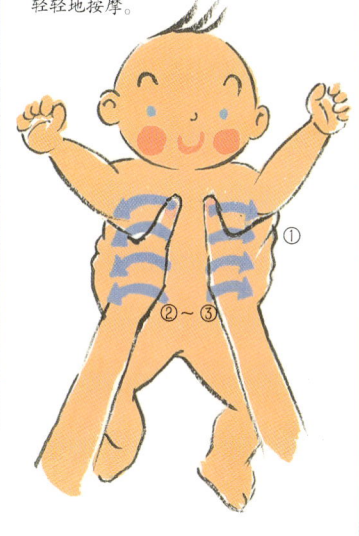

手臂按摩1

外侧
①用一只手抓住婴儿的手腕。
②从肩部开始按摩到手腕。
③用另一只手抚摸手臂。

内侧
①用一只手托住婴儿的手。
②用另一只手抚摸手臂。
③用手指按摩腋窝内侧到手腕内侧。

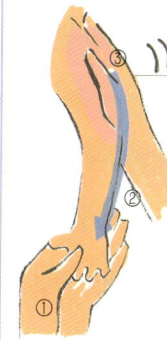
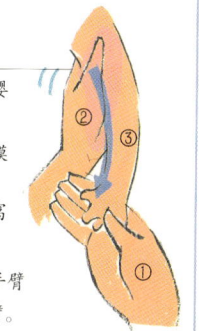

效果：新生儿的手臂肌肉还比较紧张，通过手臂按摩能消除这些紧张感，因此能自由地活动手臂。

手臂按摩2

新生儿或未熟儿的情况下，按照以下方法按摩手臂。

①用一只手托住婴儿的手腕。
②用拇指和食指做环形，然后柔和地抚摸手臂。
③从上臂开始，慢慢地按摩到手腕。

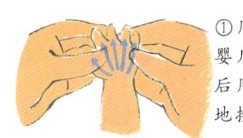

手掌按摩方法

①用双手抓住婴儿的手，然后用拇指柔和地按摩手掌。
②用拇指按压婴儿的手掌。

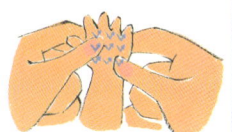

效果：手掌是神经聚集的部位。如果柔和地按摩手掌，就能促进大脑发育。

手腕回转运动

①用手托住婴儿的手腕。
②用另一只手轻轻地抓住婴儿的手指。
③把婴儿的手腕轻轻地向右侧回转五次，然后再向左侧回转五次。

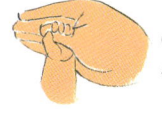

效果：如果手腕柔软，有助于大脑发育，而且用手指或指尖能做细微的动作。

胸部伸展按摩2

①从胸部中央开始按摩。
②就像画心形一样，用双手按摩胸部整体。
③反复按摩3～5次。

新生儿时用2～3根手指按摩，稍大一些时可用整个手掌。

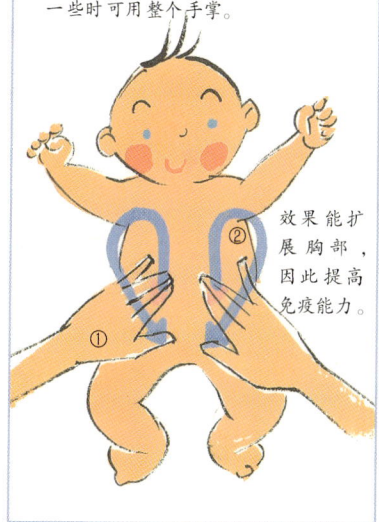

效果能扩展胸部，因此提高免疫能力。

手指和手背按摩

①用一只手抓住婴儿的手。
②用另一只手分别拉伸手指（如图所示）。
③用双手托住婴儿的手，然后用拇指按摩婴儿的手背。

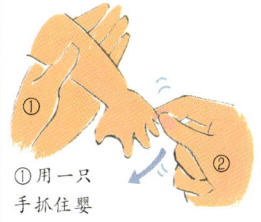

抚摸手臂的方法

①用双手夹住婴儿的手臂，然后轻轻地按摩。
②从上臂开始慢慢地按摩到指尖。

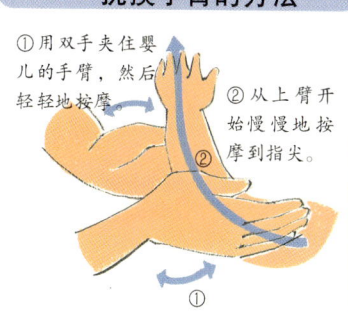

用同样的方法按摩另一只手臂。

效果：仔细地刺激手臂的所有皮肤，这样就能促进血液流动。

脸部按摩1

额头、太阳穴、眼睛周围的按摩方法。

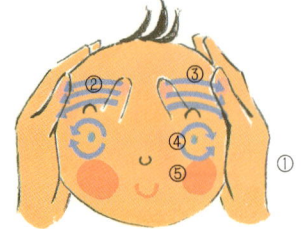

① 用双手抓住婴儿的脸部。
② 用双手的拇指,从脸部中央开始向两侧按摩。
③ 轻轻地按摩太阳穴。
④ 沿着眉毛按摩眼睛上方。
⑤ 如图所示,轻轻地按摩婴儿的眼睛下方。

效果:消除额头、眼睛周围和太阳穴的紧张感。由于产道的挤压,额头上残留一定的冲击。如果额头紧张,表情就僵硬。通过脸部按摩,能使婴儿的表情变得可爱起来。

脸部按摩2

主要按摩脸颊和下颚部位。

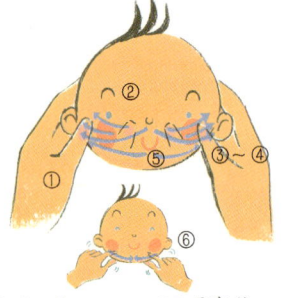

① 用双手托住婴儿的下颚部位。
② 用双手的拇指按摩眼睛下方(如图所示)。
③ 从脸颊开始按摩到耳朵周围。
④ 从鼻子两侧开始,沿着颧骨按摩到嘴上方和耳朵下方。
⑤ 从嘴下方开始按摩到下颚部位。
⑥ 从耳朵下方开始,经过下颚部位,沿着脸部两侧曲线,轻轻地按摩。

效果:鼻子、脸颊、嘴、下颚部位的按摩有助于呼吸。如果经常按摩脸颊和嘴周围肌肉,长牙齿时能缓解痒痛症状。

后背按摩方法

主要按摩颈部到手臂肌肉。

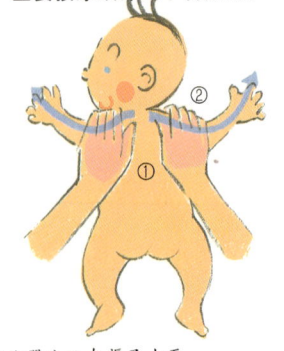

① 让婴儿趴在褥子上面。
② 用双手按摩婴儿的颈部、肩部和手臂。

后背整体按摩方法

主要按摩肩部到脚趾的所有肌肉。

① 使用双手的手掌整体。

② 依次按摩肩部→后背→臀部→腿部→脚趾尖。用同样的方法反复按摩3~5次。

效果:后背聚集了连接内脏的所有经络。通过柔和的刺激,赋予免疫力和活力,因此能提高婴儿的生命力。

耳部按摩方法

耳朵是跟身体平衡密切相关的重要器官。如果柔和地按摩耳部,就容易稳定婴儿的情绪。

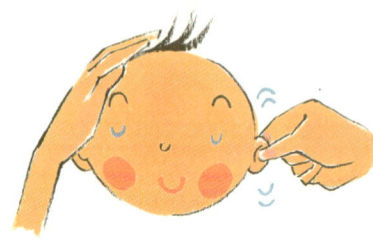

① 画圆圈按摩方法
用拇指和食指,沿着圆圈柔和地按摩耳部。

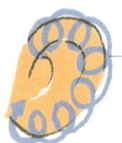

② 捏耳朵的方法
用拇指和食指,轻轻地拉捏耳部。

注意事项:在没有熟练之前,最好用一只手托住婴儿的脸部,然后用另一只手按摩。熟练后,最好同时按摩两只耳朵。

后背按摩方法

主要按摩后背到臀部的肌肉。

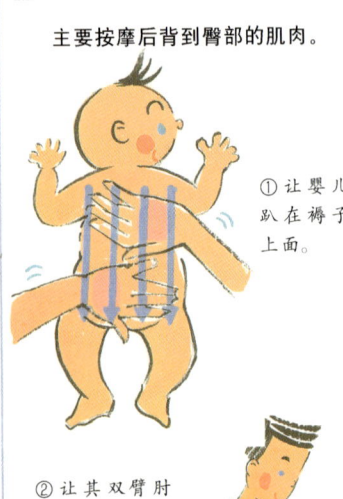

① 让婴儿趴在褥子上面。

② 让其双臂肘部伸直,然后上下活动肩部,这样就能给婴儿的肩部和臀部施加压力。

头部按摩1

主要按摩前额到头顶部位。

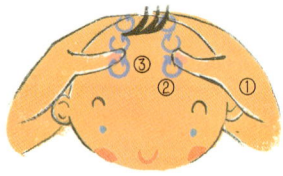

① 用双手托住婴儿的头部。
② 用拇指按摩婴儿的头皮。
③ 从前到后,从中央到外侧,仔细地按摩头部。

效果:随着大脑的发育,头部急剧变大。通过头皮按摩促进大脑的发育。
注意事项:不能触摸大泉门或小泉门等柔软的部位。

头部按摩2

主要按摩后脑勺到颈部。

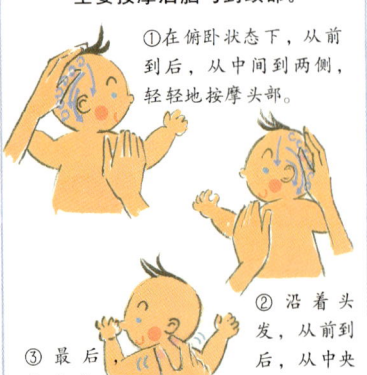

① 在俯卧状态下,从前到后,从中间到两侧,轻轻地按摩头部。
② 沿着头发,从前到后,从中央到外侧按摩头部。
③ 最后柔和地按摩颈部。

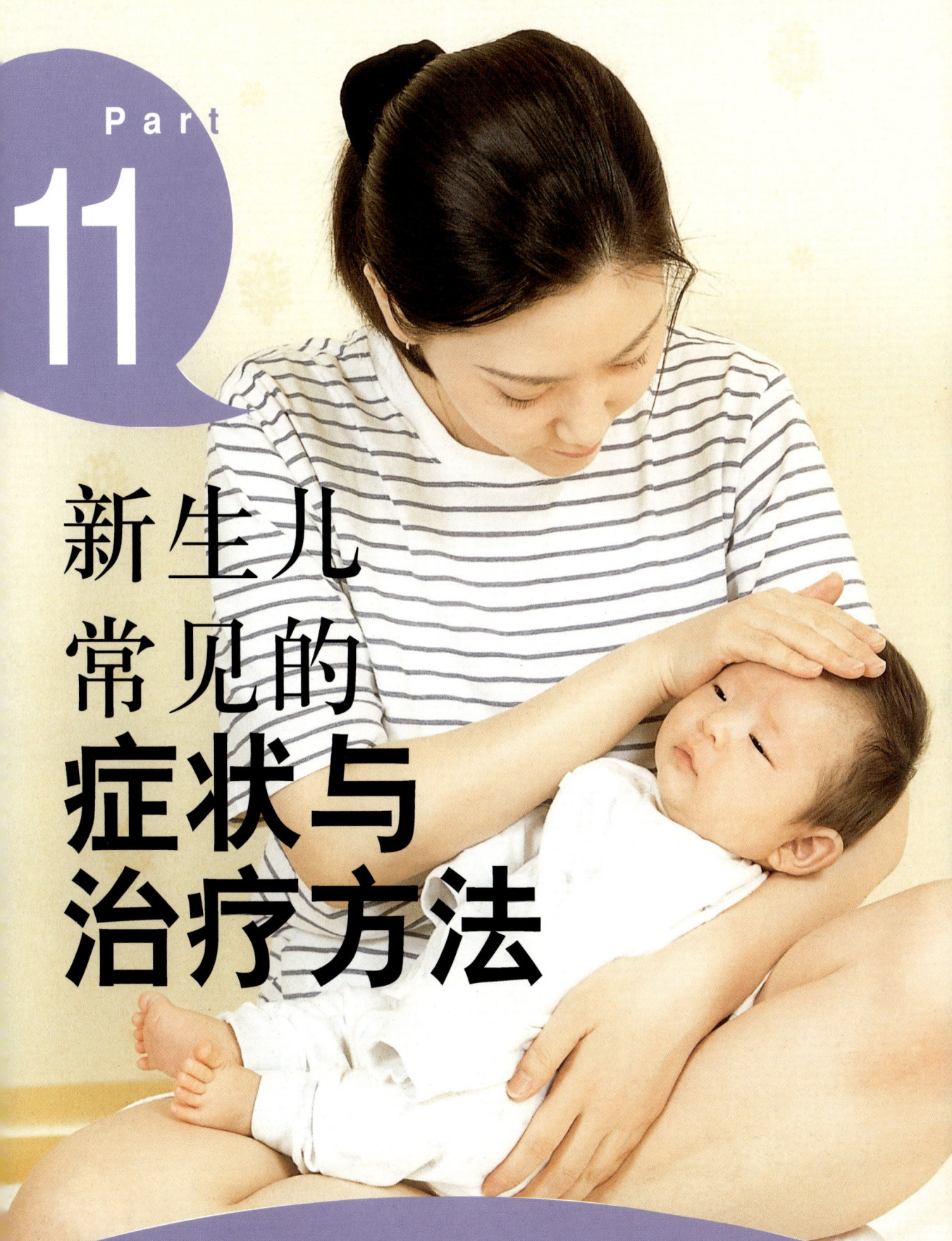

Part 11 新生儿常见的症状与治疗方法

新生儿常见的症状中,有很多急需到医院治疗的疾病,但是过一段时间,大部分症状都能自然地消失,因此上医院之前,应该注意观察婴儿的状态。

本书中介绍的大部分症状是新生儿常见的症状，非常健康的婴儿也可能出现这些症状。

新生儿常见的症状中，哪些是可以放心的症状呢？这就需要一定的经验。本章节的目的是，单纯地给妈妈提供充分的信息，使妈妈更容易判断婴儿的各种症状。

本章节中介绍的有些症状在婴儿出生几年后也可能出现，但是新生儿和大孩子的病因，以及婴儿对疾病的反应都不一样。

本书中详细地介绍了新生儿常见的主要症状，以及相应的治疗方法。

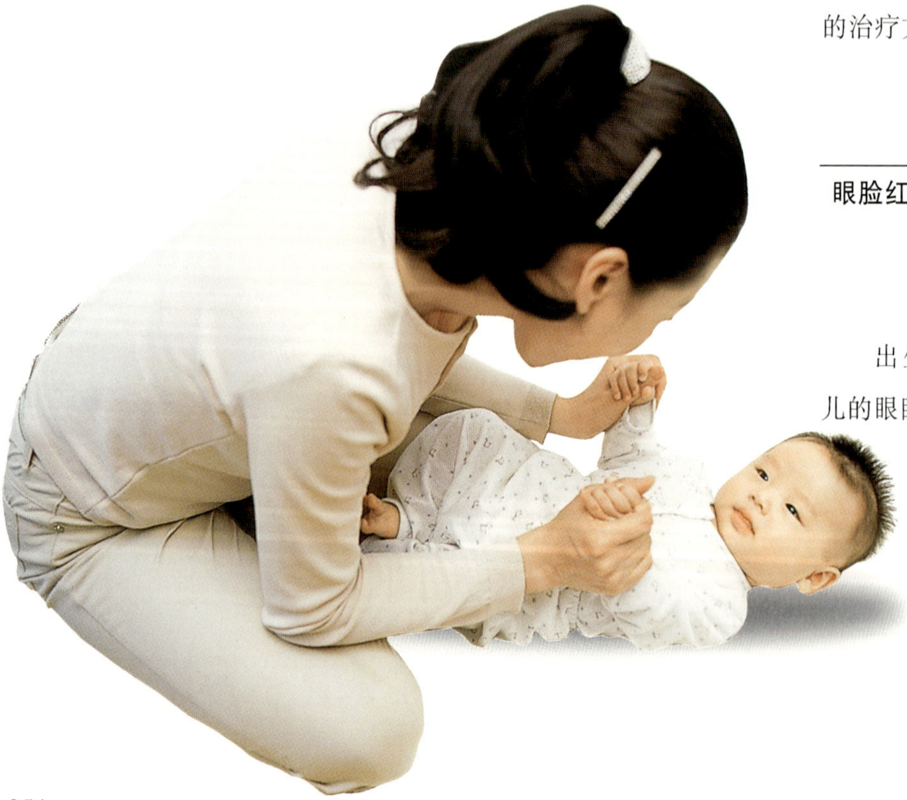

结膜炎

眼睑红肿的情况下，容易导致视力障碍。

出生后几天内，大部分婴儿的眼睛里流出淡黄色分泌物，

◀ 非常健康的婴儿也可能出现新生儿常见的症状和疾病。

而这些分泌物容易凝结在眼睑上方或眼睛的内侧。在这种情况下，最好用温热的湿毛巾擦掉眼睛周围的异物。

如果患有非特异性结膜炎，就会出现严重的分泌物。如果患有结膜炎，眼睑就会红肿，而且容易导致视力障碍，但是用抗生剂或眼药水能轻松地治疗结膜炎。炎症严重时，必须注射抗生剂，或者经常滴眼药水。除了淋球菌或绿脓杆菌引

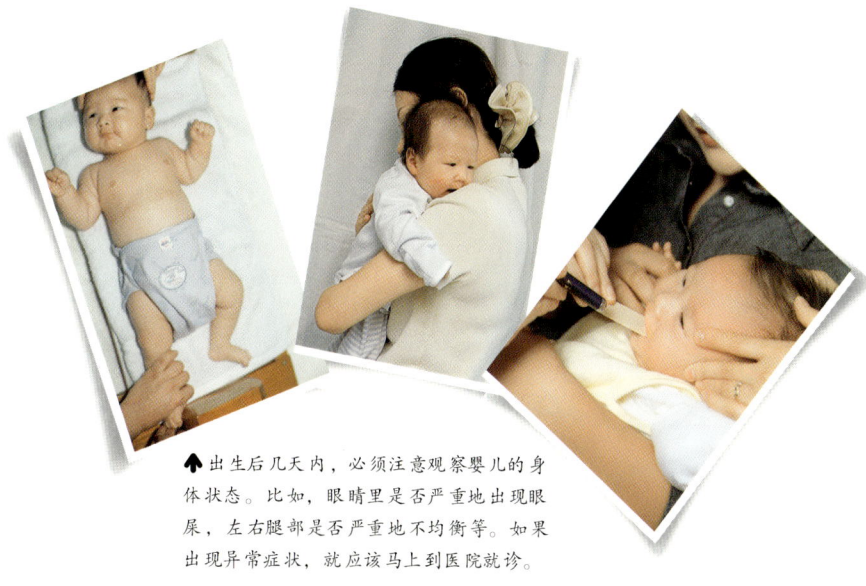

↑ 出生后几天内，必须注意观察婴儿的身体状态。比如，眼睛里是否严重地出现眼屎，左右腿部是否严重地不均衡等。如果出现异常症状，就应该马上到医院就诊。

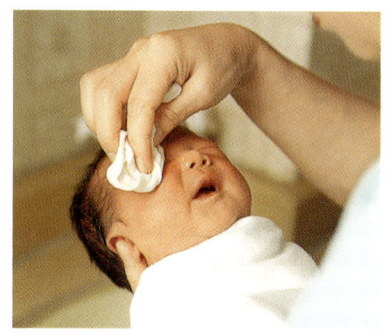

↑ 新生儿的眼睛里流出黄色分泌物的症状是常见的现象。

起的结膜炎外，只要适当地治疗，再严重的炎症也不会损伤眼睛。

新生儿由于还没有完全形成从眼睛向鼻腔输送眼泪的鼻泪管。如果泪管堵塞，眼泪就从眼睛流出，因此容易导致结膜炎。

为了防止结膜炎，滴入抗生剂或软膏后，最好用手按摩内眼角（鼻子与眼睛之间）部位。如果反复地按摩眼睛和鼻子周围，能起到预防泪管堵塞的作用。

股关节脱臼
向关节内侧结实地固定股关节，这是治疗的核心。

有些婴儿天生就是股关节异常地松弛。一般情况下，这种现象不属于严重的脱臼状态，只是股关节向内外倾斜的状态。婴儿刚出生时，医生会检查新生儿的股关节状态。

出生时，如果关节的内部状态不合适，随着月龄的增长，股关节愈来愈不稳定，因此导致永久性股关节脱臼症状。

为了使股关节正常地发育，应该向关节内侧结实地固定股关节，这是治疗的核心。如果在初期治疗，就容易治疗，而且成功率也很高。

在家治疗时，如果在双腿之间夹住两张尿布，并适当地分开双腿，就能提高治疗效果。如果这种方法无效，就应该马上到医院进行手术。

高渴症与婴儿肥胖症
过量地喂奶粉时容易出现的症状。

喂母乳的婴儿只吃一定量的的母乳，因此不会出现肥胖症状，但是喂奶粉时很难控制喂奶量。当然，喂奶粉时，如果婴儿吃饱，吸吮奶粉的力量会减弱，或者停止喝奶，但是有些婴儿还想继续喝奶，因此很容易出现过量地摄取奶粉的现象。

冲奶粉时，如果过多地放

↓ 由于过量地喂奶粉，婴儿容易感到口渴。

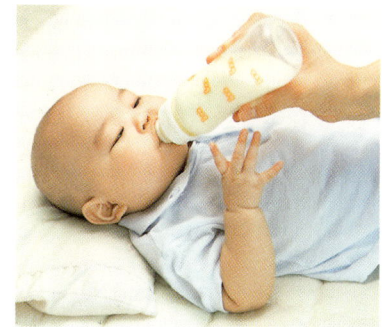

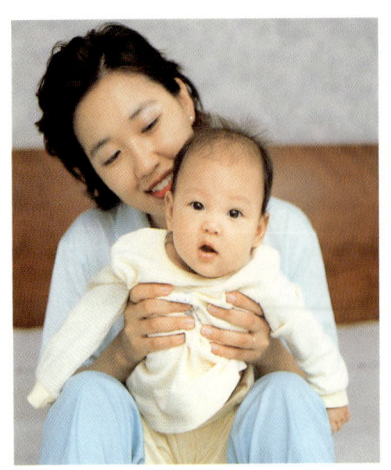
▲ 新生儿容易被细菌感染，因此看护婴儿时，必须先清洗双手。

入奶粉，也容易导致高渴症。如果口渴，大部分婴儿就用"哭声"表示口渴。在这种情况下，很多妈妈不知道哭声的真正涵义，因此继续用奶粉哄婴儿。在育儿过程中，必须有规律地喂奶，而且要纠正"为健康的婴儿"而盲目地喂奶粉的行为。

喂奶粉的婴儿，或者在高温地区成长的婴儿，最好每天喂一两次麦茶或稀释的果汁。当婴儿口渴时，如果提供这些水分，婴儿就会很开心。如果过早地喂硬食品，在出生3个月前，容易导致婴儿肥胖症。

呕吐

如果像喷水一样呕吐，就应该怀疑幽门狭窄症。

出生后几天内，新生儿喝的奶水容易从嘴里流出。尤其是刚吃奶后，更容易出现这种现象。一般情况下，持续呕吐几天后，自然地好转，但是低体重儿的呕吐症状会持续很长时间。呕吐症有时给新生儿带来严重的后果，但是大部分情况下没有大碍。

当身体出现异常时，大部分婴儿会呕吐。频繁地呕吐，或者症状严重时，体重会下降或不增长。呕吐与奶的种类无关。如果患有感染症（必须是肠胃感染）或肠闭锁症，就容易导致呕吐症状。

一般情况下，出生2～3周后开始出现肠闭锁症之一的先天性肥厚幽门狭窄症。统计结果表明，男婴更容易出现肠闭锁症。

如果患有先天性肥厚幽门狭窄症，控制肠胃通道的幽门过度发育，因此几乎完全切断胃的出口。幽门是食物从胃部流向直肠的唯一通道，因此会全部吐出吃过的奶，而这种症状又称为喷射性呕吐。如果触摸幽门肌，或者实施腹部超声波检查，就能检查出幽门狭窄症，而且要实施手术。

尿布发疹

换尿布后，最好在空气中晾干皮肤。

婴儿的下身经常跟被尿液

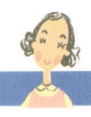
最关心 的问题

容易被细菌感染的新生儿

刚出生的婴儿具有对细菌或病毒感染的抵抗力，但是抵抗力比较弱，因此容易被感染。在新生儿期，必须注意看护婴儿。

皮肤 婴儿的皮肤又薄又嫩，因此容易受伤，而且看不见的伤口也能导致细菌的入侵。在新生儿期，必须使用消毒过的衣服或尿布，而且看护婴儿时必须清洗双手。一般情况下，由尿布引起的皮肤病比较严重。如果尿布湿了，就应该马上换新尿布，而且彻底地冲洗尿布后在太阳下晒干。不便于消毒时，也可以用熨烫的方法消毒。

脐带 一般情况下，出生一周后，脐带就自然地脱落。未熟儿的情况下，会稍微推迟。脐带脱落后，从肚脐流出黏液，或者伴随少量的出血现象。另外，在肚脐深处能看到粉色的脐肉芽肿。在这种情况下，为了防止尿布感染肚脐，最好用酒精消毒肚脐，然后用杀菌纱布包裹，这样在2～3周内就能恢复正常。肚脐是最容易被细菌感染的部位，因此特别要注意。

授乳工具引起的感染 喂奶粉或混合哺乳，必须彻底地消毒奶瓶、奶嘴。

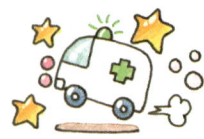

和其他排泄物弄湿的尿布接触，因此婴儿的柔软皮肤容易受到刺激。

由于尿液，即尿液主要成分氨的影响，婴儿的皮肤容易出现被称为氨皮肤病的发疹。洗尿布时，如果不把洗涤剂冲洗干净，就容易刺激皮肤。一般情况下，由于白色念珠菌（导致念珠菌的霉菌）感染，容易导致被称为"脂漏性皮炎"的皮肤炎症。

为了防止皮肤发疹，必须经常更换尿布，然后涂抹保护

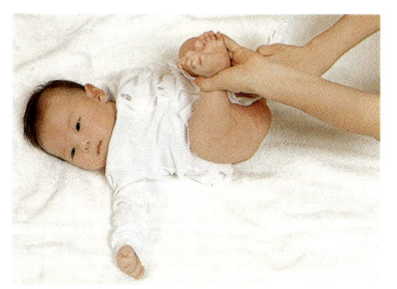
↑ 要想预防尿布发疹症状，必须经常更换尿布，以防婴儿的下身潮湿。

婴儿皮肤的护肤霜。如果出现发疹症状，最好脱掉尿布，然后在清爽的空气下晾干皮肤。

头颅血肿
在分娩过程中，头盖骨与骨膜之间有积血，因此容易导致头颅血肿。

在分娩过程中，头盖骨与覆盖头盖骨的骨膜之间积存少量的血液，因此偶尔导致头颅血肿。由于血管的破裂，头部积存体液，因此出生几天后会

必须掌握的知识

如果缺乏维生素K，就容易导致吐血的"新生儿黑便症"

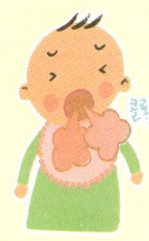

有时，出生2~3日的婴儿会吐出鲜红的血或类似于咖啡渣的褐色液体。另外，婴儿的大便比正常的婴儿黑，而且含有鲜红的血。

这种疾病称为"新生儿黑便症"，是由于婴儿的肠胃出血引起的疾病。

出生后几天内，大部分婴儿都缺乏维生素K。如果严重地缺乏维生素K，就容易导致新生儿黑便症。

清洗后用毛毯裹住婴儿，然后给婴儿注射维生素K，或者输血。在这种情况下，不要惊慌，应该马上叫医生或到医院治疗。

"假性血便"的情况下，出现类似的症状，不会导致严重的后果。在分娩过程中吞血，或者授母乳时吞下乳头血液的情况下，容易出现假性血便症。

出现柔软的肿瘤。有些婴儿在两侧头顶骨（覆盖大脑顶部的头骨）长出肿瘤，但是这种肿瘤没有任何影响。有时肿瘤持续2~3个月，但是大部分在2~3周后逐渐消失。

内翻足与外翻足
腿部向一侧弯曲的脚部畸形。

正常情况下，新生儿的脚部与小腿成90°角，但也有腿部向一侧弯曲的情况，而这种畸形称为弯曲足。

如果脚部与小腿之间的角度过小，就无法形成90°角。哺乳过程中，如果经常按摩脚部，就容易矫正弯曲足。此时，必须用力按摩，但是不能让婴儿感到疼痛。随着脚部的活动范围增大，这种畸形就会逐渐消失。

虽然很少见，但是也有内翻足的情况。内翻足是比较严重的畸形，因此需要到医院治疗。

头部的左右不对称
如果用一种姿势躺卧很长时间，就容易导致头部的不对称现象。

婴儿的头骨非常柔软，而且一整天躺在婴儿床或被褥上面，因此容易出现头部左右不对称的现象。过一段时间后，婴儿就能自由地活动头部，因此经常改变头部方向，但是在新生儿期，妈妈要注意调节婴儿的姿势。随着月龄的增长，婴儿的头部逐渐变大，而且头

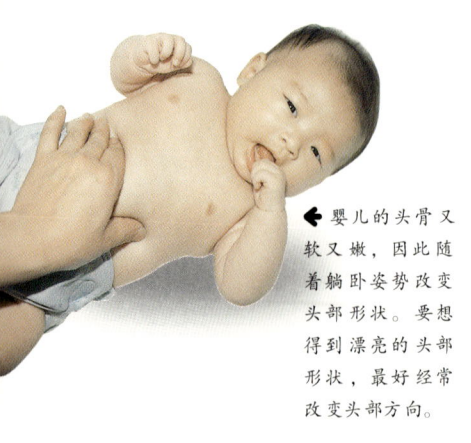

婴儿的头骨又软又嫩，因此随着躺卧姿势改变头部形状。要想得到漂亮的头部形状，最好经常改变头部方向。

盖骨也愈来愈坚硬。在这个时期将决定婴儿的头部形状，因此要特别注意。

经过妈妈的努力，不对称的头部形状会逐渐恢复正常。

发热

如果穿过多的衣服，就容易出现发热症状。

婴儿疾病中，最常见的症状之一就是发热症状。如果怀疑发热原因，或者婴儿特别难受，就应该到医院就诊。即使是健康的新生儿，如果穿过多的衣服，就容易导致发热症状（如果穿衣服过少，体温就会下降，因此比发热还严重）。

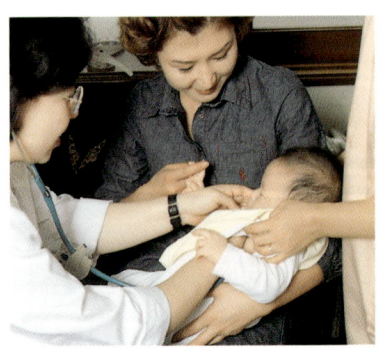

↑ 婴儿的发烧症状是最常见的现象。如果婴儿非常痛苦，就应该到医院就诊。

新生儿，最好穿比成人厚一倍的衣服。

便秘

找出便秘的原因，并增加水分的摄取量。

喂母乳的健康婴儿一周排便一次，或者婴儿的大便坚硬和排便困难，或者排便次数很少的情况称为便秘。如果排出坚硬的大便，婴儿就会很疼痛，而且偶尔导致肛裂、出血等症状。

目前还没有发现导致便秘的正确原因，但是在以下情况下，容易出现便秘症状。比如，母乳的摄取量不足，或者因呕吐等原因大量地损失水分。另外，先天性巨大结肠也是导致便秘的主要原因之一。先天性巨大结肠是直肠下部局部闭锁

的疾病。

如果出现便秘症状，就应该找出根本原因。如果找不出便秘的原因，就应该先服用各种简单的药物。新生儿或幼儿首先要补充足够的水分。

比如，给婴儿喂白糖水，或者单独喂蔬菜汁、果汁。另外，可以使用专治便秘的坐药。大便坚硬或排便困难时，还可以把肛门体温计插入肛门内，这样就容易排便。

虫牙

氟素能预防虫牙，而且坚固牙齿。

氟素能预防虫牙，而且坚固牙齿。一般情况下，在出生前就开始发育永久齿，因此从幼儿期开始，必须充分地提供氟素。

睡觉时，如果呼吸不均匀，就可能患有疾病

新生儿每分钟呼吸40次左右，如果每分钟的呼吸次数超过80次，就说明婴儿的健康出现异常。

未熟儿由于肺透明膜症，即肺部未充分地开启，导致各种疾病。如果患有肺炎或肺出血，婴儿的呼吸就不均匀。

出生时喝羊水，或者肺部积水，或者患有脑部疾病、心脏病、横膈膜等异常症状时，容易导致呼吸困难症。如果出现异常症状，就应该马上到医院就诊。

另外，有些婴儿的咽喉软骨过于柔软，因此呼吸时喉咙变窄，导致喉咙堵塞。喉咙畸形或喉咙长出肿瘤时，也会出现呼吸困难症状，因此要到医院接受精密检查。呼吸是判断健康状态的主要依据。

贫血

如果增加铁粉摄取量，贫血症状就能好转。

如果血液内缺乏输送氧气的血红蛋白含量，就容易导致脸色苍白、容易疲劳的贫血症状。未熟儿或患有疾病的婴儿特别容易出现贫血症状。只要症状轻微，就没有大碍，而且血红蛋白含量会逐渐恢复正常。

如果缺乏铁粉或维生素K，就应该服用药物。贫血严重的，还需要进行简单、安全的输血。

斜视

随着视力的发达，斜视症状就会消失。

双眼不能正常地看事物，而且斜着看其他方向时，应该怀疑斜视症状。

出生后2～3周内，很容易出现假性斜视症状。如果控制眼睛活动的六块肌肉失去平衡，就会导致斜视症状，但是还没有发现导致斜视的真正原因。

随着视力的发达，婴儿能正确地调节眼睛的活动，因此斜视症状自然地消失。如果婴儿的斜视很严重，或者持续3个月以上，就应该到医院就诊。

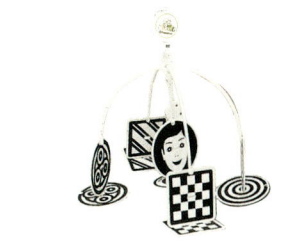

↑ 很多新生儿出现假性斜视症状，如果斜视症状持续3个月以上，就应该到医院就诊。

哭闹

只要满足基本欲望，就能恢复平静。

在新生儿期，大部分婴儿频繁地哭闹。大部分情况下，只是因为单纯地寻找妈妈，或者肚子饿，或者弄湿尿布而哭闹，因此只要满足基本欲望，就能恢复平静。喂母乳的情况下，不能过于严格。为了哄哭闹的婴儿，抱婴儿是单纯地满足婴儿基本要求的行为，如果婴儿经常要妈妈抱，就应该用摇床稳定婴儿的情绪。

如果情绪不安，婴儿就会强烈地哭闹。就算比平时更猛烈地哭闹，也可能没有任何身体疾病。但如果婴儿强烈地哭闹，有可能导致如下恶性循环。

如果身体不舒服，婴儿就不能充分地摄取母乳，因此很容易饥饿，而且很快就睡醒。如果缺乏睡眠，婴儿就不能充分地吃奶。

猛烈地哭闹后，婴儿就会着急地吃奶，因此吸入大量的空气。由于空气的影响，婴儿不能充分地吃母乳。此时，打嗝的同时，还会吐出母乳，因此要柔和地拍打婴儿的后背。

在这种情况下，即使婴儿在沉睡，但没过多久就会因为肚子饿而醒过来。此时，妈妈会非常紧张，因此很难让婴儿平静下来。如果加上分娩后妈妈承受的疲劳，育儿就变得极其痛苦。

在这种情况下，最需要的是亲戚朋友的帮助。首先要稳

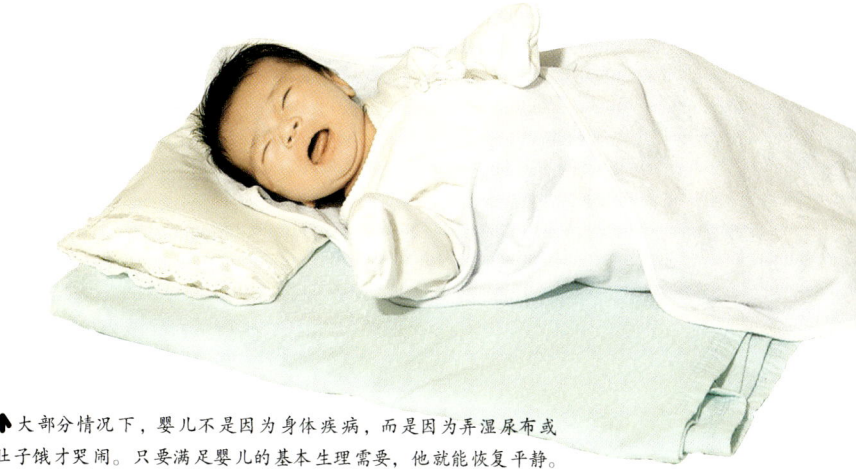

↑ 大部分情况下，婴儿不是因为身体疾病，而是因为弄湿尿布或肚子饿才哭闹。只要满足婴儿的基本生理需要，他就能恢复平静。

定紧张的情绪,然后让婴儿安静地睡觉。如果坚信婴儿不会有异常,或者有信心解决任何问题,就能顺利地度过难关。

如果肠胃膨胀,或者因肠胃强烈地收缩导致痛症,婴儿就容易哭闹。另外,3个月的产痛(出生3个月后会自然地消失)或夜间的腹痛也是婴儿哭闹的主要原因。

在喂母乳的情况下,婴儿夜间不经常哭闹,但是因为产痛或腹痛,白天经常哭闹。事实上,经常哭闹的婴儿很少出现肠胃异常症状。

打喷嚏

正常的生理反射作用。

打喷嚏是为清洁鼻孔出现的正常生理反射,并不是因为疾病所导致的。

如果鼻腔内有鼻屎,婴儿就会感到不舒服,因此最好用吸水性较强的湿棉棒轻轻地擦鼻孔。此时,应该注意避免刺伤鼻腔。

拉肚子

容易导致脱水,因此要多喝水,而且换用痢疾用奶粉。

拉肚子是指频繁地排便的症状。正常情况下,婴儿的大

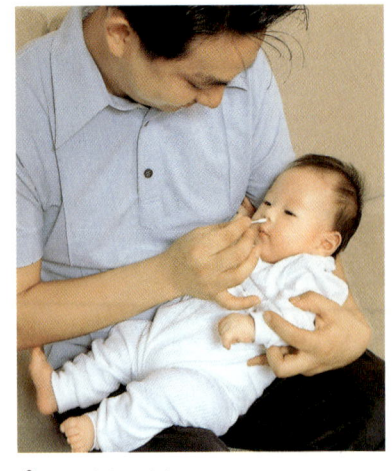

▲用湿棉棒去掉鼻屎。

便非常柔和,而且排便次数比较多,因此稍微有异常也不用过于担心。拉肚子时,如果婴儿不喝水,或者伴随呕吐症状,就容易导致脱水症,因此要马上到医院就诊。

拉肚子并不是因为吃得过多或突然改变牛奶成分导致的现象,但是在喂母乳的妈妈服用缓和剂的情况下,缓和剂通过乳腺进入婴儿的体内,因此会导致拉肚子症状。在幼儿期或婴儿期,细菌感染是导致拉肚子症状的主要原因。如果细菌感染扩散到直肠(肠炎),或者感染其他部位,就会出现拉肚子症状。

作为最有效的治疗方法,那就是给婴儿多喝水。另外,只要中断喂奶粉,拉肚子症

状就会消失。由于拉肚子大量地消耗体内体液时,必须通过充分的水分供给恢复体液状态。如果拉肚子症状消失,就可以重新喂奶粉。

拉肚子症状很严重时,不能盲目地用药,也不能采用民间疗法,最好到医院治疗。如果是新生儿,更应该选择适合其体质的药物。

肚脐炎症

肚脐脱落时,要想防止细菌感染,必须彻底地清洁卫生。

分娩时剪切的脐带留在婴儿的肚脐上,但是过几天就会脱落。一般情况下,脐带脱落的部位有很小的伤痕,但是很快就会痊愈。

如果脐带周围被细菌感染,

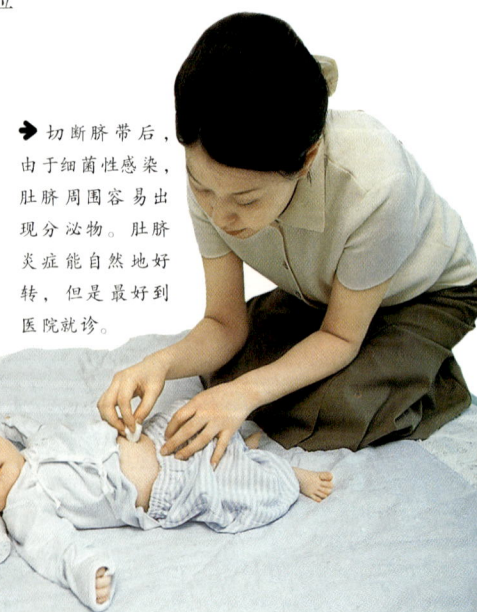

➜切断脐带后,由于细菌性感染,肚脐周围容易出现分泌物。肚脐炎症能自然地好转,但是最好到医院就诊。

肚脐会潮湿,而且流出分泌物。大多数能自然地恢复,但感染严重时就需要进行治疗。在日常生活中,必须保持肚脐周围的清洁,如果被细菌感染,最好到医院就诊。一般情况下,脐带脱落后逐渐形成肚脐。

神经过敏
难产或早产的情况下,容易出现神经过敏症状。

容易受惊的婴儿可能患有神经过敏症。患有神经过敏症的婴儿非常性急。他们知道很难调节吸吮母乳的动作,因此害怕吃奶。另外,难产或早产,以及血液中缺糖缺钙的情况下,容易出现神经过敏症状,但是大部分找不出正确的原因。如果遇到这种情况,妈妈和家人都会很着急,但是此症不会导致严重的问题,因此要耐心地看护婴儿。

体重减轻
如果婴儿的体重突然减轻,就应该到医院就诊。

出生后几天内,婴儿的体重会有所减轻(出生时体重的5%~10%),但是从第七天开始,体重重新增加。

如果体重明显减轻或持续减轻,就说明婴儿没有充分地吃饱,或者生病。如果体重突然减轻,就应该到医院找出导致体重减轻的原因。

喂母乳的情况下,如果减少喂乳量,就能刺激婴儿的食欲,而且能刺激母乳的分泌。

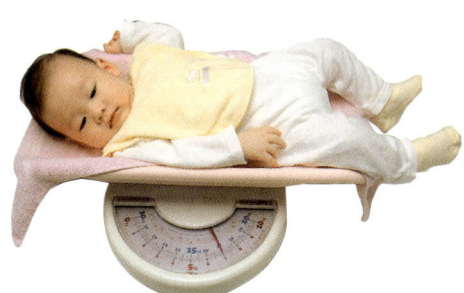
▲ 孩子的体重突然减少或者停止增加。

脂漏性皮炎
过一段时间就会自然消失,因此不用刻意刮掉。

"乳痂"是聚集在婴儿头皮上面的鱼鳞形状分泌物,对婴儿的健康没有任何威胁,而且几个月后自然地消失。即使刮掉乳痂还会重新形成,因此要按照医生的指示用洗发水洗头皮,然后涂上婴儿油。另外,经常涂抹婴儿油,然后柔和地梳头,这样就能去除乳痂。

嘴唇水泡
过一段时间,就会自然地消失。

婴儿经常吸吮母乳,因此嘴唇逐渐变厚。在医学上,这种嘴唇称为吸乳唇。表面上看起来很像小水泡,但是不影响婴儿的健康,而且过一段时间就会自然地消失。

出血
利用维生素K治疗。

女婴的出生后几天内偶尔出现阴道出血症状。在脐带脱落时,容易出现轻微的出血症状。即使是很少量的出血,在新生儿期都能导致严重的贫血,因此不能掉以轻心。

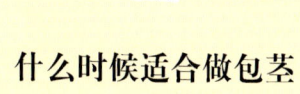

什么时候适合做包茎手术?

为了改善婴儿的卫生状态,目前普遍实施包茎手术。包茎手术是切除包皮的手术。一般情况下,在婴儿出院前一天实施包茎手术,有时在分娩室实施。

在美国,由于文化的影响,大部分的婴儿实施包茎手术,但是也有为预防包茎或嵌顿性疝气实施包茎手术的情况。包茎手术能减少阴茎癌,而且能减少婴儿的尿道感染发病率。

在新生儿期,如果实施包茎手术,偶尔出现败血症、龟头断裂、过多地去除包皮、尿道皮肤漏管等综合症。

如果是犹太人,会作为宗教仪式实施包茎手术。一般情况下,出生一周后实施包茎手术。包皮正常的情况下,没必要实施包茎手术。

最近，很少出现因维生素不足导致的出血症状。如果出现严重的出血症状，就应该用维生素K来治疗。

呼吸困难

未熟儿常见的症状。

未熟儿严重地缺乏帮助肺部扩张的物质，即缺乏表面活性剂（Surfactant），因此很容易导致呼吸困难症状。如果缺乏表面活性剂，不仅呼吸困难，而且降低呼吸效率。很多情况下，需要供给氧气，严重时还需要人工呼吸器。这种状态可能带来致命的危险，但是只要肺部能生成表面活性剂，就能逐渐好转。

疝气

疝气是男婴常见的症状。

局部器官通过肌肉的缝隙脱离正常位置的症状称为疝气。如果因疝气堵住肠胃，就切断了血液循环，因此导致严重的痛症。

肚脐或腹部中的疝气症状是最常见的，但是不会导致严重的问题。出生后一周内，疝气症状不明显，但是脱肠2厘米左右时，会产生剧烈的痛症。目前还没有发现正确的原因，但是黑人出现疝气的比例较大。如果患有疝气，婴儿会有些不舒服，但是一两年后会自然地恢复正常。另外，很少导致综合症，因此没必要动手术。

如果3～5岁时依然有疝气症状，或者导致综合症，或者1～2岁后疝气逐渐严重，就应该动手术。

败血性斑点

在肌肉重叠的部位出现的斑点。

婴儿很少出现斑点症状，但是有时会形成败血性斑点。这些斑点很小，而且像白色或黄色水疱。一般情况下，在手臂下部或颈部肌肉重叠的部位出现败血性斑点。

这些斑点不会影响婴儿的成长发育，但是严重时会转换成炎症，或者传染给其他婴儿。如果出现3个以上的斑点，就应该马上治疗。用稀释的消毒水擦拭皮肤，就能充分地治疗，但是严重时还需要抗生剂。

黄疸

严重时应该到医院治疗。

随着红血球的破坏，体内生成黄色色素（胆红素），但是肝脏会去除这些色素。在胎儿期间，胎盘会清除生成的胆红素，然后排到妈妈的肝脏内。出生后，婴儿的肝脏负责清除这些胆红素。排泄这些胆红素需要2～3天，在这期间，色素会渗透到皮肤表面，因此导致黄疸症状。出生后几天内，几乎所有的新生儿都出现不同程度的黄疸症状。

如果黄疸症状愈来愈严重，就应该采取相应的措施。未熟儿的肝脏发育缓慢，因此彻底排泄胆红素需要较长的时间。肝炎会降低肝脏的工作效率，而且母乳内的有些成分也能导致类似的症状。

比平时生产更多的胆红素时，也会加重黄疸症状。在这种情况下，容易出现淤血症状。如果皮肤下方的血液被破坏，就变成胆红素，因此导致淤血

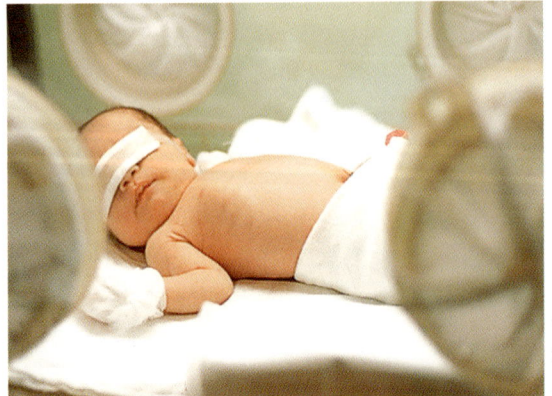

◀ 未熟儿经常出现呼吸困难症状，严重时还需要人工呼吸器。

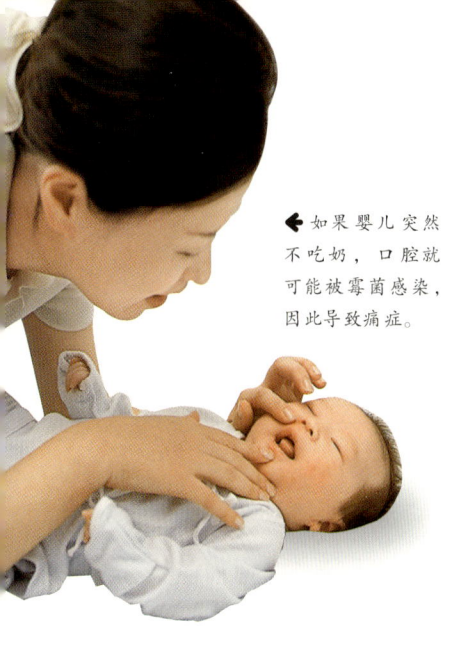
◀ 如果婴儿突然不吃奶，口腔就可能被霉菌感染，因此导致痛症。

症状。另外，Rh-血型的妈妈的抗体进入Rh+血型的婴儿的血液时，将破坏大量的红血球，因此生成大量的胆红素。

严重的黄疸症状还能导致听力障碍，或者损伤大脑，但是通过防止措施能预防这种后果。如果经常晒太阳或照射霓虹灯（又称为"光线疗法"），就能把胆红素转换成没有危害的化学物质，因此能快速地清除体内的胆红素。如果光线疗法无效，就应该交换血液。反复地清除少量的血液，然后补充新鲜的血液，这样就能逐渐地更换婴儿的血液。

通过血液的交换过程，不仅能清除胆红素，还能更换血色素。如果破坏导致黄疸的这些细胞，就容易导致Rh血型疾病。

一般情况下，出生2～3日后就会出现生理黄疸症状，而出生第一天开始出现病态黄疸症状。病态黄疸的症状比较严重，而且持续很长时间。

鹅口疮

鹅口疮是霉菌感染引起的疾病，在舌头或脸颊内侧出现溃烂症状。

鹅口疮又称为"念珠菌症"。鹅口疮是由于白色念珠菌引起的疾病，容易形成白色斑点。如果患有鹅口疮，就出现类似于牛奶凝固物的斑点，而这些斑点紧紧地黏在舌头或脸颊内侧。

鹅口疮和白色念珠菌还会导致尿布发疹。有时，患有鹅口疮的婴儿会不肯吃奶，但是很少出现严重的症状。

每天给鹅口疮部位涂抹1%的龙胆紫1～2次，但是最好不要超过4～5天。严重时，如果使用抗真菌性药剂，就能较快地治疗炎症。

发困症

如果婴儿过分地睡觉，就应该到医院检查。

新生儿大部分时间都在睡觉，但是随着月龄的增加，睡觉的时间愈来愈短。有些婴儿在喂乳过程中睡觉，这都是很正常的现象。

分娩后的几天内，由于分娩过程中注射的药物，妈妈很容易发困。黄疸症状严重时，也会出现发困症，但是随着黄疸的消失，婴儿的意识会逐渐清晰。

如果平时很精神的婴儿突然发困，就说明身体不舒服。如果症状严重，就应该马上到医院就诊。

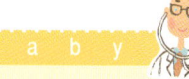

怎样才能提高抗过敏能力？

● **授母乳** 初乳中含有防止两种蛋白质进入肠胃的免疫球蛋白，因此必须喂初乳。

● **不能过早地喂断奶食品** 如果在消化功能不完善时喂各种食品，容易导致过敏反应，因此最好在出生6个月以后开始喂断奶食品。

● **经常清扫加湿器和空调过滤器** 霉菌和灰尘是导致过敏性皮肤炎和哮喘的主要原因。加湿器或空调过滤器是细菌和霉菌的温床，因此要经常清扫加湿器和空调过滤器。

● **最好穿棉料衣服** 动物性纤维和化学纤维容易刺激皮肤，因此导致皮肤炎。

● **最好在婴儿长大后饲养宠物** 宠物有利于情绪教育，但是宠物身上的细菌、绒毛是导致过敏反应的主要原因，因此最好在婴儿长大后饲养宠物。

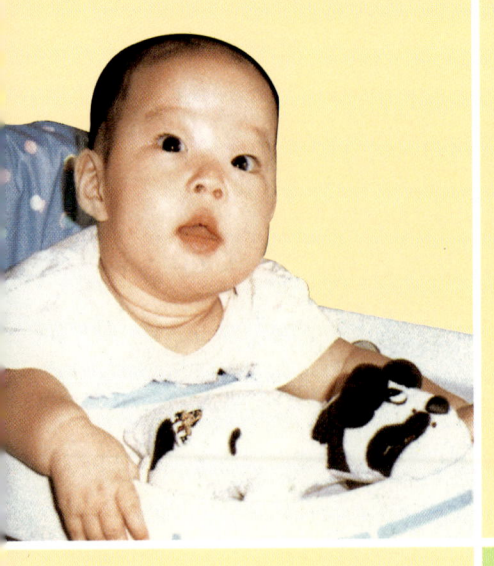

能通过预防疫苗治疗的疾病

预防疫苗是在人体内少量注射导致感染的细菌,刺激人体产生足够抗体的方法。注射预防疫苗后,即使出现很轻微的症状,也应该携带婴儿的预防疫苗记录卡到医院检查。

B型肝炎

预防B型肝炎的疫苗是非活性疫苗(inactivated vaccine)。一般情况下,出生2个月后开始接种。第一次接种1个月后,进行第二次接种,第二次接种5个月后进行第三次接种。

卡介苗(B.C.G)

美国等先进国把结核预防接种卡介苗(B.C.G)接种纳入少儿预防接种计划,而韩国等结核比较严重的国家在出生4周内实施结核预防疫苗(B.C.G)。

接种B.C.G后,2~3周内出现红肿或溃烂症状,但是在4周后结痂。此时,不能盲目地扯掉这种痂。

麻疹

只要注射一次麻疹疫苗,就能得到麻疹免疫力。一般情况下,婴儿出生12~15个月后从妈妈身上得到的免疫力逐渐消失,因此在这个时期要接种麻疹疫苗。该疫苗接种后容易发热,因此最好避免在酷热的夏天接种。

风疹

女婴特别需要注射风疹预防疫苗。一般情况下,出生15个月到青春期之间接种预防疫苗。缺乏自然免疫力的成年人也可以接种,但是注射3个月内必须避孕。只要打一次预防疫苗,就能完全预防风疹。

D.T.P

D.T.P是预防百日咳、白喉、破伤风3种疾病的混合疫苗,而且比单独疫苗更有效。一般情况下,在出生2~6个月内,间隔3~4周接种两三次D.T.P疫苗。另外出生18个月和4~6周岁时追加疫苗。尤其是12周岁时,用白喉、破伤风两种混合疫苗第三次接种。

少儿麻痹(T.O.P.V)

少儿麻痹的接种可分为沙宾疫苗和沙克疫苗。沙宾疫苗可以口服,但是沙克疫苗只能注射。口服少儿麻痹接种的情况下,在出生2、4、6个月后接种,而且在出生18个月和4~6周岁时追加疫苗。

腮腺炎

男婴特别需要注射腮腺炎预防疫苗。腮腺炎容易导致睾丸炎或睾丸痛症,因此必须接种。只要打一次预防针,就能预防腮腺炎。在出生15个月后接种。

日本脑炎

日本脑膜炎主要发生在酷热的夏天,因此被称为流行性脑炎。一般情况下,出生后12个月内,间隔一周至10日接种两次,然后从第二年开始每年接种一次。另外,最好保持清洁的周围环境。

水痘

预防水痘的疫苗是生疫苗。只需打一次,但是形成抗体的几率比麻疹低,因此预防接种后会有10%的婴儿出现轻微的水痘症状。一般情况下,几乎没有预防接种引起的副作用。

Part 12

培养婴儿正确的
饮食习惯

每个妈妈要想培养出聪明、健康的宝宝。本章节中详细介绍培养正确饮食习惯的方法和聪明宝宝的初期、中期、后期断奶食品。

268…按计划喂断奶食品

271…婴儿的饮食习惯取决于妈妈的态度

272…不要着急,最好使用不易碎的餐具

275…准备各种断奶食品

278…有助于大脑发育的婴儿断奶食品

282…利用爸爸、妈妈的食品制作断奶食品的方法

刚出生的婴儿只能吃妈妈给的奶粉或母乳,但是随着月龄的增长,还要吃其他食品,这种食品称为断奶食品。

如果过早地喂断奶食品,反而会带来危险

目前,有很多关于喂断奶食品的方法和时期的研究。20世纪20年代的"婴儿营养增进"研究表明,美国和欧洲的断奶食品以谷类为主,而且从出生6个月后就可以进入断奶期。20世纪40年代的研究中,明显提前了婴儿的断奶期。

提前断奶期的理由有两个。第一,如果吃断奶食品,婴儿能得到比母乳或牛奶更好的满足感。第二,如果吃断奶食品,婴儿的体重能快速增长。

没有育儿经验的妈妈容易被断奶食品公司的广告或"婴儿越胖越好"等错误认识所迷惑。

最近的研究结果表明,不能过早地喂各种食品。如果过早地给婴儿吃较硬的食品,就容易导致以下几种问题。

容易导致过敏反应

新生儿体内还没有形成酵素或抗体,因此不能消化所有食物,而且长大后容易对食物产生过敏反应。

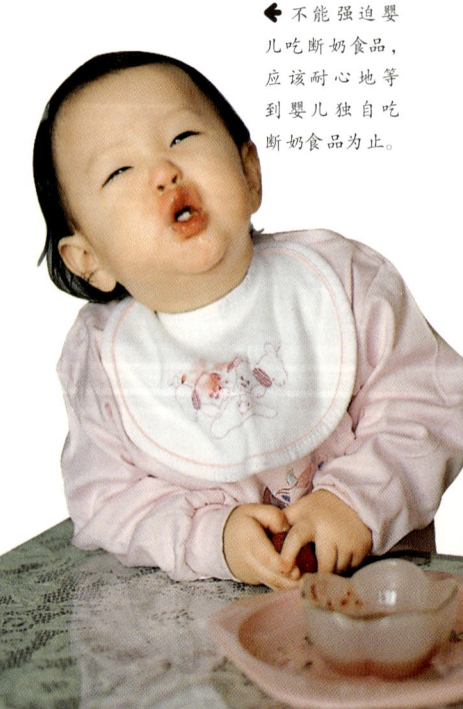

◀ 不能强迫婴儿吃断奶食品,应该耐心地等到婴儿独自吃断奶食品为止。

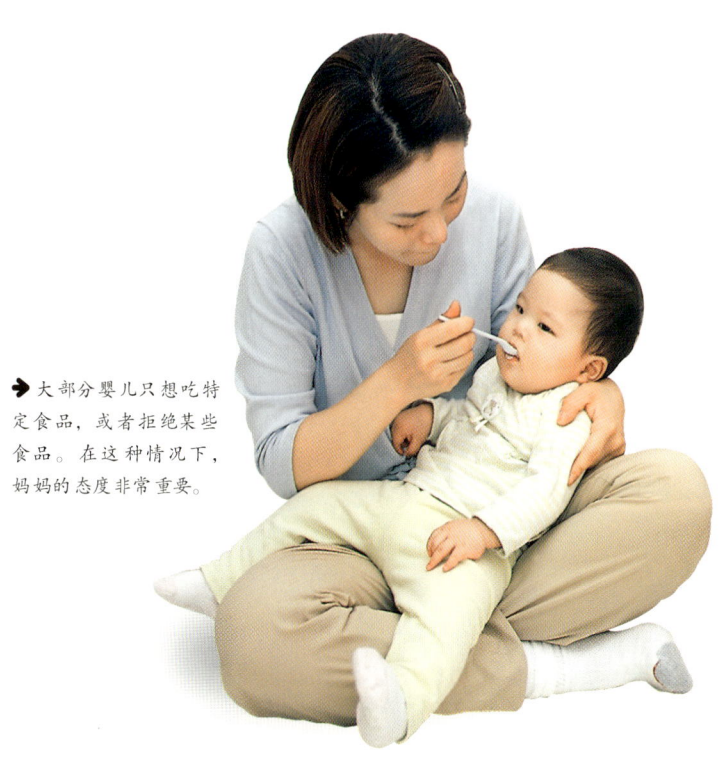

➔ 大部分婴儿只想吃特定食品，或者拒绝某些食品。在这种情况下，妈妈的态度非常重要。

容易摄取过多的盐分，因此导致肥胖症

如果摄取过多的盐分，婴儿的肾脏就不断地生成尿液。如果长时间持续这种现象，就容易导致脱水症。严重的脱水症会提高血液中的盐分浓度，严重时还会影响大脑发育。

另外，容易导致肥胖症。如果给婴儿吃富含糖分的谷类或饼干，就会摄取过量的卡路里，而且多余的营养会转换成脂肪。

新生儿期的肥胖症不一定都导致幼儿肥胖症和成人肥胖症，但是可能性比较大。肥胖的婴儿会存在呼吸困难或肺部的抵抗力很弱等症状，因此容易被传染病感染。

笨重的体重还会影响正常的活动。另外，肥胖婴儿的脂肪层很厚，因此即使出现脱水症状也很难发觉。在这种情况下，必须注意调节饮食习惯。

容易导致慢性消化障碍

在美国，1/1800的人由于面粉中的谷蛋白质的作用而出现慢性消化障碍。婴儿对谷蛋白敏感的情况下，如果过早地食用面食，就会出现慢性消化障碍。更严重的是，即使出现这些症状，婴儿表面上没有任何症状，因此容易加重病情。

在出生后4个月内，最好不要喂断奶食品

在20世纪70年代中期，科学家对早期断奶进行了很多研究。研究结果表明，在出生后4个月内，最好不要喂固态食品或谷类食品。如果过早地喂断奶食品，就容易影响婴儿的成长发育。不管有什么原因，每个婴儿都有一定的个人差异。世上没有完全符合标准的父母和婴儿，而且每个人都有自己的意愿，因此对断奶食品没有明确的标准。另外，不能强迫婴儿吃断奶食品，最好耐心地等到婴儿独自吃断奶食品。

★参考：

婴儿健康 ……Part11、Part13

营养 ………………Part9

按计划喂断奶食品

喂断奶食品之前,必须制定详细的计划,但是断奶食品的种类和断奶时间因人而异。

要想在1周岁之前结束断奶,首先制定详细的断奶计划,然后按照计划慢慢地改变每天的饮食习惯。即使是双胞胎,一种方法不一定都适合两个孩子。本书中介绍的断奶期只供读者参考。根据本书的内容,请大家选择适合宝宝的断奶方法。

如果每天的生活有节奏,就比较容易,但是必须随机应变。只要婴儿健康,而且顺利地解决所有琐事,即使每天的生活没有规律也无大碍。陪婴儿开心地玩的时间才是最重要的事情。

在1周岁之前,把断奶期分为三个阶段。

- **第一阶段**:出生4~6个月时,开始喂乳状食品。
- **第二阶段**:从6~7个月开始,婴儿就尝试独自吃饭。
- **第三阶段**:从9个月开始可以跟家人一起吃饭,而且能吃跟家人一样的食品。

如果顺利地经过这个阶段,就能减少每天吃奶的次数(原先每天吃奶5次以上),而且每天吃三顿饭,同时喝2~3杯牛奶。如果断奶食品的摄取量增加,授乳量就逐渐减少,最后自然地断奶。

白天必须让婴儿吃饱

刚开始断奶时,最好在白天喂断奶食品,而且要在喂奶粉或喂母乳之前,即饥饿状态下喂断奶食品。如果早上肚子饿,可以在早上喂断奶食品。有些妈妈认为,只要让婴儿吃饱,晚上就会沉睡。如果晚上喂断奶食品,为了消化食物,婴儿就睡不好觉。晚上妈妈也比较忙,因此最好在白天喂断奶食品。

逐渐增加断奶食品的量

开始断奶1周后,在喂奶粉或喂母乳之前,最好喂4小勺断奶食品,然后在早上只喂断奶食品。

作为早餐,最好选择谷类(米粉或面粉)、牛奶和蛋黄。从第二周开始,可以喂蔬菜或果汁,但是不能突然增加断奶食品的量,必须慢慢地增加。

大部分婴儿不喜欢在深夜或清晨吃断奶食品,但是在这个时期,婴儿每天都能吃三次断奶食品。

夜间最好不要喂断奶食品

不吃饭直接睡觉的情况下,只要安稳地睡觉,就不用叫醒婴儿吃断奶食品。另外,如果婴儿睡懒觉,就可以取消早餐,但是婴儿想吃时,随时都能喂断奶食品。不喂断奶食品时,必须保证每天的牛奶摄取量(50毫升)。

出生9个月后,可以从奶粉转成牛奶

在一定的阶段,婴儿就逐渐少吃牛奶或母乳,而且形成

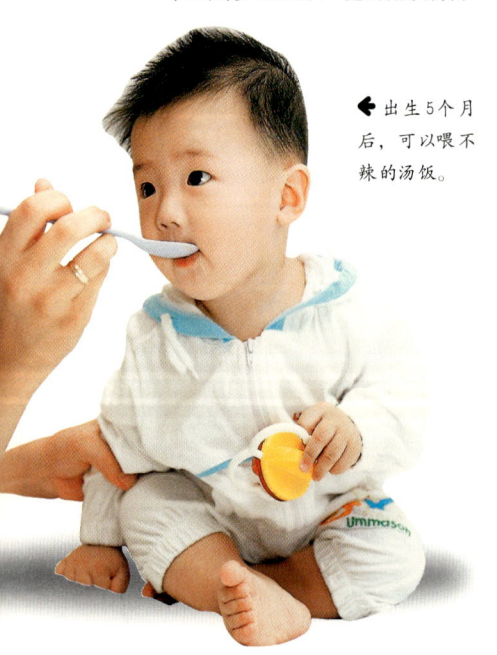

◀ 出生5个月后,可以喂不辣的汤饭。

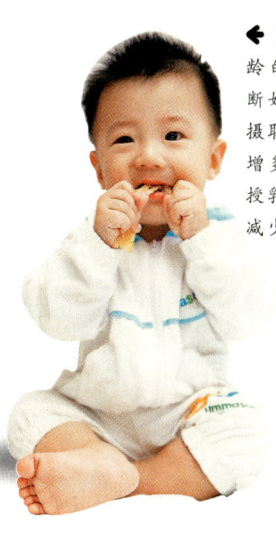

← 随着月龄的增长，断奶食品的摄取量逐渐增多，因此授乳量逐渐减少。

一定的饮食习惯。每天给婴儿吃三顿断奶食品，而且保证每顿的摄取量相等。

大部分婴儿喜欢在清晨或晚上用杯子喝奶。一般情况下，婴儿会在出生6～9个月之间形成这种习惯。此时，最好用普通的牛奶代替婴儿用奶粉。如果必要时还可以添加维生素或酸奶。

由妈妈和婴儿决定断奶时间

1周岁后，有些婴儿还想吃奶。此时，不要强行断奶，只要妈妈和婴儿愿意，可以推迟断奶时间。只要妈妈的身体状态良好，就没必要为断奶服用防止母乳分泌的药物。如果服药强制停止母乳分泌，一到哺乳时间，乳房会肿胀，但是几天后就能自然地恢复正常。

从出生后6～9个月开始，要杀菌消毒婴儿餐具

只要是婴儿使用的餐具，都要杀菌消毒。出生6～9个月时，婴儿的活动量较大，经常会把餐具放入嘴里。在这种情况下，不管怎么消毒都没有用，但是必须保持整洁的卫生环境。

当然，婴儿饮用的水必须干净，而且准备低温杀菌的牛奶。如果无法保持婴儿食品的卫生，在1周岁之前，最好继续用开水煮餐具。

断奶食品时间表

● **断奶初期的时间表**（每天吃一次或两次的情况）

	早上6点钟	上午10点钟	下午2点钟	下午6点钟	晚上10点钟
5个月	母乳或奶粉（满足婴儿的需求）	断奶食品+母乳或奶粉	母乳或奶粉（满足婴儿的需求）	母乳或奶粉（满足婴儿的需求）	母乳或奶粉（满足婴儿的需求）
6个月	母乳或奶粉（满足婴儿的需求）	断奶食品+母乳或奶粉	母乳或奶粉（满足婴儿的需求）	断奶食品+母乳或奶粉	母乳或奶粉（满足婴儿的需求）

● **断奶中期的时间表**（每天吃三次的情况）

早上6点钟	上午10点钟	下午2点钟	下午6点钟	晚上10点钟
母乳或奶粉（满足婴儿的需求）	断奶食品+母乳或奶粉	断奶食品+母乳或奶粉	母乳或奶粉（满足婴儿的需求）	母乳或奶粉（满足婴儿的需求）

● **断奶后期的时间表**（每天吃三次的情况）

早上6点钟	上午10点钟	下午2点钟	下午6点钟	晚上10点钟
母乳或奶粉（满足婴儿的需求）	断奶食品+母乳或奶粉（只要婴儿不要求，可以取消饭后的哺乳）	断奶食品+母乳或奶粉（只要婴儿不要求，可以取消饭后的哺乳）	断奶食品+母乳或奶粉（只要婴儿不要求，可以取消饭后的哺乳）	母乳或奶粉（满足婴儿的需求）

※根据不同的成长阶段，把奶粉换成断奶食品。

● 适合婴儿的断奶食品食谱

	5个月开始	8个月开始
清晨	·母乳或奶粉	
上午	·加奶粉的米粥、面粉（蛋黄与苹果汁的混合物）和果汁 ·母乳或奶粉（早上不吃断奶食品的情况下）	·米饭、半生不熟的鸡蛋，或者煮鸡蛋、煎鸡蛋 ·西红柿丝 ·1杯牛奶
中午	·蔬菜肉汤和果汁 ·蒸鸡蛋 ·水果 ·牛奶或母乳	·剁碎的肉类、马铃薯和蔬菜 ·酸奶 ·稀释的果汁
晚上	·糊状断奶食品 ·香蕉或果冻 ·牛奶或母乳	·三明治、水果、面包 ·1杯牛奶（奶瓶装牛奶）
睡觉前	牛奶或母乳（还吃奶的情况）	·牛奶或母乳

1周岁时，婴儿可以跟家人一起吃早餐、午餐和晚餐，而且在早餐后、睡觉前和下午分别喝一次牛奶。

从出生5个月开始，按照家人的就餐时间喂断奶食品

从出生5个月开始，最好跟家人一起吃断奶食品。在这个时期，可以吃不咸不辣的汤饭。

在出生后6个月之内，不能喂蛋清

蛋黄能提供铁粉，因此有利于婴儿的成长发育，但是蛋清含有很难消化的蛋白质，因此在出生6个月之前，最好不要喂蛋清。此外还有很多婴儿对白蛋白过敏。

如果单独喂果汁，就能改变断奶食品的种类，而且能预防便秘。

从出生8个月开始，可以喂成年人吃的谷类（米饭、马铃薯）。在这个时期，婴儿长出1～2颗牙齿，因此喜欢嚼坚硬的食物。此时，最好喂西红柿丝。

中午喂各种断奶食品

在中午，可以喂各种断奶食品。刚开始时可以喂市面上销售的断奶食品。出生6个月时，逐渐增加断奶食品的量，至少喂一瓶断奶食品。

在下一个阶段，可以喂剁碎的肉、烤鱼（应该注意鱼刺）、蔬菜和马铃薯肉汤。出生6个月后，作为餐后食品可以喂水果、牛奶、果冻、酸奶等食品。

晚上最好准备不甜的简单食品

大部分妈妈会为晚餐而感到烦恼。另外，好不容易给宝宝准备晚餐时，如果婴儿不吃或呕吐，就容易上火。在这种情况下，可以准备市面上销售的现成的断奶食品。如果不满意市面上销售的断奶食品，就可以准备果冻、香蕉、果汁等容易制作的断奶食品。

从出生6个月开始，可以喂柔软的三明治

如果把柔软的三明治切成丝，就能培养婴儿独自吃饭的习惯。三明治可以用剁碎的烤肉、牛油、奶酪、凤尾鱼等不刺激消化器官的食品来制作。

饭后喂甜食

过一段时间后，可以喂蛋糕、不含花生、杏仁颗粒的饼干、巧克力等甜食，但是这些食物容易影响婴儿的食欲，因此必须在饭后喂甜食。另外，白糖容易导致蛀牙，因此要注意防范。

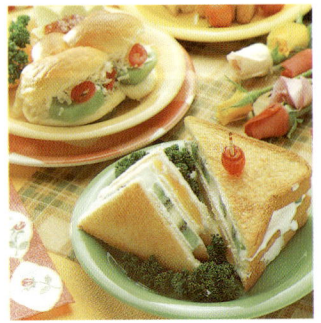

◀ 有些婴儿在出生6个月后就长牙齿，因此可以吃色拉或三明治。

▶ 晚上最好准备香蕉或马铃薯等容易制作的断奶食品。

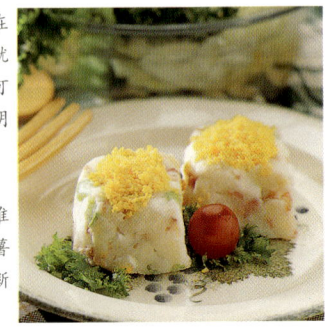

婴儿的饮食习惯取决于妈妈的态度

妈妈对婴儿的态度将决定婴儿的饮食习惯。刚开始需要较长的时间，但是只要制定详细的计划，就能顺利地培养婴儿良好的饮食习惯。

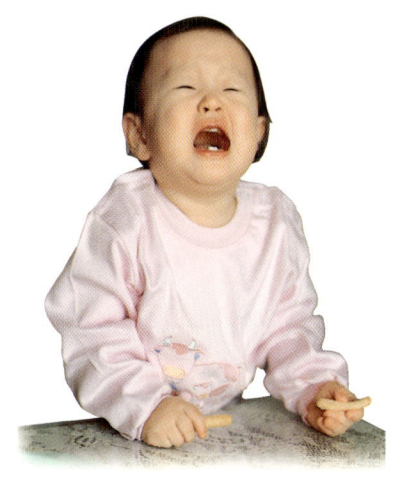

↑ 不能因为没吃饭，就喂其他食品，这样就容易形成偏食的习惯。

有些婴儿不爱吃饭，或者只想吃特定食品，或者吃饭时间过长。一般情况下，2周岁时这些问题比较严重，而且出生7~9个月开始出现，但是不能把这些问题和拒绝食物的味道的问题混淆在一起。另外，有些婴儿可能根本不饿。

婴儿只想吃特定食品是正常的现象

父母担心宝宝不好好吃饭，因此只喂宝宝喜欢的食物。此时，妈妈难免呵斥婴儿。

其实，婴儿只想吃特定食品是非常正常的现象。只要保持平均体重和身高，即使婴儿只吃一种食物，或者口味容易变化，也不用过于担心。

父母的态度决定婴儿偏食与否

只要父母不理睬婴儿的要求，或者以"不吃吗？""知道了"等方式处理，就能纠正婴儿偏食的习惯。如果过于在意，婴儿就开始以不吃饭、慢慢地吃、要求特别的食物等方式引起父母的关心。另外，如果妈妈慌张，婴儿就比妈妈更着急，因此要绝对地镇定。

根据健康状态调节饮食习惯

从培养婴儿的饮食习惯的瞬间开始，妈妈对婴儿的态度就成为非常重要的因素。如果婴儿成功一次，就很难纠正婴儿的饮食习惯。在就餐时间，如果婴儿要别的东西，最好先把婴儿想要的东西放在婴儿前面，然后给婴儿一定的吃饭时间，但是只要时间一过，就不再跟婴儿纠缠，马上收拾食物。这种方法非常简单，但是婴儿哭闹不停时，如果满足婴儿的要求，就容易形成不好的饮食习惯。不管婴儿吃不吃饭，只要一过就餐时间，就应该马上收起食物，然后在规定时间只喂规定量的零食，否则就容易养成偏食的习惯。

错误的饮食习惯经常让妈妈很头痛，但是不管需要多长时间，都要制定详细的计划，然后培养婴儿正确的饮食习惯。一般情况下，婴儿不会忍到饥饿难耐的程度，因此不用过于担心，但是如果婴儿的体重明显减轻，就应该跟医生商议后调节饮食习惯。

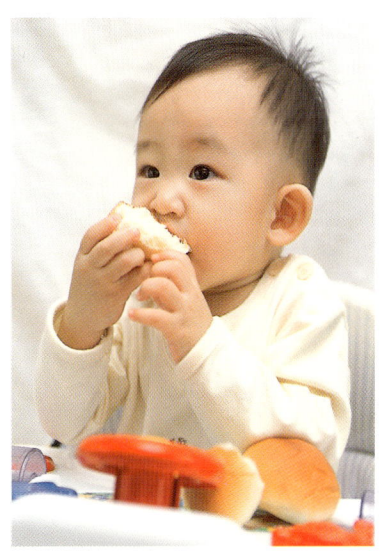

↑ 婴儿不会忍到饥饿难耐的程度，因此必须耐心地等待，这样才能成功地改变婴儿的饮食习惯。

不要着急，最好使用不易碎的餐具

目前有很多干净漂亮的婴儿用塑料餐具，而且有很多方便使用的餐具，因此要慎重地选择婴儿餐具。

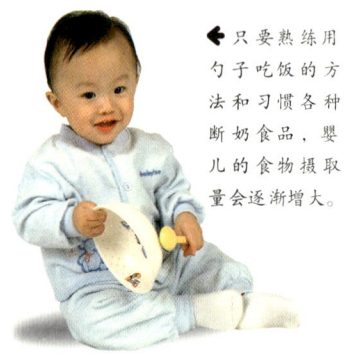

◀ 只要熟练用勺子吃饭的方法和习惯各种断奶食品，婴儿的食物摄取量会逐渐增大。

刚开始喂断奶食品时，如果用塑料勺、围脖、不透水的防水褥子，就能减轻负担。

在断奶之前，应该准备好断奶用餐具

如果使用市面上销售的断奶食品，还应该遵守制造公司规定的食用方法和储藏方法。给婴儿喂断奶食品之前，应该准备好水杯、小勺、水碗等餐具。

打开瓶盖时，如果用锋利的东西击打瓶底，瓶口的小玻璃渣滓会掉入食物内，因此要特别小心。

刚开始时，婴儿会吃得很少，但是只要熟练的掌握了用勺子吃饭的方法和习惯了各种断奶食品，婴儿的食物摄取量会逐渐增大。

适当地准备断奶食品

使用瓶装断奶食品时，每次要倒出婴儿能吃的量，然后盖好瓶盖，并放入冰箱内保存。喂断奶食品之前，把冷藏的断奶食品倒在杯子或碗内，然后用开水加热。

如果婴儿能吃一种食物，就应该让他再尝试其他食物。

喂断奶食品时，最好围上围脖

为了防止婴儿弄脏衣服，大部分妈妈使用围裙。此时，不一定要购买新围裙，最好利用丈夫的旧衬衫或睡衣。当然，要选用质感柔和、清洁的衣服。

另外，最好使用能覆盖婴儿前胸的塑料围脖，但是如果塑料围脖过薄，就容易被撕裂，因此要选择较厚的塑料围脖。吃饭后，必须摘掉婴儿的围脖，这样就能防止窒息的危险。在就餐之前，必须注意检查婴儿的状态。只要喜欢断奶食品，不管坐在妈妈的腿上，还是坐在椅子上，都能吃得很好，因此最好在婴儿用椅子上喂断奶食品，而且使用安全的围脖和餐具。

最好消除紧张感

喂断奶食品的姿势跟喂母乳的姿势不同，必须挺直腰部坐下来吃断奶食品。在这种情况下，必须用一只手抓住婴儿的肩部，以免婴儿倒下去。

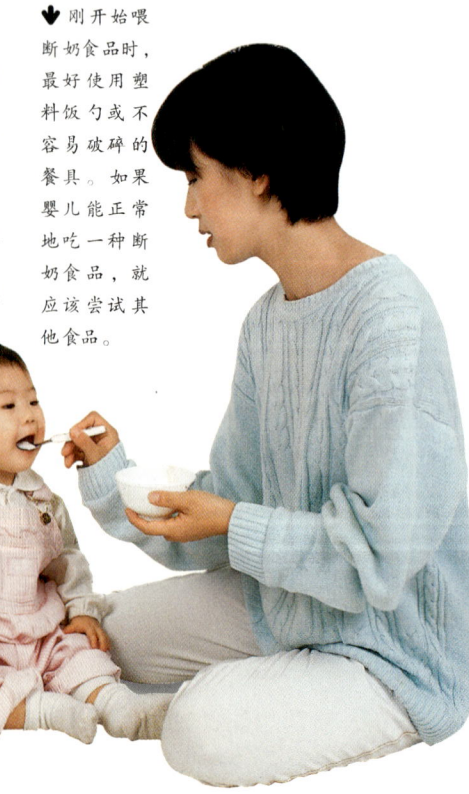

↓ 刚开始喂断奶食品时，最好使用塑料饭勺或不容易破碎的餐具。如果婴儿能正常地吃一种断奶食品，就应该尝试其他食品。

刚开始用勺子把断奶食品放入婴儿的舌头中间部位

最好把饭桌放在妈妈的旁边,以免婴儿随便碰水杯或饭碗。

刚开始喂断奶食品时,最好用勺子把断奶食品放入婴儿的舌头中间部位。如果放在舌尖部位,婴儿就会吐出大部分食品,如果放入舌根部位,就容易打喷嚏。此时,不能强迫婴儿吃完饭勺子里的食物,应该给婴儿充分的时间。要想让婴儿适应吃食物的新方法和新食物的味道,就需要一定的时间。

以宽松的心态喂断奶食品

喂断奶食品时,妈妈的态度非常重要。如果妈妈着急不安,婴儿就马上感受到紧张感,因此要放松自己的心态。另外,如果用妈妈的饭勺喂断奶食品,就容易导致感染,因此要避免这种行为。

保持餐具的清洁卫生,准备清淡的断奶食品

妈妈亲手制作断奶食品时,必须保证烹饪工具、妈妈的双手、制作方法的清洁卫生。此时,尽量使用新鲜的材料,不急于添加白糖或食盐。在这个时期,婴儿需要吃乳状断奶食品,如果按照妈妈的口味加工,

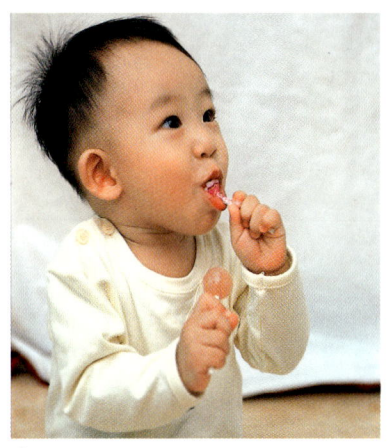

▲要想适应新味道,婴儿需要一定的时间。

婴儿就很难消化,而且很难喂断奶食品。

随着月龄的增长,婴儿就能接受成年人吃的食物。此时,可以利用粉磨机(可以用捣碎机捣碎)准备婴儿食品,因此能减少单独准备婴儿食品的麻烦。

用冰箱保存剩下的断奶食品

即使婴儿能吃成年人的食物,摄取量也会比较少。在这种情况下,每次制作一顿饭量的两三倍断奶食品,然后用冰箱保存剩下的断奶食品,这样就能节约每次制作断奶食品的时间。此时,必须使用消毒过的餐具。

必须分类保存

最好使用像奶瓶一样可以用开水消毒的餐具。温热的断奶食品是细菌繁殖的最佳场所,因此要马上冷冻加工的断奶食品。另外,最好在断奶食品融化之前加热。

整理周围物品,然后让婴儿独自拿饭勺

出生6个月的婴儿喜欢独自吃断奶食品,因此给婴儿戴上围脖后,让婴儿独自吃饭。坐

必须掌握的知识

婴儿的断奶食品餐具

就像准备婴儿吃的断奶食品一样,也要准备婴儿专用餐具。需要注意的是,孩子在幼儿期逐渐形成独自吃饭的能力,因此要选择不容易破碎的塑料制品。

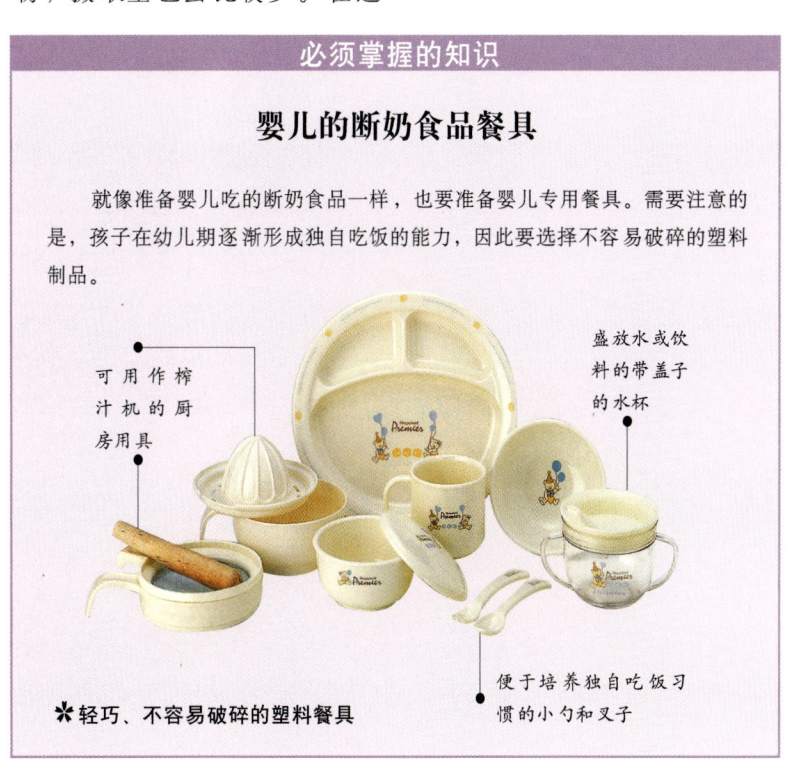

* 可用作榨汁机的厨房用具
* 盛放水或饮料的带盖子的水杯
* 便于培养独自吃饭习惯的小勺和叉子

✳ 轻巧、不容易破碎的塑料餐具

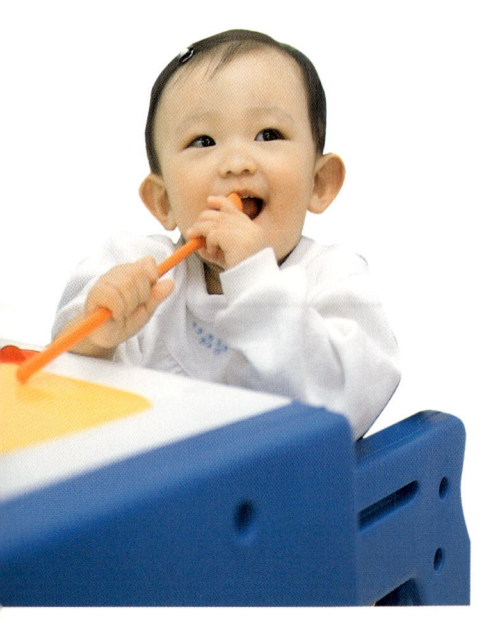

↑坐在椅子上吃饭时，为了防止婴儿从椅子上跌下来，必须牢靠地固定椅子，然后在地板上铺报纸，这样就容易收拾掉在地板上的食物。

在椅子上吃饭时，必须注意防止婴儿从椅子上掉下来（让婴儿集中注意力吃饭），而且整理周围的危险物品，最好在地板上铺报纸或塑料布，这样就容易收拾掉在地板上的食物。

婴儿把勺子当作玩具使用

一般情况下，给婴儿准备塑料勺，但是最好选择较浅、边缘圆润的勺子。在能完全独自用勺子吃饭之前，婴儿喜欢把勺子当作玩具使用，因此要用其他勺子给婴儿吃断奶食品。如果使用底部有吸盘的餐具，即使碰到餐具，也不会掉到地板上，因此比较安全。

应该选择不容易破碎的水杯

市面上销售有各种水杯，但是选择水杯时必须注意以下事项。

喝水后，有些婴儿会摔杯子，因此要选择不容易摔碎或不容易咬坏的水杯。很多妈妈喜欢用带吸管和盖子的水杯，如果使用这种水杯不会把水洒出来，要想让婴儿学会正确地使用水杯，只能暂时使用这种杯子。

应该选择不压迫婴儿鼻子的水杯

婴儿用水杯的口径不宜过大也不宜过小，最好选择带有两个手柄的水杯。如果婴儿和妈妈分别抓一个手柄，就容易掌握用水杯喝水的方法。

另外，使用薄塑料杯子或一次性水杯时，有些婴儿喜欢把杯子贴在嘴和鼻子上面，因此容易导致窒息状态，因此要特别注意。

必须掌握的知识

制定营养均衡的断奶食品食谱

如果婴儿的断奶食品量增加，就应该增加材料的选择范围。在这种情况下，如果利用食品分类表，就容易制定营养均衡的断奶食品食谱。在日常生活中，最好把营养分类表贴在冰箱或厨房里面，以便在制作断奶食品时作参考。

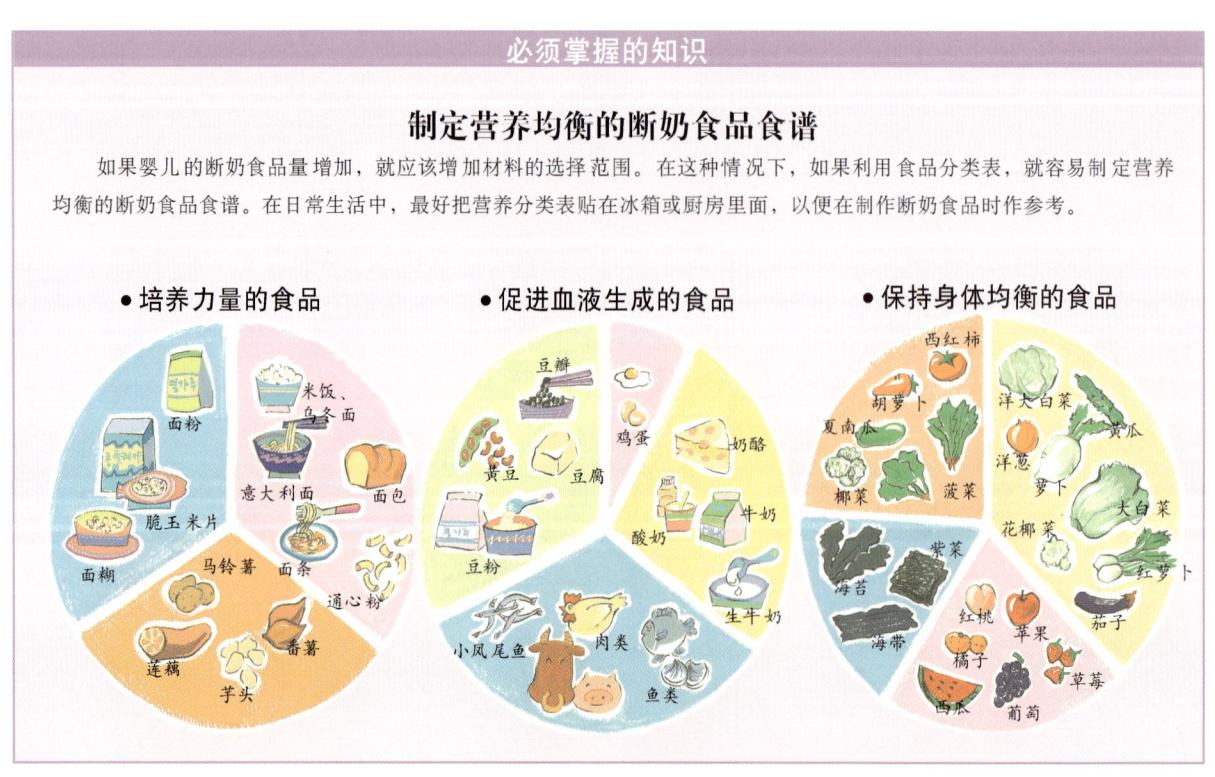

准备各种断奶食品

刚开始喂乳状断奶食品,然后逐渐转换成固态断奶食品。要想预防偏食,并保持营养均衡,必须均匀地摄取各种食品。

适当地改变断奶食品的量和种类

在1周岁之前,大部分婴儿都形成一定的饮食习惯,而且积累各种新经验。一般情况下,在1周岁前后,婴儿的食物最经常变化。

刚开始只喂牛奶或母乳,但是逐渐喂固态形式的断奶食品,而且断奶食品的量也逐渐增多。喂断奶食品的方法固然很重要,但是要考虑个人差异。每个婴儿的发育速度都不一样,因此要重视婴儿的自然发育速度,否则会带来不良影响。

吞食物之前,婴儿享受着用舌头品尝的时间

在每个阶段,父母的态度非常重要,因此要开心地度过给婴儿喂断奶食品的时间。喂断奶食品时,不能操之过急,也不能总训斥婴儿。喂新的断奶食品时,婴儿在吞食物之前用舌头慢慢地享受味道,并熟悉新食物,因此要耐心地等待。

即使第一次吐出食物,第二天还应该尝试

给婴儿喂新食物时,即使第一次吐出食物,也不用过于担心。如果遇到跟以往不同的感觉,大部分婴儿都会出现这种现象。在这种情况下,不要大声呵斥婴儿,应该慢慢地反复尝试。如果婴儿不喜欢新食物,最好在第二天继续尝试。不管吃什么东西,都不能强迫婴儿。

在断奶期,必须耐心地等待,而且遇到疑难问题时,应该根据常识解决。

比如,婴儿疼痛或长牙齿时,如果盲目地强迫婴儿吃断奶食品,只能加重婴儿的负担。如果一次带来过多的变化,会让婴儿更加混乱。只要耐心地克服出现的各个问题,就能取得很好的结果。

↑ 通过喂断奶食品的过程,让婴儿熟悉新的味道和感觉,因此培养不偏食的饮食习惯。在断奶期,应该准备各种食品,这样就能防止婴儿养成偏食习惯。

喂断奶食品还能预防偏食习惯

不管是喂妈妈亲手制作的断奶食品,还是使用从市面上购买的断奶食品,喂断奶食品的目的都一样。即,让婴儿熟悉新的味道和感觉,培养不偏食的饮食习惯。在断奶期,应该准备各种食品,这样就能防止婴儿养成偏食习惯。

4~6个月

少量地喂非常稀释、柔软的断奶食品

在出生4个月之前,没必要喂断奶食品,但是出生6个月后,婴儿将耗尽体内的铁粉,因此最好从出生6个月开始喂断奶食品。

第一次喂的断奶食品是婴儿第一次接触的食品,因此熟悉这种新味道需要几天时间。

刚开始喂断奶食品时,最好少量地喂非常稀释、柔软的

断奶食品，而且继续喂母乳或喂奶粉。

在这个时期，比较适合喂肉汤或谷类食品。一般情况下，用母乳或牛奶混合谷类，然后用饭勺慢慢地喂。用饭勺喂断奶食品时，如果婴儿拒绝食用，就说明婴儿还没有做好吃固态食品的准备。

商品化的断奶食品反而更便宜

在这个阶段，婴儿所需的断奶食品很少，因此商品化的断奶食品反而更便宜。这些断奶食品的食用方法简单又便宜，而且容易调节断奶食品的黏稠度，因此非常适合该时期的婴儿。

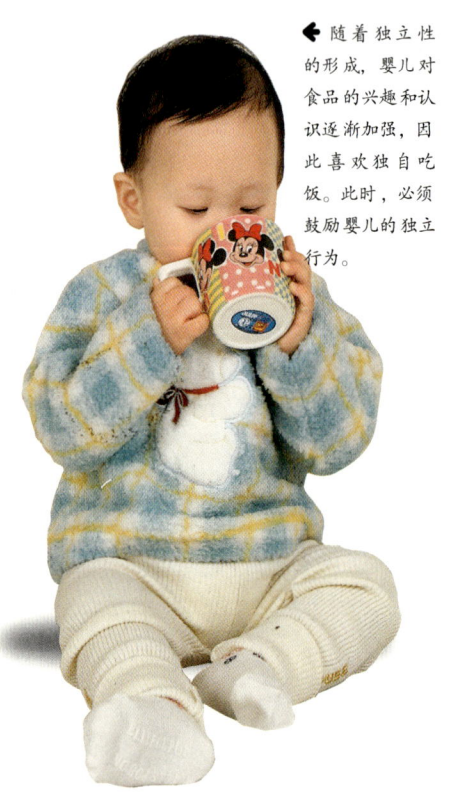

← 随着独立性的形成，婴儿对食品的兴趣和认识逐渐加强，因此喜欢独自吃饭。此时，必须鼓励婴儿的独立行为。

在冰箱内冷藏剩下的断奶食品

如果是瓶装的断奶食品，只要打开瓶盖，就必须在冰箱内冷藏剩下的断奶食品。如果添加白糖，就容易导致肥胖症或蛀牙，因此要特别注意。为了熟悉各种食品，必须不断地改变断奶食品的种类，但是要避免含盐分的食品。

不能根据妈妈的口味制作婴儿的断奶食品

给婴儿喂断奶食品之前，很多妈妈先品尝婴儿的食品，因此容易按照自己的口味添加白糖或食盐。

不能急于增加婴儿的摄取量

新生儿只靠母乳和奶粉也能充分地摄取人体所需的营养，因此不用担心婴儿吃不饱。婴儿的摄取量每天都在变化，因此只要隔几周少量地增加断奶食品的摄取量，就能自然地减少哺乳量。在这个时期，婴儿只能吃果汁或非常稀释的断奶食品，因此需要通过母乳或奶粉补充所需的营养。

7～9个月

应该鼓励独自吃饭的行为

随着独立性的加强和活动

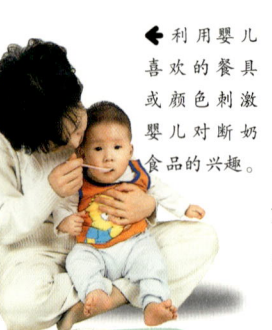

← 利用婴儿喜欢的餐具或颜色刺激婴儿对断奶食品的兴趣。

量的增加，婴儿的摄取量也会逐渐增多。

从出生6个月开始，大部分婴儿喜欢独自吃饭。在这种情况下，应该鼓励独立吃饭的行为。如果婴儿独自吃饭，就容易弄脏周围环境和衣服，因此最好在地板上铺报纸或塑料布，这样就容易打扫卫生。

出生6～7个月的婴儿虽然没长出牙齿，但是能做出嚼食物的动作。一般情况下，为了更柔和地捣碎第一次接触的断奶食品，婴儿就做出这种行为。

在这个时期，婴儿能掌握嚼食物的方法。如果错过合适的食品，就容易失去决定性时机和最敏感的机会，而且形成不良的饮食习惯。

随着独立性的加强，婴儿对断奶食品的认识和兴趣也逐渐增强，因此经常用心看妈妈加工断奶食品的过程，而且还未到就餐时间，也会高兴得呱呱叫。

让婴儿感受到食品的丰富感

利用肝、鲜鱼、肉类、水果、蔬菜、鸡蛋、奶酪、牛油、面包等食品丰富婴儿的断奶食品。在这个时期，食品的颜色和形状是刺激婴儿兴趣的重要要素，因此要特别注意。

如果准备白色洋白菜、煮熟的马铃薯、白色调味料、白色鲜鱼肉和白色饼干，婴儿跟成年人一样，感觉不到食物的变化，因此会对食物失去兴趣。如果用漂亮的餐具盛放各种颜色的蔬菜，婴儿会做出很愉快的反应，而且形成强烈的食欲。

如果婴儿的摄取量增多，妈妈就应该亲手制作断奶食品

如果婴儿的断奶食品摄取量增多，妈妈亲手制作断奶食品就比商品化的断奶食品更实惠。另外，婴儿逐渐喜欢跟家人一起坐在餐桌前吃饭，但是要避免油炸食品和过于刺激的食品以及黄豆、洋葱等不容易消化的食品。

喂断奶食品时，应该适当地补充水分

在就餐过程中，必须适当地补充水分。喂断奶食品时，如果婴儿哭闹或停止吃饭，就说明婴儿比较口渴。此时，最好喂用凉开水稀释的果汁，或者凉开水。婴儿跟成年人不同，不能独自寻找自己想要的东西。

跟商品化的果汁相比，未加工的生果汁的糖分比较少，而且富含维生素，因此更有利于婴儿的牙齿健康和身体健康。

如果婴儿想嚼食物，就应该给他准备大块的苹果

如果长出牙齿，婴儿就想嚼食物，因此最好准备大块的苹果或胡萝卜。此时，如果喂小块的食物，就容易卡住喉咙，严重时还会导致窒息。

在这个时期，婴儿会学会用杯子喝水。如果能用杯子喝水，就说明婴儿学习性比较强。全家人吃饭时，婴儿喜欢跟家人一起坐，而且想吃其他新食物。

▲ 过一段时间，婴儿就逐渐对新味道和形状感兴趣。

10～12个月

吃成年人的食物

在这个时期，婴儿喜欢独立的活动。比如，独自爬行，到处攀爬，甚至不靠别人独自站立或走路。此时，没有成年人的帮助也能独自吃饭、喝水。

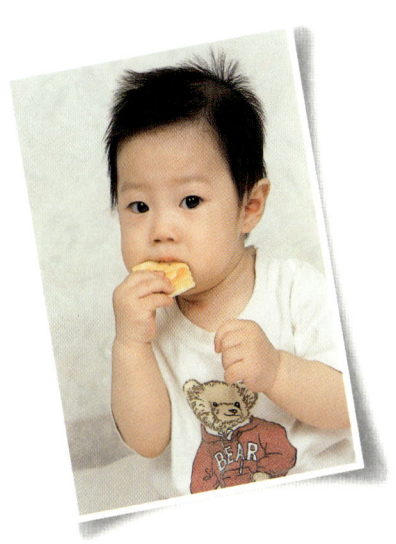

▲ 如果长出牙齿，最好喂能嚼得动的食品。

想独自吃饭时，最好多给予鼓励

不管怎么样，父母都应该鼓励婴儿的独立精神。在这个阶段，婴儿能吃成年人的食物，而且能按照成年人的时间就餐。如果能熟练地用水杯喝水，就可以不用奶瓶喝水，但是牛奶仍是非常重要的营养来源。

不能强行断奶

有些婴儿在两周岁时还喜欢喝奶，因此不能强行断奶。

给婴儿喂奶粉的情况下，有些妈妈特意制作跟牛奶成分相同的断奶食品，但是只要断奶顺利，就不用这么做。喂奶粉的情况下，跟医生商议后最好补充维生素。

有助于大脑发育的婴儿断奶食品

出生后只吃母乳的婴儿会逐渐喜欢其他食品,因此逐渐进入断奶期。除了母乳和牛奶外,应该让婴儿均匀地接触各种食品,这样就能熟悉丰富的味道。在断奶期,应该根据婴儿的月龄和食欲,逐渐进入断奶初期、中期、后期和12个月以后的各个阶段。

小米营养粥

材料:小米2小勺,白米2小勺,水1/2杯。

制作方法:①清洗2小勺小米和2小勺白米,然后用清水充分地浸泡1小时左右。②用温火慢慢地煮熟浸泡的白米和小米。③等米粥煮熟后,用过滤网过滤。

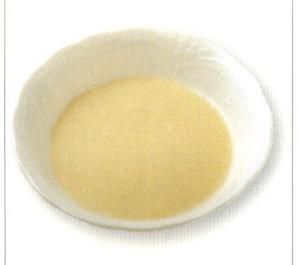

软豆腐粥

材料:米粥30克,软豆腐5克,肉汤30毫升。

制作方法:①以1:10的比例混合白米和水,然后用温火熬成米粥。②把煮熟的软豆腐放入捣碎机内,然后均匀地捣碎。③在米粥内倒入肉汤,然后添加捣碎的软豆腐,并继续熬粥。

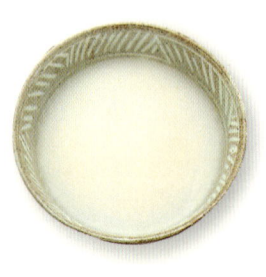

初期断奶食品(出生4~6个月)

刚开始喂米粥等乳状断奶食品,然后换成半乳状断奶食品。在这个时期,还应该让婴儿熟悉新味道和勺子。最重要的是,必须采用婴儿能接受的断奶食品。

牛奶营养粥

材料:白米3小勺,水1杯,牛奶10大勺。

制作方法:①清洗3小勺白米,然后用1杯水充分地浸泡,最后用温火熬粥。②用过滤网过滤米粥内的白米颗粒,然后添加10大勺牛奶均匀地搅拌,并继续加热。

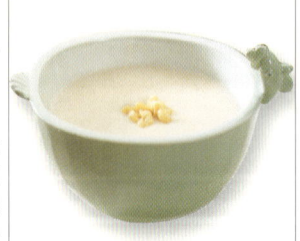

蛋黄粥

材料:蛋黄1/3个,肉汤1大勺。

制作方法:①用饭勺捣碎煮熟的1/3蛋黄。②在捣碎的蛋黄里添加1大勺肉汤。

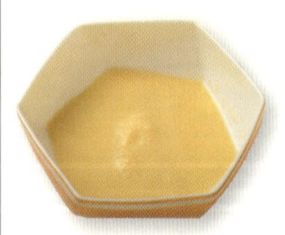

南瓜粥

材料:南瓜10克,肉汤3大勺。

制作方法:①挑选熟透的南瓜,并去掉南瓜核,然后切成5毫米宽的细条。②在锅内添加3大勺肉汤,并加入切好的南瓜,然后用温火熬粥。③等南瓜煮熟后,用饭勺均匀地捣碎,然后继续加热。

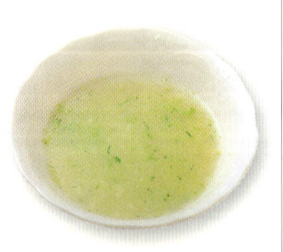

香蕉脆玉米片

材料:脆玉米片10克,牛奶100毫升,香蕉20克。

制作方法:①混合热牛奶和脆玉米片。②用饭勺均匀地捣碎脆玉米片。③混合脆玉米片和捣碎的香蕉。

白肉鲜鱼牛奶粥

材料:白肉鲜鱼10克,牛奶,淀粉若干。

制作方法:①用开水烫熟白肉鲜鱼。②用粉碎机捣碎烫熟的白肉鲜鱼,然后跟牛奶一起煮熟,最后添加少量的淀粉。

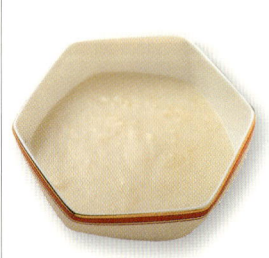

鲜鱼番薯粥

材料:白肉鲜鱼1/4条,捣碎的番薯4大勺,海带汤若干。

制作方法:①用开水煮熟1/4条白肉鲜鱼,然后用粉磨机捣碎。②在4大勺番薯内添加捣碎的鲜鱼和海带汤,然后继续加热。

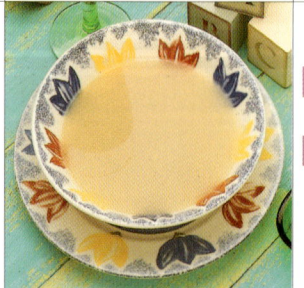

绿色炖汤

材料：马铃薯1/3个，豌豆3大勺，蔬菜汤、牛奶若干。

制作方法：①均匀地捣碎煮熟的1/3个马铃薯和3大勺豌豆。②把捣碎的马铃薯和豌豆放入锅内，然后添加蔬菜汤，并用温火加热。③等汤煮开后，添加少量的牛奶，并均匀地搅拌。

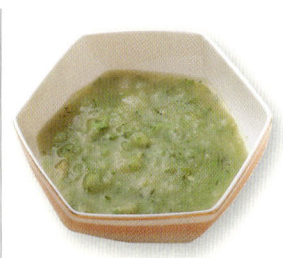

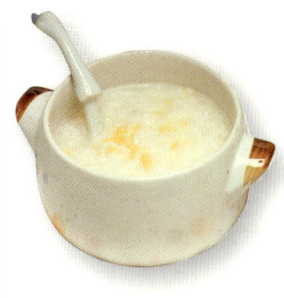

奶酪粥

材料：米饭50克，奶酪5克，水1/2杯。

制作方法：①均匀地剁碎5克奶酪。②准备开水，然后用开水熬米粥。③在米粥内添加奶酪，然后等奶酪开始融化时关火。

菠菜粥

材料：菠菜5克，米粥30克，豆粉若干。

制作方法：①把菠菜捡好洗净，然后用开水烫熟。②用凉水冲洗煮熟的菠菜，并挤掉水分，然后用粉磨机捣碎。③在1：10的米粥内添加菠菜，而且煮一段时间，然后洒上豆粉。

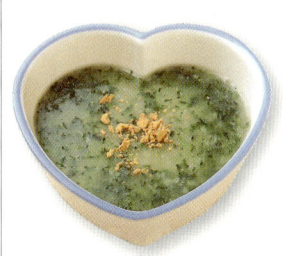

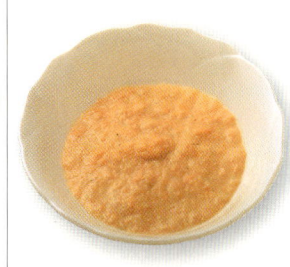

胡萝卜面包粥

材料：捣碎的胡萝卜1大勺，蔬菜汤500毫升，面包1/6片。

制作方法：①煮熟去皮的胡萝卜，然后均匀地捣碎。②锅内放入500毫升蔬菜汤和去掉边缘的面包，然后用温火加热。③在面包粥内放入1大勺捣碎的胡萝卜，然后继续熬粥。

中期断奶食品（出生后7~9个月）

在这个时期，逐渐增加食品的种类和分量，让婴儿逐渐熟悉新的味道。婴儿的摄取量会增多，因此要通过不同的制作方法准备更丰富的食物。

小凤尾鱼粥

材料：白米4小勺，小凤尾鱼粉1小勺，香油1/2小勺，水1杯。

制作方法：①用清水浸泡4小勺白米，然后用粉碎机捣碎。②在炒熟的米粉内添加水和小凤尾鱼粉，然后慢慢地熬粥。③等粥煮开后，用小火继续加热。

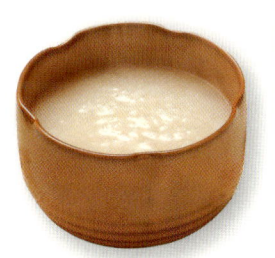

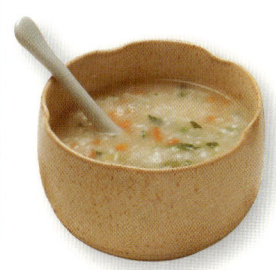

蔬菜粥

材料：白米4小勺，胡萝卜、菠菜、南瓜各10克，香油、水若干。

制作方法：①均匀地剁碎去皮的南瓜和胡萝卜，然后把烫熟的10克菠菜也切成小段。②混合白米和适量水。③煮一段时间后，添加剁碎的蔬菜，并继续加热，然后添加少量的香油。

鸡胸脯肉粥

材料：鸡胸脯肉10克，米粥30克，菠菜10克。

制作方法：①均匀地剁碎鸡胸脯肉。②用开水烫熟菠菜叶，然后均匀地剁碎。③在1：10的米粥内添加剁碎的鸡肉和菠菜，然后用温火熬粥。

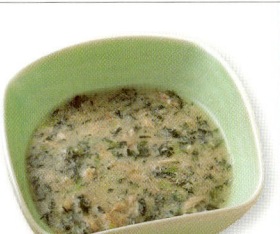

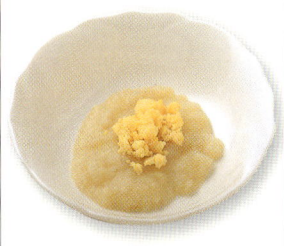

蛋黄马铃薯粥

材料：马铃薯20克，肉汤1/2大勺，蛋黄1/2个。

制作方法：①把去皮的马铃薯切成一口大小。②把马铃薯放入开水内，而且均匀地捣碎，然后添加肉汤。③均匀地捣碎1/2个蛋黄，然后洒在马铃薯上面。

苹果面包粥

材料：面包1/4片，牛奶50毫升，苹果1/8个，葡萄干、柠檬汁若干。

制作方法：①均匀地剁碎葡萄干，然后撕碎面包片。②在上述材料内倒入牛奶，然后用温火加热。③去掉苹果皮和核，用粉碎机捣碎，并洒上柠檬汁。④用盘子盛面包粥，然后洒上苹果汁。

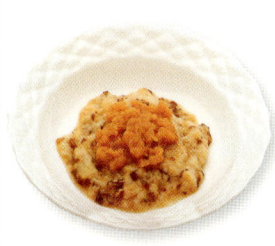

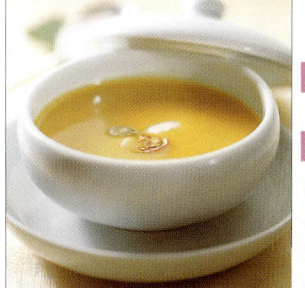

南瓜柠檬粥

材料：老南瓜10克，水、柠檬汁若干。

制作方法：①清洗10克老南瓜，然后去皮，并均匀地剁碎。②小锅内添加适量的水，然后添加剁碎的南瓜和柠檬汁。③慢慢地加热，然后均匀地捣碎。

豆腐芝麻团

材料：豆腐1/4块，黄瓜10克，胡萝卜10克，芝麻1大勺，大葱若干。
制作方法：①用开水烫豆腐。②均匀地捣碎烫熟的豆腐，并去掉水分，然后跟黄瓜、胡萝卜和大葱一起搅拌。③混合豆腐、黄瓜、胡萝卜、大葱和芝麻，然后揉成团。

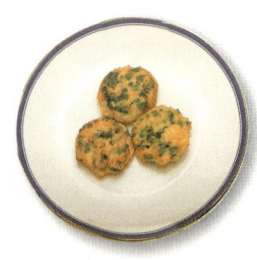

椰菜牛奶粥

材料：椰菜10克，牛奶1大勺，淀粉若干。
制作方法：①清洗椰菜，然后用盐水煮熟。②用流动的水冲洗椰菜，然后用粉碎机捣碎，并添加牛奶。③把椰菜和牛奶混合物倒入锅内，然后添加少量的淀粉，并继续加热。

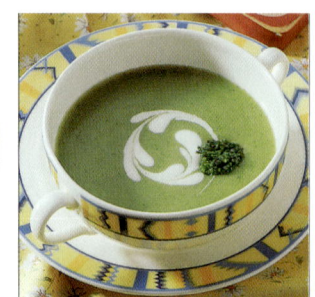

豌豆粥

材料：捣碎的豌豆2大勺，牛油1大勺，面粉1大勺，牛奶3大勺，食盐若干。
制作方法：①用粉碎机均匀地捣碎煮熟的豌豆。②用牛油炒熟面粉，然后添加牛奶，并制作白色调味品。③均匀地搅拌白色调味品和捣碎的豌豆，然后用温火熬成粥。

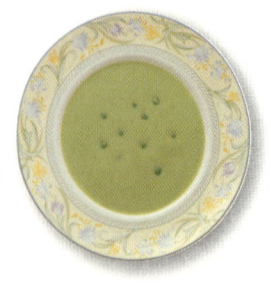

白肉鲜鱼和大白菜牛奶汤

材料：白肉鲜鱼1/4条，牛奶1/2杯，胡萝卜、大白菜、淀粉若干。
制作方法：①用粉碎机均匀地捣碎1/4条白肉鲜鱼。②用开水煮熟剁碎的胡萝卜。③剁碎几片大白菜叶，然后倒入1/2杯牛奶。④在盛有牛奶的小锅内倒入鲜鱼肉、胡萝卜和大白菜，然后添加淀粉。

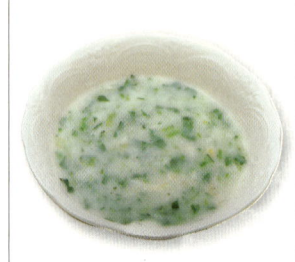

后期断奶食品（出生后10～12个月）

为了让婴儿练习嚼食物的方法，最好准备有颗粒的断奶食品，而且要保证营养。在这个时期，应该靠断奶食品摄取大部分营养，因此让婴儿接触更多的味道。

蔬菜肉粥

材料：白米2大勺，牛肉20克，南瓜20克，胡萝卜20克，水、香油若干。
制作方法：①均匀地剁碎清洗的牛肉、胡萝卜和南瓜。②先炒熟牛肉，然后添加用水浸泡的白米。③炒熟牛肉和白米后，添加1/3杯水、南瓜和胡萝卜，然后用温火熬粥。4 在蔬菜肉粥内添加1/2小勺味噌，然后继续加热。

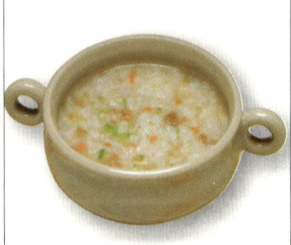

菠菜鸡蛋糕

材料：菠菜10克，牛奶1/8杯，面粉1/2大勺，鸡蛋1/4个，牛油、奶酪若干。
制作方法：①菠菜洗净，切碎。②将牛奶、面粉、蛋黄搅匀，放入锅中熬汤，煮开后放菠菜、蛋清。③炒锅内涂牛油，倒入熬好的汤，并在180℃的微波炉内烘烤10分钟。

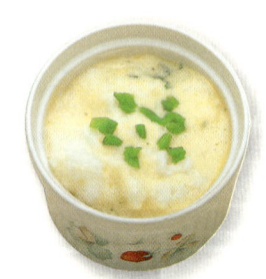

黄豆粥

材料：煮熟的黄豆1大勺，水1.5杯，白米1大勺。
制作方法：①用豆浆机打磨煮熟的黄豆。②用豆浆煮白米，然后均匀地搅拌，并慢慢地加热。

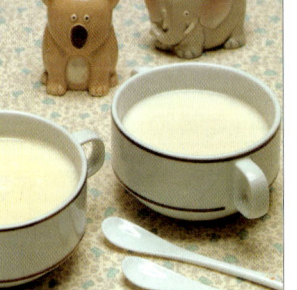

奶酪马铃薯

材料：马铃薯1/4个，奶酪1/2片。
制作方法：①煮熟1/4个去皮的马铃薯。②均匀地剁碎1/2片奶酪，洒在捣碎的马铃薯上面，并放入微波炉内加热。

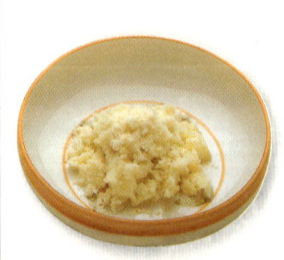

豆腐和西红柿色拉

材料：豆腐15克，西红柿5克，鸡胸脯肉5克，食醋、酱油若干。
制作方法：①均匀地剁碎豆腐，然后用开水烫熟，并挤掉水分。均匀地剁碎去皮的西红柿。②用开水煮鸡胸脯肉，然后均匀地撕碎。③按1：2混合食醋和酱油，然后洒在以上材料上面。

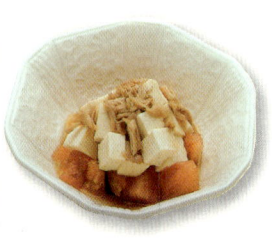

凉拌蔬菜花生

材料：胡萝卜7克，洋大白菜20克，花生牛油（无加糖）1/2大勺，肉汤、白糖若干。
制作方法：①把去皮的花生切成薄片，然后剁碎洋大白菜。②用开水煮熟胡萝卜和洋大白菜。③混合1/2小勺花生牛油、白糖和肉汤，然后跟胡萝卜、洋大白菜一起凉拌。

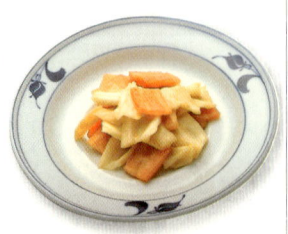

营养三明治

材料：面包2片，熟鸡蛋1/2个，黄瓜10克，色拉酱1大勺，牛油1/2小勺。

制作方法：①熟鸡蛋剁碎，然后剁碎去皮的黄瓜，并用色拉酱搅拌。②在面包片的一侧均匀地涂上牛油，并铺上以上材料，然后盖上另一张涂有牛油的面包片。③切掉棉布包的坚硬部分，然后切成小块。

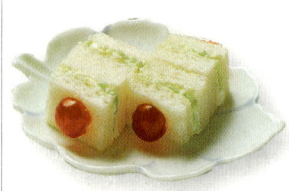

面包果冻

材料：面包1/6片，牛奶、蛋黄、葡萄干、橘子、牛油若干。

制作方法：①均匀地搅拌牛奶和蛋黄，然后均匀地捣碎面包、葡萄干和橘子。②向模具内倒入剁碎的面包、葡萄干、橘子、蛋黄和牛奶。③把模具放入蒸锅内，然后用温火蒸20分钟。

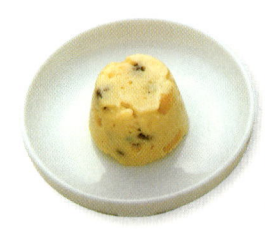

西红柿牛肝

材料：牛肝20克，洋葱1/10个，西红柿1/5个，西红柿汁、香油若干。

制作方法：①均匀地剁碎牛肝、洋葱和西红柿。②用香油炒熟剁碎的牛肝洋葱和西红柿，然后适当地调味。③倒入1/4杯西红柿汁，然后继续加热。

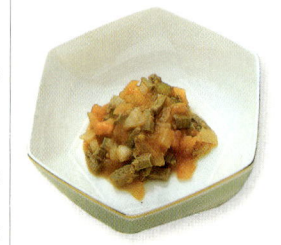

豆腐奶酪饼

材料：豆腐1/2块，紫苏2片，奶酪2片，面粉、香油若干。

制作方法：①把豆腐切成5毫米厚，2～3厘米大小的小块，然后用纱巾挤掉水分。②跟豆腐一样，把奶酪和紫苏切成小块。③用豆腐沾面粉，然后隔着紫苏和奶酪粘贴两块豆腐。④用香油烤熟豆腐。

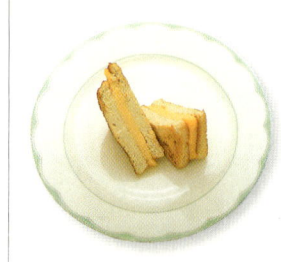

12个月以后的断奶食品

在这个时期，婴儿跟成年人一样，能吃各种食品，但是缺乏消化能力和嚼食物的能力，因此还不能完全吃成年人的食品。另外，为了防止偏食现象，必须提供丰富的食品。

牛肉营养汤

材料：牛肉25克，胡萝卜1/10个，香菇、豌豆、肉汤、淀粉若干。

制作方法：①把牛肉、1/10个胡萝卜和1/2个香菇切成丝。②用肉汤煮熟上述材料。③煮一段时间后，添加1小勺豌豆，然后用淀粉勾芡。

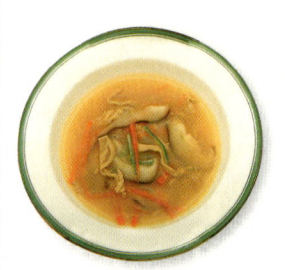

鲜鱼肉肠

材料：白肉鲜鱼30克，牛奶、淀粉若干。

制作方法：①用粉碎机捣碎白肉鲜鱼，然后跟牛奶、淀粉一起均匀地搅拌。②把调好味的鲜鱼肉揉成肉肠形状，然后在蒸锅内蒸熟。

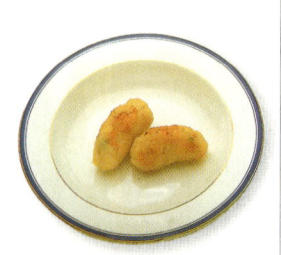

白肉鲜鱼西红柿饼

材料：白肉鲜鱼1/2条，胡萝卜、洋葱、西红柿粉、欧芹若干。

制作方法：①把白肉鲜鱼切成小块，然后剁碎洋葱和胡萝卜。②把上述材料倒入肉汤内，然后添加西红柿粉1/2大勺，并慢慢地加热。③等肉汤煮开后，添加少量的欧芹，然后继续加热。

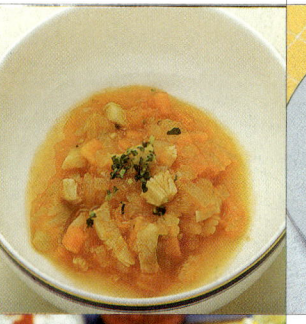

西班牙式煎蛋

材料：鸡蛋1个，马铃薯1/6个，牛奶1/2大勺，菠菜、西红柿、牛油若干。

制作方法：①煮熟马铃薯薄片。②均匀地搅拌鸡蛋和牛奶。③把烫熟的菠菜切成小条，并剁碎去皮的西红柿，并用牛油炒熟。④炒熟菠菜和西红柿后，倒入鸡蛋和牛奶，然后跟煮熟的马铃薯一起炒熟。

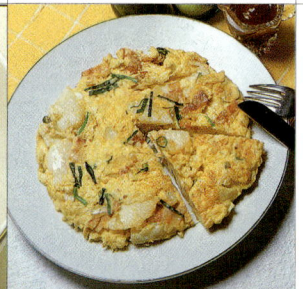

新鲜的水果色拉

材料：苹果1/4个，奇异果1/2个，草莓2个，色拉酱2大勺。

制作方法：①用盐水清洗草莓，然后切成4块。②根据草莓的大小，把苹果切成银杏叶形状。把去皮的奇异果也切成小块。③用盘子盛放切好的水果，然后洒上色拉酱。

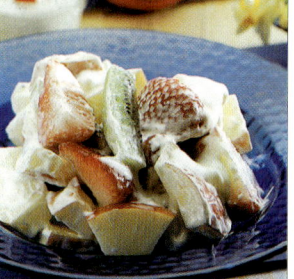

鸡蛋团

材料：鸡肉20克，鸡蛋、胡萝卜、洋葱、淀粉、海带汤若干。

制作方法：①均匀地剁碎鸡肉，然后跟1个鸡蛋一起混合。②在调味的鸡肉内添加淀粉，并揉成鸡蛋团，然后用开水煮熟。③用海带汤煮熟剁碎的胡萝卜和洋葱，然后添加淀粉，最后把调味汁洒在鸡蛋团上面。

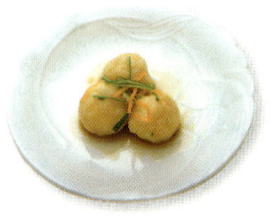

利用爸爸、妈妈的食品制作断奶食品的方法

只要每天吃三次断奶食品，婴儿的就餐时间接近于爸爸、妈妈的就餐时间。在这个时期，不需要单独准备婴儿的断奶食品。一般情况下，可用爸爸、妈妈的饭菜简单地制作断奶食品。

做父母的饭菜时应该考虑婴儿的断奶食品

各种汤或营养粥可以成为断奶食品材料。味噌汤或胡萝卜粥的情况下，在初期，调味之前倒出一部分汤和胡萝卜，然后均匀的捣碎，并作为婴儿的断奶食品使用。在中期，直接给婴儿吃煮烂的胡萝卜。在后期，可以直接喂跟父母一样的食品。

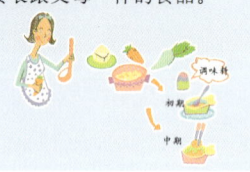

最好利用新鲜的材料

购买鲜鱼或蔬菜时，最好选择新鲜的材料。在日常生活中，最好确定可信任的食品店，然后选择材料时征求店主的意见。

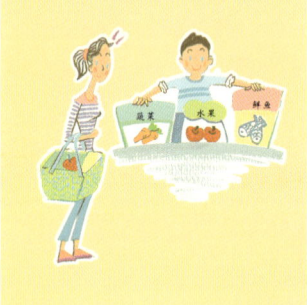

不调味或少加调味料

咸味或甜味容易给婴儿增加负担。在调味之前，最好先倒出给婴儿吃的食物，然后再做父母的料理，这样就能同时完成父母和婴儿的食品。

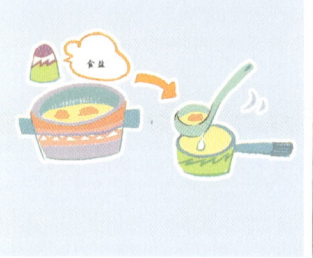

尽量使用没有脂肪的部分

去除鲜鱼或肉的油脂后制作断奶食品。使用猪肉或牛肉时，主要使用瘦肉部分。如果在煮熟后再制作，就能去除油脂。

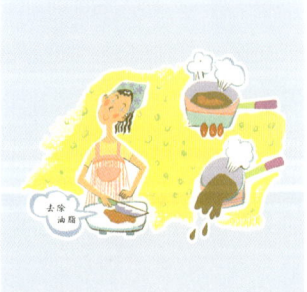

尽量避免调味酒和胡椒粉

需要添加调味酒时，应该先倒出给婴儿吃的部分。虽然大部分酒精都会挥发，但是在断奶期，最好让婴儿熟悉自然的味道。在成长过程中，婴儿会慢慢地熟悉各种味道，因此不用过早地接触这些味道。

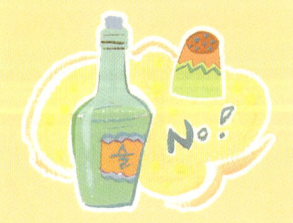

应该注意加工食品的添加剂

市面上销售的肉肠、热狗等加工食品大部分含有添加剂，因此最好避免这些加工食品。只要习惯于加工食品的味道，婴儿就容易沉迷于这些食品。

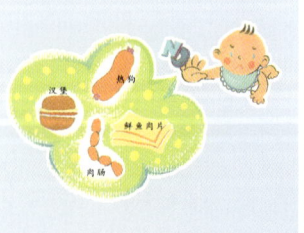

Part 13 针对不同症状的治疗方法

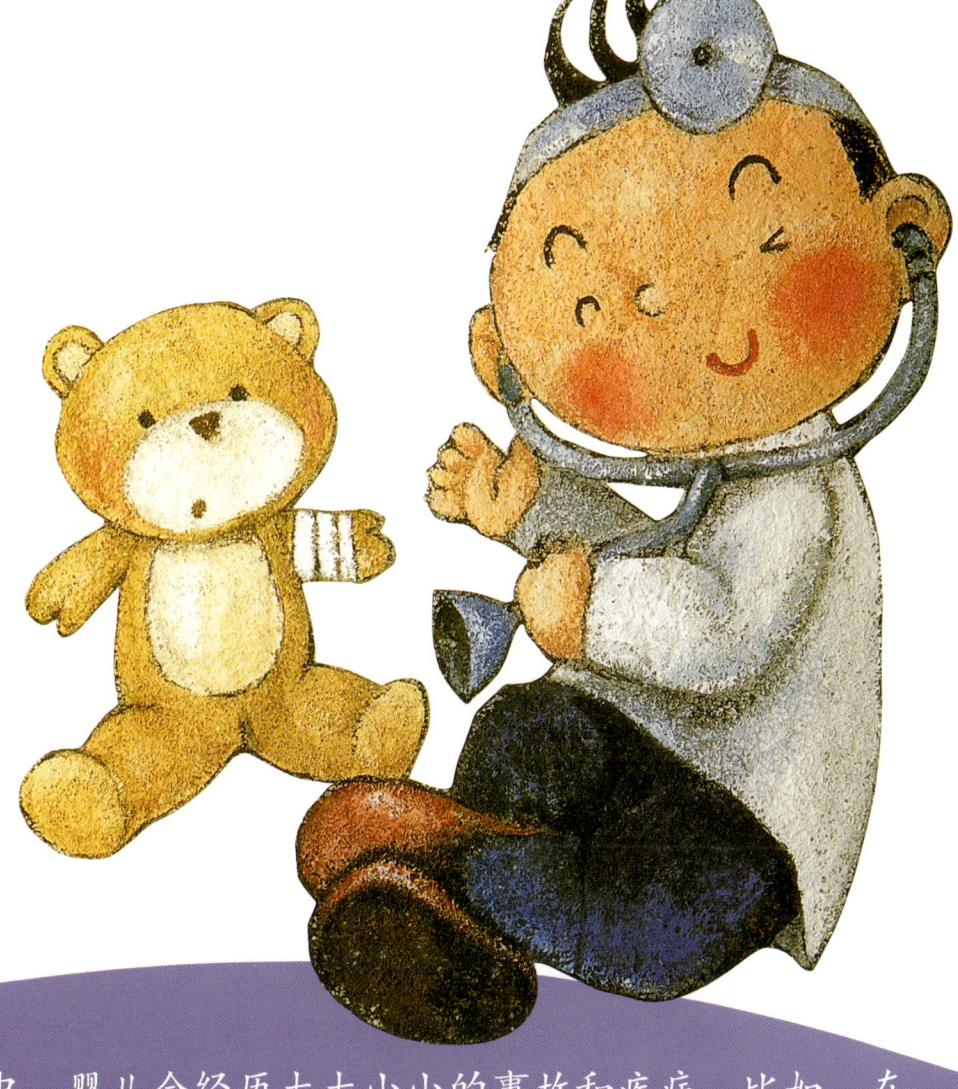

在成长过程中,婴儿会经历大大小小的事故和疾病。比如,在不经意的瞬间受伤,或者在深夜突然发烧,因此要掌握各种应急处理方法。

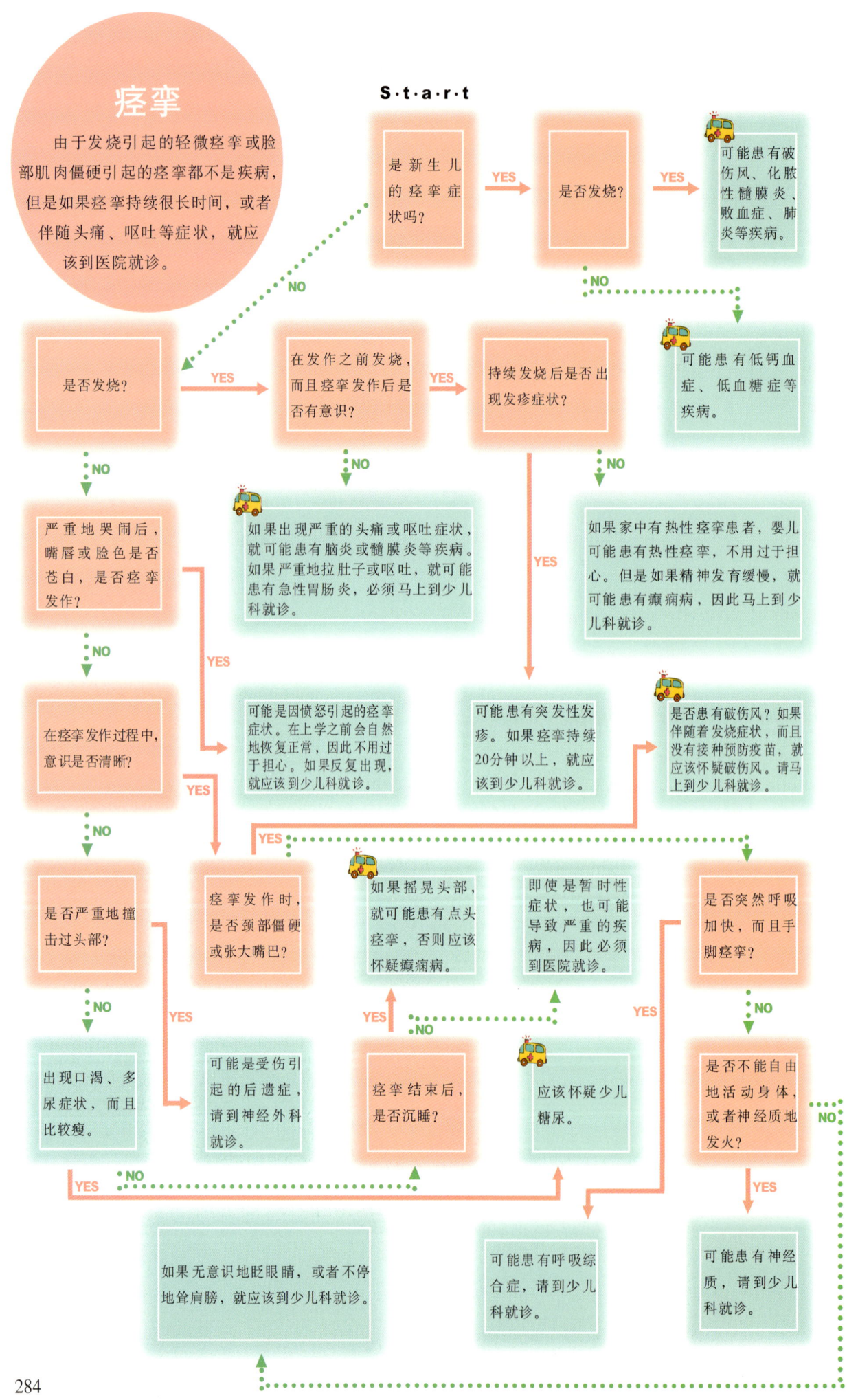

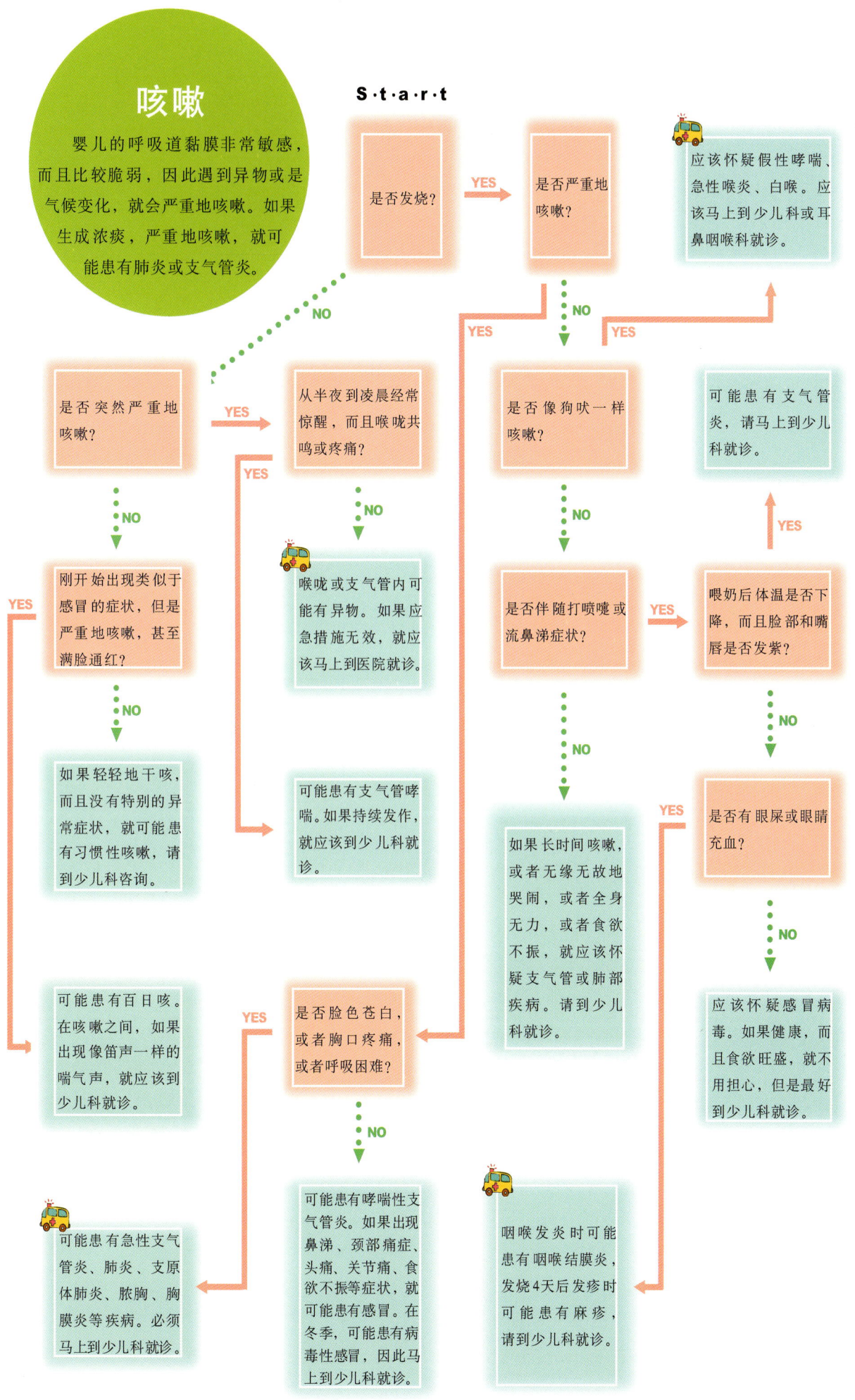

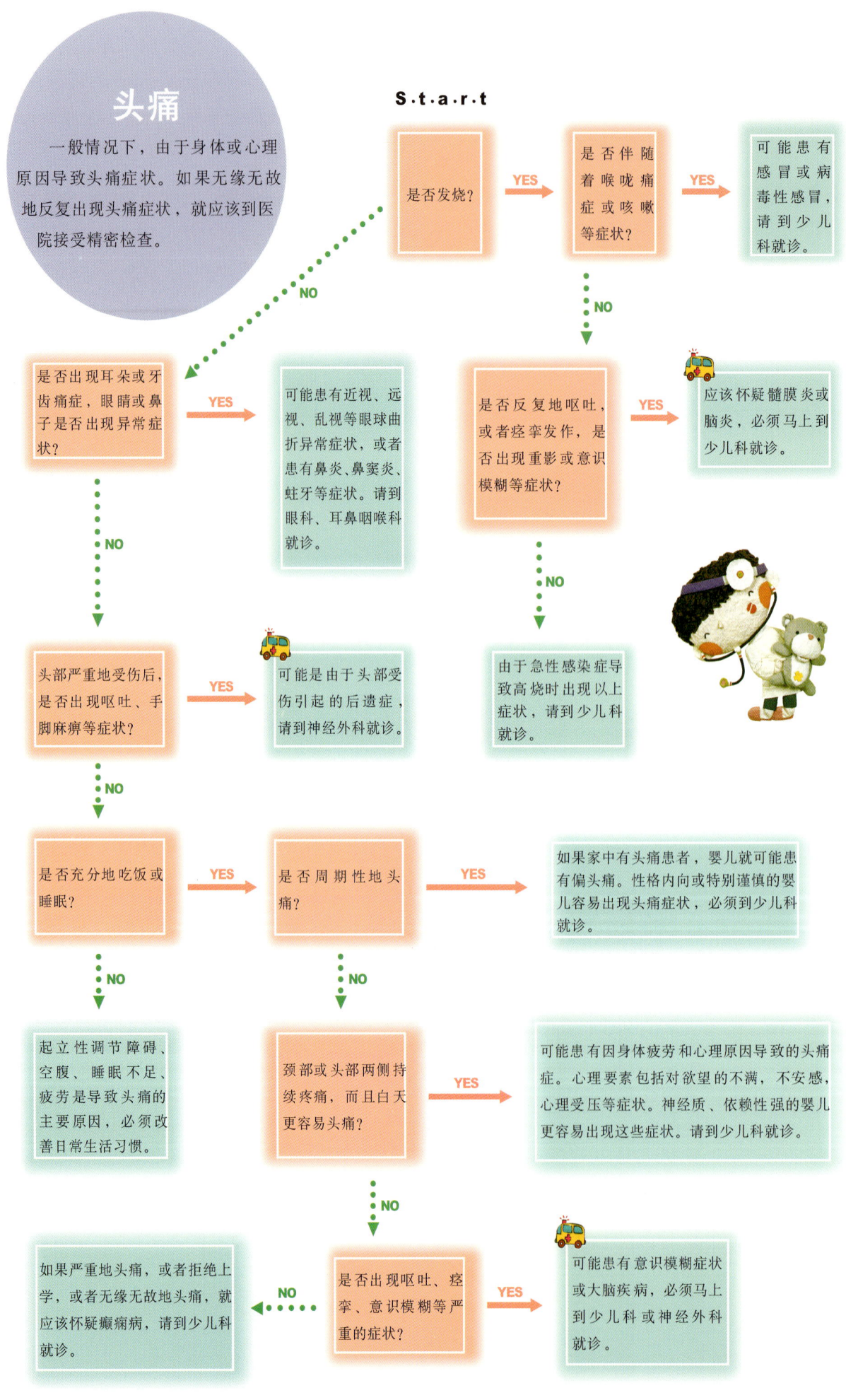

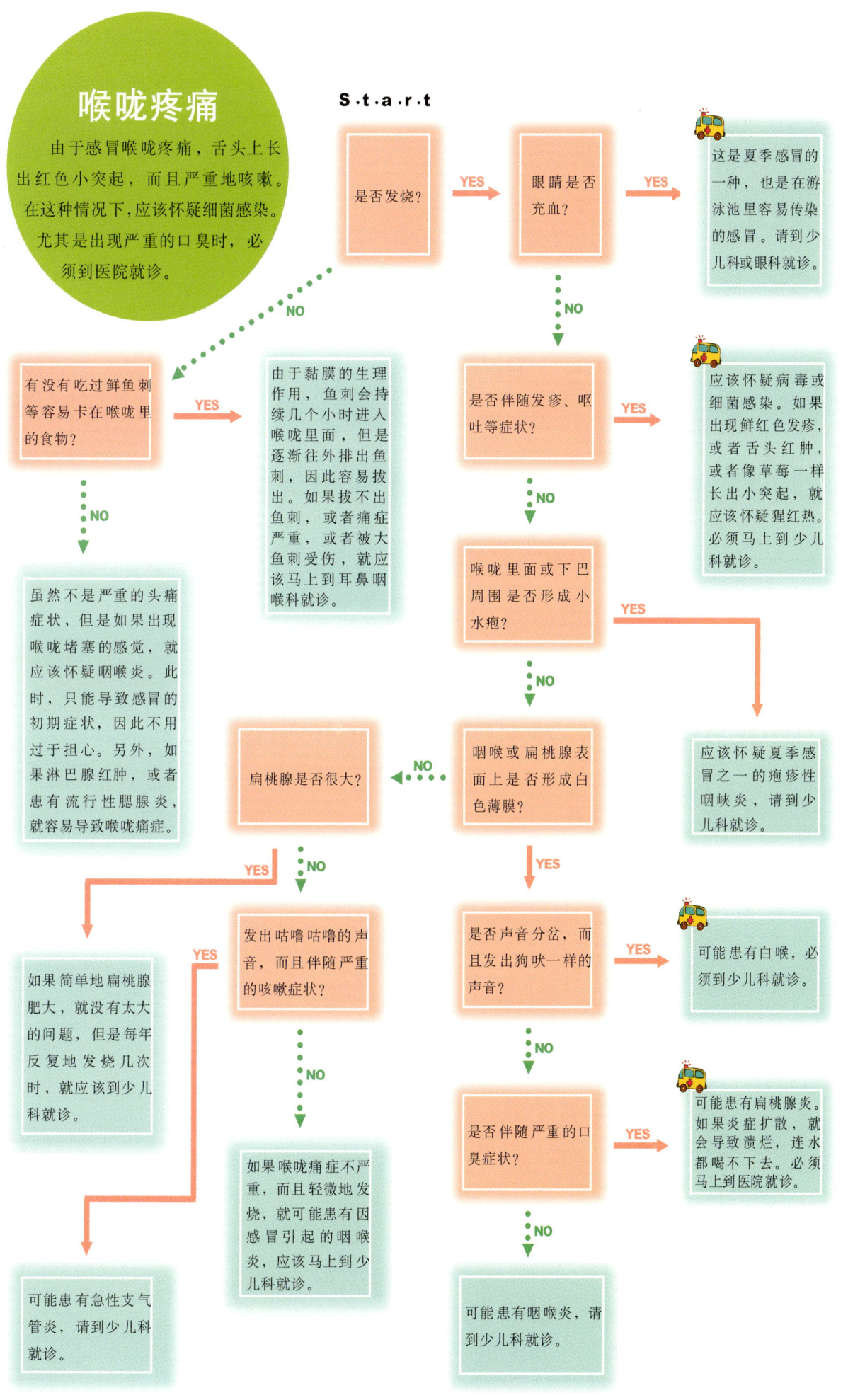

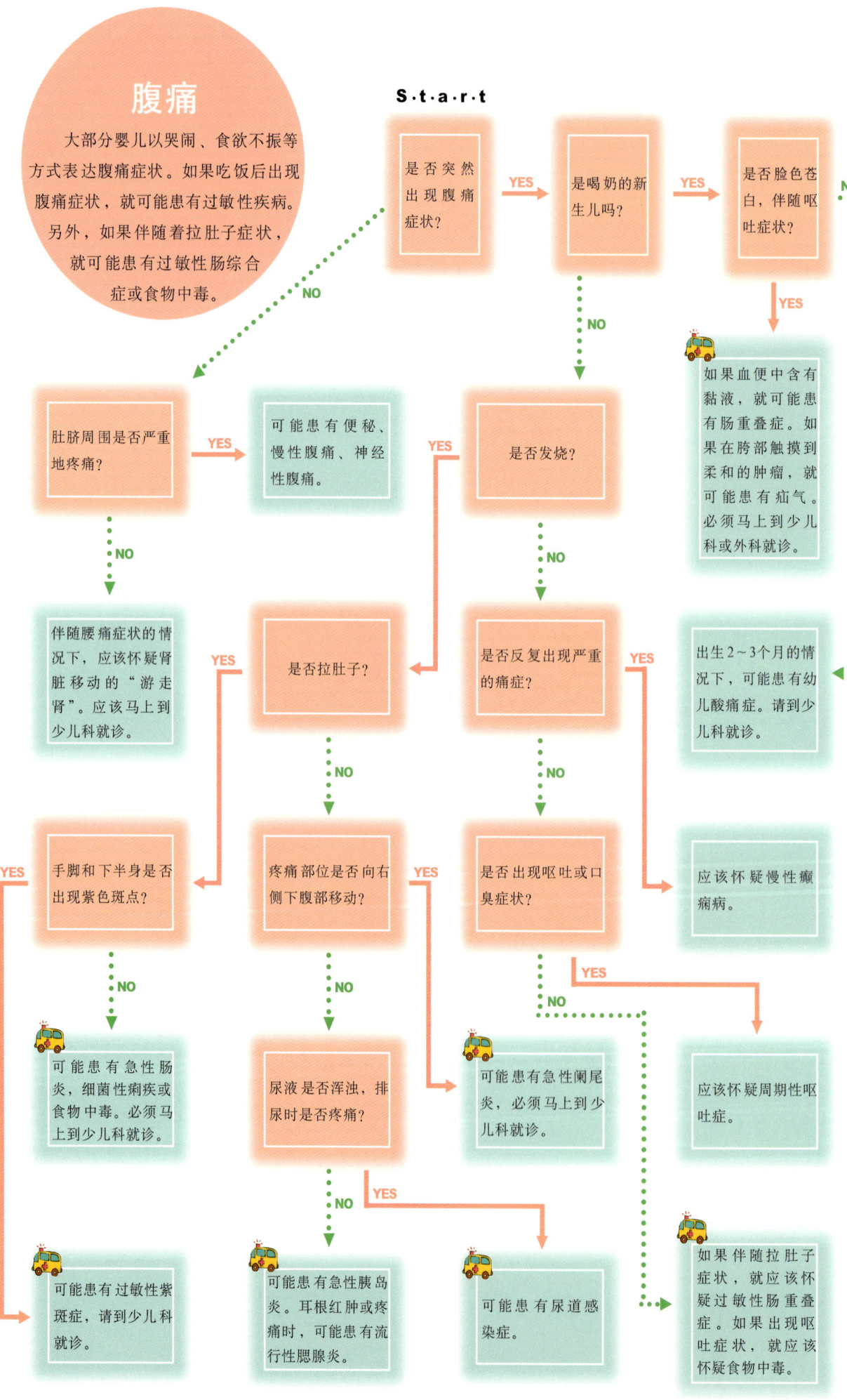

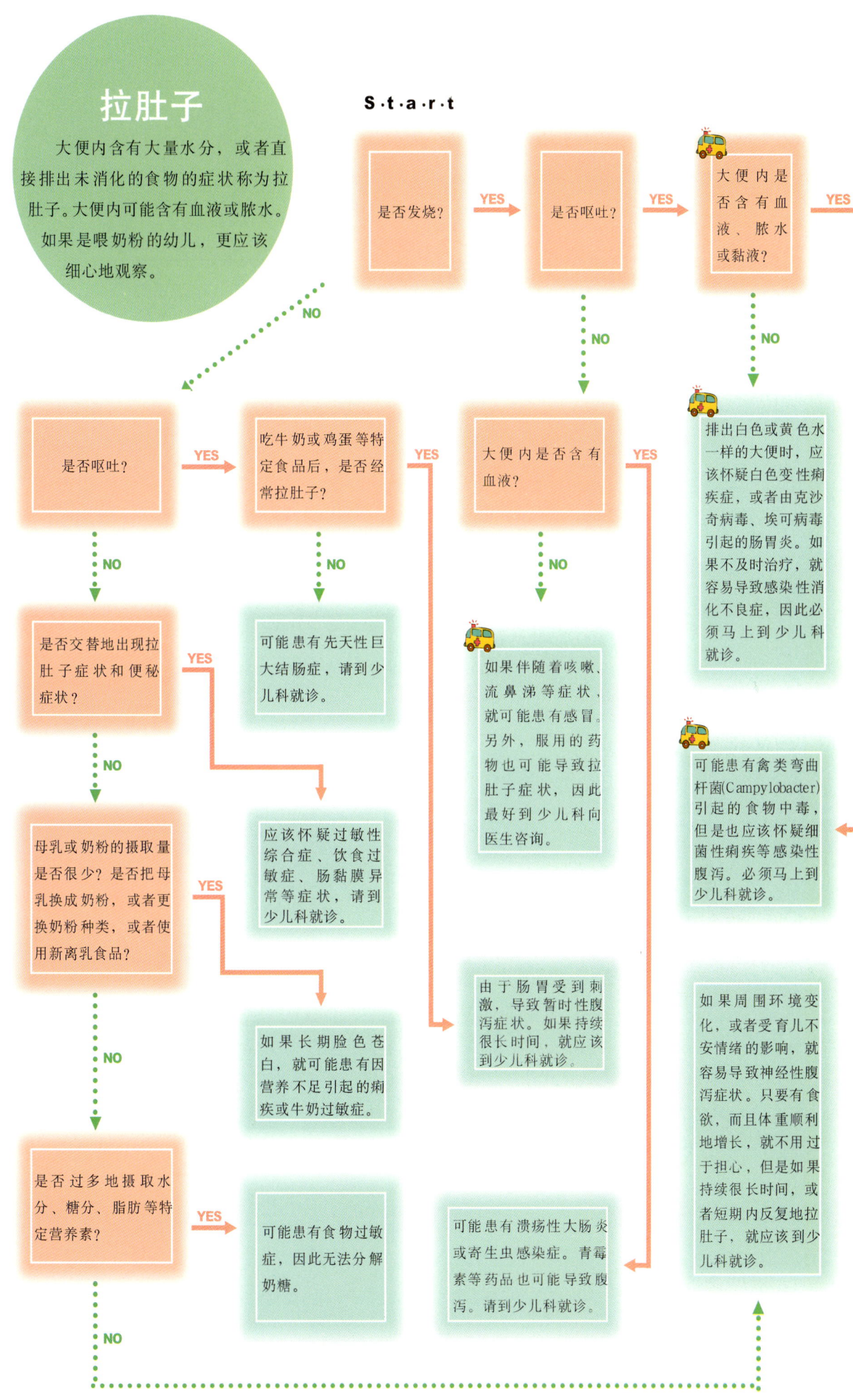

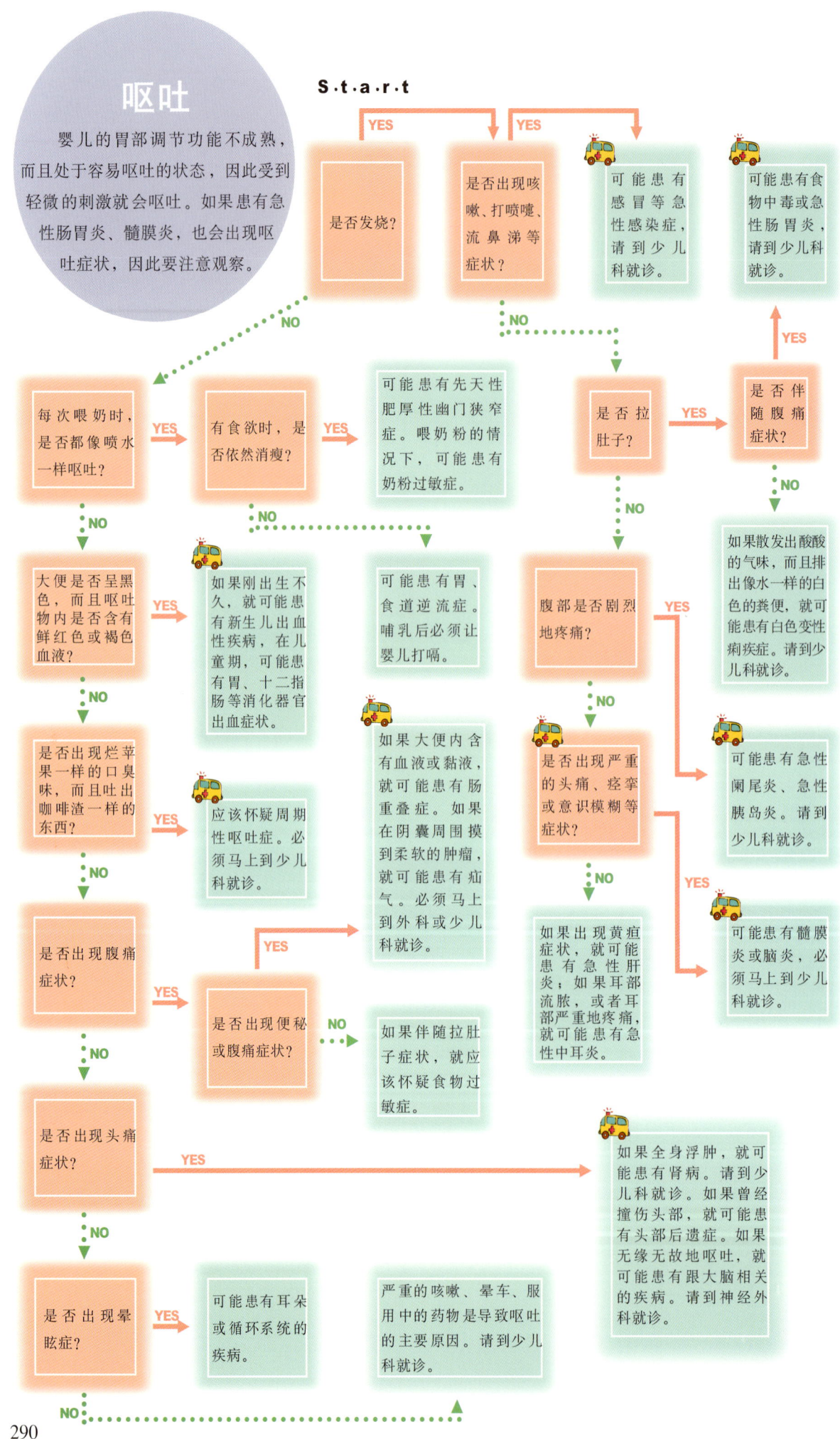

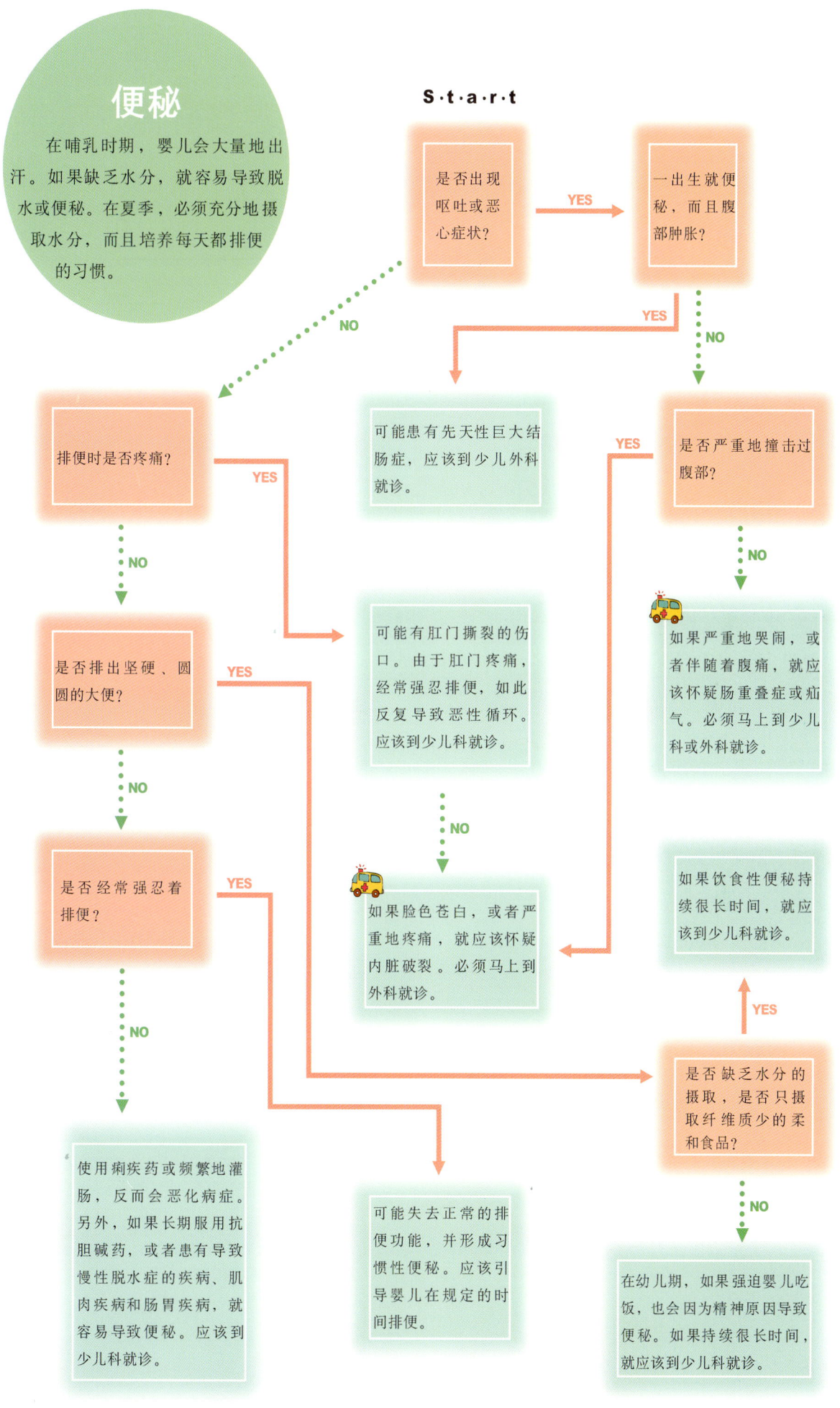

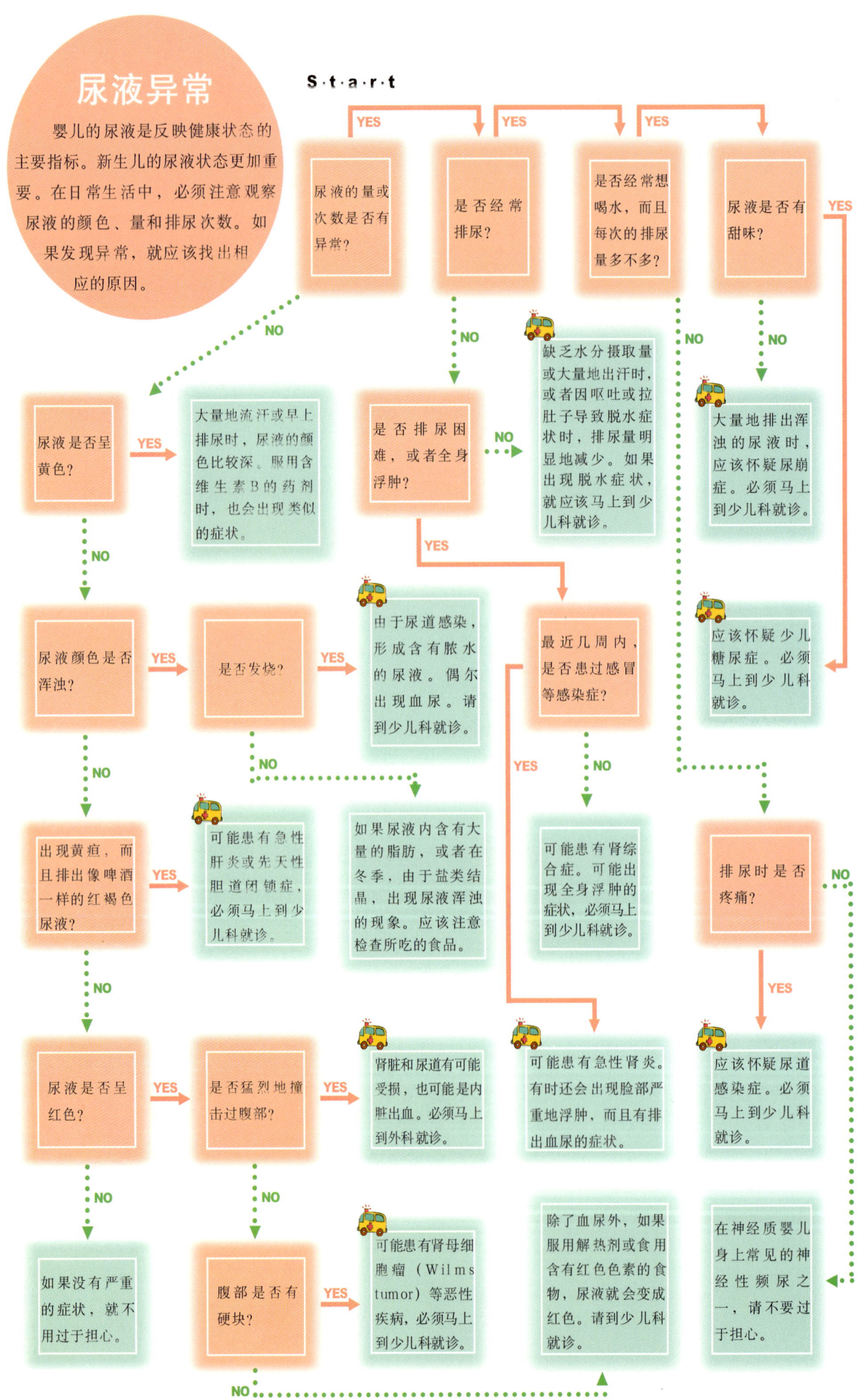

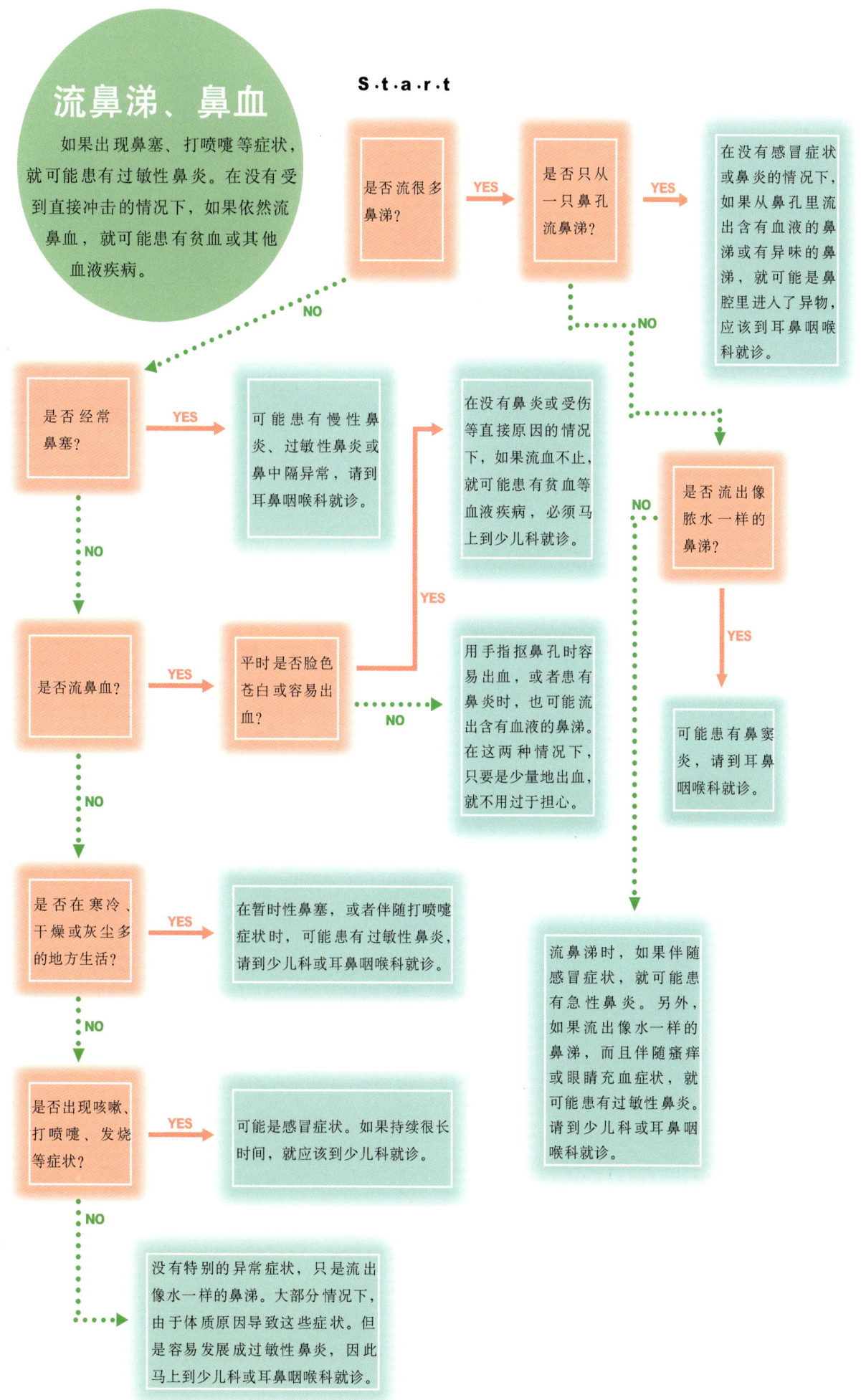

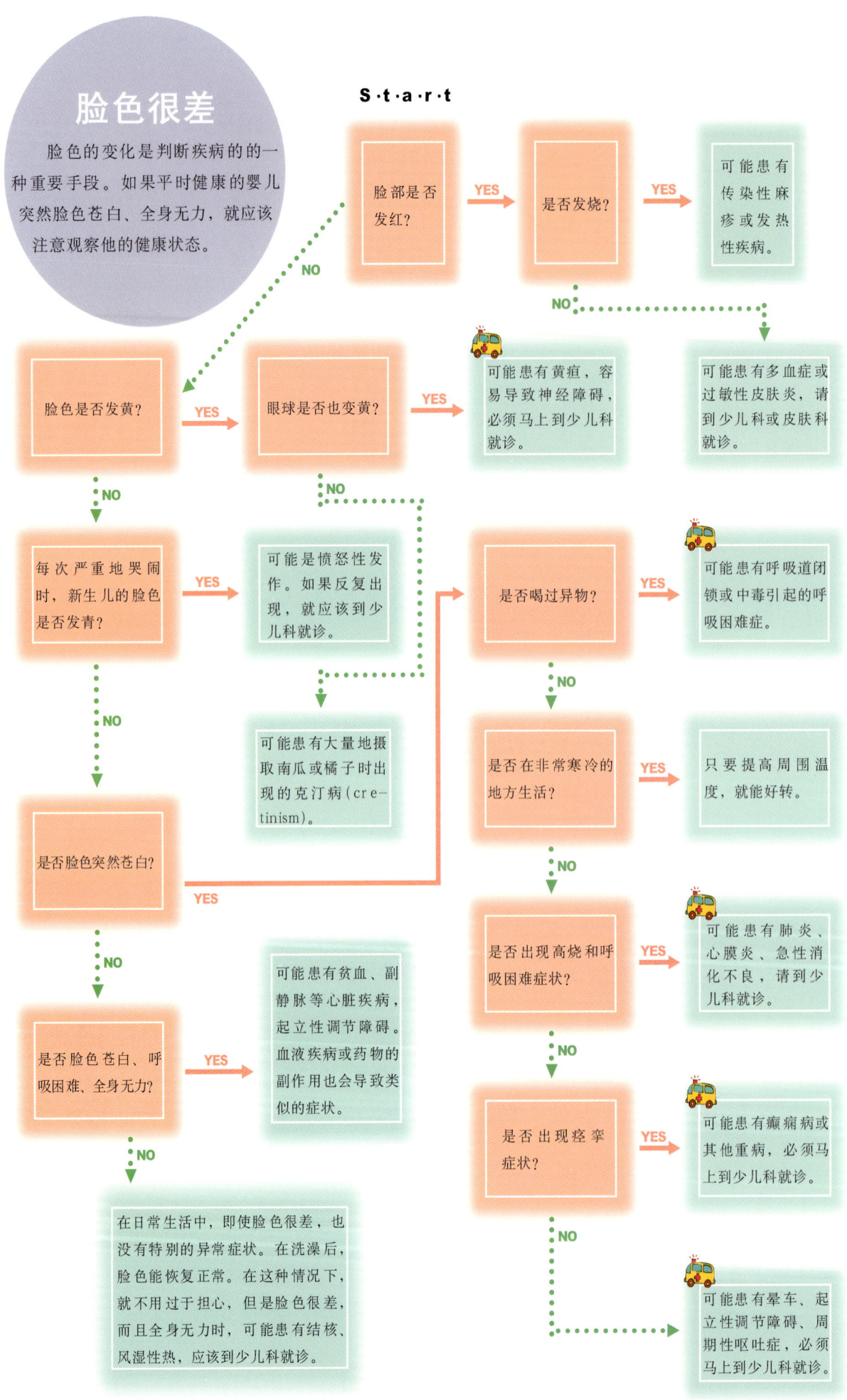

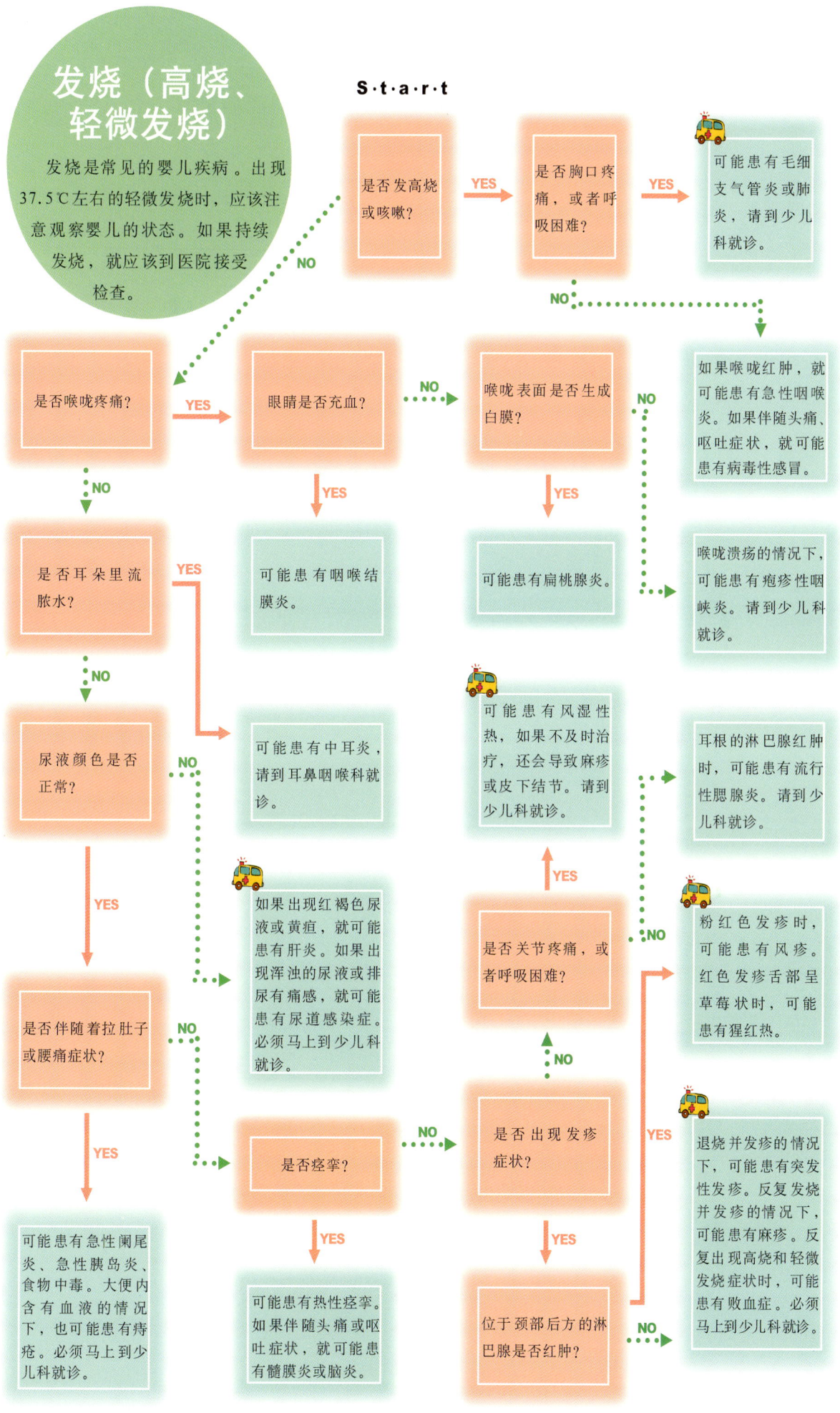

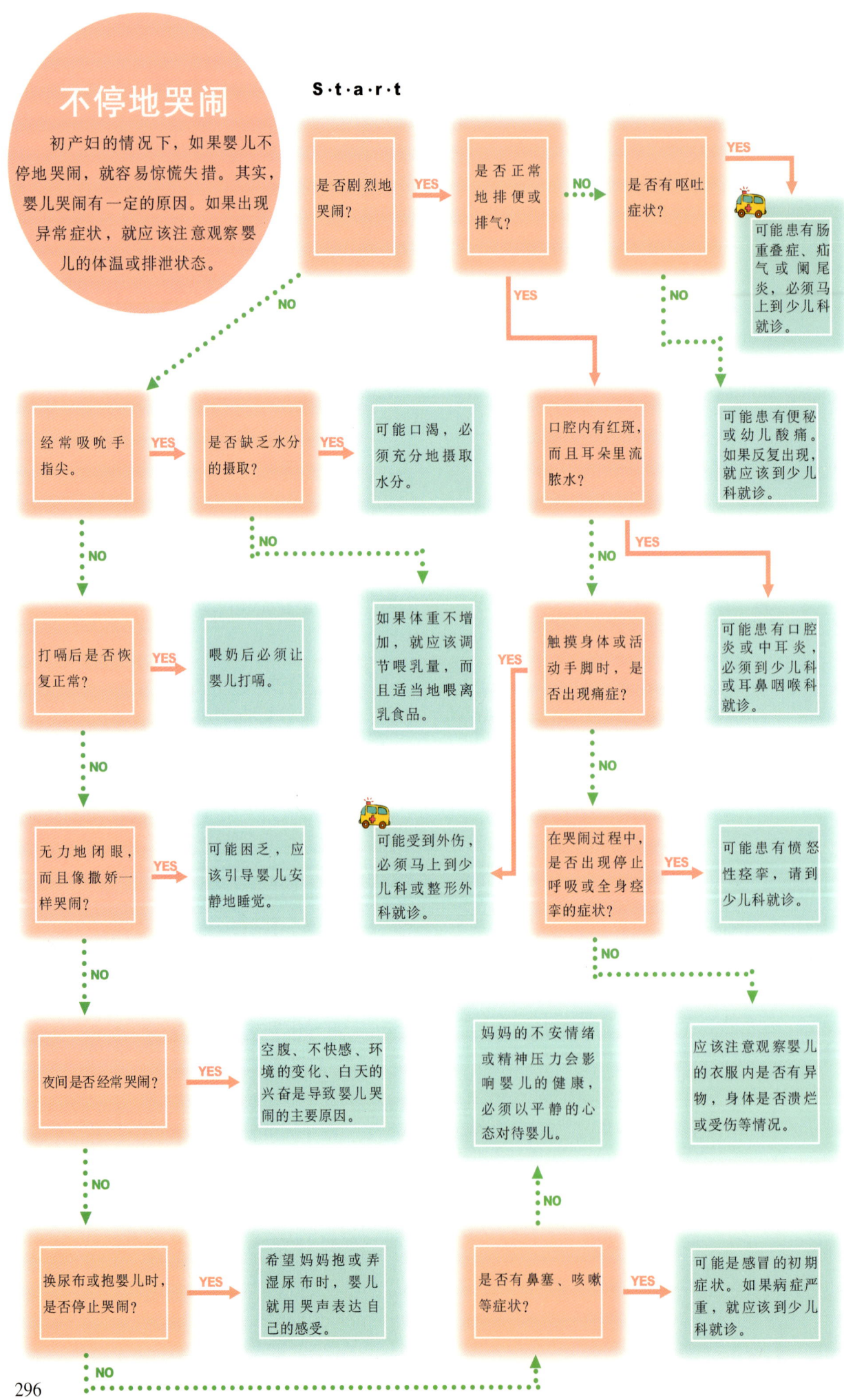

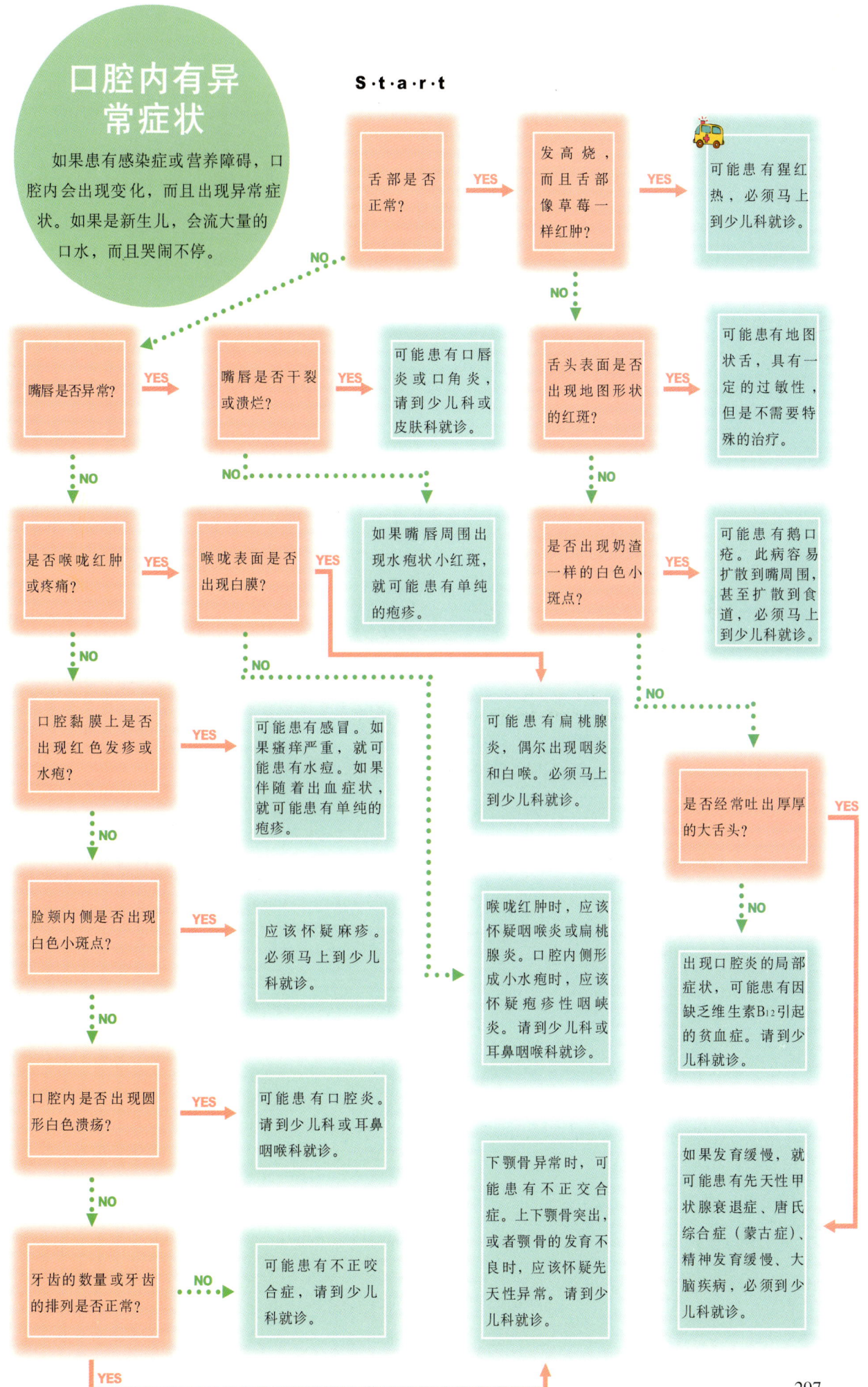

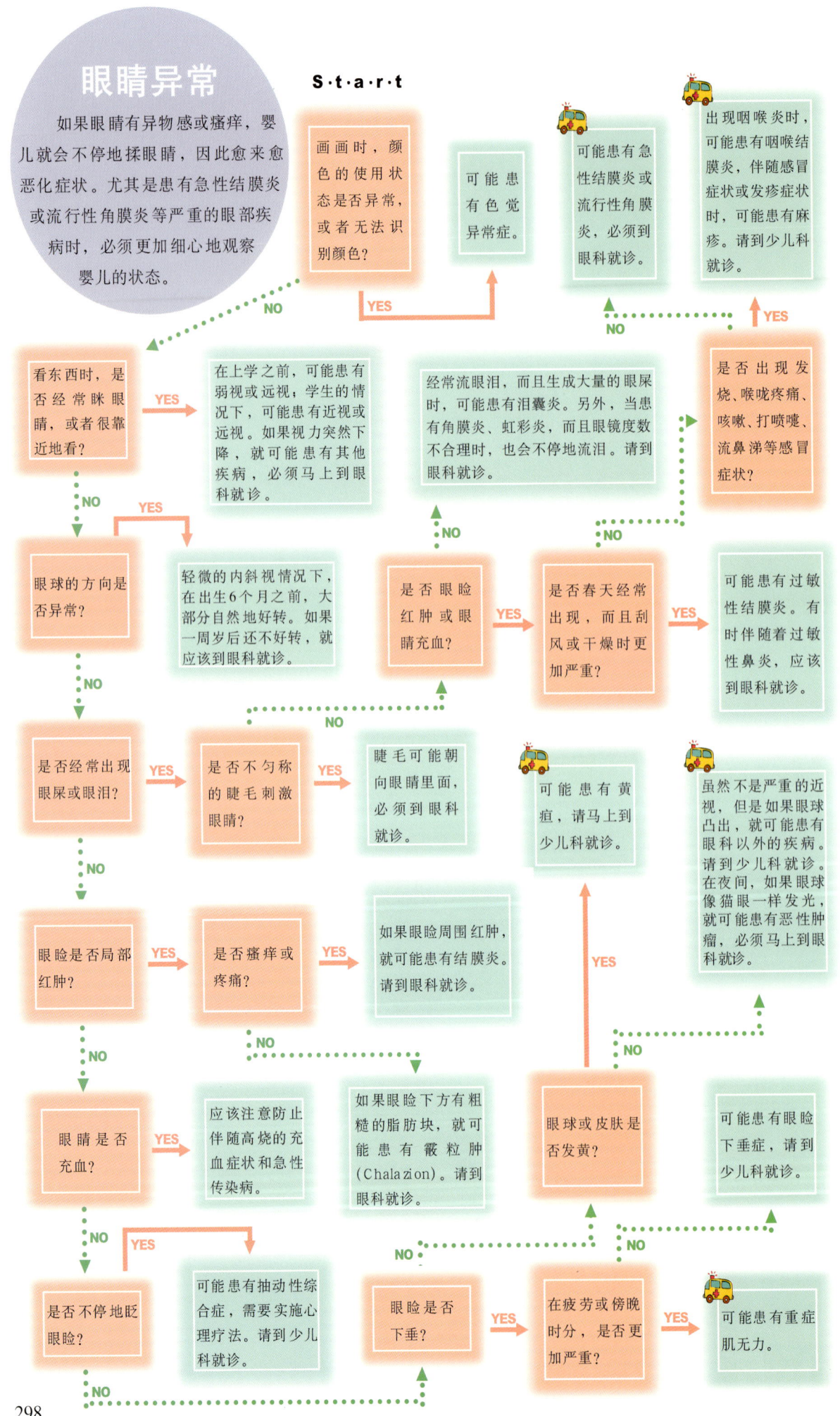

婴儿常见的突发事故

在出生一年中,婴儿会遇到父母来不及应对的困难。温顺的婴儿突然学会爬行,也可能经常到危险的角落和缝隙里玩耍。

在日常生活中,必须从婴儿的安全角度仔细观察婴儿的周围环境。通过这种基本注意力和关心,能有效地找出危险的地方。

虽然疾病的预防和治疗相当好,但是在幼儿期经常遇到突发事故。在日常生活中,应该让婴儿自由自在地活动,但是要适当地监督。

有些妈妈担心婴儿出现突发事故,因此过分地保护婴儿,但是这样就容易使婴儿失去自我保护的能力。

窒息事故

● 枕头

如果趴在枕头上睡觉,就容易妨碍呼吸,因此要注意使用枕头。在日常生活中,偶尔发生这些危险情况,因此在婴儿车上最好不要使用枕头。

● 塑料袋

不能让婴儿拿塑料袋玩耍。如果把塑料袋套在头上,就容易贴近脸部,因此很难呼吸。应该及时地处理不用的塑料袋,而且放在婴儿够不到的地方。保管塑料袋时,最好给塑料袋打孔,或者系上开口。

● 冰箱

废旧的冰箱也很危险。保管废冰箱时,应该拆掉冰箱门。玩捉迷藏时,婴儿喜欢躲到废弃的冰箱内。如果关闭冰箱门,就很难从里面打开,因此导致窒息事故。

触电事故

在日常生活中,应该防止婴儿拉电线或者向插座孔内塞进手指等触电事故。

● 插座、插线板

最好把插座安装在婴儿够不到的墙壁上面。另外,最好

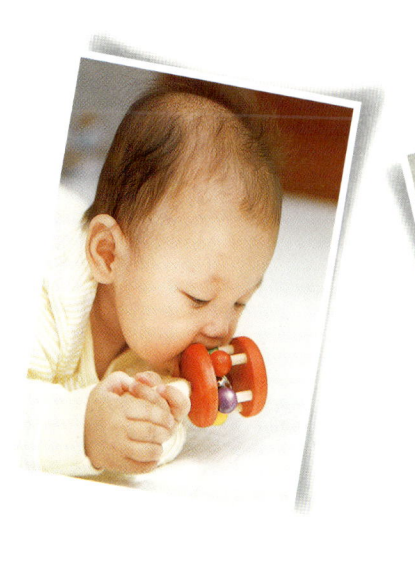
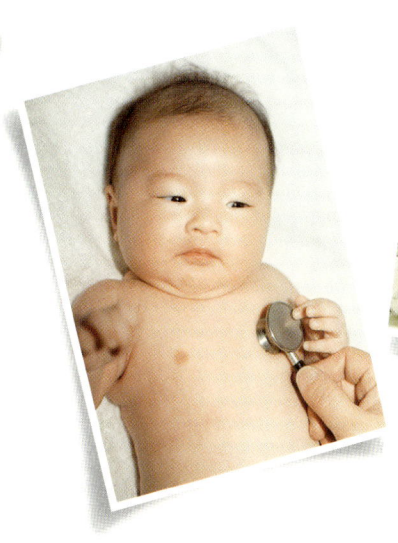
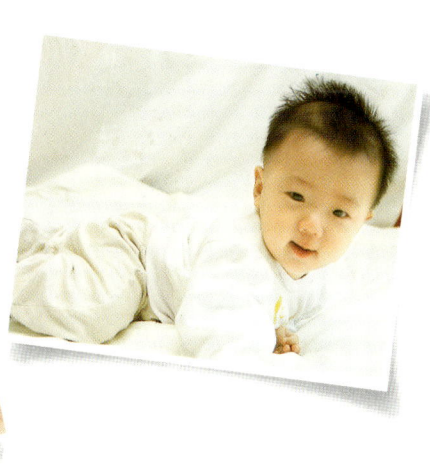

使用带有安全盖的插线板。

交通事故

在一周岁之前，基本上不会发生街上的交通事故，但是学会走路的婴儿容易发生各种交通事故。很多婴儿喜欢在大街上玩耍，因此发生交通事故的几率很大。在日常生活中，应该防止婴儿独自到户外做游戏。

● 人行横道

在大街上，需要经过人行道横时，必须特别注意。在这个时期，父母就应该教育婴儿过人行横道时的注意事项。过马路时，必须让婴儿走人行横道。另外，必须培养过天桥的习惯。

● 倒车

开车时，必须注意大街上玩耍的小孩。有些婴儿喜欢钻进停止的汽车下面，或者突然从小胡同跑出。从车库倒车时，特别要注意路边的小孩。目前，倒车时撞伤的婴儿愈来愈多，因此要格外小心。

滑倒事故

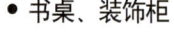

● 书桌、装饰柜

书桌、橱柜等较重的家具应该摆放在安全的地方，而且确保不翻倒。婴儿使用的所有物品都必须安全。另外，椅子等家具容易翻倒，因此要特别注意。

● 地毯、地板

应该暂时收起松弛或破旧的地毯，以免婴儿滑倒。另外，注意防止婴儿在光滑的地板上滑倒。地板光滑时，最好铺上游戏用垫子。

● 门窗

婴儿喜欢爬到门窗上面。在门窗上，最好安装铁锁，以免婴儿从窗户跌落。如果在窗户外面设置铁栏杆，就能防止这些事故。另外，应该预防爬家具等危险。为了突发火灾或危险，必须事先观察好紧急出口。

● 台阶、床

婴儿容易从台阶跌落。如果婴儿在第一层生活，为了防止爬台阶，最好在台阶下方安装单独的门。另外，为了防止婴儿从台阶跌落，在台阶入口处，最好安装安全门。在日常生活中，必须检查台阶或床的边缘，而且要防止婴儿从床上跌落。

为婴儿使用移动茶几时，不能把婴儿独自放在茶几上面。

● 婴儿车

外出时，应该系好婴儿车的安全带。让婴儿独自坐在婴儿车里面时，应该特别小心，一不小心就会从婴儿车里滚下来撞伤头部。在婴儿车里，不能放菜篮子之类的东西，以免压住婴儿。一般情况下，婴儿不能控制婴儿车的制动器。

● 危险的玩具

在日常生活中，教导婴儿

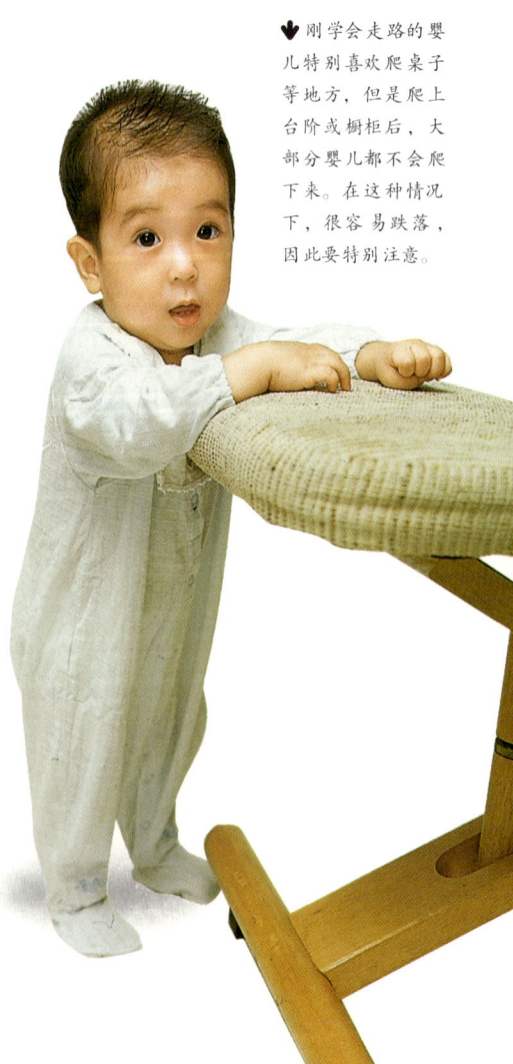

刚学会走路的婴儿特别喜欢爬桌子等地方，但是爬上台阶或橱柜后，大部分婴儿都不会爬下来。在这种情况下，很容易跌落，因此要特别注意。

不要往嘴里放塑料哨子或铅笔等危险的玩具。如果突然摔倒，就容易刺伤喉咙。

🏥 被宠物咬伤的事故

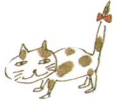

• 小狗和小猫

婴儿根本不防备小狗和小猫。即使家养的宠物很安全，也不能把婴儿和宠物放在一个地方。宠物也可能会嫉妒婴儿，因此容易咬伤婴儿。

到户外散步时，如果拉起婴儿车的遮阳板，就能防止小猫或其他动物的攻击，也能防止昆虫的袭击。

🏥 化学物质事故

• 化学药品

在日常生活中，必须把药品或化学物质保管在婴儿够不到的地方。另外，最近出现了很多含有化学物质的餐具，因此要慎重地选择餐具。最好把具有潜在危险性的东西放在较高的架子上面。比如，洗涤剂、消毒液等。

• 处方药

很多药品的外形类似于饼干。其中，铁粉制剂的形状很容易让人产生误解。药品厂商既要考虑药品成分，又要考虑婴儿的口味，因此这种药物能吸引婴儿的眼球。

在日常生活中，必须把药物放在婴儿够不着的地方。另外，把药丸放在药瓶内保管。

成年人常用的药品中，最不利于婴儿的药品是阿司匹林和铁粉制剂。如果婴儿大量地吞食这些药品，就应该马上到医院接受治疗。

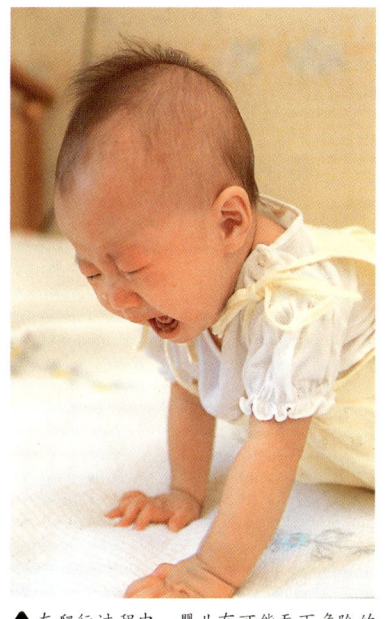

⬆ 在爬行过程中，婴儿有可能吞下危险的药丸，因此最好把危险物品放在婴儿够不到的地方。

• 漂白粉、化学物质

普通家庭中，大量地使用化学物质。其中，最危险的化学物质是漂白粉。一般情况下，把漂白粉放在厨房或浴室内。这些药物容易被误解成对人体无害的液体，但是实际上含有非常危险的成分。如果放在瓶子里面，就更容易刺激婴儿的好奇心。

• 有毒物质

在日常生活中，还应该检查院子里有没有有毒的树或果子。另外，还要防止用含铅的涂料粉刷家具或玩具。为了婴

必须掌握的知识

被小狗或蛇咬伤，消毒后马上到医院治疗

被小狗或老鼠咬伤时，即使是很小的伤口，也会被病菌感染。在这种情况下，首先要挤出伤口的污血，并充分地消毒，然后到医院治疗。

被毒蛇咬伤时，先系好离心脏近的部位，然后挤出伤口的毒液。只要口腔内没有伤口，就可以用嘴吸毒，然后喝大量的水，这样就能降低血液中的毒素浓度。

• 被蜜蜂蛰伤的情况

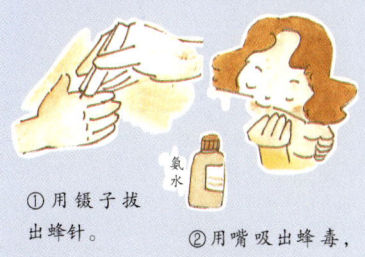

① 用镊子拔出蜂针。
② 用嘴吸出蜂毒，然后涂抹1%～5%的氨水。

• 被蚊子等小虫叮咬的情况

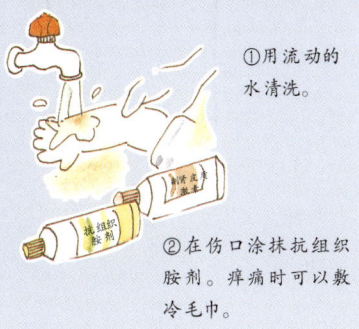

① 用流动的水清洗。
② 在伤口涂抹抗组织胺剂。痒痛时可以敷冷毛巾中。

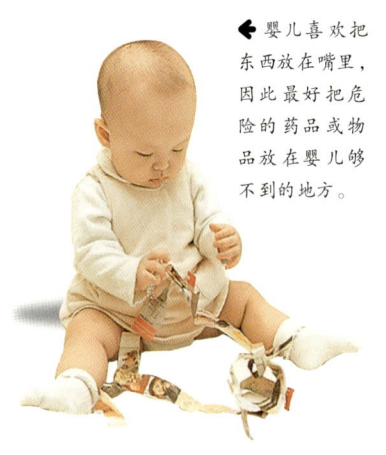

◀ 婴儿喜欢把东西放在嘴里，因此最好把危险的药品或物品放在婴儿够不到的地方。

儿的安全，最好清除房子周围的所有化学物质。

溺水事故

• 荷花池、浴池

婴儿在很浅的荷花池内也可能发生溺水事故，因此要注意院子里的水池或浴池。另外，不能把婴儿独自放在浴池里面。大部分婴儿都喜欢游泳，但是必须跟父母在一起。

• 游泳池

要想享受游泳，就应该从小教婴儿游泳。在游泳池里，不能强迫婴儿入水。另外，乘坐快艇时，必须穿上救生衣。

吞异物的事故

• 危险的小物品

婴儿喜欢把小物品塞进耳朵、鼻子、嘴、阴道等部位，因此最好把珠子、石头、坚果等小物品藏在婴儿看不到的地方。另外，还要注意别针、发卡、纽扣、玻璃球、能粘贴的玩具动物眼睛等，也不能给婴儿玩。

阳光灼伤事故

• 阳光

婴儿的皮肤很嫩，因此容易被阳光灼伤，但是每天最好晒太阳30分钟左右。全面地进行日光浴的情况下，第一天晒太阳10～20分钟，然后逐渐增加日光浴的时间。

日光浴时，必须遵守以下注意事项。如果长时间晒太阳，就容易被阳光灼伤。为了避免这种事故，在日光浴之前，必须涂上防晒霜，然后穿薄衣服，戴上带遮阳板的帽子。此时，必须避开直射光。直射光线的后遗症并不会马上出现，但是过一段时间就会发作。

如果被阳光灼伤，就会出现呕吐或发烧等症状。如果出现这些症状，就应该到医院就诊。在灼伤部位完全恢复之前，必须细心地治疗。

吞咽硬币、别针的事故

• 坚果类、坚硬的小物品

给婴儿喂奶粉时，如果把奶瓶放在支架上面，牛奶就容易进入肺部，因此导致窒息或感染。在吃固态食品之前，不能让婴儿独自进食。尤其是花生等坚果类和坚硬的小食品特别危险。这些食物容易进入呼吸道，因此严重地伤害肺部。

• 异物

婴儿容易吞咽异物，因此导致窒息的几率很大。在日常生活中，必须注意管理纽扣、硬币、针等容易放入嘴里的小物品。

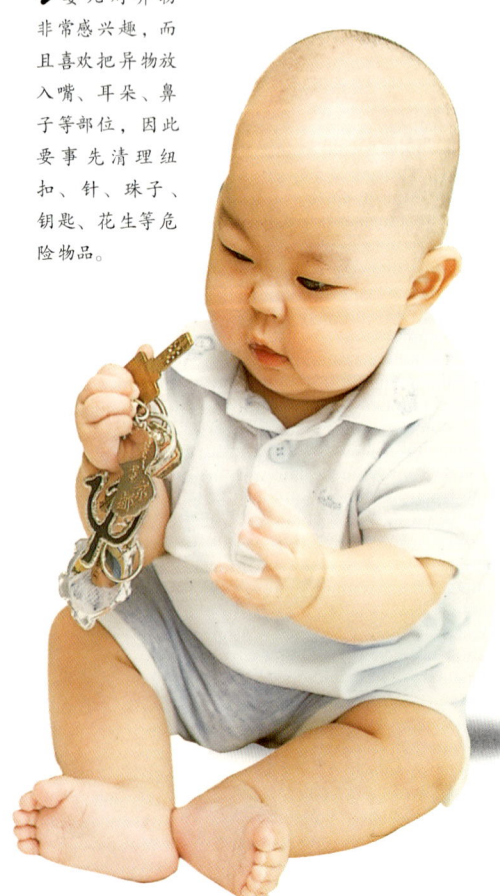

▶ 婴儿对异物非常感兴趣，而且喜欢把异物放入嘴、耳朵、鼻子等部位，因此要事先清理纽扣、针、珠子、钥匙、花生等危险物品。

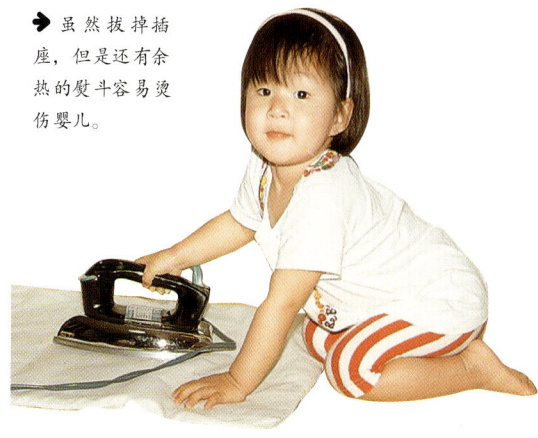

➜ 虽然拔掉插座，但是还有余热的熨斗容易烫伤婴儿。

🏥 烧伤或烫伤事故

● 火

有时很轻微的烧伤也要住院几周，因此特别注意安全。

● 电炉

在日常生活中，应该小心使用电炉等设备。如果抓住通电的电器，婴儿的手部就容易烧伤。如果电流进入婴儿的手部，就无法松手。

● 熨斗

熨斗也是非常危险的家电。当熨斗还有余热时，婴儿如果触摸熨斗，就容易被烧伤。

● 取暖设备

在日常生活中，应该让婴儿知道火的危险性。另外，突出的取暖设备也比较危险。要想使用取暖设备，就应该放在婴儿够不到的地方。

● 开水、蒸汽

由于开水或蒸汽引起的烫伤事故比因火引起的烧伤多。喝热咖啡时，特别要注意。如果婴儿弄翻热咖啡，马上就会烫伤皮肤。

做料理时，也应该特别注

必须掌握的知识

骨折和脱臼时的应急措施

骨骼折断的状态称为骨折。骨骼弯曲或通过伤口露出的状态称为骨折。骨折时，婴儿会出现以下症状：

1.由于痛症严重地哭闹。2.骨折部位红肿，而且有些变形。3.由于内出血，皮肤呈紫色。4.不使用骨折部位，因此活动不自然。

● 不当的应急处理更危险

如果盲目地固定骨折部位，或者用力活动骨折部位，反而会损伤神经或血管。在这种情况下，最好用木板固定骨折部位。

一般情况下，用日常生活用品代替木板。比如，格尺、杂志、筷子等。上医院时，必须用绷带或胶带固定木板，以免活动骨折部位。

● 脱臼时的应急措施

婴儿还不会说话时，如果出现以下症状，很可能是脱臼。一是无力地下垂一只手臂。二是吃饭时不用平时习惯用的手臂。

● 固定木板的方法

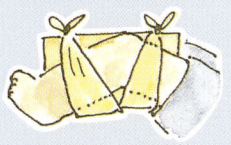

膝盖——如果处于弯曲状态，就不要盲目地伸直膝盖，直接固定木板。

手指——利用木筷子固定。

腿部——同时固定脚踝和膝盖两个关节。

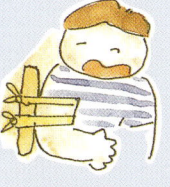

手臂——先把木板固定在手臂上面，然后用绷带固定在肩膀上面，以免下垂手臂。

上医院之前，最好用木板固定脱臼部位，然后马上到整形外科就诊。脱臼时，只要马上还原，就没有任何后遗症。

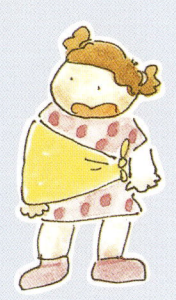

➜ 如图所示，用三角巾固定到身上，然后马上到整形外科治疗。

意。把所有餐具的手柄都要朝向里面。如果看到手柄，婴儿就容易拉餐具，因此容易被开水烫伤。

- **咖啡机**

在日常生活中，不能把咖啡机放在餐桌布上面。如果婴儿拽餐布，开水就容易倒在婴儿身上，因此导致严重的烫伤事故。经常检查咖啡机或水杯是否摆在餐桌中央，餐桌本身是否稳定等。在幼儿期，最好不要使用餐布。

- **滚烫的浴缸水**

往浴缸里倒水时，必须同时倒开水和凉水。在倒入凉水之前，婴儿很容易爬进滚烫的浴缸里面。

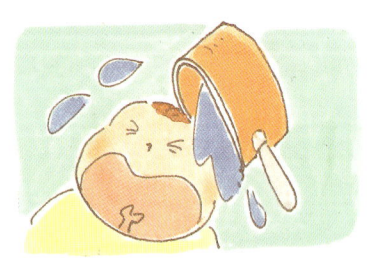

必须掌握的知识

突发事故的应急措施

烧伤的情况

应急措施：如果手部、脚部或腿部烧伤，就应该用凉水冲洗20分钟左右。如果穿着衣服被烧伤，就应该在穿衣服的状态下，用凉水淋浴，然后慢慢地脱掉衣服。如果衣服粘在皮肤上面，就不能强行拉衣服，必须用剪刀剪开。

吞下异物的情况

应急措施：根据异物的特性，有时需要让婴儿吐出，有时不能让婴儿吐出。

●可以用牛奶或水吐出的情况——吞下洗涤液、香皂、柔顺剂、洗发水、沐浴露、化妆水、香烟时，可以利用牛奶或水让婴儿吐出异物。

●能喂牛奶或水，但是不能吐出的情况——吞下脱水剂、漂白粉、合成树脂、柔性涂料、去污剂时，可以喂牛奶或水，但是不能让婴儿吐出异物。

●不能喂任何食物，也不能让婴儿吐出异物的情况——吞下指甲油、灯油、苯、卫生间洗涤液、皮鞋油、杀虫剂、碱性电池、玻璃片、针、金属块时，不能喂任何食物，也不能让婴儿吐出异物。

关节脱臼的情况

应急措施：

●肘部或肩部脱臼的情况——上医院之前，必须用木板固定脱臼部位，然后用冰块或凉毛巾消肿。

●膝关节脱臼的情况——用枕头或抱枕垫脱臼部位，然后敷冰袋或凉毛巾。消肿或缓解痛症后，马上到外科或整形外科治疗。

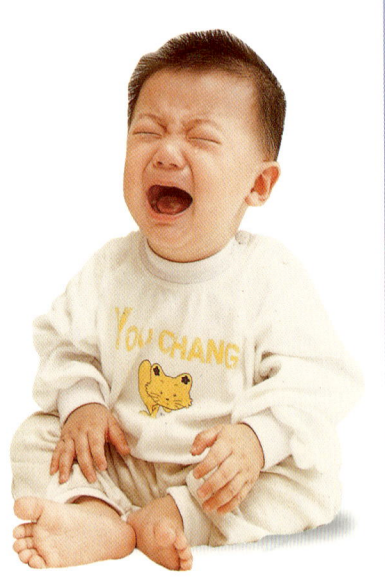

撞伤头部的情况

应急措施：利用纱布止住撞伤部位的血，然后涂上消毒液。如果起包，就应该用冰块消肿，或者枕着冰袋躺一段时间。如果婴儿失去知觉，为了便于呼吸，应该抬高下颚。如果发高烧，就应该敷凉毛巾或冰袋，然后到医院治疗。

腹部或胸部受伤的情况

应急措施：如果出血，就应该用纱布止血，然后涂上消毒液，并用胶带固定纱布。如果严重地哭闹，或者呼吸困难，或者脸色苍白，就应该马上到医院就诊。上医院的过程中，必须解开婴儿的衣服纽扣，然后保持侧卧姿势。

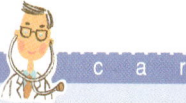

去医院之前，在家进行的应急措施

发烧的情况

●应该做的事情

1. 正确地量体温。如果体温超过38℃，就可能生病。
2. 应该暖和身体，然后用凉毛巾擦头部、腋窝和胯部。
3. 可能出现脱水症状，因此要用凉麦茶或果汁补充水分。

●不该做的事情

1. 看医生之前，不能随便使用解热剂。
2. 不能给婴儿洗澡。

拉肚子的情况

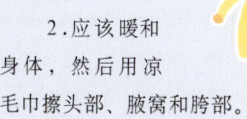

●应该做的事情

1. 少量地喂凉开水或麦茶。
2. 检查大便状态，然后带着沾有大便的尿布上医院。
3. 臀部容易长痱子，因此要经常换尿布，而且用暖和的毛巾擦臀部。

●不该做的事情

1. 如果症状不严重，就可以跟平时一样喂奶或断奶食品。症状严重时，只能喂稀粥，或者耐心地等待医生的指示。
2. 清洗臀部后不能涂爽身粉。弄干臀部后换新尿布。

呕吐的情况

●应该做的事情

1. 喂奶后，必须让婴儿打嗝。
2. 为了防止脱水，必须喂凉开水或麦茶，然后用加盐的营养粥补充盐分。
3. 呕吐后用干净的纱巾擦口腔。如果记录呕吐物的成分或颜色，将有助于治疗。

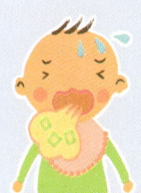

●不该做的事情

在没有医生指示的情况下，不能随便喂药或灌肠。

皮肤发疹的情况

●应该做的事情

1. 利用透明的玻璃板或塑料板压发疹部位。如果发疹部位褪色，就可以放心，否则要注意观察状态。
2. 隔2小时测量2~3次体温。如果婴儿全身无力，或者严重地咳嗽，就应该到医院就诊。
3. 为了防止挠伤，必须修剪指甲。
4. 尽量穿薄衣服，然后适当地降低室内温度。
5. 如果口腔内出现发疹，就很难吞咽食物，因此要准备柔软的食物。

●不该做的事情

1. 在没有医生指示的情况下，不能随便涂抹缓解痒痛的药物。
2. 应该喂柔软的食物，但是不能喂酸味饮料或碳酸饮料。
3. 在退烧或发疹消失之前不能洗澡。状态好转后，也不能使用香皂。

腹痛的情况

●应该做的事情

1. 注意观察哭的状态。如果弯曲身体剧烈地哭闹，或者伸直腿部就更强烈地哭闹，就可能患有腹痛症。
2. 注意观察疼痛部位。
3. 注意检查是否拉肚子，是否发烧，是否呕吐，什么时候开始疼痛等情况。

●不该做的事情

如果没有特别症状，就可以灌肠。如果出现呕吐或拉肚子症状，就不能随便灌肠，也不能喂止泻药。

Tip

●不用担心的发疹

如果发疹部位较大，腋窝、臀部、颈部等部位出现小米大小的红痘，伴随搔痒症状，而且不发烧，就不用匆匆忙忙地去急救室。注意观察状态后，白天到少儿科或皮肤科就诊。

●引起注意的发疹

发高烧，舌部和颈部出现红斑，而且红斑瞬间向全身扩散时，发疹转变成水疱，而且扩散到手、脚、口腔时，体温上下波动，而且婴儿全身无力时，必须马上到医院就诊。

关于突发事故的应急治疗方法

在成长过程中，由于大大小小的事故，婴儿很容易受伤。在这种情况下，千万不要慌张。下面详细地介绍关于突发事故的应急治疗方法。

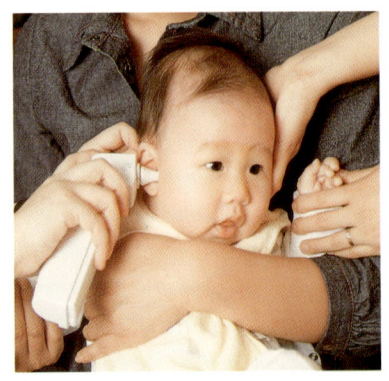

↑无缘无故地疼痛时，大部分妈妈会惊慌失措。如果掌握应急治疗方法，在上医院之前，可以采取相应的应急措施。

在育儿过程中，难免遇到从高处跌落，或者擦伤等事故。只要稍微注意，就能预防这些事故。大部分是由于婴儿的错误导致各种事故，但是也有很多是因为父母疏忽导致的事故。即使婴儿因受伤或受惊剧烈地哭闹，妈妈也应该稳定情绪，这样才能给婴儿稳定感。

痉挛的情况

如果发高烧，就容易导致痉挛。

婴儿痉挛的原因有两种。一是由于发高烧引起的热性痉挛，二是患有癫痫病，此病的发生与年龄无关。

大部分情况下，如果痉挛发作，婴儿就容易失去意识，咬紧牙齿。有时还会昏迷不醒，翻着白眼，或者口吐白沫。几分钟后，只要发作结束，婴儿就会睡觉。婴儿发生痉挛时，不能放置不管。父母要在婴儿身边，防止婴儿撞到家具或危险物品，但是不能绑手臂或腿部，也不能为防止咬舌头而塞毛巾。

确认婴儿的呼吸状态，然后在侧卧状态下，向前抬起下颚，这样就能畅通呼吸道。痉挛发作后，应该叫医生或马上到医院检查。

发高烧的情况下，痉挛发作后最好用温水柔和地擦身体。如果体温超过40℃，为了防止痉挛，必须用湿毛巾降低体温。如果反复痉挛，或者痉挛持续10分钟以上，就应该到医院就诊。

撞伤头部的情况

如果失去意识或呕吐，就应该马上到医院就诊。

如果撞伤头部，就应该小心翼翼地观察婴儿的状态。撞伤后，如果身体抽筋，哭闹，鼻子、耳朵、嘴出血，或者暂时失去意识，就应该马上到附近的医院就诊。此时，必须用毛毯保持婴儿的体温。如果头部出现伤口，就应该缝合伤口。

撞伤头部后，即使没有任何异常症状，也应该注意观察24小时。如果突然沉睡（除了夜间睡觉外），昏迷不醒，或者呕吐，就应该马上到医院检查。受伤后，如果马上睡觉，就应该仔细检查婴儿的状态。

被动物咬伤的情况

用流动的水清洗伤口，然后到医院治疗。

用流动的水清洗动物的咬伤部位，然后擦掉水分。没有接种破伤风预防疫苗时，必须到附近的医院检查。如果伤口较大或撕裂，就应该缝合。

如果被动物咬伤，容易导致狂犬病。被小猫抓伤时，必须清洗伤口。如果抓伤部位发黄，或者流脓水，就应该到医院治疗。在没有接种破伤风疫苗的情况下，容易导致破伤风。

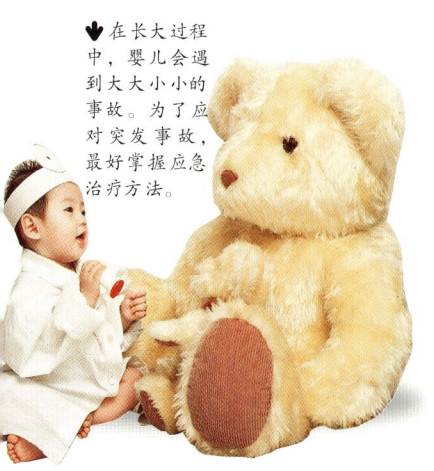

▶在长大过程中，婴儿会遇到大大小小的事故。为了应对突发事故，最好掌握应急治疗方法。

伤口出血的情况

如果伤口潮湿，就容易感染。

如果伤口出血，并形成血痂，就应该彻底地擦拭伤口周围的血渍。摘掉血痂时，如果接触水或软膏，就容易导致感染。一般情况下，伤口周围的血渍会随着血痂自然地脱落。

受伤后长时间出血时，如果伤口周围很脏，就应该用热水或湿纸巾擦拭。另外，可以用稀释的消毒液清洗伤口。

擦拭伤口周围时，最好从伤口往外擦拭，然后进行灭菌处理。伤口严重时，消毒后马上到医院缝合伤口。脸部的伤口容易留下难看的疤痕，因此最好到医院处理。

如果伤口很深，而且进入脏东西，就容易导致破伤风。尤其是伤口沾有动物的粪便，就更容易感染，因此最好给婴儿打破伤风预防针。

有时，虽然表面上伤口很小，但是严重地出血。在这种情况下，必须马上到医院治疗。尤其是头部很难缠绷带，因此即使是小伤口也应该缝合。

在止血时，绷带是不可缺少的工具。只要生成血痂，就不需要绷带，而且要开放伤口，这样就有助于治疗。

另外，在伤口或血痂上面不能随便涂抹消毒软膏。虽然消毒软膏能清洁伤口，但是不能防止所有细菌，如果涂抹软膏，会软化血痂，因此降低防细菌的能力。

休克的情况

热水能恶化休克症状。

事故或疾病会导致严重的休克症状。休克是伴随低血压症状的循环虚脱状态。如果休克，就会出现脸色苍白、浑身出冷汗、呼吸短促、脉搏加快（有时脉搏缓慢）等症状。另外，还会出现呕吐或晕倒的情况。在这种情况下，应该让婴儿平躺，而且用毛毯保温。

热水会增加从内脏流向皮肤的血液量，因此恶化休克症状。另外，发生严重的休克症状，或者因事故需要麻醉时，不能给婴儿吃食品或喝饮料。

休克还包括精神休克。在受伤后，大部分婴儿容易受惊，因此需要稳定情绪。

吞下药物或化学物质的情况

不能喂任何食物，也不能让婴儿吐出吞下的化学物质。

当婴儿吞下毒性物质时，首先要稳定情绪，但是不能喂任何食物，也不能让婴儿吐出吞下的化学物质。如果婴儿呕吐，就应该把呕吐物拿到医院让医生检查。

如果失去知觉，就应该让婴儿采取俯卧姿势，然后向侧方扭头，并抬起手臂和腿部。如果婴儿停止呼吸，就应该实施人工呼吸。

必须掌握的知识

应急治疗所需的物品

在日常生活中，应该把急救箱放在容易找到而婴儿又够不到的地方。最好放在婴儿站在椅子上也够不到的地方。另外，单独准备每个家庭常用的特殊药品。

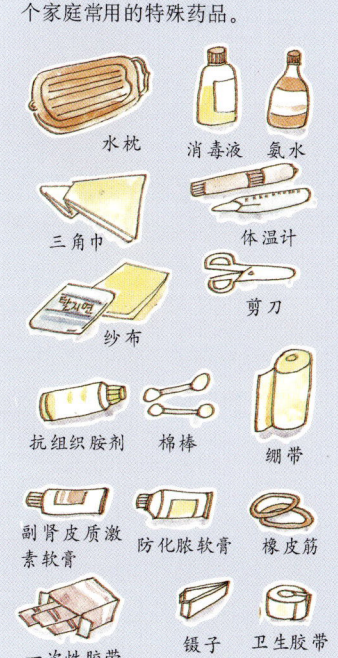

水枕　消毒液　氨水
三角巾　体温计
纱布　剪刀
抗组织胺剂　棉棒　绷带
副肾皮质激素软膏　防化脓软膏　橡皮筋
一次性胶带　镊子　卫生胶带

失去意识的情况

向侧方扭头，预防窒息。

在找出失去意识的原因之前，应该防止婴儿因呕吐物窒息。失去意识的情况下，只要婴儿还在呼吸，就应该采取俯卧姿势，并向侧方扭头，以免因呕吐物窒息。另外，手脚朝向相同方向，这样有助于恢复意识。这种姿势还能防止呕吐物进入鼻腔。

意识模糊和瞌睡是完全不同的概念，而且出现不同的症状。失去意识时，呼吸量不稳定，因此容易打呼噜。

从高处或台阶滚落后，应该判断是瞌睡状态，还是失去意识的状态。摇晃婴儿时，如果不能马上苏醒，就可是失去意识的状态。如果婴儿不能完全苏醒，或者过很长时间后才能清醒，就比较危险。在这种情况下，必须马上到医院接受神经学检查。

吞下异物的情况

不能盲目地拔出异物，必须马上到医院治疗。

如果很难清除耳朵里的异物，就不要强行拔出异物。如果异物进入耳朵深处，就比较危险，因此最好马上到医院治疗。

眼睛里进异物的情况

如果眼睛受伤，就应该马上到医院检查。如果有害液体进入眼睛里面，就应该用流动的水冲洗干净，如果不停地揉眼睛，就会损伤角膜。

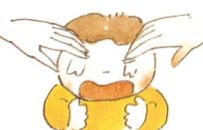
↑ 为了防止揉眼睛，必须抓住婴儿的双手，然后轻轻地压住眼睑，使婴儿多流眼泪。

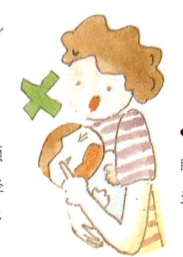
← 在药物进入眼睛的情况下，用流动的水清洗10分钟以上。最好用淋浴器冲洗。

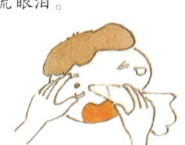
← 最好不要拔出扎进眼睛里的物体，要马上到医院救治。

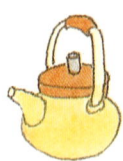
← 翻开眼睑后，如果看到异物，就可以用清洁的湿纱布清除异物。

可以用水壶冲洗眼睛，或者滴入眼药水。

鼻腔内进入异物的情况下，如果婴儿的年龄较大，就可以用镊子拔出异物，但是最好到医院处理。如果让婴儿用力吹鼻子，反而会用力吸气，因此增加治疗的难度。

婴儿容易吞下异物，但是异物也容易跟大便一起排出体外，因此不用过于担心。如果婴儿吞下药品或别针等锋利的物品，就应该马上到医院救治。

扎伤的情况

给扎伤部位敷冰块，然后涂软膏。

如果婴儿被扎伤，首先要检查体内的残留物，然后用镊子清除。为了缓解痛症，最好给被扎部位敷冰块，然后涂抹软膏。

如果口腔被扎伤，就容易影响呼吸，因此最好到医院就诊。被昆虫扎伤时，有些婴儿会出现过敏反应，甚至导致休克症状。在这种情况下，必须马上到医院就诊。

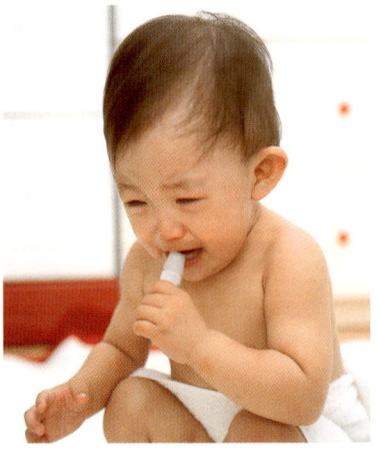
↓ 婴儿的耳朵、鼻子、口腔内进入异物时，不能盲目地拔出，应该马上到医院诊治。

触电的情况

严重时应该实施心脏按摩和人工呼吸。

婴儿触电后,立刻拔掉插座,然后包裹婴儿的手。如果触电引起的烧伤比较轻微,就应该检查触电原因,然后注意防止再次发生同样的事故。

触电严重的情况下,由于肌肉萎缩不能松开手,甚至失去意识。在这种情况下,如果直接接触婴儿,其他人也会触电,因此马上关闭电源。紧急情况下,可以用干燥的非金属物品,比如用扫帚或杂志推开电线。如果婴儿停止呼吸,就应该实施心脏按摩,然后实施人工呼吸。如果能独自呼吸,就应该盖上毛毯保持体温。

如果触电,就容易烧伤,因此轻微的触电也会留下很深的伤口。如果因触电而烧伤,就应该到医院治疗。

昏倒的情况

放松颈部,然后呼吸新鲜的空气。

如果婴儿突然昏倒,就应该采取安全的姿势,然后在保护者膝盖之间固定婴儿的头部,这样就能促进婴儿大脑的血液循环。另外,尽量放松婴儿的颈部,然后充分地呼吸新鲜空气。昏倒的情况下,必须在几分钟内弄醒婴儿。

呼吸道堵塞的情况

抓住婴儿的双腿倒立,然后轻轻地拍打后背,并让婴儿吐出异物。

如果在吃饭时窒息,或者喉咙和呼吸道被异物堵塞,就应该抓住婴儿的双腿倒立,然后轻轻地拍打后背。如果婴儿的月龄较大,就可以让婴儿的上身向前弯曲,或者让婴儿趴在父母的膝盖上面,然后头部朝向下方,这样就容易吐出异物。如果不是容易抓出的大肉块或苹果,就不能直接用手拿出。

如果以上方法无效,就应该马上到医院治疗。如果婴儿停止呼吸,就应该实施人工呼吸。

出血的情况

指压受伤部位,或者用力压住伤口和心脏之间的部位。

如果鲜血继续从伤口大量地流出,就说明动脉受伤,因此要想办法止住出血。在这种情况下,可以使用压力。比如,用手指压住伤口周围或伤口与心脏之间的部位。

停止出血后,应该马上叫救护车。松手后,如果又开始出血,就应该继续按下去。如果出血速度缓慢,就应该包扎伤口,然后结实地缠绕绷带。如果鲜血渗出绷带外面,不要解开绷带,应该在原来绷带上面继续缠绕新绷带。另外,不能随便移动受伤的婴儿。在这种情况下,应该尽量抬高伤口。

只要大量地流血,任何人都会受冲击。小伤口也可能流很多血,有时看起来远远超过实际的流血量。如果情况紧急,

Baby care

心脏麻痹的情况

● **婴儿的情况**

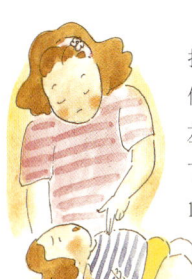

用中指和食指用力压住胸骨,使胸骨凹陷3厘米左右。一般情况下,每分钟按压100次左右。

● **幼儿的情况**

把婴儿平放在平整的地板上面,然后在胸部下方重叠摆放两只手,并沿着垂直方向迅速按压后马上松手。一般情况下,每分钟按压100次左右。

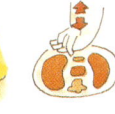

可以用干净的毛巾或丝袜代替绷带。如果流血不止，应该用手指压住伤口。如果还不能止血，就应该马上到医院治疗。

流鼻血的情况

在仰卧状态下，捏住鼻孔上方，然后按压15分钟左右。

跌落或撞击时可能导致流鼻血，但是有些婴儿天生就容易流鼻血。

如果大量地流鼻血，应该让婴儿平躺在地板上面。此时，不能向后仰头，应该捏住鼻孔上方，然后按压10~15分钟。如果婴儿受惊，就容易吞下鼻血，因此要稳定婴儿的情绪。如果还不能止血，就应该到医院就诊。由于撞头部导致流鼻血的情况，必须马上到医院治疗。

骨折或脱臼的情况

固定受伤部位，然后马上到医院治疗。

就像脱臼一样，如果关节错位，容易出现淤血或浮肿症状。另外，由于损伤的神经，脱臼或骨折部位会失去知觉。有时，关节时常脱臼会导致贫血，而且活动时有些疼痛。

此时，应该固定受伤部位，然后马上到医院治疗。如果强行恢复脱臼的关节，反而会恶化伤势，因此最好把受伤部位固定到安全的部位上面。在治疗时，可能需要全身麻醉，因此暂时不能喂任何食物。

如果只是韧带（固定关节，或者抑制关节运动的纤维组织）裂伤，或者受外伤，并不是骨骼错位，此时最好用绷带固定后，马上到医院治疗。为了确诊骨折或脱臼，必须实施X光检查。

必须掌握的知识

烫伤时的应急措施

如果婴儿的烫伤比较严重，者即使不严重，只要烫伤面积大，都属于重症。另外，即使烫伤面积小，只要烫伤程度严重，也属于重症，因此最好到医院治疗。小范围的重伤比较危险，因为容易导致全身休克症状。

- **1度烫伤：**——皮肤红肿痒痛。
- **2度烫伤：**——伤及皮肤脂肪层，而且生成水疱。
- **3度烫伤：**——伤及皮下组织，而且皮肤发白，但是没有痛症。

> **注意事项**
>
> ● **不能弄破或挤水疱**
> 在这种情况下，不能用钢针弄破水疱，也不能挤脓水。如果挤脓水，就容易留伤疤，或者容易感染，因此最好用清洁的纱布包裹后到医院治疗。
>
> ● **涂抹酱油、味噌或香油反而会恶化伤口**
> 有些妈妈在烫伤部位涂抹酱油、味噌或香油，但是这种疗法容易导致溃烂，反而不利于治疗。

[烫伤时的应急措施]

| 穿着衣服被开水烫伤的情况 | 眼睛、耳朵、鼻子周围烫伤的情况 | 头部或脸部烫伤的情况 |

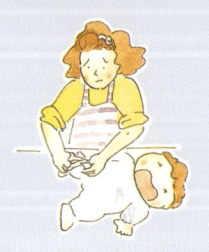 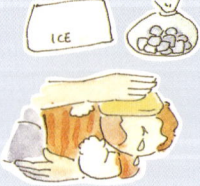 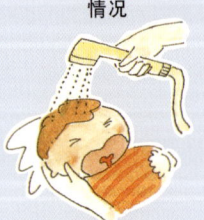

↑ 在穿衣服的状态下，用凉水降温，然后用剪刀切开衣服。如果盲目地脱掉婴儿的衣服，就容易损伤皮肤。

↑ 利用冰袋（用塑料袋装冰块）或冰块冷却烫伤的部位。

↑ 用手洒水，或者用淋浴器冲洗。

| 手脚烫伤的情况 | 烫伤全身的情况 | |

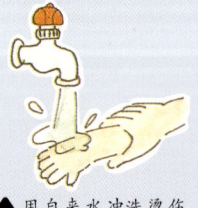 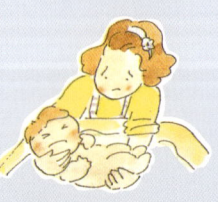 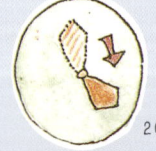

↑ 用自来水冲洗烫伤的部位。

↑ 把婴儿直接浸泡在装有凉水的浴缸里面。

↑ 冷却时间
冷却20分钟以上才能缓解痛症。

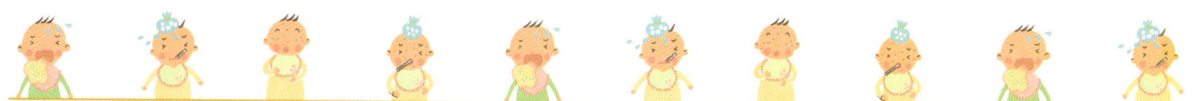

叮咚叮咚

中医少儿科

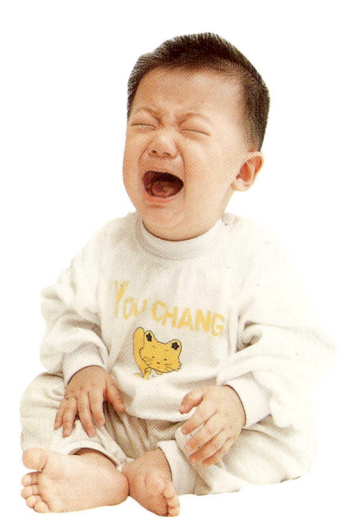

本章节中将详细介绍婴儿常见的各种症状和中医治疗方法。白天正常的婴儿一到晚上就突然发高烧，或者呕吐、痉挛。在这种情况下，可以马上到医院就诊，但是最好先稳定情绪，注意观察婴儿的状态。下面介绍30种在家也能实施的中医治疗方法。

申在勇（海城中医院院长）

用中医疗法治疗的婴儿疾病

在中医疗法中,即使是相同的症状,随着体质不同,采用的处方也不同。尤其是比较敏感的婴儿,容易出现过敏或其他症状,因此必须按照中医的指示进行治疗。

在成长过程中,婴儿容易出现大大小小的疾病,因此总让父母担心。比如发高烧、呕吐、拉肚子、痉挛、摔倒、跌落等。

在这种情况下,父母只能以"婴儿在痛苦中成长,很快就会好起来的"来安慰自己。初产妇的情况下,婴儿的健康状态总是牵动着妈妈的心。只要婴儿出现一点异常症状,妈妈就马上带婴儿到医院检查,但是平静地观察婴儿的状态,或者按照民间疗法或中医疗法治疗也是很好的方式。在日常生活中,即使是大部分婴儿常见的疾病,有些妈妈都会惊慌失措。

如果准备常用药物或掌握应急处理方法,就能避免事事都到医院治疗的麻烦。

皮肤发疹
用两根牛蒡就能治疗皮肤发疹症状。

如果吃错食物,或者皮肤过敏,婴儿的全身就突然发红或发高烧,而且出现皮肤发疹症状。在这种情况下,可以用两根牛蒡治疗皮肤发疹症状。

锅内放入两杯水和两根牛蒡,用中火熬至牛蒡汤变成一杯为止,然后涂抹在发疹的部位。

牛蒡具有清血解毒的功效。牛蒡所含有的脂肪油、绿原酸等成分能降低体温,发挥散热作用。

出冷汗的情况
给婴儿喂鸡肉黄芪汤。

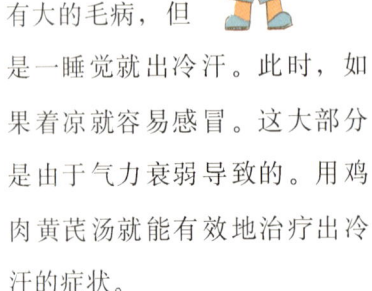

有些婴儿没有大的毛病,但是一睡觉就出冷汗。此时,如果着凉就容易感冒。这大部分是由于气力衰弱导致的。用鸡肉黄芪汤就能有效地治疗出冷汗的症状。

在锅内放入两杯鸡肉汤,然后放入一把黄芪熬汤。鸡肉汤变成一杯后,给婴儿喝。一般情况下,每天喝一次,连续服用两天后,出冷汗的症状就会消失。

鸡肉具有补身体的功效,而且中医学中常用的黄芪含有紫糖、葡萄糖、维生素B等成分,因此能强健虚弱的婴儿。

拉肚子的情况
给婴儿吃柿饼红枣汤。

如果婴儿拉肚子,最好先喂麦茶。此时,如果喂柿饼红枣汤,就能发挥更好的效果。

在锅内放入5颗红枣和2个柿饼,并倒入2杯水,然后熬汤一小时左右。拉肚子时,如果少量地多次喝柿饼红枣汤,就能治疗拉肚子症状。

由于饮食过量拉肚子时,可以喂炒大葱。炒锅内倒入少量的香油,然后爆炒大葱。可以直接喂炒大葱,也可以喂炒熟的大葱粉。一般情况下,服用一次就能见效。

喝奶后呕吐的情况
烤熟的米粉加牛奶服用。

有些婴儿喝完牛奶后就呕吐。虽然没有异常症状,但是总让妈妈放心不下。在这种情况下,如果跟牛奶一起喂烤熟

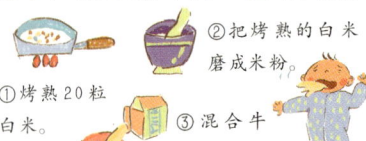

①烤熟20粒白米。
②把烤熟的白米磨成米粉。
③混合牛奶和米粉。

的米粉，就能治疗呕吐症状。

准备20粒烤熟的白米，然后磨成米粉。另外，在对半混合的牛奶和水中放入烤熟的米粉。喂母乳的情况下，均匀地混合母乳和米粉。一般情况下，每天分三次服用，而且只要服用一天就能见效。

哮喘的情况
给婴儿喂南瓜米粥。

婴儿的哮喘分为由于周围环境引起的哮喘和先天性哮喘两种。利用南瓜米粥能根治哮喘。

首先准备老南瓜、麦芽糖、生姜和米饭。在南瓜上面挖出大孔，并挖出南瓜籽，然后在南瓜内倒入热麦芽糖汁、生姜和米饭。锅内放入1/3杯水和南瓜，然后用温火蒸熟。捞出南瓜里的米粥，并放在冰箱内保存。一般情况下，在饭前吃南瓜米粥。只要服用3个南瓜，就能根治哮喘病。

吞下硬币的情况
用马铃薯藤熬汤，然后给婴儿喂马铃薯藤汤。

大部分婴儿喜欢把小物品放入嘴里，如果吞下硬币或珠子，很多妈妈就不知所措。婴儿痛苦或腹痛时，应该马上到医院诊治，但是只要不严重，就可以喂马铃薯藤汤。

锅内放入200克马铃薯藤和2杯水，然后熬至汤水变成一杯为止。如果每天服用3～5次，每次服用半杯，2～3日后硬币会随着大便排出体外。

被牛奶呛住的情况
给婴儿喂稻草汤。

如果着急喝奶，或者大量地喝奶，就容易被牛奶呛住。此时，如果利用稻草，就容易缓解痛症。在城市里很难看到稻草，但是可以利用捆萝卜或大白菜的稻草。

把清洗的稻草切成5厘米左右的小段，然后在锅内放入10克稻草和1杯水，并用中火慢慢地熬汤。每天给婴儿喝一小杯稻草汤，而且只要喝几次，就能消除痛症。最近很难看到无公害稻草，即使有无公害稻草，也不敢给婴儿喝稻草汤，因此最好跟医生商议。

长痱子的情况
经常涂抹黄瓜汁。

夏天，婴儿的皮肤非常柔嫩，因此容易长痱子。每天洗几次澡、涂抹婴儿爽身粉的办法虽然很有效，但是也可以使用民间疗法。

首先准备食盐和一根黄瓜。用一杯水充分地稀释一勺食盐，并在冰箱内保管，然后用纱布过滤黄瓜汁。给婴儿洗澡后，用食盐水先擦拭长痱子的部位，然后经常涂抹黄瓜汁。

一般情况下，用榨汁机榨出黄瓜汁，但是最好使用黄瓜，而且瓜蒂部位更有效。

①用一杯水充分地稀释一勺食盐。 ②用榨汁机榨出黄瓜汁。 ③用纱布过滤黄瓜汁。 ④用食盐水和黄瓜汁涂抹长痱子的部位。

发烧或呕吐的情况
给婴儿喂大葱、生姜、红枣汤。

在成长过程中，婴儿经常出现发烧、呕吐的症状，但是不用过于担心。一般情况下，利用大葱、生姜、红枣、蜂蜜可治疗发烧、呕吐症状。

首先准备一根大葱，一块生姜，4颗红枣和蜂蜜。切掉大葱根部，然后在锅内倒入生姜薄片、红枣和2杯水。用温火慢慢地熬汤，直到汤水熬成1杯为止。给婴儿喝大葱、生姜、红枣汤和蜂蜜，就能治疗发烧、呕吐的症状。

大葱具有镇定、解热功效，生姜具有兴奋、收敛、止吐功效，因此婴儿发烧或呕吐时，能发挥很好的效果。

感冒的情况

给婴儿喂萝卜汤和大蒜。

如果患感冒,就会出现打喷嚏、流鼻涕等症状。在这种情况下,可以利用萝卜来治疗感冒。

首先准备萝卜和大蒜。把中等大小的萝卜切成一半,然后放入榨汁机内榨汁。用温火熬5分钟,然后放入半勺大蒜。一般情况下,每天服用三次,服用一天就能见效。

食欲不振的情况

给婴儿喂蜗牛粥。

有些婴儿对食物不感兴趣,不管妈妈怎么努力,都不能让婴儿老老实实地吃饭。如果食欲不振,自然会导致身体衰弱、发育不良等症状。

如果发育不良,就出现脸部发黄、身体虚弱、腹部胀气、消化不良、食欲不振等症状。对这些婴儿来说,蜗牛粥是最好的食品。如果经常喂蜗牛粥,就能缓解这些症状,而且能恢复健康状态。

大量地流口水的情况

应该给婴儿喝甘草汤。

有些婴儿特别容易流口水,而且止不住口水。如果大量地流口水,就容易损伤皮肤,而且容易弄脏脸部。

在这种情况下,甘草能发挥独特的效果。锅内放入2杯水和半杯甘草,然后用强火和中火熬至汤水剩下1杯为止。每天服用3~4次,而且连续服用一周或10日。

一般来说,由于生理原因和唾液腺的发育旺盛导致流口水的症状。严重时,在发炎部位可以涂抹甘草。

痉挛的情况

给婴儿喂天麻汤。

如果发高烧,就容易导致痉挛。在这种情况下,可以给婴儿喂天麻汤。在中医学中,用天麻治疗各种头痛症状。如果婴儿无缘无故地发高烧,或者痉挛发作,最好给婴儿喂2~3次天麻汤。一般情况下,服用一天就能见效。把带皮的天麻切成小块,然后用三杯水熬汤,直到汤水变成一杯为止。

支气管炎的情况

经常喂大蒜麦芽糖。

有些婴儿天生具有支气管炎,而有些婴儿受生活环境的影响患有支气管炎。如果刮冷风,支气管炎容易发作。

如果出现支气管炎发作,就应该经常喂大蒜麦芽糖。首先准备30块大蒜,一碗玉米,500克麦芽糖汁。把大蒜放入锅内充分地煮熟,然后均匀地混合玉米和麦芽糖汁。如果把玉米和麦芽糖汁放入锅内煮5~6小时,玉米就会浮在麦芽糖汁上面。等玉米浮出以后,利用纱布挤出玉米麦芽糖汁。在锅内继续熬玉米麦芽糖汁和煮熟的大蒜,这样就能得到大蒜麦芽糖。每天早晚吃一勺大蒜麦芽糖,而且坚持半个月,这样就能治疗支气管炎。

扁桃腺炎的情况

给婴儿吃梨汁或金橘蜂蜜汤。

如果发高烧或喉咙疼痛,婴儿就无法吃东西。严重时还会出现喉咙溃烂的症状。在这种情况下,最好给婴儿吃梨汁。痛症严重,而且发高烧时,最好喂加冰块的梨汁。如果浑身发抖,就应该喂热梨汁。

另外,金橘蜂蜜汤也能治疗扁桃腺炎。金橘富含维生素和钙,因此能缓解喉咙炎症,而且能有效地预防感冒。

首先用流动的水清洗金橘,然后用牙签在橘子皮上面钻3~4个小孔。锅内放入金橘和2杯水,然后用中火熬汤。等汤烧开后，用温火继续加热。如果汤水变黄，就倒入蜂蜜，并继续加热。出现扁桃腺炎时，如果喝金橘蜂蜜汤，就能有效地缓解痛症。

夜尿症的情况
给婴儿喝柿子汤。

一般情况下，10岁之前的婴儿容易出现夜尿症。随着年龄的增长，夜尿症会自然地消失。如果10岁后还出现夜尿症，就会让父母放心不下。在这种情况下，可以给婴儿喝柿子汤。锅内放入15克柿子蒂和2杯水，然后熬至1/3杯为止。一般情况下，睡觉前服用柿子汤。只要服用一周，就能治疗夜尿症。神经过敏或情绪不安时，容易导致夜尿症，因此要注意检查生活环境。

← 用两杯水和15克柿子蒂熬汤。

牙齿脆弱的情况
经常食用洋大白菜。

如果大量地吃甜食，婴儿的牙齿就会变得脆弱。洋大白菜含有的钙容易被人体吸收，因此能有效地治疗牙齿脆弱的症状。

在日常生活中，可以煮或炒洋大白菜，但是最好跟食醋一起做料理。把洋大白菜切成块，并洒上食盐，然后腌制10小时左右。挤掉洋大白菜的水分，然后放入瓶子内保存。

均匀地混合半杯食醋、4大勺白糖、桂皮、青辣椒、蟹酱、胡椒、1片桂花和1个红辣椒，然后用温火熬汤。在装洋大白菜的瓶内倒入食醋汤，然后腌制2～3日。食用食醋洋大白菜能治疗牙齿脆弱的症状。

打嗝的情况
给婴儿喝柿子汤。

只要着凉，或者被食物呛着，婴儿就会不停地打嗝。在这种情况下，应该暖和身体，或者喂麦茶。另外，治疗夜尿症的柿子汤也能治疗打嗝症状。

把10个柿子蒂和1杯水倒入锅内，然后熬至汤水剩下半杯为止。让婴儿一口气喝完半杯柿子汤，就能消除打嗝症状。在中医学中，治疗打嗝的处方里经常添加柿子蒂。

麻疹的情况
给婴儿吃萝卜汁和生姜汁。

如果全身出现麻疹，就容易导致因中耳炎、支气管炎、等二次感染引起的综合症。此时，必须保持平静，而且适当地调节室内湿度。另外，为没有食欲的婴儿准备营养粥、果汁、牛奶等容易消化的食品。

萝卜和糯米能有效地治疗麻疹。用榨汁机榨出萝卜汁，然后均匀地混合一大勺萝卜汁、生姜汁、酱油、白糖和水。萝卜汁和生姜汁能有效地退烧，而且能消除麻疹。另外，糯米粥也有治疗麻疹的功效。

贫血的情况
给婴儿喝柠檬蜂蜜茶。

如果缺铁，或者铁粉代谢异常，就会导致贫血。如果食欲正常，毫无异常症状的婴儿经常无力或脸色苍白，就应该怀疑是贫血。

如果出现贫血，就应该通过蛋白质的补充提高基础体力，然后食用牛奶、肝、菠菜、葡萄干等富含铁粉的食品。另外，柠檬蜂蜜茶也能治疗贫血。柠檬蜂蜜茶的维生素C和果糖能促进铁粉的吸收，因此有利于治疗贫血。如果婴儿的身体状态欠佳，就应该喝一杯柠檬蜂蜜茶。

夜间哭闹的情况
给婴儿喝艾蒿汤。

在夜间，有些婴儿不能安

稳地睡眠，而且经常哭闹。

在这种情况下，首先要找出哭闹的原因。此时，应该以平静的心态改变周围环境，或者给婴儿听音乐。另外，神经质的婴儿大部分胃部活动虚弱，因此为了有规律的饮食，最好避免冷饮。

对神经质的婴儿来说，艾蒿和荠齐草非常有效。首先准备开花前的荠齐草，然后用300毫升的水熬汤。在吃饭之前服用，而且每天服用三次。每次只熬一天的量。5岁之前的婴儿服用3克，5岁以后的婴儿服用10克。

每天服用5～10克艾蒿汤，也能得到同样的治疗效果。

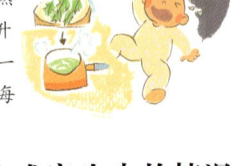
➤ 准备开花前的荠齐草，然后用300毫升的水熬汤。一般情况下，每天服用三次。

体内生成寄生虫的情况
生吃南瓜或面粉。

如果持续拉肚子或腹痛，而且不停地挠臀部，就应该检查肛门。如果体内生成寄生虫，就会出现类似的症状。在这种情况下，如果生吃南瓜和面粉，就能清除寄生虫。

南瓜具有解毒、驱虫的功效，因此在驱虫或药物中毒治疗中经常使用南瓜。如果生吃南瓜，就会轻微地拉肚子，这样就能随着大便排出寄生虫。另外，经常喝南瓜籽汤，也能清除寄生虫。

面粉也是驱虫的特效药，具有退烧、清毒的功效。跟南瓜一样，最好生吃面粉。面粉会降低体温，因此平时胃肠不好，或者体温较低的婴儿不能使用这种方法。

咳嗽的情况
给婴儿吃用白糖腌制的木瓜。

一到晚上，婴儿的咳嗽症状愈来愈加重。不管吃什么药，都不能缓解咳嗽。在这种情况下，给婴儿吃用白糖腌制的木瓜。木瓜能治疗慢性咳嗽，而且有效地恢复疲劳，因此非常适合容易哮喘或疲劳的婴儿。

未熟的木瓜比较酸、苦、硬，因此不适合婴儿食用。在这种情况下，用白糖腌制木瓜片，然后每次喂一两片。

尿布发疹的情况
用绿茶清洗臀部。

在夏天，最常见的婴儿皮肤病是尿布发疹。只要长时间带尿布，婴儿的皮肤就容易发疹。对尿布发疹来说，绿茶是最有效的药品。绿茶中的丹宁酸（Tannin）能抑制分泌物，缓解炎症，强化黏膜组织，干燥皮肤，因此用浓绿茶清洗臀部，就能有效地治疗尿布发疹症状。清洗臀部后，必须弄干臀部水分，然后换新尿布。清洗臀部时，如果同时进行日光浴，就会提高治疗效果。

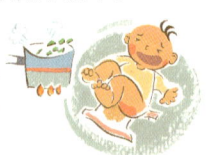
➤ 如果出现尿布发疹，就应该用浓绿茶清洗臀部。

由于中耳炎耳部疼痛的情况
在耳部涂抹牛蒡汁。

如果长期感冒，就会导致中耳炎。牛蒡具有清除脓水，降低体温的功效，因此作为治疗中耳炎的民间药品使用。

在疼痛部位涂抹牛蒡汁，或者饮用牛蒡籽汤，就能缓解耳部痛症。用温火慢慢地熬牛蒡籽，然后在空腹的情况下，每天服用三次。

另外，黑豆也能治疗中耳炎。用清水浸泡黑豆一晚上，然后用温火煮熟。如果过于清淡，就可以用竹盐或天然食盐适当地调味。

经常出现眼屎的情况
用食盐敷眼睛。

如果葡萄球菌进入睫毛毛

根附近的油脂腺和汗腺，就会导致炎症，因此形成眼屎。大部分情况下，眼睑周围红肿或疼痛。在这种情况下，首先要防止婴儿揉眼睛。如果眼睑发热或痒痛，最好用热水敷眼睛。

另外，食盐能有效地清除眼屎。用纱布包住热食盐，然后敷眼睛。如果食盐变凉，就应该再次加热。用同样的方法，敷2～3次食盐。

便秘严重的情况
给婴儿吃番薯黄豆饼。

番薯富含不溶解的植物性纤维或半纤维素（hemicellulose），而且这些植物性纤维比海藻类和水果中含有的可溶性植物纤维更有效。

纤维素在大肠内形成大便时，可溶性纤维不能增加大便的量，但是番薯的植物纤维等不溶性纤维会增加大便的量。如果增加大便的量，大肠会受到刺激，因此活跃地运动，从而容易排便。

用番薯制作零食时，尽量保存番薯的营养，同时适合婴儿的口味。比如，番薯黄豆饼是非常好的食品。首先准备番薯300克，毛豆1/2杯，白糖80克。清洗带皮的番薯，然后用蒸锅蒸熟。去掉毛豆的外皮，然后蒸熟或烫熟。均匀地搅拌番薯、毛豆和白糖，然后用模具制作不同形状的番薯黄豆饼。

大脑愚钝的情况
给婴儿吃用南瓜籽制作的饼。

南瓜籽富含有利于大脑发育的氨基酸、维生素B_5等营养素。大脑细胞只有形成足够的推进力和抑制力才能顺利地促进大脑开发。其中，氨基酸是形成推进力和抑制力的主要营养素。

一般情况下，晚夏到初秋是生产南瓜的季节，而且初秋后南瓜就会变老。一般情况下，利用老南瓜制作南瓜籽饼。可以用晒干的南瓜籽制作南瓜籽饼，也可以生吃南瓜籽。

清洗南瓜籽，然后用炒锅炒熟磨成粉。用白糖和麦芽糖制作糖浆，然后混合南瓜籽粉，最后用模具制作不同形状的南瓜籽饼。

流鼻血的情况
鼻孔内滴入莲藕汁。

由于撞伤或抠鼻子的习惯，有些婴儿经常流鼻血。

流鼻血时，最好用热水烫脚，然后用凉毛巾敷颈部和耳部。另外，莲藕、萝卜和青江菜也有止血功效。

莲藕内的丹宁酸和铁粉具有止血作用。如果用沾有莲藕汁的脱脂棉塞鼻孔，就能马上止血。

另外，可每天喝2～3次莲藕汁，每次服用30毫升。如果每次喝30毫升用水1∶1稀释的萝卜汁或喝15毫升青江菜汁，就能起到相同的止血效果。

过敏性皮肤病的情况
可以实施大蒜沐浴法。

如果患有过敏性皮肤病，脸部、头部、颈部和耳部将出现红色湿疹，而且伴随着瘙痒症状。在这种情况下，大蒜沐浴法最有效。大蒜的有效成分大蒜素具有治疗过敏性皮肤病的功效。

大蒜素具有很强的恢复疲劳的作用，而且还有健胃、清肠、镇痛、杀菌的作用。另外，跟体内的其他营养素结合，能提高新陈代谢效率，或者扩张血管，因此能促进血液的流动，最后能提高体力，而且强化免疫力。

在大锅内倒入一定的水，然后放入2～3块大蒜，加热5～6分钟。用纱布包裹煮熟的大蒜，然后放入浴缸内。如果出现过敏性皮肤病，就可以用大蒜汤洗澡。

更详细的婴儿疾病与治疗方法

"痉挛"症状与治疗方法

在睡觉过程中,有些婴儿突然猛烈地哭闹,或者容易被很小的声音惊醒,因此总让父母忐忑不安。被称为"痉挛"的这种现象是身体异常的讯号,因此必须马上到医院就诊。

作者 金正午(少儿科专家)

婴儿受惊或具有受惊倾向的状态称为痉挛,但是在医学中,没有"痉挛"疾病。大部分情况下,发高烧后出现痉挛症状,而这种痉挛称为热性痉挛。

如果出现严重的热性痉挛,就会出现意识模糊、浑身发抖、翻白眼等症状。在这种情况下,应该马上到医院就诊。

[特别容易受惊的情况]

治疗方法

● 经常看着婴儿说话。情绪上的亲密感能稳定婴儿的情绪。另外,逐渐熟悉说话声音等自然的刺激,因此缓解受惊的症状。

● 为了消除胸部的空虚感,最好采取俯卧姿势,或者盖上较重的被子或毛巾。如果给胸部施加轻微的压力,同时跟婴儿说话,就能稳定婴儿的情绪。

● 如果背婴儿,妈妈的后背就能贴近婴儿的胸部,因此能增加稳定感。

● 应该给婴儿听节奏比较缓慢的音乐。如果随着节拍轻轻地拍打婴儿的臀部,就能稳定婴儿的情绪。

[突然睡醒的情况]

治疗方法

● 白天不能让婴儿过于疲劳。

● 在睡觉之前,不能产生陌生感、嫉妒、愤怒等不安情绪。

● 患有感冒或严重地生病后,经常出现突然睡醒的情况。婴儿哭闹时,必须抱着婴儿稳定情绪。

● 服用药物的情况下,药物也可能导致这些症状,因此要到医院检查。

● 突然更换食物,或者在睡觉前吃得过多,或者突然改变生活环境,就会出现突然睡醒的现象。

[剧烈地哭闹的情况]

治疗方法

● 出生2~3个月后,应该到医院检查幼儿腹痛症。

● 感冒的情况下,应该检查中耳炎或咽喉痛症。如果患有痢疾,就可能因腹痛哭闹。

● 应该检查是否被小虫叮咬,眼睛或鼻子是否有异物,是否被钢针扎伤。

● 如果反复出现呕吐、血便、腹痛等症状,就可能患有肠重叠症、间歇性昏迷、阑尾炎等疾病,必须马上到医院就诊。

[由于高烧导致痉挛的情况]

治疗方法

● 呕吐的情况下,为了防止呕吐物进入气管,必须清除口腔内的呕吐物或唾液等分泌物。

● 稍微抬高头部,而且向后仰头,然后采取侧卧姿势。

● 由于发高烧引起热性痉挛时,首先要使用坐药式解热剂,然后用温热的湿毛巾降低体温。如果使用口服药,就容易导致窒息,因此要避免口服药。

● 如果痉挛持续很长时间,就应该马上去医院,但是要避免背的姿势。

容易跟痉挛混淆的症状

✱ **突然发烧**:由于感冒等疾病发烧,并不是因为受惊而发烧。

✱ **绿便**:在肠胃状态不稳定的幼儿期容易出现绿便症状。

✱ **大量地出汗**:婴儿的代谢活动比较活跃,而且只用皮肤调节体温,因此大量地出汗。

✱ **呕吐**:婴儿的各种症状中,最严重、危险的症状就是呕吐症状。如果严重地呕吐,就应该马上到医院就诊。

关于"痉挛"的中医学解释与处方

导致痉挛的原因很多。可能出现热性痉挛,也可能出现因消化障碍引起的痉挛,因此婴儿剧烈地哭闹时,必须找出哭闹的原因,然后实施相应的治疗。

文章·金德坤(庆熙大学中医院副教授·中医学博士)

在中医学中,"痉挛"是指"惊风"。关于婴儿受惊症状的术语有,表示单纯受惊状态的"惊",表示经常受惊状态的"易惊",表示瞬间受惊状态和尖叫状态的"惊呵",表示受惊和恐惧状态的"惊怖",表示哭闹状态的"惊啼"等。

由此可见,痉挛包括在新生儿期和婴幼儿期对外部刺激的单纯敏感反应,以及严重地全身发作的症状。

原因

在成长过程中,婴儿将经过新生儿期、婴幼儿期、上学期、青少年期,以及完全成为成年人的成年期。在身体和精神未成熟的状态下,会发生各种问题。

即,刚出生的婴儿虽然形成内部器官,但是其功能还不完善,尤其是神气(精神与神经功能)的发育不完整,因此对声音、接触、皮肤的冷和热变化非常敏感。

痉挛是在玩耍过程中,或者在睡觉过程中,或者在沐浴过程中,或者在授乳过程中,以突然蜷缩全身的形态出现,而且突然全身僵硬或松软。另外,少儿容易受到外界邪气的侵袭,而且在哺乳过程中,容易导致乳食伤。不仅如此,由于感染、内伤引起的发烧或无热状态,也容易出现痉挛症状。

症状

从头到脚出现全身的变化,而且出现突然失去意识(晕倒)、眼球变化(翻白眼或眼睛失去焦距)、凝视、直视、不停地眨眼睛等症状。

另外,还会出现叫声(尖叫的症状)、口角相引(向一侧集中嘴唇,或者反复地吸吮嘴唇的症状)、口襟不开(紧闭牙齿的症状)、口多痰沫(口腔内充满浓痰的症状)等口腔内变化,或者向后仰头,向一侧扭头等症状,或者紧握双拳,蜷缩手臂和腿部,浑身发抖,扭曲全身,伸直全身等四肢、全身症状。

在中医学中,用八兆(八种征兆)表示这些症状。

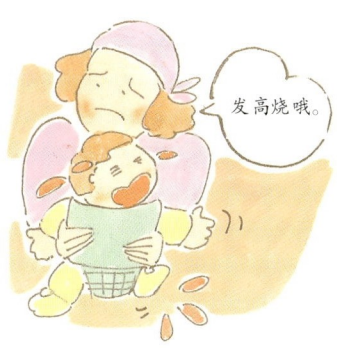

发高烧哦。

处方

● 热性痉挛的情况

不影响中枢神经,只是单纯地因高烧引起的痉挛。热性痉挛后,不会有任何后遗症。当然,发作后还会反复出现轻微的热性痉挛,但是痉挛的持续时间不会超过10分钟。退烧1周或10日后,在脑波检查中不会出现任何异常症状。

如果频繁地出现这种热性痉挛,也会影响成长发育。严重时,可以在十宣穴(手指尖和指甲下方)和疏通血流的救急穴上扎针。

一般情况下,采用能克服热的治疗方法。随着热的种类不同,将采用不同的治疗方法。最后提高婴儿的免疫功能,这样就能完全治疗痉挛。

● 突然剧烈地哭闹的情况

—手脚冰凉,消化不良,经常拉肚子的症状。健胃的同时适当地调节不协调的神经。

—身上有热感,而且手脚发热,脸部发红,体格健壮,便秘的症状。降低体温的同时缓解便秘,就能轻松地解决哭闹问题。

图书在版编目（CIP）数据

孕产育儿圣经/朴仁书,车光烈,朴文日著；金哲,崔昌燮,姜善福译. — 长沙：湖南美术出版社,2011.12

ISBN 978-7-5356-4838-9

Ⅰ.①孕… Ⅱ.①朴… ②车… ③朴… ④金… ⑤崔… ⑥姜… Ⅲ.①妊娠期－妇幼保健－基本知识②产褥期－妇幼保健－基本知识③婴幼儿－哺育－基本知识 Ⅳ.①R715.3②TS976.31

中国版本图书馆CIP数据核字(2011)第213631号

孕产育儿圣经

出 版 人：	李小山
策　　 划：	金鹰达
著　 者：	[韩] 朴仁书　车光烈　朴文日
译　 者：	金　哲　崔昌燮　姜善福
责任编辑：	李　松　黄　佳
封面设计：	景雪峰
出版发行：	湖南美术出版社
	（长沙市东二环一段622号）
经　 销：	湖南省新华书店
印　 刷：	深圳市鹰达印刷包装有限公司
	（深圳市龙岗区横岗街道红棉三路189工业区鹰达工业大厦）
开　 本：	600×1020　1/10
印　 张：	32
版　 次：	2012年3月第1版　2012年3月第2次印刷
书　 号：	ISBN 978-7-5356-4838-9
定　 价：	48.00元

【版权所有，请勿翻印、转载】

邮购联系：0755-28631917　邮编：518115
网　 址：http://www.ch-jinban.com/
电子邮箱：luoy@yingdasz.com
如有倒装、破损、少页等印装质量问题，请与印刷厂联系调换。
联系电话：0755-28650886